心理治療計画実践ガイド

臨床現場で使える
思春期心理療法の経過記録計画
The Adolescent Psychotherapy
Progress Notes Planner

著
アーサー・E・ヨングスマ・ジュニア
L・マーク・ピーターソン
ウィリアム・P・マキニス
ディヴィッド・J・バーグハウス
Arthur E. Jongsma, Jr., L. Mark Peterson,
William P. McInnis, David J. Berghuis

監修
田中康雄
Yasuo Tanaka

訳
坂本 律
Ritsu Sakamoto

明石書店

The Adolescent Psychotherapy Progress Notes Planner (second edition)

by

Arthur E. Jongsma, Jr.

L. Mark Peterson

William P. McInnis

David J. Berghuis

Copyright © 2002 by Arthur E. Jongsma, Jr., L. Mark Peterson, William P. McInnis, David J. Berghuis

All rights reserved. Authorized translation from the English language edition published by John Wiley & Sons, Inc.

This translation published by arrangement with John Wiley & Sons International Rights, Inc. through The English Agency (Japan) Ltd.

青少年のためのソーシャルワーカーであり、かけがえのない友人であり、軽やかに生きることの意味を私に教えてくれた、今は亡きリック・スミーンジに捧ぐ。
　　　　　　　　　　　　　　　——アーサー・E・ヨングスマ・ジュニア

我が子どもたち、ケイティとマイクに捧ぐ。あなた方は、私とあなたたちの母の誇りです。
　　　　　　　　　　　　　　　——ディヴィッド・J・バーグハウス

私の人生にたくさんの愛をもたらしてくれた、ブリアンヌ、ケルシー、アンドレアに捧ぐ。
　　　　　　　　　　　　　　　——ウィリアム・P・マキニス

40年来の友愛の情に感謝して、ハロルド・クンツェに捧ぐ。
　　　　　　　　　　　　　　　—— L・マーク・ピーターソン

目　次

シリーズ序文　vii

謝辞　ix

はじめに　x

第 1 章　学業不振（Academic underachievement）………………………………… 1
第 2 章　養子に関する問題（Adoption）……………………………………………… 19
第 3 章　怒りのマネジメント（Anger management）………………………………… 32
第 4 章　不　安（Anxiety）……………………………………………………………… 49
第 5 章　注意欠如・多動性障害（ADHD）（Attention-deficit/Hyperactivity disorder）… 60
第 6 章　自閉症／広汎性発達障害（Autism/Pervasive developmental disorder）………… 78
第 7 章　混合家族（Blended family）…………………………………………………… 92
第 8 章　精神作用物質依存（Chemical dependence）……………………………… 105
第 9 章　素行障害または非行（Conduct disorder/Delinquency）………………… 124
第 10 章　抑うつ状態（Depression）………………………………………………… 141
第 11 章　離婚への反応（Divorce reaction）………………………………………… 160
第 12 章　摂食障害（Eating disorder）……………………………………………… 180
第 13 章　未解決の悲嘆または喪失（Grief/Loss unresolved）……………………… 197
第 14 章　低い自尊感情（Low self-esteem）………………………………………… 211
第 15 章　躁病または軽躁病（Mania/Hypomania）………………………………… 224
第 16 章　身体疾患（Medical condition）…………………………………………… 240
第 17 章　精神遅滞（Mental retardation）…………………………………………… 253
第 18 章　悪い仲間からの影響（Negative peer influences）………………………… 272
第 19 章　反抗挑戦性（Oppositional defiant）……………………………………… 288
第 20 章　子育てにおける問題（Parenting）………………………………………… 300

第21章　仲間またはきょうだいとの葛藤（Peer/Sibling conflict）……………… 314
第22章　身体的または心理的虐待の犠牲者（Physical/Emotional abuse victim）……… 327
第23章　心的外傷後ストレス障害（PTSD）（Posttraumatic stress disorder）………… 343
第24章　精神病（Psychoticism）………………………………………………… 357
第25章　家　出（Runaway）……………………………………………………… 370
第26章　校内暴力（School violence）…………………………………………… 383
第27章　性的虐待の加害者（Sexual abuse perpetrator）……………………… 398
第28章　性的虐待の被害者（Sexual abuse victim）…………………………… 414
第29章　性的行動化（Sexual acting out）……………………………………… 433
第30章　性同一性の混乱（Sexual identity confusion）………………………… 445
第31章　社交恐怖または内気（Social phobia/Shyness）……………………… 456
第32章　特定の恐怖症（Specific phobia）……………………………………… 473
第33章　自殺念慮または企図（Suicidal ideation/Attempt）…………………… 484

監修者あとがき　499

著者紹介　501

監修者・訳者紹介　502

シリーズ序文

　現在の心理療法の実践には、今から30年前や20年前、いや15年前にすら存在しなかった新たな次元、すなわち「説明責任（アカウンタビリティ）」という側面が加わりました。現在では、治療プログラム、公的機関、診療所、さらにグループや個人で開業する臨床家ですら、治療費の支払いを管理する外部審査団体に対して患者の治療の正当性を証明しなければなりません。このような展開は、結果として膨大な量のペーパーワークを生じさせました。今日の臨床家は、治療として実際に何が行われたか、将来に向けてどのような治療計画を立てているか、介入の結果として何が予期されるかを説明した書類を作成しなければなりません。この「心理治療計画実践ガイド（Practice*Planner*®）」シリーズに含まれる書籍やソフトウェアは、臨床家が書類作成の要求に効率的かつ専門的に応じる助けとなるようデザインされています。

　「心理治療計画実践ガイド」シリーズは急速に拡大しています。最初に出版されたシリーズである『成人期心理療法の治療計画 (*The Complete Adult Psychotherapy Treatment Planner*)』、『小児期心理療法の治療計画（*The Child Psychotherapy Treatment Planner*）』、『思春期心理療法の治療計画（*The Adolescent Psychotherapy Treatment Planner*）』に加え、今日ではさらに、依存症、少年更正／療養施設のケア（juvenile justice/residential care）、夫婦療法、従業員支援、行動医学、高齢者治療、牧師によるカウンセリング、家族療法、グループ療法、神経心理学、ゲイとレズビアンのためのセラピー、特別支援教育、スクールカウンセリング、保護観察と執行猶予、性的虐待の被害者と加害者の治療など、特定分野を対象とする心理治療計画実践ガイドも出版されています。

　いくつかの心理治療計画実践ガイドには、対応する「経過記録計画（*Progress Notes Planner*）」（例：成人、思春期、小児期、依存症、持続性の重度精神障害、夫婦）シリーズが存在します。クライエントの呈する症状と治療提供者による治療的介入を詳述した経過説明のリストが掲載された経過記録計画は、今後さらに刊行される予定です。経過記録計画の説明は、対応する心理治療計画実践ガイドの「行動面の定義」と「治療的介入」に直接連動しています。

　治療を目的とした「宿題計画（*Homework Planner*）」シリーズのリストもまた増えています。最初に出版された成人期の『ブリーフ・セラピーのための宿題（*Brief Therapy Homework*）』をはじめとして、思春期、小児期、夫婦、グループ、家族、中毒、離婚、悲嘆、従業員支援、

スクールカウンセリング／スクールソーシャルワークの分野を対象にした宿題計画が揃っています。宿題計画はそれぞれ単独で使用することもできますし、対応する心理治療計画実践ガイドと併用することもできます。宿題の課題は、クライエントが呈する問題（例：不安、抑うつ状態、物質依存、怒りのマネジメント、パニック、摂食障害）ごとにそれぞれ考案されたもので、これらの問題は、対応する心理治療計画実践ガイドの各章と連動しています。

本シリーズの新企画である「クライエント教育のための資料計画（*Client Education Handout Planner*）」シリーズには、成人、小児期、思春期、夫婦、家族のクライエントに対し、さまざまなメンタルヘルスの問題やライフスキルのテクニックについて教育し、情報を提供するための資料やパンフレットが掲載されています。「教育のための資料計画」のクライエントが呈する問題のリストは、「治療計画」の同様の題の章に記載されているクライエントが呈する問題のリストと全く同じです。つまり、小児期および思春期の「クライエント教育のための資料計画」には、小児期および思春期の「治療計画」のクライエントの呈する問題に対応する教育資料が掲載されています。CD-ROMに収録されたパンフレットは、簡単に印刷でき、待合室の読み物、クライエントへの説明、ニュースレター、メンタルヘルスの問題に悩んでいるクライエント向けの資料として利用するのに最適です。

そのほか本シリーズには、「セラスクライブ（Thera*Scribe*®）」という、ご好評をいただいている治療計画・臨床記録用ソフトウェアの最新版もあります。セラスクライブを使用すれば、治療計画実践ガイド、経過記録計画実践ガイド、宿題計画実践ガイドのいずれの書籍からのデータも、このソフトウェアの拡張可能なデータベースに取り込むことができます。つまり、カーソルを合わせてクリックするだけの操作で、個々の患者に合わせてカスタマイズされた詳細かつ計画的な治療計画を作成できるだけでなく、ご希望に応じて、対応する経過記録や宿題も作成できます。

『心理療法書類作成ガイド（*The Psychotherapy Documentation Primer*）』、ならびに臨床、法医学、小児、夫婦・家族、継続的ケア（Continuum of Care）、物質依存の各分野別の「文書作成のためのソースブック（*Documentation Sourcebook*）」シリーズなどの補助的な書籍には、精神医療の業務処理を支援する書式やリソースが掲載されています。「心理治療計画実践ガイド」シリーズの究極の目的は、説明責任の求められる現代において、臨床家が高品質のケアを提供するために必要とする資源を提供することにあります。もっと簡単に言えば、私たちは、臨床家のみなさまがペーパーワークに費やす時間を減らし、クライエントの治療により多くの時間を注ぐためのお役に立ちたいと願っているのです。

アーサー・E・ヨングスマ・ジュニア
ミシガン州グランドラピッズにて

謝　辞

　『思春期心理療法の経過記録計画』の改訂を手がけてくれたディヴィッド・J・バーグハウス氏に、原版の著者一同深く感謝しています。同氏は、「子育てにおける問題」「悪い仲間からの影響」「校内暴力」の各章に新たな情報を加筆してくれたほか、他の章も、『思春期心理療法の治療計画』の改訂版に対応するよう調整してくれました。同氏の尽力に改めてお礼申し上げます。

アーサー・E・ヨングスマ・ジュニア

はじめに

『治療計画』との連携

　経過記録は、治療の過程を記録するという本来の目的に加え、クライエントが保険治療の対象になるかどうかを判断するうえでも重要なものです。本シリーズは単独で使用することもできますが、この『思春期心理療法の経過記録計画（*The Adolescent Psychotherapy Progress Notes Planner*）』の経過説明は、『思春期心理療法の治療計画（*The Adolescent Psychotherapy Treatment Planner*）』（John Wiley & Sons, 2002）の「行動面の定義」と「治療的介入」のセクションに記載されている症状の説明に完全対応しています。（英語の原書では、『*The Adolescent Progress Notes Planner*』のこの第2版が『*The Adolescent Psychotherapy Treatment Planner*』の第3版に対応し、『*The Adolescent Progress Notes Planner*』の初版が、『*The Adolescent Psychotherapy Treatment Planner*』の第2版に対応しています。『*The Adolescent Psychotherapy Treatment Planner*』の内容の改正と追加に伴って対応する『*Progress Notes*』も改正されています。）この2つを併用すれば、時間を節約でき、また、臨床実践の完全な記録となることが実感いただけることと思われます。

『経過記録計画』の構成

　本書の各章の題は、クライエントの主な問題と考えられるものを示しています。それぞれの章の前半の「クライエントの様態」セクションには、クライエントの主な問題が、行動面のどのような徴候や症状として生じているかを説明する詳しいリストが記載されています。このセクションに記されている（　）内の番号は、『治療計画』の「行動面の定義」の項目番号を示しています。例として、この『経過記録計画』の「学業不振」という章の次の2つの項目をみてみましょう。

12. 親からの過剰なプレッシャー（9）
A. クライエントは、学業面で成功するようにと親から過剰または非現実的なプレッシャーをかけられていると感じている。
B. 親が、学業面で成功するようにとクライエントに過剰または非現実的なプレッシャーをかけていることを認めた。
C. 親が、成功を収めるようにとクライエントに過剰または非現実的なプレッシャーをかけていることを否定した。親は、クライエントの成績の低下は、本人のモチベーションの欠如と努力不足のせいだと考えている。
D. 学業面で成功するようにという親からのプレッシャーが減少しているとクライエントが報告した。
E. 親は、クライエントの能力に応じた現実的な期待をかけている。

13. 過度の批判（9）
A. 自身の成績に対して、親があまりにも批判的であるとクライエントが説明した。
B. 自身の成績に対する親の批判的な発言にまつわる悲しみや不全感をクライエントが表現した。
C. 親があまりにも批判的であると感じたときには、わざと学校の課題をすることを拒んでいることをクライエントが認めた。
D. 親が、クライエントの成績に対してあまりにも批判的であったことを認めた。
E. 親は、クライエントの成績に対する批判的な発言の頻度を著しく減少させている。

　上記の例の場合、(9)は、『治療計画』の「学業不振」という章の「行動面の定義」にある、「親は、クライエントの学業成績に悪影響を及ぼすほどクライエントに過剰なまたは非現実的なプレッシャーをかけている。」に対応していることを示しています。
　各章の後半の「実施した介入」セクションは、治療セッションでクライエントの進歩を援助するために行った処置を説明するリストが記載されています。このセクションの項目番号は、対応する『治療計画』の「治療的介入」の項目番号と一致しています。例として、この『経過記録』の「学業不振」という章の次の項目をみてみましょう。

20. 前向きな強化を促す（20）
A. 学校の課題や宿題を終わらせることへのクライエントの関心やモチベーションを維持するために、前向きな強化を頻繁に与えるよう親および教師に促した。
B. クライエントが責任ある行動をとらなかったことや、成功を収めなかったことに注意を向けるのではなく、責任感のあるところを示したときや、学校で何かをうまくやっ

たときなど、クライエントを褒める機会に目を向けるよう親および教師に喚起した。
C. 習慣的に前向きな強化を与えたり褒めたりすることを阻む親側の要因や根幹的な力動を検証した。

この例の (20) は、『治療計画』の「学業不振」という章の「治療的介入」セクションにこの項目番号で記載されている、「学業におけるクライエントの努力や功績に対して頻繁に褒め、正の強化を与えるよう親および教師を促す。」に対応しています。各章の「クライエントの様態」と「実施した介入」の説明は、進歩の経過を示す順序で記されています。

『経過記録計画』の使い方

治療の開始にあたって『思春期心理療法の治療計画』を使用していない場合は、クライエントが呈している問題を示す題の章を調べて、小見出しに目を通し、治療セッションの内容に該当する経過記録を見つけます。そして、まず、その治療セッションでクライエントが示した様態を表す説明文を選択し、続いて、治療の目標または目的の達成に向けてクライエントを援助するために実施した介入の説明文を選択します。実務上は、クライエントの様態や治療の具体的な状況に合わせて、本書に掲載されている説明文に加筆修正しています。クライエント独自の様態、長所や短所に応じて、治療を個別に調節した場合は、その内容を治療記録にも反映させるようにします。

クライエントの記録を完全なものにするためには、各人のファイルに、経過記録の説明（本書から選択可）、治療セッションの日時および治療時間、セッションに同席した人々、治療者名、治療者の資格、治療者の署名を記入する必要があります。

どの経過記録も、治療計画に則したものでなければなりません。つまり、治療セッションの記録には、計画に記載されている問題、症状、介入を詳述することが求められます。治療セッションで、治療計画に記載されている事項以外の内容に焦点を当てた場合には、それに応じて治療計画を更新する必要があります。

治療の経過記録と、医療保険の相互運用性と説明責任に関する法律（HIPAA）

2003年4月以降、医療保険の相互運用性と説明責任に関する法律（HIPAA：Health Insurance Portability and Accountability Act）に基づいて、クライエントの「心理療法の記録のプライバシーおよび守秘義務」ならびに「保護されるべき医療情報（PHI：Protected Health Information）」に、新しい連邦規定が適用されています。治療の各セッションで、クライエントの個人情報が明記された詳細な記録をとり続ける場合、こうした「心理療法

の記録」は、PHIを含むクライエントのファイルとは別に保管したほうがよいものと思われます。PHIおよび「心理療法の記録」は、ロックされたファイルに安全に保管し、職務規定によってこのファイルへのアクセスを制限して、情報を保護する必要があります。「心理療法の記録」はさらに厳重に保護することが求められ、この守秘情報を、クライエントの治療者および治療チーム以外に開示する場合には、特定の承諾書にクライエントが署名する必要があります。治療者の大半は、すでに「心理療法の記録」を守秘情報として扱い、情報を開示する場合は事前にその許可を取り付けることを義務付けているため、この法令によって、実務が繁雑になるということはありません。HIPAAが適用されたことによって新たに注意すべき点は、クライエントの「心理療法の記録」が、保険会社や健康保険の諸団体に開示できなくなったことですが、メンタルヘルスの治療が保険の対象になるかどうかの決定は、「心理療法の記録」に記載の情報によって左右されるべきではなく、この守秘情報を入手できないために、クライエントが保険の適用を拒否されるべきではありません。

　本書に記載の経過説明が、経過記録としてクライエントのファイルに記録される場合、この情報は「心理療法の記録」に該当し、HIPAAの法令の守秘情報の保護の対象になるのでしょうか？　この質問に対する答えは、「ケースバイケース」です。クライエントの経過記録が、本書に記載のデータベースから説明文を選択して作成されたもので、クライエントのPHIデータとは別に保管されていれば、この記録は、「心理療法の記録」に該当し、一般のPHIよりも厳重に保護されるものと思われます。しかし、本書に記載の説明文が、クライエントの進歩の一般的な情報を伝えるものであるのならば、「心理療法の記録」のデータとは考えずに、この記録をクライエントのPHIと一緒に保管することも考えられます。つまり、情報をどのように扱うかによって（PHIと一緒にするか分けるか）、この経過記録のデータが、「心理療法の記録」に該当するかどうかが決まります。本書に記載の一般的な説明文に加筆修正して、クライエントの個人的な情報を反映させた場合、または、守秘情報を含む文章を追記した場合は、「心理療法の記録」として扱い、これらの記録をPHIとは別に保管すべき理由が強まります。治療者の中には、本書に記載の説明文だけでも十分に個人的な情報が含まれ、「心理療法の記録」に該当するとして、これらの記録を、クライエントのPHIとは別に保管し、こうした情報を明確な目的で、明確な相手に開示するためにクライエントから特定の承諾を得ることを定めている人もいます。

第1章

学業不振
Academic underachievement

クライエントの様態

1. 学業不振（1）[*1]
A. これまでに、クライエントの学業成績が、知能検査や標準学力検査の結果から期待されるレベルを下回ったことがあるとクライエントの親および教師が報告した。
B. 現在の学業成績が、期待されるレベルを下回っていることをクライエントが口頭で認めた。
C. クライエントは、学校の課題や宿題を責任持って終わらせようとしている。
D. クライエントは、成績を上げるための積極的な手段を講じている（例：決まった時間に勉強する、家庭教師を探す、授業の前後に教師に相談する）。
E. クライエントの成績が、本人の能力に見合うレベルまで向上している。

2. 宿題を終わらせない（2）
A. クライエントは常に、授業中の課題や宿題を期限までに終わらせない。
B. クライエントは、授業中の課題や宿題を終わらせるようにという親および教師の指示に従うことを拒んでいる。
C. クライエントが、授業中の課題や宿題を習慣的に終わらせるようにしたいという新たな気持ちを表現した。
D. クライエントは最近、授業中の課題や宿題を一貫して終わらせている。
E. クライエントは、授業中の課題や宿題を習慣的に終わらせるようになったため、成績が向上している。

3. 混乱としている（3）
A. クライエントはこれまで、教室で混乱していることが多かったと親および教師が説明した。
B. クライエントは、本や配布プリント、学校での課題や活動に必要な大切なものを失く

1

したり、どこかに置き忘れたりすることが多い。
C. クライエントは、学校で物事を整理するための手段を講じ始めている（例：計画表や一覧表に学校の課題や宿題を書き留める、授業の前後に教師に相談する、決まった時間に勉強する）。
D. 物事を整理するクライエントの能力が高まったために、成績が向上している。

4. 学習スキルの不足（3）
A. クライエントはこれまでもずっと、学習スキルが不足していたと親および教師が報告した。
B. 成績低下の主な原因が、勉強不足であることをクライエントが認めた。
C. クライエントは最近、ほとんど勉強に時間をかけていない。
D. 最近、勉強時間を増やしているとクライエントが報告した。
E. クライエントが勉強時間を増やしたことが、成績向上の大きな要因になっている。

5. 後回し（4）
A. クライエントは、社会・娯楽・余暇活動を優先して、授業中の課題や宿題になかなか手をつけないことや、後回しにすることが度々ある。
B. クライエントは依然として、授業中の課題や宿題を後回しにしている。
C. 社会・娯楽・余暇活動は、宿題を終わらせてから行うことにクライエントが合意した。
D. クライエントは、以前よりも強い自制心を発揮して、まず宿題を終わらせてから、社会・娯楽・余暇活動を行っている。
E. クライエントは、学習目標を達成することと、社会面や情緒面の欲求を充足させることのバランスをうまくとり、そのバランスを保っている。

6. 学習上の問題の家族歴（5）
A. 家族のこれまでの学習上の問題や挫折を、クライエントおよび親が説明した。
B. クライエントの親は、クライエントの学校の勉強や活動に関心を示すことや関与することがほとんどない。
C. クライエントが親に、学校の勉強や活動に関心を示し、関与して欲しいと希望を述べた。
D. 親が、クライエントの学校の勉強や活動への関心を高め、関与しようという気持ちを言葉で表した。
E. 親は、クライエントの学校の勉強や活動に積極的な関心を持って関与し続け、クライエントが学習目標を達成できるようにいくつかの効果的な介入を取り入れている。

7. 抑うつ（6）

A. モチベーションの欠如、無関心、気だるさといったクライエントの抑うつ感情が、成績の低下を助長している。
B. 成績の低下について話し合っているとき、クライエントは、目に見えて落ち込んだ様子であった。
C. クライエントが、成績の上がった嬉しさや喜びを表現した。
D. 抑うつが解消されて以来、クライエントの成績が向上している。

8. 低い自尊感情（6）

A. クライエントの低い自尊感情、不安定な気分、自信の欠如が、成績の低下につながっている。
B. クライエントは自信のない様子で、成績を上げられるとは思えないという自己不信を顕わにした。
C. 不安定な気分になり、自分に確信が持てないときは、教室でも簡単にあきらめ、何もしなくなるという自らの傾向をクライエントが口頭で認めた。
D. クライエントが、自身の成績について前向きな発言をした。
E. クライエントは一貫して、学習目標を達成する自らの能力に対する自信を表現している。

9. 破壊的な行動、注意を引くための行動（7）

A. クライエントは、学校の勉強に集中することなく、注意を引くための否定的な行動で授業を頻繁に妨害している。
B. 親が、学校の教師から、クライエントは依然として注意を引くための否定的な行動で授業を妨害しているという報告を受けた。
C. 勉強に対して不安定な気分になったときや、フラストレーションを感じ始めたときに、破壊的な行動を起こす傾向のあることをクライエントが認めた。
D. クライエントは、教室で以前よりも自制心を発揮し、人々の注意を引くために行動を起こす衝動を抑え始めている。
E. クライエントの破壊的な行動や注意を引くための否定的な行動が、著しく減少している。

10. フラストレーションに対する耐性の低さ（7）

A. 学習上の難しい課題や面倒な課題に直面すると簡単に投げ出してしまう持続的なパターンがあり、クライエントは、フラストレーションに対する耐性の発達度が低い。

B. 学習上のフラストレーションに対するクライエントの耐性は、依然として極めて低い。

C. クライエントが、フラストレーションに対する耐性の向上を示し始め、授業中の課題や宿題を以前ほど簡単に、あるいは頻繁に投げ出さなくなっている。

D. クライエントが、フラストレーションに対する適切な耐性を示し、授業中の課題や宿題を投げ出すことなく一貫して終わらせている。

11. テスト不安（8）

A. テストの前または最中に強い不安を感じたこれまでの経験をクライエントが説明した。

B. テスト中にクライエントの不安が高まり、成績を妨げている。

C. テスト不安が、失敗する恐怖や、大切な人々に認められない、あるいは批判される恐怖に関連していることをクライエントが打ち明けた。

D. クライエントは、テスト中の不安を和らげ、よりリラックスするための積極的な手段を講じている（例：深呼吸をする、自己についての前向きな発言をする、不合理な思考に挑む）。

E. テスト中の不安の程度が著しく軽減したとクライエントが報告した。

12. 親からの過剰なプレッシャー（9）

A. クライエントは、学業面で成功するようにと親から過剰または非現実的なプレッシャーをかけられていると感じている。

B. 親が、学業面で成功するようにとクライエントに過剰または非現実的なプレッシャーをかけていることを認めた。

C. 親が、成功を収めるようにとクライエントに過剰または非現実的なプレッシャーをかけていることを否定した。親は、クライエントの成績の低下は、本人のモチベーションの欠如と努力不足のせいだと考えている。

D. 学業面で成功するようにという親からのプレッシャーが減少しているとクライエントが報告した。

E. 親は、クライエントの能力に応じた現実的な期待をかけている。

13. 過度の批判（9）

A. 自身の成績に対して、親があまりにも批判的であるとクライエントが説明した。

B. 自身の成績に対する親の批判的な発言にまつわる悲しみや不全感をクライエントが表現した。

C. 親があまりにも批判的であると感じたときには、わざと学校の課題をすることを拒ん

でいることをクライエントが認めた。
D. 親が、クライエントの成績に対してあまりにも批判的であったことを認めた。
E. 親は、クライエントの成績に対する批判的な発言の頻度を著しく減少させている。

14. 環境ストレス（10）
A. 私生活や家庭生活でストレスとなる出来事を体験して以来、クライエントの成績が大幅に低下している。
B. 家族の引っ越しに伴って転校を余儀なくされて以来、クライエントの成績が低下している。
C. クライエントは、環境ストレス因子に対処しなければならないため、勉強に多くの時間やエネルギーを注ぐことができないでいる。
D. クライエントは、ストレスに効果的に対処し始め、以前よりも多くの時間やエネルギーを勉強に充てている。
E. クライエントが環境ストレス因子を解決して以来、または効果的な対処法を見つけて以来、成績が向上している。

15. 喪失または別離（10）
A. 別離または喪失を体験して以来、クライエントの成績が著しく低下している。
B. クライエントが、過去の別離や喪失にまつわる悲しみ、傷心、失望の感情を言葉で表した。
C. クライエントは、過去の別離や喪失に対処するために、学校で、前向きな支援ネットワークを構築するための積極的な手段を講じている（例：仲間と定期的に交流する、友人と一緒に勉強する、課外活動に参加する）。
D. クライエントが悲嘆の問題を克服して以来、勉強への関心および成績が大幅に向上している。

実施した介入

1. 心理教育的検査を紹介する（1）*2
A. クライエントには学習障害があり、それによって学業不振が助長されている可能性を排除するために、心理教育的評価を受けた。
B. 特別支援教育を受ける条件を満たすかどうかを判断するために、クライエントが心理教育的評価を受けた。
C. 上記の理由で心理教育的評価を受けている間、クライエントは協力的で、最善を尽く

している様子であった。
D. 心理教育的評価を受けている間、クライエントは非協力的で、十分に努力しているようにはみえなかった。前向きに取り組むよう強く促した。
E. 心理教育的評価を受けている間のクライエントの抵抗は、不安定な気分と、特別支援教育を受けるかもしれないことへの反発によるものと解釈された。

2. ADHDおよび情緒的要因を調べるために心理検査を手配する（2）
A. ADHDの存在が成績不振の一因になっていないかを判断するために、クライエントが心理検査を受けた。
B. 情緒的要因が成績不振の一因になっていないかを判断するために、クライエントが心理検査を受けた。
C. 評価を受けている間、クライエントは非協力的で抵抗を示した。前向きに取り組むよう強く促した。
D. クライエントが正直かつ率直な態度で心理検査を受け、検査員に対して協力的であったことが確認された。
E. 心理学的評価のフィードバックを、クライエント、家族、学校関係者に通知した。

3. 心理社会的な背景情報を収集する（3）
A. クライエントのこれまでの成績、発達上の重要な出来事、家族の学業面の達成や挫折に関する情報を収集するために、心理社会的評価を実施した。
B. クライエントおよび親が、クライエントの幼児期の成長記録、学業成績、家庭環境に関する情報提供に協力的なことを、前向きに強化した。
C. クライエントの背景事情の確認から、過去の発達遅延や成績不良が判明した。
D. 心理社会的評価から、家族に学業面の不振や挫折がみられたことが判明した。
E. 心理社会的評価から、これまで、学業面で成功するようにと家族のメンバーから強い期待をかけられてきたことが判明した。
F. 心理社会的評価から、これまで、学業面の成功に関して家族が健全な状態であったことが判明した。

4. 聴覚検査、視覚検査、健康診断を紹介する（4）
A. クライエントには聴力または視力の問題があるために学業に支障が出ている可能性を排除するために、聴覚検査および視覚検査を紹介した。
B. クライエントには健康上の問題があり、そのために学業に支障が出ている可能性を排除するために、健康診断を紹介した。

C. 聴覚検査から、クライエントには聴力の問題があるために学業に支障が出ていることが判明した。
D. 視覚検査から、クライエントには視力の問題があるために学業に支障が出ていることが判明した。
E. 健康診断から、クライエントには健康上の問題があるために学業に支障が出ていることが判明した。
F. クライエントおよび親は指示に反して、聴覚検査、視覚検査、健康診断を受けていなかった。検査を受けるよう再度指示した。

5. IEPCミーティングに出席する（5）
A. クライエントが特別支援教育を受ける条件を満たすかどうかを判断すること、教育的介入を計画すること、教育目標を設定することを目的に、クライエントのIEPC（個別教育計画作成委員会）ミーティングが実施され、親、教師、学校関係者が出席した。
B. IEPCミーティングで、クライエントの学習上の問題に対処するために、特別支援教育を受けさせることが提案された。
C. IEPCミーティングで、クライエントは学習障害の基準を満たさないため、特別支援教育を受ける必要はないという決定がなされた。
D. 具体的な教育目標を設定するうえで、IEPCミーティングが役に立った。
E. クライエントのいくつかの教育的介入を計画するうえで、IEPCミーティングが役に立った。

6. 適切な学級に移籍させる（6）
A. クライエントの学習効果を最大にするために、IEPCの目標および提案事項に基づいて、クライエントを適切な学級に移籍させた。
B. IEPCの目標および提案事項に基づいて、一定の教科をより適した学級で受けさせるなど、クライエントに補助的なサービスが実施されている。
C. IEPCの目標および提案事項に基づき学級の変更はなされなかった。

7. 指導上の介入戦略を協議する（7）
A. クライエントの長所を活かして短所を補う、指導上の効果的なプログラムまたは介入戦略を考案するために、クライエント、親、学校関係者が協議した。
B. 学業成績を向上させるためにクライエントが活用できる学習面または性格面の長所を、クライエント、親、教師が特定し、それをまとめた。
C. クライエント、親、学校関係者によるミーティングで、クライエントの短所と、そう

した問題を克服するための介入戦略が特定された。

8. 家庭教師を紹介する（8）
A. 学習上の不得意分野のスキルを向上させるために、クライエントに家庭教師をつけることを親に提案した。
B. クライエントおよび親が家庭教師の利用に賛同していることに、前向きなフィードバックを与えた。
C. クライエントおよび親が家庭教師の利用に反対した。家庭教師の必要性を認識するよう強く促した。
D. 家庭教師による指導が、クライエントの成績向上に役立っているとクライエントおよび親が報告した。
E. クライエントおよび親が、家庭教師の指導を受けてもクライエントの不得意分野が思うように向上していないと報告した。

9. 校外の私設学習機関を紹介する（9）
A. 学習上の不得意分野の個別指導を受け、学習スキルや受験スキルを高める方法を学べるように、クライエントに私設学習機関を紹介した。
B. 私設学習機関での補習指導やサポートが、学習上の不得意分野の成績向上に役に立ったとクライエントが報告した。
C. 私設学習機関に通うようになった後も、学習上の不得意分野の成績が向上していないとクライエントが報告した。
D. 私設学習機関に通うようになって以来、学習スキルや受験スキルが向上しているとクライエントが報告した。
E. 私設学習機関に通うようになった後も、クライエントの学習スキルやテストの結果が向上していない。
F. クライエントおよび親は、私設学習機関で補習指導を受けることに反対した。こうした手段の利用を再考するよう促した。

10. 学業面の目標を設定する（10）
A. 今日の治療セッションで、クライエントと親が学業面の具体的な目標を設定するのを援助した。
B. クライエントの学業面での度重なる挫折が、成功に向けた目標設定への抵抗を助長していることが確認された。
C. 家族のこれまでの成績不振や学業への関心の低さが、クライエントが学業面の目標を

設定したがらない一因になっていることを、本人に告げた。

11. 学習スキルを教示する（11）

A. クライエントが勉強に適した場所を特定するのを援助した。
B. 勉強中は、できる限り雑音源を排除し、気を散らすものを片付けることをクライエントに指導した。
C. 日頃の勉強や試験勉強をするときは、重要事項をまとめたり、下線を引いたりすることをクライエントに指導した。
D. 試験勉強や重要事項を復習するときに、テープレコーダーを使うようクライエントに促した。
E. 勉強中に気が散ったときや、なかなか集中できないときは、休憩をとることをクライエントに指導した。

12. 同級生による学習支援を利用する（12）

A. クライエントの学習スキルを伸ばし、学習上の不得意分野に対処するために、クライエントの学習を支援してもらう同級生を特定するよう親および教師に提案した。
B. 学習スキルや成績を向上させるために、同級生による学習支援を利用したいという希望や意欲を、クライエントが言葉で表した。こうした気持ちを前向きに強化した。
C. クライエントは、学習スキルや成績を向上させるために、同級生による学習支援を利用するという考えに反対した。この発言を検討した。
D. 学習スキルや成績を向上させるうえで、同級生による学習支援が役に立っているとクライエントが報告した。このメリットを確認した。
E. 学習スキルや成績を向上させるうえで、同級生による学習支援は役に立っていないとクライエントが報告し、この方法はとりやめた。

13. テスト対策を教示する（13）

A. 学業成績を向上させるために、効果的なテスト対策のリストをクライエントに渡した。
B. 授業で習った内容を日頃から見直し、テスト前は時間をかけて勉強するようクライエントに促した。
C. テストでは、解答する前に指示文を2回読むことをクライエントに指導した。
D. ケアレスミスを見つけたり、答えを修正したりするために、書いた答えは見直す必要があることをクライエントに教示した。

14. 不安を軽減する技法を訓練する（14）

A. クライエントがテストを受ける際の不安やフラストレーションを軽減できるように、誘導イメージ法〔訳注：イメージ療法の一つ。相手に特定の対象や目標などを想像させ、そこへ到達していく段階をイメージさせることで、精神的な安定をはかる治療技法〕やリラクゼーションの技法を教示した。

B. テストを受ける際の不安を軽減し、フラストレーションを緩和する手段として、前向きなセルフトーク〔訳注：生活しているなかで、無意識に心のなかでつぶやく言葉〕を活用するようクライエントに促した。

C. テストに伴う不安やフラストレーションを軽減するために、認知再構成法〔訳注：認知的技法の一つ。気持ちが動揺したときに、頭に浮かぶ考えが、どの程度現実的かを自らが客観的に点検する方法〕をクライエントに教示した。

D. 前向きな対処メカニズム（例：リラクゼーションの技法、前向きなセルフトーク、認知再構成）の利用により、テストを受けている間の不安やフラストレーションの程度が減少したとクライエントが報告した。この点について、前向きなフィードバックを与えた。

E. リラクゼーションの技法、前向きなセルフトーク、認知再構成を利用しても、不安やフラストレーションの程度がほとんど、または全く減少しなかったとクライエントが報告した。この点を改善する援助を行った。

15. 家庭と学校間でコミュニケーションを維持する（15）

A. 親および教師に、クライエントの学業面の進歩を電話または文書で定期的に連絡し合うよう促した。

B. 教師に、クライエントの学業面の進歩を親に知らせる進歩ノートを、クライエントに毎日または週1回家に持ち帰らせるよう依頼した。

C. 親と教師が定期的に連絡し合えるように、進歩ノートを毎日または週1回学校から家に持ち帰る役目についてクライエントに説明した。

D. クライエントが進歩ノートを毎日または週1回学校から家に持ち帰らなかった場合の成り行きを親が特定し、この成り行きをクライエントに念を押した。

E. 電話または進歩ノートの定期的なやりとりによって、教師と親の間のコミュニケーションが増大したことが、クライエントの成績向上を助長する大きな要因になっていることが確認された。

16. 自己管理チェックリストの使用を指示する（16）

A. 学校の課題を終わらせる頻度を増やし、成績を向上させるために、自己管理チェック

リストを使用するようクライエントに促した。
B. 自己管理チェックリストの使用により、物事が整理され、学校の課題を期限内に終わらせるようになったとクライエントが報告した。前向きなフィードバックを与えた。
C. クライエントは自己管理チェックリストを一貫して使用していないため、依然として学校の課題や宿題を終わらせることに苦心している。ブレインストーミングの技法〔訳注：集団でアイデアを出し合うことで、発想の誘発や連鎖、融合を期待する技法〕を用いて、この問題を解決した。
D. クライエントが学校の課題や宿題を習慣的に終わらせることができるように、授業中に自己管理チェックリストを使用することについて、クライエントの教師と協議した。
E. クライエントが学校の課題や宿題を終わらせる頻度を増やし、成績を向上させるために、自己管理チェックリストと報酬システムを併用することを親および教師に指導した。

17. 課題計画表やカレンダーを利用する（17）
A. 計画表やカレンダーを利用して、学校の課題や宿題を記録し、長期的な課題は前もって計画を立てるようクライエントに強く促した。
B. クライエントが授業中の課題や宿題を一貫して終わらせるうえで、計画カレンダーの習慣的な利用が役に立っていることが確認された。
C. クライエントは指示された計画カレンダーを一貫して使用しておらず、依然として学校の課題や宿題を終わらせることに苦心している。
D. 指示された計画カレンダーが、長期的な課題を前もって計画するうえで役に立っているとクライエントが報告した。
E. クライエントのADHDの症状が、計画表やカレンダーを習慣的に使用できない一因になっている。この問題の解決に、解決重視の技法を用いた。

18.「小さなステップに分ける」プログラムを課題にする（18）
A. クライエントがプロジェクトや長期的な課題を期限内に終えられるように、Jongsma／Peterson／McInnis『簡潔な思春期治療の宿題計画［未邦訳］(Brief Adolescent Therapy Homework Planner)』の中の「小さなステップに分ける（Break It Down into Small Steps）」プログラムを利用することをクライエントおよび親に指導した。
B. クライエントが指定されたステップを1つずつやり遂げ、最終的にプロジェクトを期限内に完成することを強化するために、「小さなステップに分ける」プログラムに規定されている報酬システムを用いるようクライエントおよび親に促した。
C. 長期プロジェクトの各ステップを終わらせた場合の報酬と、終わらせなかった場合の

否定的な成り行きをクライエントと親がリストアップするのを援助した。
D. 大型プロジェクトや長期プロジェクトを後回しにする、あるいはぎりぎりまでとりかからないパターンを断つうえで、「小さなステップに分ける」プログラムが役に立っているとクライエントが報告した。この奏功のメリットを確認した。
E. クライエントは、Jongsma／Peterson／McInnis『簡潔な思春期治療の宿題計画』の中の「小さなステップに分ける」プログラムを勧められたとおりに使用しておらず、そのため、大型プロジェクトや長期プロジェクトを期限内に終わらせることができないでいる。

19. 勉強と娯楽を取り入れたスケジュールを立てる（19）
A. クライエントが、宿題を終わらせることと、余暇活動を行ったり仲間と交流したりすることのバランスをうまくとれるように、クライエントと親が毎日のスケジュールを立てるのを援助した。
B. クライエントは、自ら同意したスケジュールに従って、宿題をきちんと終わらせてから、余暇活動や社会的活動に参加している。
C. クライエントは、自ら同意したスケジュールに従っていないため、宿題を一貫して終わらせていない。

20. 前向きな強化を促す（20）
A. 学校の課題や宿題を終わらせることへのクライエントの関心やモチベーションを維持するために、前向きな強化を頻繁に与えるよう親および教師に促した。
B. クライエントが責任ある行動をとらなかったことや、成功を収めなかったことに注意を向けるのではなく、責任感のあるところを示したときや、学校で何かをうまくやったときなど、クライエントを褒める機会に目を向けるよう親および教師に喚起した。
C. 習慣的に前向きな強化を与えたり褒めたりすることを阻む親側の要因や根幹的な力動を検証した。

21. 責任ある行動を記録することを親に指導する（21）
A. 次回のセッションまでに、勉強面のクライエントの責任ある行動を観察して3～5つ記録することを親に指導した。
B. クライエントの責任ある行動を強化するよう親に促した。
C. 自尊感情を育み、親に認められ、他者から肯定されるように、引き続き学校の課題を責任持って終わらせるようクライエントに強く促した。
D. クライエントの責任ある行動を親が認識して強化することによって、家族の緊張が和

らぎ、学校の課題を終わらせようというクライエントの気持ちが高まることが確認されている。

22. モチベーションを維持する報酬を特定する（22）
A. 成績を向上させようとするモチベーションを高めると思われる報酬または前向きな強化子をリストアップするようクライエントに指示した。
B. 具体的な学習目標の達成を強化する報酬を規定した契約書に署名するようクライエントに指示した。

23. 家庭内の対立を検証して解決する（23）
A. クライエントの成績低下を助長する力動を検証するために、家族セッションを実施した。
B. 家族のメンバーが、家族に悪影響を及ぼしているストレス因子を特定した。
C. 家庭内に存在し、クライエントの成績に悪影響を及ぼしている対立に対して、考えられる解決策をブレインストーミングするよう家族のメンバーに指示した。
D. クライエントのストレスを軽減するために、夫婦間のストレス因子を特定して調査した。
E. クライエントの学習上の問題に、家族のメンバーがどのように対処するかを巡る意見の相違を解消した。

24. 個人セッションを実施する（24）
A. 学業成績を阻害している情緒的苦痛、中核的な葛藤、ストレス因子に、クライエントが取り組み、解決できるように、個人セッションを実施した。
B. 学業成績を阻害している情緒的苦痛、中核的な葛藤、ストレス因子に、クライエントが取り組み、解決した。この点について、前向きなフィードバックを与えた。
C. クライエントは、学業成績を阻害している情緒的苦痛、中核的な葛藤、ストレス因子を解決するための個人療法の機関を探していなかった。探すよう再度指示をした。

25. クライエントの宿題に関心を持つよう親に促す（25）
A. クライエントの宿題に日頃からかかわるよう親に促した（例：学校行事に参加する、計画表やカレンダーをチェックしてクライエントの勉強が遅れていないか確認する）。
B. 親が、クライエントの宿題のスケジュールに日頃からかかわっていることを強化した。
C. 親は、クライエントの宿題の取り組みへの関与を高めていなかった。親の抵抗を検討した。

26. 報酬システムを考案して実践する (26)
A. クライエントの責任ある行動、学校の課題の完成、学業面での成功を親が強化する報酬システムを考案した。
B. 責任ある行動、学校の課題の完成、学業面での成功を強化する報酬システムを親が実践するのを援助した。
C. クライエントの責任ある行動、学校の課題の完成、学業面での成功を強化するために、報酬システムと行動契約〔訳注：行動を管理するための約束で、標的とする行動、実行期限、約束が守れなかったときの結果を明記する〕を組み合わせた。

27. 責任ある行動を記録することを親に指示する (27)
A. 次回のセッションまでに、勉強面のクライエントの責任ある行動を観察して3〜5つ記録することを親に指導した。
B. クライエントの責任ある行動を強化するよう親に促した。
C. 自尊感情を育み、親に認められ、他者から肯定されるように、引き続き学校の課題を責任持って終わらせるようクライエントに強く促した。
D. クライエントの責任ある行動を親が認識して強化することによって、家族の緊張が和らぎ、学校の課題を終わらせようというクライエントの気持ちが高まることが確認されている。

28. 親の非現実的な期待を検証する (28)
A. クライエントの成績について、親がクライエントに非現実的な期待を抱いたり、過剰なプレッシャーをかけたりしていないかを検証するために、家族セッションを実施した。
B. クライエントの成績に対する現実的な期待を見極めるために、クライエントおよび親と話し合った。
C. 学業面で成功するようにとクライエントに過剰なプレッシャーをかけていることを、親に直視させ、喚起した。
D. 親からの過剰なプレッシャーにまつわる思考や感情をクライエントが表現できるように、個別に面談した。
E. 過剰なプレッシャーをかける親に対する怒り、フラストレーション、傷心をクライエントが表現する機会を設けるために、家族セッションを実施した。

29. 宿題の拒否に対する確固たる制限の設定を親に促す (29)
A. 宿題の拒否に対する確固たる一貫した制限を設け、クライエントが宿題を行わなかっ

た場合には然るべき成り行きを適用するよう親に強く促した。
B. クライエントが宿題をすることを拒否した場合の成り行きを親がリストアップするのを援助した。
C. 制限や成り行きに対してクライエントが前向きな反応を示し、宿題を習慣的に終わらせるようになったと親が報告した。このメリットを強化した。
D. 親が確固たる制限を設けても、クライエントは、宿題を終わらせるようにという親の指示に従うことを拒否している。親に「方針を変えない」よう強く促した。

30. 親の過保護を評価する（30）
A. 親の過保護によって、クライエントの学業不振が助長されていないかを検証するために、家族セッションを実施した。
B. 過保護なパターンによって、クライエントの学業不振がいかに助長されるのかを親が理解できるように援助した。
C. クライエントを過剰に甘やかす親のパターンによって得られる副次的利益を、クライエントおよび親が認識できるように援助した。

31. 過保護にならないよう親に喚起する（31）
A. 学業不振の当然の成り行き（例：単位を落とす、放課後の居残り、卒業が遅れる、自動車教習を受けられない、自動車保険料の増額）からクライエントを過度にかばわないよう親に喚起し、代わりに、クライエントに自身の過ちや失敗から学ばせるよう促した。
B. 学業不振の当然の成り行きをクライエントが身を持って体験できるようにしたと親が報告したことを支持した。
C. クライエントに失敗や落第をして欲しくないために、本人が学業不振の成り行きを体験しなくてもすむようにクライエントをかばったことを親が認めた。こうしたパターンの長期的な影響を確認した。
D. 確固たる制限の適用を貫く一方で、毎晩宿題を巡る不健全な意地の張り合いや言い争いを繰り広げないことも親に指導した。
E. クライエントおよび親が、落ち着いた口調で感情を表現する方法を習得し、宿題を巡る不健全な言い争いを繰り広げることがないように、効果的なコミュニケーションや自己主張のスキルを教示した。
F. 親が、息子や娘との対立や、勉強に関連する問題を効果的に解決できるように、Robin／Foster『親と思春期の子どもの葛藤に対処する［未邦訳］（*Negotiating Parent-Adolescent Conflict*）』を読むことを親に指導した。

32. 課題遂行行動の向上について学校関係者と協議する（32）

A. クライエントの課題遂行行動を向上させる方法について、治療者が学校関係者と協議した。

B. クライエントが集中力を持続させ、課題を遂行できるように、教室で前列または模範的な生徒の近くに座らせることを提案した。

C. クライエントの関心や注意を維持させるために、授業中に度々クライエントに声をかけるよう教師に促した。

D. 学校の課題を終わらせるまでクライエントの関心やモチベーションを持続させるために、クライエントに頻繁にフィードバックを与えることを教師に指導した。

E. クライエントには大きな課題を連続的な小さな課題に分割するよう教師に提案した。

33. 学校での成功体験を強化する（33）

A. クライエントの学校での成功体験を強化するよう親および教師に促した。

B. 毎日1つずつ学校について前向きな発言をすることをクライエントの宿題にした。

C. 学校についてのクライエントの前向きな発言をすべて記録して強化した。

34. 学校でクライエントが担当する課題を決める（34）

A. 責任持って行動できることへの自信を示すために、学校でクライエントが担当する課題を決めるよう教師に促した。

B. クライエントが責任持って行えるような課題を、クライエントと教師がリストアップした。このリストを確認して検討した。

C. クライエントが学校で課題を担当したり、責任を果たすようになってから、学業面で成功することへの本人の自信とモチベーションが高まったことが確認された。

D. クライエントは、自ら同意した学校での課題を遂行することや責任を果たすことができなかった。この理由を検討した。

35. 学校についての前向きな発言を記録する（35）

A. 毎日1つずつ学校について前向きな発言をし、それを日記に記すか、付箋紙に書き留めて自室かキッチンに貼ることをクライエントの課題にした。

B. クライエントは、毎日少なくとも1つずつ学校での体験ついての前向きな発言を記録するという宿題を指示どおり行った。

C. クライエントは、毎日少なくとも1つずつ学校での体験ついての前向きな発言を記録するという課題に協力的ではなかった。

D. 日記に記録された学校についての前向きな発言を確認した後、こうした発言と同じよ

うに、学校には行く甲斐があり、満足感が得られると思えるような前向きな行動に取り組むようクライエントに促した。

36. セルフコントロールの方略を教示する（36）

A. 学校の課題にフラストレーションを感じたときに、感情のままの行動や注意を引くための否定的な行動を起こそうとする衝動を抑えるために、深呼吸やリラクゼーションの技法をクライエントに教示した。

B. 学校の課題にフラストレーションを感じたときに、感情のままの行動や注意を引くための否定的な行動を起こす代わりに、前向きなセルフトークを使うようクライエントに促した。

C. 学校の課題にフラストレーションを感じたときに、感情のままの行動や注意を引くための否定的な行動を起こそうとする衝動を抑えるために、自身を落ち着かせる、セルフコントロールの方略（例：「止まって、見て、聞いて、考える」）をクライエントに教示した。

37. 良い成績をとっていた時期を検証する（37）

A. 習慣的に学校の課題を終わらせ、良い成績をとっていた時期を検証するようクライエントに指示した。

B. かつて良い成績をとるために使っていたものと同様の方略や整頓スキルを使用するようクライエントに促した。この点の洞察を受け入れた。

C. 課外活動や好ましい仲間集団の活動に参加したことによって、良い成績をとろうというモチベーションが高まっていたという認識をクライエントが述べた。この洞察を受け入れた。

D. 治療セッションで、クライエントが家族から強力なサポートを受け、好ましい仲間集団に属していた時期は、きちんと勉強する習慣が身に付いていたことが判明した。

E. 毎日宿題をする時間が決まっていた頃は、きちんと勉強して成績が良かったことをクライエントが認識した。この点を認めたことを支持した。

38. 過去に功を奏した対処方略を検証する（38）

A. 勉強以外の問題解決に用いたことのある対処方略をクライエントが検証するのを援助した。

B. 学習上の現在の問題を克服するために、過去に使って功を奏したものと同様の対処方略を用いるようクライエントに促した。

C. 治療セッションで、クライエントが過去に学習上の問題を、教師、親、仲間から特別

な支援を受けて克服していたことが判明した。
D. かつて宿題や長期プロジェクトを計画カレンダーに書き留めていた頃は、学校の課題を終わらせることが多かったことを、クライエントが認識したことを奨励した。
E. クライエントは、過去に功を奏した対処方略をすべて拒否した。同様の参考例を示した。

39. 模範となるロールモデルを特定する (39)

A. クライエントが3～5人のロールモデルを特定し、こうした人々がなぜ目標を達成したと思うかについて、その理由をいくつかリストアップするのを援助した。
B. クライエントが自身の目標を設定した。模範となるロールモデルが各自の目標の達成や成功に向けて使用しているものと同様の方略を用いて、目標達成に向けた手段を講じるようクライエントに促した。
C. 模範的なロールモデルの多くが成功している理由には、毎日学校へ行くことや、学業面の目標を達成することなども挙げられることをクライエントが認識したことが確認された。
D. クライエントは模範となるロールモデルになる人がいるという認識を否定したので、参考例を示した。

40. 校内で頼りになる人々を特定する (40)

A. 学習上の問題やフラストレーションに直面したときに、校内でサポート、援助、指導を求めることが可能な頼りになる人々をクライエントがリストアップするのを援助した。
B. 校内で頼りになる人々を特定した後、次回のセッションまでに、このうちの1人に少なくとも1回はサポートを求めるようクライエントに指示を与えた。
C. 校内の誰かから特別な支援を得たことによって、問題を克服し、新しい概念やスキルを習得できたとクライエントが報告した。

---

*1 ( ) 内の番号は、ヤングスマ／ピーターソン／マキニス『臨床現場で使える思春期心理療法の治療計画』（明石書店、2010年）の同題の章に記載されている「行動面の定義」の項目番号を示します。
*2 ( ) 内の番号は、ヤングスマ／ピーターソン／マキニス『臨床現場で使える思春期心理療法の治療計画』（明石書店、2010年）の同題の章に記載されている「治療的介入」の項目番号を示します。

第2章

養子に関する問題
Adoption

クライエントの様態

1. 生みの親に関する質問（1）*¹
- A. クライエントは、生みの親に関するさまざまな質問をし、その答えをすぐに知りたがった。
- B. 生みの親について知ろうとするクライエントの雰囲気や心情に、期待や希望が感じられる。
- C. 自身の出生家族を探ることへの強い迷いをクライエントが言葉に表した。
- D. クライエントは、生みの親について質問することはあるが、答えを積極的に見つけることにさほど関心があるわけではない。

2. 自己同一性の混乱（2）
- A. 養子に関する自己同一性について、クライエントがよく口にすると親が報告した。
- B. クライエントが、養子や自己同一性についての混乱した思考や感情を説明した。
- C. クライエントは、出生家族および養子になった理由について多くの疑念を抱いている。
- D. クライエントは、養子に関する自己同一性の混乱が減少するにつれ、養親家族の一員としての自己同一性が安定してきたように感じると述べている。

3. 家族の一員と感じられない（3）
- A. 自分は家族に溶け込んでいないように感じるとクライエントが最近述べたと親が報告した。
- B. クライエントが、家族の他のメンバーに違和感を覚え、自分だけ違うように感じると言葉に表した。
- C. 自分は養子であるため、この家族の一員ではないように感じるとクライエントが述べた。
- D. 今はこの家族の一員であるという感情の変化をクライエントが報告した。

4. 生みの親捜し（4）
A. 生みの親を捜すことについて話し合った際、クライエントは、気を揉み、慎重で、自分よりも人のことを考えるといった態度であった。
B. 生みの親捜しを行えば、養親が動揺したり、傷ついたりするのではないかという懸念を、クライエントが口にした。
C. 生みの親を捜すことについて養親の許可を得ているにもかかわらず、クライエントは、どのようなことが判明するのか、そうした情報が自身にどのような影響を及ぼすのかについて心配しているようであった。
D. クライエントは、生みの親捜しに関する自らの懸念に取り組み、今では計画を進めることを以前よりも気楽に考えている。

5. 仲間集団の変化（5）
A. クライエントの仲間集団、服装、関心事に大きな変化が生じたと親が述べた。
B. 親は、新しい仲間集団や服装を否定的にとらえ、家族の規範に反するとした。
C. クライエントは、服装、仲間、関心事の変化を、自身らしさを明確にするために必要なことと説明した。
D. クライエントは、養子の問題に対処し始めるにつれ、仲間や服装の変化を改めるようになった。

6. 過度の依存心の強さと頼りのない行動（6）
A. クライエントにはこれまでずっと、極めて依存心が強く、すがるような行動パターンがみられると親が述べた。
B. 両親のそばにいるときが一番安心できるとクライエントが述べた。
C. クライエントが大きくなってきたため、クライエントの頼りのない行動にフラストレーションを感じると親が報告した。
D. クライエントは、親が同席していなければ治療者と話すことを拒み、同席すれば親にすべてを話させた。
E. クライエントが養子の問題に取り組み始めて以来、依存心や頼りのなさが大幅に減少している。

7. 限界を試す（7）
A. クライエントは感情のままに行動し、常に限界を試そうとしていると親が報告した。
B. 最近、嘘をついたり、盗んだり、ルールを破ったりして、絶えず問題を起こしているとクライエントが述べた。

C. クライエントは、単位を落とす、無断欠席をする、目上の人に暴言を吐くなど、学校で問題を起こしている。
D. 限界を試そうとするクライエントの極端な行動（例：窃盗、精神作用物質乱用、見境のない性行動）は、養子の問題に直接関係しているように思われた。
E. クライエントが養子の問題を認め、取り組み始めるにつれ、限界を試そうとする行動が減少している。

8. 無礼、反発（7）
A. クライエントが無礼で反発的な態度を示した。
B. 他人にどう思われようと関係ないと、クライエントがはっきり述べた。
C. クライエントが10代になった頃から、無礼で反発的な態度が目に余るようになり、この年代で普通とされるレベルを超えていると親および教師が報告した。
D. 養子であることにまつわる感情や思考をオープンに打ち明けるようになって以来、クライエントの反発的な態度や無礼さが落ち着き始めている。

9. 養親の抱く恐怖（8）
A. クライエントが生みの親を捜して会いたがっていることに関連する恐怖を、養親が言葉に表した。
B. クライエントが生みの親に会うことの悪影響について、養親が強い口調で具体的に弁明した。
C. 養子にした子どもが生みの親に会うことについて、養親がさまざまな質問をした。
D. クライエントが生みの親に会うことを、養親がある程度気楽に考えるようになった。

10. 特別支援を要する子どもの養子縁組（9）
A. 親が最近、特別支援を要する子どもまたはきょうだいを養子に迎えた。
B. 子どもの世話や負担に押し潰されそうだと親が述べた。
C. 親が、養子に迎えた子どもに必要な特別な支援を提供してくれるサポートやリソースを所望した。
D. 親は、ゆっくりながら特別支援を要する子どもに徐々に慣れ、受け入れている。

11. 子どもの発育や学力に対するフラストレーション（10）
A. 親が、養子にした子どもの学力や発育に関するフラストレーションを表現した。
B. 親が、発育上子どもはこうあるべきと自分たちが考える非現実的な期待を表現した。
C. 親が、子どもの学力に対する失望を表し、自分たちがなぜ子どもにはるかに高い期待

を抱くのかについて説明した。
D. 親は、子どもへの期待をより現実的なレベルのものに調節するよう取り組んでいる。

実施した介入

1. 信頼に基づく関係を築く（1） [*2]
A. クライエントとの導入段階の信頼を築くために、無条件の肯定的関心を用いた。
B. 成長を促す関係の基礎を築くために、心からの受容や積極的傾聴の技法を用いた。
C. クライエントが信頼に基づく関係を育み、養子にまつわる自身の思考や感情を表現し始めている。前向きなフィードバックを与えた。
D. 積極的傾聴、心からの受容、無条件の肯定的関心を用いても、クライエントは依然として信頼することに抵抗を示し、自身の思考や感情を打ち明けていない。

2. 家族セッションへの参加を求める（2）
A. 家族に対して、クライエントの心理療法に同席し、話し合いに参加する形で、クライエントの治療において積極的な役割を果たすことを確約するよう指示した。
B. カウンセリングに参加する各自の決意を固めるために、家族が治療に関与することのクライエントにとっての意義を家族に説明した。
C. クライエントの治療に関与することを躊躇し、治療はクライエントのみの問題であると考えていることを、家族に直視させた。
D. カウンセリングへの一貫した出席や話し合いへの積極的な参加からも明らかなように、家族が治療のプロセスに関与するという確約を果たしていることを強調した。

3. 家族についての知識を広げる（3）
A. 出生家族を含めたジェノグラム（家系図）を作成し、養親や生みの親に関して家族のメンバーが抱いた質問をリストアップした。
B. 出生家族や養親家族について質問を抱くのは通常のことであると説明した。また、子どもが一定の情報を知ることに対する恐怖については、親に、「あなたが守ろうとしているのは誰ですか？」と尋ねることで対処した。
C. 家族の過去について、答えの見つかっていない質問を検証し、家族の適切なメンバーを指定して、答えを調べて皆に報告するよう指示した。

4. 養子縁組に関連する喪失をリストアップする（4）
A. クライエントに、人生で経験した喪失をリストアップするよう指示した。

B. 喪失のリストを検討し、特定の喪失と養子になったことを結びつけた。
C. 生みの親を失ったことと、拡大家族での自己同一性の意識が、クライエントが挙げた最大の問題であることが確認された。

5. 悲嘆のプロセスを支持する（5）
A. クライエントが悲嘆のプロセスを理解して、そのプロセスをたどることを支持するために、悲嘆のプロセスの各段階について本人に説明した。
B. クライエントが挙げた喪失を検討し、それぞれの喪失に関連して本人が表現した感情を、共感を示しながら支持した。
C. クライエントが、養子縁組にまつわる喪失に折り合いをつけ、養親家庭内での現在の自己同一性を受け入れ始めたことに、前向きなフィードバックを与えた。
D. クライエントは依然として、生みの親に見捨てられたことにまつわる傷心、悲しみ、怒りの感情に固執している。心の痛みの解放に取り組むよう強く促した。

6. 養子に伴う悲嘆に関する読み物を課題にする（6）
A. クライエントに、養子になったことに伴う喪失に関する情報を読むよう指示した。
B. クライエントに、Tyson『ティーンエージャーの悲嘆に共通する特徴［未邦訳］(*Common Threads of Teenage Grief*)』を読み、検討する概念を5つ選ぶよう指示した。
C. 悲嘆に関して選択した主な概念を検討し、クライエントの質問に回答した。
D. クライエントは、養子になったことに伴う喪失に関する情報を読んでいなかった。読むよう再度指示した。

7. 見捨てられた、または拒絶されたという感情を特定する（7）
A. 養子縁組に関連する見捨てられた、または拒絶されたという感情を、クライエントが特定して表現するのを援助した。
B. 見捨てられた、または拒絶されたというクライエントの感情を受け止め、そうした感情は通常のことで、予想されるものであると肯定した。
C. クライエントは、見捨てられた、または拒絶されたという感情を見事に克服し、生みの親に対して、養子に出すことが自分にとって一番良いと考えたのだろうと思うようになっている。こうした変化を支持した。

8. 養子に出す決断に関する読み物を課題にする（8）
A. クライエントに、生みの親が子どもを養子に出す決断をすることに関する情報を読むよう指示した。

B. クライエントが見捨てられた、または拒絶されたという感情、罪悪感、屈辱感などの主要な感情を解決するのを援助するために、Burlingham-Brown『なぜママは私を捨てたの？［未邦訳］（*Why Didn't She Keep Me?*）』を読むよう指示した。
C. クライエントは、本や情報を読んで、養子縁組に関して自身が抱いていた、見捨てられた、または拒絶されたという感情、罪悪感、屈辱感を解決する気になりつつある。
D. クライエントが、養子縁組に伴い抱いていた罪悪感、屈辱感、見捨てられた、または拒絶されたという感情を克服するのを援助し支持した。
E. クライエントは、見捨てられた、または拒絶されたという感情を見事に克服し、生みの親に対して、養子に出すことが自分にとって一番良いと考えたのだろうと思うようになっている。こうした変化を支持した。
F. クライエントは、生みの親がなぜ養子に出すという決断をするのかに関する情報を読んでいなかった。読むよう再度指示した。

9. 養子になることに関する読み物を課題にする（9）

A. 続いてクライエントに、養子になることに関する情報を読むよう指示した。
B. クライエントに、Krementz『いま、幸せです――生みの親と育ての親へ　子ども達の声（*How It Feels to Be Adopted*）』（偕成社）を読み、この本から学んだ主な概念をリストアップするよう指示した。
C. 養子の本に記載されていた感情で、クライエントが共感したものを検討した。
D. クライエントは、見捨てられた、または拒絶されたという感情を見事に克服し、生みの親に対して、養子に出すことが自分にとって一番良いと考えたのだろうと思うようになっている。こうした変化を支持した。
E. クライエントは、養子になることに関する情報を読んでいなかった。読むよう再度指示した。

10. 養子に関する不合理な信念を特定する（10）

A. クライエントが、養子に関する信念をリストアップするのを援助した。
B. クライエントの信念全般のリストから、不合理な思考や信念を切り離し、新しい健全で合理的な信念に置き換えた。
C. 現実に基づく新しい信念により、罪悪感、屈辱感、怒り、悲しみなどの感情が軽減しているとクライエントが報告した。こうした新しい信念のメリットを強調した。

11. 支援グループを紹介する（11）

A. 参加する支援グループの候補を、家族およびクライエントと検証した。

第 2 章　養子に関する問題

B. 親およびクライエントに、各種の支援グループの情報を伝え、そのうちの1つに参加することを確約するよう指示した。
C. 家族は、治療以外にサポートも必要かどうかに疑問に抱き、ミーティングに1度参加してみることさえ明言しなかった。治療以外のサポートの必要性について再考するよう強く促した。
D. クライエントと親が支援グループに参加したことを、前向きに強化した。クライエントと親は、支援グループが役に立っていると報告した。

12.「自分を変える3つの方法」を課題にする（12）
A. 自身のどの面を変えたいと思うかをクライエントが探るのを援助した。
B. 自身が望む変化を成し遂げるための行動計画をクライエントが作成するのを援助した。
C. クライエントが欲求や願望を表現する方法を習得できるように、Jongsma／Peterson／McInnis『簡潔な思春期治療の宿題計画［未邦訳］（*Brief Adolescent Therapy Homework Planner*）』の中の「自分を変える3つの方法（Three Ways to Change Yourself）」の課題を行うよう指示した。
D. 自身の欲求や願望を表現するスキルをクライエントが培うのを援助する手段として、「自分自身を変える3つの方法」の課題を実施した。
E. クライエントは、自分を変えるための目標を設定する課題をやり遂げていなかった。取り組まない理由を確認して、問題を解決した。

13.『シールズ & プラス』を課題にする（13）
A. 自己知識、自己受容、自信の構築を援助することを目的とした、Korb-Khalsa／Azok／Leutenberg『シールズ（自尊感情とライフスキル）& プラス［未邦訳］（*SEALS & PLUS*）』の課題を行うようクライエントに指示した。
B. 自信を培ううえで、自己認識の課題が役に立ったとクライエントが報告した。
C. クライエントは自己認識の課題をやり遂げていなかった。課題を終えるよう再度指示した。

14. 真の自己と偽の自己の概念を教示する（14）
A. クライエントに、真の自己と偽の自己の概念を教示し、この概念について詳述されている、Lifton『養子である自己の旅［未邦訳］（*Journey of the Adopted Self*）』を読むよう指示した。
B. 偽の自己や隠された自己の良い点と悪い点をクライエントとともに検証し、そのデメ

リットを口頭で強化した。
C. 無条件の肯定的関心のアプローチを用いて、ありのままでいることや真の姿でいることの大切さについてクライエントと話し合った。

15.「私は誰か？」を課題にする（15）
A. クライエントに、「私は誰か？」について日記を記し、その内容を治療者と話し合うよう指示した。
B. 「私は誰か？」の日記の内容を確認し、前向きな自己認識を口頭で受け止め強化した。
C. クライエントの日記の否定的な内容を、温かくも毅然とした現実的なやり方で、直視させた。
D. クライエントの日記の自己についての記述が、以前よりも前向きであることが確認されている。

16. 養子に関する本を読むことを親の課題にする（16）
A. 思春期にある養子に関する知識と理解を深めるために、養子に関する本を読むよう親に指示した。
B. 10代の子どもを養子に迎えることの知識と理解を深めるために、Schooler『養子を迎えることについての本［未邦訳］(*The Whole Life Adoption Book*)』または Melina『養子を迎えることを理解する［未邦訳］(*Making Sense of Adoption*)』を読むよう親に促した。
C. 10代の子どもについての知識や理解を深めるために、10代の発達のさまざまな面について、特に10代の養子に関することを中心に親に教示した。
D. 親は、十分心得ているとして、10代について詳しく教わることを断った。
E. 10代の発達上の問題は養子も実子も同じあるという親の信念に向き合い、より健全で現実的な見方を再構成した。
F. 親は、養子に関する課題の本を読んでいなかった。読むよう再度指示した。

17. 自己同一性の追求について教示する（17）
A. 特に、自己同一性の追求は10代の子どもの最大の関心事であることと、10代の養子にとってはこの問題がとりわけ重要であることを親に教示した。
B. クライエントが独自の自己同一性を確立するのを促進するために親ができることを探り出し、親が実際に行うことをいくつか選択した。
C. 親は、10代の子どもが独自の自己同一性を確立するのは、親として失格であることの表れととらえているために、子どもの自己同一性の確立の重要性をなかなか受け入れることができなかった。この問題に対する健全な見解を親に示した。

18. 生みの親を捜すことに対する養親の恐怖について話し合う（18）

A. 10代の養子が生みの親を捜すことに対する恐怖や懸念について、さらに、自分たちが生みの親に会う用意があるかどうかについて話し合うよう養親に指示した。
B. 生みの親捜しに関する養親の権利を明確にして肯定し、あらゆる質問に回答した。
C. 親が、生みの親捜しに対する苦渋の決断をできるようにした（支持する、制限する、延期する）。
D. 親は、クライエントが生みの親を捜すという考えに耐えられず、直ちに反対した。この決断の長期的な影響を明示した。
E. 養親が、生みの親を捜そうとする養子を支持していることを奨励した。

19. クライエントの生みの親捜しへの親の支持を明確にする（19）

A. 家族セッションで、親に、生みの親捜しを支持することを口頭で確約させ、同時に、クライエントに、生みの親捜しの経過を逐次親に報告することを確約させた。
B. 家族セッションで、親とクライエントの両方に、生みの親捜しを支持することと、逐次情報を報告することに基本的に合意するよう指示したが、明確な合意は得られそうになかった。
C. 親は、クライエントが生みの親を捜すという考えに耐えられず、直ちに反対した。この判断を時間を置いてよく考えるよう強く促した。

20. クライエントの生みの親捜しへの親の反対を明確にする（20）

A. 生みの親を捜したいというクライエントの願望と、この問題についての親の立場に重点を置いた家族セッションを実施した。
B. クライエントの生みの親捜しを承認するのか否認するのかを明確に説明し、その決断の根拠を示すよう養親に求めた。
C. クライエントが18歳になれば生みの親を捜す権利があることを両親に明示し、確認した。
D. クライエントが、生みの親を捜さないという決断をした。この決断を受け入れた。

21. 拒否する親の権利を肯定する（21）

A. 生みの親捜しを認めないという養親の決断を肯定し、養親の決断に対するクライエントの感情に対処した。
B. クライエントは、生みの親捜しを認めないという養親の決断を受け入れながら、怒り、失望、傷心などの感情に取り組んでいる様子である。養親の決断に対するクライエントの見解を検討した。

C. 生みの親捜しを認めないという親の決断を再度肯定したが、クライエントはこの決断を受け入れず、依然としてひどく腹を立てている。

22. 経験者を見つける（22）
A. 子どもの頃に養子になり、生みの親を捜したことのある大人で、協力的な人を、クライエントと引き合わせる手配をした。
B. 養子である大人との話し合いが極めて有益なものとなり、クライエントは多くの役に立つ見解を得ることができた。

23. 生みの親捜しに向けてクライエントの準備を進める（23）
A. クライエントが生みの親を捜し始める準備として、クライエントの熱心な質問に答え、希望や不安を抱くことを肯定し、その他のあらゆる懸念に対処した。
B. 生みの親を捜して、会う手配がなされた場合に、クライエントが生みの親に答えてもらいたいと思う質問をリストアップした。

24. 生みの親捜しに関する読み物を課題にする（24）
A. 親およびクライエントに、生みの親を捜すプロセスに関する本を読むよう指示した。
B. 生みの親を捜すプロセスに関する知識を増やし、自らが抱いている質問に答えるために、Schooler『過去を捜して［未邦訳］（*Searching for a Past*）』を読むよう親とクライエントに指示した。
C. 生みの親を捜すプロセスに関する情報を親に伝え、親が抱える質問に回答した。
D. 親とクライエントは、生みの親を捜すプロセスに関する本を読んでいなかった。読むよう再度指示した。

25. 「人生のアルバム」に目を通す、または作成する（25）
A. 生みの親捜しを始める準備として、クライエントの「人生のアルバム」に目を通した。
B. 生みの親を捜すプロセスで新たに出会う実の家族や親戚、その他の人々に見せる「人生のアルバム」を、クライエントが作成するのを援助した。

26. 養子縁組機関に連絡する（26）
A. クライエントに、自身の養子縁組を行った機関に連絡し、生みの親捜しの担当者との面接の予約をとるよう指示した。
B. クライエントは、養子縁組機関の生みの親捜しの担当者との初回の面接の予約をとり、実際に面接した。面接の結果を検討した。

C. クライエントは、養子縁組機関の名前と電話番号を知っているが、依然として面接を予約することを躊躇している。こうした気持ちを通常のこととして受け入れた。
D. 生みの親捜しの第一歩を踏み出すことへの恐怖の問題に対処して、解決した後、クライエントが養子縁組機関に電話して面接の予約を取り付けた。

27. 生みの親捜しで得た情報を確認する (27)
A. 養子縁組機関で収集した情報を検討し、情報に対する自らの感情をクライエントが特定して表現し、それを支持した。
B. 生みの親捜しの一環として収集した情報を検討し、情報に対する動揺や傷心といった感情を支持して対処した。

28. プロセスの行き詰まり (28)
A. 生みの親に接触する見込みがなくなった現実に、クライエントが折り合いをつけるのを援助し支持した。
B. 見込みがなくなったことへの失望をクライエントが解決するのを援助するために、生みの親に接触するという夢を検証して言葉で表した。

29. クライエントと親とのコミュニケーションを強化する (29)
A. それぞれとの個人セッションおよび家族セッションで、クライエントと親の両方に、事前に合意したとおり、生みの親捜しに関する情報を両者間で確実に交換するよう指示した。
B. 生みの親捜しの経過をクライエントが親に逐次伝えていなかったことに対処し、新たな合意を交わすと同時に、情報をどのように交換するかのプランを考案した。

30. 生みの親との再会を決断する (30)
A. 生みの親と再会することの良い点と悪い点を、クライエントが特定して比較検討できるように援助した。
B. 親および治療者の支持を受けて、クライエントは生みの親と再会することを決断した。
C. 親、親捜しの担当者、治療者の支持にもかかわらず、クライエントは依然として生みの親と再会するかどうか考えあぐね、決断できずにいる。
D. クライエントは、生みの親に再会しないという決断をした。この決断を受け入れた。

31. 生みの親との再会に向けてクライエントの準備を進める (31)
A. 生みの親との再会予定に備えて、クライエントが自らの期待を検証し、できる限り現

実的なものにするよう援助し、また、生みの親との関係をゆっくりと育んでいくようにというメッセージを伝えた。
B. 再会がうまくいくように、近づきつつある生みの親との再会に対するクライエントの非現実的な期待を検討して調節した。
C. 生みの親との新しい関係をゆっくりと自然に育んでいくというメッセージをクライエントに植えつけた。

32. 再会時の予行演習をする（32）
A. クライエントと生みの親との再会のロールプレイを行い、その後ロールプレイで体験したことを検討して、この体験によって不安がどの程度軽減されたかを特定した。
B. 近づきつつある生みの親との再会のロールプレイについて検討するうちに、クライエントの不安が和らいでいるように思われた。
C. 生みの親との再会予定について、クライエントが依然として強い不安を覚え、怯えているため、再会を後日に延期した。

33. 生みの親と面談する（33）
A. クライエントと生みの親に、再会にまつわる感情の表現を促し、この次のステップについての各人の意向を確認するために、それぞれとの面談を手配した。
B. クライエントと生みの親との再会では、両者間で意義深い情報が交わされ、愛情や心配りなどの感情が語られたことから、この再会がうまくいき、実りの多いものであったことが確認された。
C. クライエントと生みの親との再会では、両者間でほとんど何の情報も交わされず、支持する言葉が表現されなかったことから、この再会は困難で、期待外れで、緊張したものであった。クライエントを支持して慰めた。

34. 生みの親との接触を検討する（34）
A. クライエントに、再会の体験を検討し、自身が考える次のステップを言葉に表すよう指示した。
B. クライエントは生みの親との最初の再会にとても満足し、近い将来また会うことを計画しているものと解釈された。
C. クライエントは生みの親との最初の再会に満足しているが、また会う必要があるとは感じていない。この決断を受け入れた。

35. 生みの親との今後の関係を検証する（35）

A. 物事をゆっくり進めていくことを前提に、生みの親との新たな関係を今後発展させていくためのプランをクライエントと作成した。
B. 一刻も早く生みの親との関係を築きたいというクライエントの願望に対処し、考えられる否定的な影響を強調した。
C. この再会の後、クライエントには、この先、生みの親との関係を築いていくつもりのないことが確認された。

36. 再会について養親に逐次報告する（36）

A. 生みの親との再会の経過や、生みの親との関係を築くために考えている次のステップについて、クライエントから親に逐次伝えられた。
B. 養親とクライエントが新たな家族関係に向けて歩み出せるように、予想される新しい家族の構図を示した。
C. クライエントが今後も生みの親との関係を築いていくことを、養親が肯定して支持していることを奨励した。
D. 養親が、クライエントと生みの親がこの先何らかの関係を築いていくことに抵抗を示した。この抵抗の長期的な影響を検討した。

---

*1 （ ）内の番号は、ヨングスマ／ピーターソン／マキニス『臨床現場で使える思春期心理療法の治療計画』（明石書店、2010年）の同問題の章に記載されている「行動面の定義」の項目番号を示します。
*2 （ ）内の番号は、ヨングスマ／ピーターソン／マキニス『臨床現場で使える思春期心理療法の治療計画』（明石書店、2010年）の同問題の章に記載されている「治療的介入」の項目番号を示します。

第3章

怒りのマネジメント
Anger management

クライエントの様態

1. 怒りの爆発（1）[*1]
A. クライエントは、誘発事象の大きさに見合わない怒りを爆発させることがよくある。
B. 今日の治療セッション中、クライエントは怒り、敵意を抱き、いらだっている様子であった。
C. クライエントは最近、家庭や学校で何度か怒りを爆発させている。
D. クライエントは、怒りをうまくコントロールするようになり、怒ったときやいらいらしたときに以前ほどすぐに、または激しく反応しない。
E. 怒りを爆発させる頻度および程度が著しく減少しているとクライエントが報告した。

2. 言葉の暴力（2）
A. クライエントはこれまで、自身の欲求が充足されないときや、自分がしたくないことを指示されたときに、怒鳴ったり、罵ったり、暴言を吐いたりしていた。
B. 今日の治療セッション中、クライエントが怒鳴り、罵り始めた。
C. クライエントが叫んだり、悪態をついたり、暴言を吐いたりする頻度および程度が軽度まで減少している。
D. クライエントは、自身の怒りの感情を落ち着いた口調で表現し始めている。
E. クライエントは一貫して、自身の怒りに対する適切なコントロールを示し、怒鳴ったり、他者に暴言を吐いたりしていない。

3. 身体的な攻撃、暴力（3）
A. これまでに、身体的な攻撃を与えたり、暴力を振るったりしてきたとクライエントが説明した。
B. クライエントは最近、身体的な攻撃を与えたり、暴力を振るったりしている。
C. クライエントは徐々に、怒りをうまくコントロールするようになり、最近は以前ほど

喧嘩に巻き込まれることがない。
D. クライエントは最近、適切なセルフコントロールを示し、身体的な攻撃行動や暴力的な行動を起こしていない。

4. 言葉による脅迫、威嚇（4）
A. クライエントはこれまで、自身の欲求を充足させるために、他者を脅迫したり威嚇したりしてきた。
B. 今日の治療セッション中、クライエントが言葉で脅迫し始めた。
C. クライエントは依然として、家庭、学校、地域社会で、他者を脅迫したり威嚇したりしている。
D. 言葉による脅迫や威嚇行為の頻度および程度がやや減少しているとクライエントが報告した。
E. クライエントは最近、怒りを適切にコントロールしており、他者を脅したり威嚇したりしていないと報告した。

5. 破壊的な行動（5）
A. 怒ったときや、フラストレーションを感じたときに、破壊的になったり、物を投げたりする執拗なパターンをクライエントが説明した。
B. クライエントが、他者の所有物を壊した出来事について説明した。
C. クライエントは、怒ったときに、物を壊したり投げたりする衝動をコントロールし始めている。
D. 最近は、物を投げたり、他者の所有物を壊したりしていないとクライエントが報告した。

6. 非難する、自分以外のせいにする（6）
A. クライエントはこれまで、自身の怒りの爆発や攻撃的な行動を、他者や外的な事情のせいにしてきた。
B. クライエントは、最近の怒りの爆発や攻撃的な行動の責任を認めなかった。
C. クライエントは、自身の怒りのコントロールの問題の責任を以前よりも認めるようになり、怒りの爆発や攻撃的な行動を人のせいにすることが減っている。
D. クライエントが、怒りや攻撃的な衝動の責任を認めると言葉で表した。
E. クライエントは、怒りのコントロールの問題に対する罪悪感を表現し、怒りをコントロールできなかったことについて大切な人々に謝罪した。

7. 受動攻撃性行動（7）

A. 親および教師が、受動攻撃性行動（例：何かを忘れる、聞いていないふりをする、時間を浪費する、しなければならないことを後回しにする）をとるクライエントの執拗なパターンについて説明した。
B. 受動攻撃性行動によって、わざと相手をいらだたせたり、困らせたりすることがあると、クライエントが口頭で認めた。
C. クライエントは、自身の怒りや敵意を、受動攻撃性行動で伝える代わりに、直接相手に言葉で表現し始めている。
D. クライエントが、怒りの感情を、相手を尊重した落ち着いた口調で直接的に表現した。
E. クライエントは最近、受動攻撃性行動の頻度を著しく減少させている。

8. 反抗的または反発的な行動（7）

A. クライエントの怒りは、相手に反抗したり、反発したりする形で表されることが多い。
B. 今日の治療セッション中、クライエントは極めて反抗的な様子で、ただ反論したいために反論しているように思われた。
C. クライエントは最近、家庭、学校、地域社会で、権威的な相手が設定したルールや規則に挑戦的である。
D. クライエントは、家庭、学校、地域社会のルールや規則に従おうという気持ちに若干の改善をみせている。
E. クライエントが、最近は家庭、学校、地域社会で、協調的で、規則に従っていると報告した。

9. 交友関係の不振（8）

A. クライエントの怒りのコントロールの問題が、仲間との関係をこじれさせる大きな要因になっている。
B. クライエントは、対人関係の問題を仲間のせいにし、自身の怒りのコントロールの問題があつれきの一因となっていることを認めようとしないことが多い。
C. クライエントは、怒りのコントロールの問題が、交友関係を育み長続きさせる自身の能力をいかに阻害しているかを認識しつつある。
D. 効果的な怒りのコントロールによって、仲間との関係が改善しているとクライエントが報告した。

10. 共感の欠如（8）
A. クライエントは、自身の怒りの爆発や攻撃的な行動が、他者にいかに影響を及ぼすかについて、ほとんど共感や気遣いを示さなかった。
B. クライエントは、他者を犠牲にしてでも自身の欲求を充足させるために、威嚇や腕力を使うことをいとわない。
C. 自身の反発的、攻撃的、破壊的な行動が、他者にいかに悪影響を及ぼすかを自覚したとクライエントが言葉で表した。
D. 今日の治療セッションで、クライエントが他者への共感や懸念を言葉で表した。
E. クライエントは、他者の思考、感情、欲求への共感や配慮を一貫して示すことにおいて、進歩をみせている。

11. 抑うつや不安の感情（9）
A. クライエントの怒りのコントロールの問題は、深層にある抑うつや不安の感情を隠すものであることが多い。
B. 怒りや敵意をコントロールしようと躍起になることに伴う抑うつや不安の感情をクライエントが表現した。
C. 抑うつや不安を感じ始めたときに、怒りや攻撃でもって反応することがいかに多いかを認識したとクライエントが言葉で表した。
D. 怒りをより効果的にコントロールする自身の能力に対する喜びや満足感をクライエントが表現した。
E. クライエントは、抑うつや不安の感情を軽減するための積極的な手段を講じている（例：支えてくれる人々に悲しみの感情を表現する、不安をもたらす状況に立ち向かう、好ましい仲間集団とつき合う）。

12. 低い自尊感情（9）
A. クライエントの怒りの爆発や攻撃的な行動は、深層にある低い自尊感情、精神的な不安定さ、不全感を隠すものであることが多い。
B. クライエントの怒りのコントロールの執拗な問題により、否定的な自己イメージや低い自尊感情が増長されている。
C. 怒りの爆発や攻撃的な行動は、不全感や精神的な不安定さに関連していることが多いことを認識したとクライエントが言葉で表した。
D. 今日の治療セッションで、クライエントが、怒りをコントロールする能力が向上したことに関する自己についての前向きな発言をした。
E. クライエントは、自尊感情を高め、前向きな自己イメージを形成するための積極的な

手段を講じている。

実施した介入

1. 心理検査を紹介または実施する（1）*²
A. 情緒的要因またはADHDが、クライエントの怒りのコントロールの問題の一因になっていないかどうかを判断するために、心理検査を実施した。
B. クライエントが、正直かつ率直な態度で心理検査を受け、あらゆる指示に協力的であったことを強化した。
C. 検査を受けている間、クライエントは非協力的で抵抗を示した。検査の指示に従うよう促した。
D. 心理検査の間、クライエントは抵抗し、ADHDまたは深刻な情緒的問題がある可能性を検討することを拒んだ。クライエントを支持し、新たな指示を与えた。
E. 心理検査の結果に関するフィードバックを、クライエントおよび親に伝えた。

2. 精神作用物質乱用の評価を紹介または実施する（2）
A. 薬物またはアルコールの摂取量を調べ、治療の必要性を判断するために、クライエントに精神作用物質乱用の評価を紹介した。
B. 精神作用物質乱用の評価の所見から、乱用の問題の存在と治療の必要性が明らかになった。
C. 精神作用物質乱用の評価の所見から、乱用の問題の存在と、これがクライエントの怒りのコントロールの問題の一因となっていると思われることが明らかになった。
D. 評価の所見からは、乱用の問題や、この領域の治療の必要性は明らかにならなかった。

3. 司法警察職員と協議する（3）
A. クライエントの破壊的または攻撃的な行動に妥当な成り行きを適用する必要性について、司法警察職員と協議した。
B. クライエントは、破壊的または攻撃的な行動による損害を賠償し、社会奉仕活動を行うことが命じられている。
C. クライエントは、破壊的または攻撃的な行動によって保護観察処分となり、保護観察に関するあらゆる規則に従うよう命じられた。
D. クライエントは、破壊的または攻撃的な行動の成り行きとして、集中監視治療プログラムに収容された。

4. 別の生活環境に移す（4）

A. 破壊的または攻撃的な行動を理由に、クライエントを安全な別の生活環境に移すことについて、親、学校関係者、司法警察職員と協議した。
B. 破壊的または攻撃的な行動の成り行きとして、クライエントを青少年拘置施設に収容することが提案された。
C. 破壊的または攻撃的な行動の再発を防止するために、クライエントを養護施設に入所させることが提案された。
D. クライエントに監視下の規則正しい生活をさせるために、居住型プログラムに入所させることが提案された。
E. 精神作用物質乱用の問題に対処するために、クライエントを精神作用物質乱用の入院プログラムまたは居住型プログラムに入所させることが提案された。

5. 当然の成り行きの適用を強化する（5）

A. 破壊的または攻撃的な行動に伴う当然の成り行きや法的責任からクライエントをかばわないよう親に促し、喚起した。
B. 今後クライエントが深刻な破壊的または攻撃的な行動を起こしたときには、警察または適切な司法警察職員に連絡することに親が同意したことを支持した。
C. クライエントが破壊的または攻撃的な行動を起こしたときに、親は同意に従って、警察または保護観察官に連絡した。この苦渋の決断について親を精神的にサポートした。
D. クライエントが何らかの深刻な破壊的または攻撃的な行動を起こしたときに、親は警察や司法警察職員に連絡しなかった。この過ちの理由を確認した。
E. 対立や緊張を避けたいという思いから、設定した制限を適用しないことがあると親が認めた。こうしたパターンの長期的な影響を親に指摘した。

6. 親がルールや境界を定める（6）

A. 今日の家族セッションでは、クライエントの怒りの爆発または攻撃的や破壊的な行為に対処するための明確なルールや親子間の適切な境界を、親が定めることに重点を置いた。
B. 親が、クライエントの怒りの爆発または攻撃的や破壊的な行為の妥当な成り行きを特定できるように援助した。
C. クライエントが家庭で従うべき、適切で理に適ったルールや期待を、親が特定したことを支持した。
D. 親は、クライエントの怒りの爆発または攻撃的や破壊的な行為の妥当な成り行きをなかなか特定できなかったため参考例を示した。

7. 明確なルールを定める（7）

A. クライエントが家庭や学校で守るべきルールや期待について話し合うために、家族セッションを実施した。
B. 学校で守るべきルールや期待を特定するために、クライエント、親、教師と協議した。
C. 本人への期待を理解していることを確認するために、ルールを復唱するようクライエントに指示した。
D. クライエントが、家庭や学校でのルールや期待に同意すると表明したことを褒めた。
E. クライエントが、親および教師が特定したルールや期待には合意しないと言葉で表した。この発言を認識はしたが、受け入れなかった。

8. 対立の解決に関する読み物を課題にする（8）

A. 効果的な対立の解決策を紹介し、クライエントの怒りの強さの緩和に役立つ読み物を親の課題にした。
B. 効果的な対立の解決策に関する情報を読むことを親に指導した（例：Robin／Foster『親と思春期の子どもの葛藤に対処する［未邦訳］』(*Negotiating Parent-Adolescent Conflict*)、Bluestein『親とティーンエージャーと境界［未邦訳］』(*Parents, Teens and Boundaries*)、Wolf『10代の子のために、親ができる大切なこと（*Get Out of My Life, but First Could You Drive Me and Cheryl to the Mall?*）』PHP研究所）。
C. 今日の治療セッションで、効果的な対立の解決策について読んだ内容を親と検討した。
D. 親が、読み物から学んだ多数の概念が役に立っていると言葉で表した。思春期の子どもにこれらの技法を適用する具体的な方法を特定するのを援助した。
E. 親は、対立の解決策に関する資料を読んでいなかった。読むよう再度指示した。

9. 攻撃的な行動を直視させる（9）

A. 自らの怒りの爆発または破壊的や攻撃的な行動が、自身および他者にいかに悪影響を及ぼすかを、毅然とした一貫したやり方で、クライエントに直視させた。
B. 自らの怒りの爆発または破壊的や攻撃的な行動による自身および他者への否定的な成り行きをリストアップするようクライエントに指示した。
C. 自らの怒りの爆発または破壊的や攻撃的な行動が、他者にいかに悪影響を及ぼすかをクライエントが認識できるように、役割逆転の技法を用いた。
D. 自らの破壊的または攻撃的な行動の被害者に、謝罪の手紙を書くようクライエントに指示した。
E. 一定の破壊的または攻撃的な行動の成り行きを埋め合わせるために、利他的または慈善的行為を行うようクライエントに指示した。

10. 責任を認めることを教示する（10）
A. 自らの怒りのコントロールの問題を他人のせいにするのをやめ、自身の行為に対する責任を今まで以上に認めることを、一貫したやり方でクライエントに直視させ、喚起した。
B. 自身の怒りのコントロールの問題を過度に他人のせいにするパターンによって、対人関係にいかにひずみが生じているかをクライエントに直視させた。
C. 対立を解決し、自身の欲求を充足させる方法として、怒りを破壊的または攻撃的な行動で表現することよりも効果的なやり方をクライエントが特定できるよう援助した。
D. 自身の破壊的または攻撃的な行動について、他者に謝罪するようクライエントに強く促した。

11. セルフコントロールの方略を教示する（11）
A. クライエントが怒りを、適切な言葉で表したり、健全な身体活動で発散したりできるように、クライエントに自身を落ち着かせる方略やセルフコントロールの方略（例：リラクゼーション、「止まって、見て、聞いて、考える」）を教示した。
B. 怒りを表現またはコントロールする適切な方法と不適切な方法を特定するようクライエントに指示した。
C. 言語的または身体的な攻撃でもって反応しようとする衝動や切迫感を遅らせるために、積極的傾聴のスキルを使うようクライエントに促した。
D. クライエントが、強い怒りの感情や攻撃的な衝動を発散させる健全な身体活動を特定したことを肯定した。

12. リラクゼーションや誘導イメージ法を訓練する（12）
A. クライエントが心を落ち着かせ、怒りの感情の強さを和らげられるように、段階的リラクゼーションや誘導イメージ法〔訳注：イメージ療法の一つ。相手に特定の対象や目標などを想像させ、そこへ到達していく段階をイメージさせることで、精神的な安定をはかる治療技法〕を訓練した。
B. 怒りをコントロールするために教示した誘導イメージ法やリラクゼーションの技法を使うことに、クライエントが前向きな反応を示した。
C. 段階的リラクゼーションや誘導イメージ法の使い方の指導を受けている間、クライエントは落ち着かず、リラックスできない様子であった。

13. コミュニケーションや自己主張のスキルを教示する（13）
A. 自身の感情を落ち着いた口調で表現し、自らの欲求をより建設的な行為で充足させる

方法を習得するために、クライエントにコミュニケーションや自己主張のスキルを教示した。
B. 怒りをコントロールする効果的な方法の模範を示し、自身の欲求を充足させる適切な方法を特定するために、ロールプレイの技法を用いた。
C. 自身の欲求を他者に言葉で効果的に伝えるために、「私は」で始まるメッセージを使うことや、攻撃的な発言ではなく、自己主張する発言をするようクライエントに促した。
D. クライエントが、自己主張することと、過度に攻撃的になることを区別できるよう援助した。

14. 怒りをコントロールする時間を設定する（14）

A. 怒りを適切にコントロールし、きょうだいや仲間に対して普段ほど食ってかかったり暴力を振るったりしない時間を設定するようクライエントに指示した。
B. 怒りをコントロールするために過去に使って功を奏したものと同様の対処方略を用いるようクライエントに促した。
C. 課外活動や好ましい仲間集団の活動に参加することによって、怒りがより効果的にコントロールされることを認識したとクライエントが打ち明けたことを、支持して励ました。
D. 治療セッションで、クライエントが家族から強力なサポートを受け、好ましい仲間集団に属していた時期は、怒りをうまくコントロールしていたことが判明した。

15. 報酬システムおよび行動契約を考案する（15）

A. クライエントの怒りに対する適切なコントロールの強化に使用する報酬を、クライエントと親がリストアップするのを援助した。
B. クライエントの怒りの効果的なコントロールを強化し、破壊的または攻撃的な行動を阻止することを目的とした報酬システムを考案した。
C. 破壊的または攻撃的な行動の否定的な成り行きを規定する行動契約〔訳注：行動を管理するための約束で、標的とする行動、実行期限、約束が守れなかったときの結果を明記する〕をクライエントに提示し、本人が署名した。
D. 行動契約の条件に、クライエント、親、治療者が口頭で合意した。

16. トークン・エコノミーを考案する（16）

A. クライエントの前向きな社会的行動を増やし、怒りのコントロールを向上させ、破壊的または攻撃的な行動を阻止するために、家庭で実施するトークン・エコノミー〔訳

注：適切な反応に対して報酬（トークン）を与えることで目的行動を強化する行動療法の技法の一つ〕を考案した。
B. トークン・エコノミー・プログラムで規定する条件にクライエントおよび親が合意し、条件に従って家庭で実行することを承諾した。
C. クライエントの前向きな社会的行動を強化し、怒りのコントロールを向上させ、破壊的または攻撃的な行動を阻止するためのトークン・エコノミーを考案して、教室で実施した。
D. トークン・エコノミーが、クライエントの怒りのコントロールを向上させ、破壊的または攻撃的な行動を阻止し、社会的なスキルを向上させるうえで、効果的であることが実証された。

17. 怒りのコントロールを宿題にする（17）
A. 怒りを落ち着いた口調で表現することをクライエントの宿題にした。
B. Jongsma／Peterson／McInnis『簡潔な思春期治療の宿題計画［未邦訳］（*Brief Adolescent Therapy Homework Planner*）』の中の「怒りのコントロール（Anger Control）」をクライエントの課題にした。
C. 怒りの爆発または攻撃的や破壊的な行動を助長する核心的な問題をクライエントが特定できるように、「怒りのコントロール」の課題を実施した。
D. 親に、「怒りのコントロール」の課題の「肯定的な出来事の報告書（Positive Incident Reports）」を使って、クライエントの怒りに対する適切なコントロールを強化するよう促した。

18. 親からの前向きな強化を促す（18）
A. 対立やストレスを伴う状況でクライエントが怒りをコントロールしてみせたことに対して、本人を頻繁に褒め、前向きな強化を与えるよう親に促した。
B. クライエントの行動面の問題にばかり注意を向けるのではなく、怒りを効果的にコントロールしたときなど、クライエントを褒める機会に目を向けるよう親に喚起した。
C. 親がなかなか褒めることや前向きな強化を与えることができない理由を検証した。

19. 根幹にある感情と攻撃的な行動を特定する（19）
A. クライエントの根幹にある情緒的苦痛が、怒りの爆発や攻撃的な行動の増大といかに関係しているかを特定するうえで、治療セッションが役に立った。
B. 根幹にある情緒的苦痛を表現する適切な方法をクライエントに示すために、ロールプレイやモデリングの技法を用いた。

C. 怒りを持って衝動的または攻撃的に反応するのではなく、情緒的苦痛を表現して自身の欲求を充足させる、より適切な方法をクライエントが特定するのを援助した。

20. 「表に現れる行動／内なる感情」を実施する（20）
A. 根幹にある情緒的苦痛がいかに怒りの爆発の一因になっているかをクライエントが認識できるように、Jongsma／Peterson／McInnis『簡潔な思春期治療の宿題計画［未邦訳］（Brief Adolescent Therapy Homework Planner）』の中の「表に現れる行動／内なる感情（Surface Behavior/Inner Feelings）」を課題にした。
B. 怒りの爆発の根幹にある情緒的苦痛を特定するうえで、「表に現れる行動／内なる感情」の課題が役に立ったとクライエントが言葉で表した。

21. 『感情マネジメント――アサーティブな人間関係をつくるために』を読むことを課題にする（21）
A. クライエントが怒りに効果的に対処できるように、Clark『感情マネジメント――アサーティブな人間関係をつくるために（S.O.S. Help for Emotions）』（東京図書）を読むことを本人に指導した。
B. クライエントは、『感情マネジメント――アサーティブな人間関係をつくるために』を読んでいなかった。読むよう再度指示した。
C. クライエントが『感情マネジメント――アサーティブな人間関係をつくるために』から、怒りのコントロールの向上に役立ついくつかの方略を特定した。これらの方略を確認した。

22. 怒りの対象と原因をリストアップする（22）
A. 怒りの対象と原因をすべてリストアップすることをクライエントに指導した。
B. クライエントが、過去に強い怒りの感情を抱いた相手をすべてリストアップするのを援助した。
C. クライエントが、強い怒りの感情を呼び起こした状況や出来事をいくつか特定してリストアップした。治療セッションで、リストの内容を検討した。
D. クライエントは、怒りの対象や原因をなかなか特定できなかった。参考例を示した。

23. 怒りを呼び起こす人物や状況を記録する（23）
A. 強い怒りの感情を呼び起こす人物や状況を日記に記すことをクライエントに指導した。
B. 強い怒りの感情を呼び起こす人物や状況を記録する日記を、クライエントが活用して

いることが確認された。
C. クライエントは、強い怒りの感情を呼び起こす人物や状況を日記に記す宿題を行っていなかった。宿題を行うよう再度指示した。
D. 日記に記されているクライエントの怒りの感情に対処して以来、クライエントは、対立を解決したり、自身の問題を克服したりする建設的な方法を特定できるようになった。

24. 過去に怒りをもたらした体験を振り返る（24）
A. 過去に強い怒り、苦痛、失望などの感情をもたらした重大な体験をリストアップすることをクライエントの宿題にした。
B. クライエントは宿題をやり遂げ、過去に強い怒り、苦痛、失望などの感情をもたらした重大な体験をリストアップした。
C. クライエントは過去に強い怒り、苦痛、失望などの感情をもたらした重大な体験をなかなか特定できなかった。この種の問題の参考例を示した。
D. 怒りのコントロールの問題は、人生の重要な体験やストレス因子に関連していることが多いことを認識したとクライエントが言葉で表したことを強化した。
E. 過去に強い怒り、苦痛、失望などの感情をもたらした重大な体験のリストを確認した後、クライエントが、こうした苦痛を伴う体験をどうしたら乗り越えられるかを考えられるよう援助した。

25. 家族彫刻法を用いる（25）
A. クライエントが、家族の各メンバーの役割と行動に対する洞察を深められるように、治療セッションに、家族彫刻法〔訳注：主に子どもの頃の家族関係を図にして治療に活用する方法〕を取り入れた。
B. クライエントと家族のメンバーが、家庭内に生じて欲しいと思う前向きな変化を特定するのを援助するために、家族彫刻法を実施した。
C. 家族彫刻法により、クライエントがいかに親と距離があり、相手にしてもらえないと思っているかが明らかになった。

26. 満たされない欲求を特定して表現する（26）
A. 自身の満たされない欲求をリストアップすることをクライエントに指導した。
B. 「私は」で始まるメッセージを使って、自身の満たされない欲求を大切な人々に表現するようクライエントに促した。
C. 今日の治療セッションで、クライエントが自身の満たされない欲求を親に直接表現で

きたことに、前向きなフィードバックを与えた。
D. 自身の満たされない欲求を建設的な形で表現する方法をクライエントが見いだせるように、ロールプレイの技法を用いた。
E. 今日の治療セッションでは、満たされない欲求を充足させる方法をクライエントが特定できるように、基本的な問題解決のアプローチの教示に重点を置いた。

27. 家族の虐待歴を検証する（27）
A. 家庭内のこれまでの身体的虐待や性的虐待または精神作用物質の乱用に、クライエントの怒りのコントロールの問題の発現を助長させる可能性のあるものがないかを検証した。
B. 治療セッションで、クライエントが、これまでに家庭内で生じた顕著な出来事（肯定的と否定的の両方）を記した年表を作成するのを援助した。
C. 虐待が生じた際の家の状況を描くことをクライエントに指導した。
D. 家族のメンバーの薬物およびアルコールの摂取量を調べるために、診断面接を実施した。

28. 無視または虐待にまつわる感情を表出させる（28）
A. 過去の無視、虐待、別離、養育放棄にまつわる感情をクライエントが表現する機会を設けた。
B. 過去の無視、虐待、別離、養育放棄にまつわる感情を絵に描き表すことをクライエントに指導した。
C. 過去の無視、虐待、別離、養育放棄にまつわる思考や感情を日記に記すことをクライエントに指導した。
D. 過去の無視や虐待にまつわる感情の表現を促進するために、エンプティ・チェア法〔訳注：クライエントの前にある空の椅子に心の対象を座らせ、擬人化して対話などをする技法〕を実施した。

29. 不在がちな親または虐待した親に手紙を書く（29）
A. 過去の養育放棄や虐待に対する怒り、悲しみ、無力感を表現して克服するために、不在がちな親または虐待した親に手紙を書くことをクライエントの宿題にした。
B. 今日の治療セッションで、クライエントが不在がちな親または虐待した親に書いた手紙の内容を検討した。
C. クライエントは手紙の中で、過去の養育放棄や虐待に対する強い怒り、傷心、悲しみ、無力感を表現した。こうした表出を奨励した。

D. 情緒的苦痛に対処したくないという思いから、クライエントは、不在がちな親または虐待した親に手紙を書く宿題を行わなかった。こうした心情を受け入れた。

30. エンプティ・チェア法を用いる（30）
A. クライエントが不在がちな親または虐待した親に対する怒りを表現できるように、エンプティ・チェア法を実施した。
B. 不在がちな親または虐待した親に対する怒り、傷心、悲しみの感情をクライエントに表現させるうえで、エンプティ・チェア法が役に立った。
C. クライエントは、エンプティ・チェア法の実施に戸惑っている様子で、不在がちな親または虐待した親に対する怒り、傷心、悲しみの感情をなかなか言葉で表せなかった。

31. 子どもを顧みない親に子どもとのかかわりを増やさせる（31）
A. 子どもを顧みない親に、娯楽、学校、作業の活動を通してクライエントと過ごす時間を増やすよう喚起した。
B. 子どもを顧みない親と過ごす時間を増やしたいという欲求を、クライエントが言葉で表したことを支持した。
C. 今日の治療セッションで、クライエントと子どもを顧みない親の関係を隔てている要因を検証した。
D. 子どもを顧みない親が、クライエントと過ごす時間を増やすと口頭で確約したことを強化した。
E. クライエントと子どもを顧みない親が、一緒に楽しめそうな活動をリストアップするのを援助した。

32. 加害者を赦そうという気持ちを調査する（32）
A. 今日の治療セッションで、クライエントに、過去の精神的または身体的虐待の加害者を赦そうとする気持ちがあるかどうかを検証して話し合った。
B. 過去の精神的または身体的な苦痛の加害者を赦そうという気持ちをクライエントが表現したことを支持した。
C. クライエントは、過去の精神的または身体的虐待の加害者を赦すつもりはないと述べた。この心情を受け入れた。
D. クライエントに、過去の精神的または身体的虐待の加害者に会って謝罪を受け入れ、赦しのプロセスを始めることを提案しようという気持ちがあるかどうかを評価した。

33. 怒りの対象に赦しの手紙を書くことを課題にする（33）
A. 怒りの感情を解き放つ手段として、怒りの対象に赦しの手紙を書くようクライエントに指示を与えた。
B. 今日の治療セッションで、クライエントが怒りの対象に書いた赦しの手紙を検討した。
C. クライエントが、怒りの対象に対する強い怒りの感情を表現したことが確認された一方で、謝罪を受け入れようという気持ちも表現し、赦しのプロセスを始めることを提案した。
D. クライエントは、怒りの対象への手紙に強い怒りの感情を表現し、相手を赦す準備はできていないと述べた。こうした心情は通常のことであると説明した。
E. 怒りの対象への手紙を検討した後、クライエントは、相手に会って謝罪を受け入れ、赦しのプロセスを始めることを提案しようという気持ちを表現した。

34. 不合理な思考を置き換える（34）
A. 不合理な歪んだ思考が、いかに怒りのコントロールの問題の発現を助長しているかをクライエントが認識できるように援助した。
B. 怒りをコントロールするために、クライエントが不合理な思考を、より適応的な考え方に置き換えるのを援助した。
C. 不合理な思考をより適応的な考え方に置き換えられるようになったことによって、怒りの感情の頻度および程度が減少しているとクライエントが報告した。怒りの感情の減少による好影響を強調した。
D. クライエントは、不合理な信念をあきらめきれない、または解き放したがらないために、依然として怒りのコントロールと葛藤しているものと解釈された。

35. 怒りのマネジメントのグループを紹介する（35）
A. 怒りのコントロールおよび対人関係のスキルを向上させるために、クライエントに怒りのマネジメントのグループを紹介した。
B. グループ療法のセッション中に、少なくとも1回は自身をさらけ出すことをクライエントに指示した。
C. グループ療法のセッション中に、他者の思考、感情、欲求への共感や気遣いを示すようクライエントに促した。

36. 仕事に就く（36）
A. 破壊的または攻撃的行為に対する損害賠償の資金を貯めるために、仕事に就くようクライエントに喚起した。

B. クライエントに、以前よりも責任が重く、適応的な方法で自身の欲求を充足させるための収入が得られる仕事に就くよう喚起した。
C. クライエントが仕事に就いたことを褒めて強化した。
D. 仕事に就きたがらない要因を本人が検証するのを援助した。

37. 「セルフコントロール・ゲーム」を行う（37）
A. クライエントが問題解決スキルおよびセルフコントロールを向上させられるように、治療セッションで「セルフコントロール・ゲーム〔訳注：Shapiro博士発案の感情、社会性、行動スキルを教えるようなカードゲーム〕（The Self-Control Game）」(Shapiro) を行った。
B. 「セルフコントロール・ゲーム」の最中に、クライエントが高度な問題解決スキルやセルフコントロールを示したことに、前向きなフィードバックを与えた。

38. 支配への欲求を言葉で表す（38）
A. 他者を脅す行動や過度のいじめが、権力を手に入れたいという欲求や支配したいという欲求といかに関連しているかについての理解を言葉で表すようクライエントに指示した。
B. 権力や支配の感覚を得ることができる年齢相応の方法を、クライエントが特定するのを援助した。
C. 自尊感情を育み、自分には能力があるという感覚を実感するために、責任ある行動や向社会的な行動を3つ行うことをクライエントの宿題にした。
D. 過去に脅したり、いじめたりした相手に謝罪するようクライエントに指示を与えた。

39. 利他的な行為を行う（39）
A. 他者の思考、感情、欲求への共感や配慮を高めるために、利他的または慈善的な行為を3つ行うことをクライエントの宿題にした。
B. 他者の幸福や安心への共感や気遣いを高めるために、保護観察の一環として、クライエントが社会奉仕活動を行うことを提案した。
C. 他者の欲求への共感、思いやり、配慮を示すようになってから、自身および他者に対する前向きな感情が増大しているとクライエントが報告した。こうした洞察を褒めた。
D. クライエントが利他的または慈善的な行為の宿題を行わないのは、他者の幸福や安心への共感や気遣いの欠如の表れと解釈された。

40. 怒りを呼び起こす状況を絵に描く（40）
A. 怒りの感情を呼び起こすことの多い3つの出来事や状況を絵に描くことをクライエン

トに指導した。

B. 今日の治療セッションでは、怒りを呼び起こす状況に関連する絵に描き表されたクライエントの思考や感情を検討することに重点を置いた。
C. クライエントの絵には、自尊感情が脅かされたときや、精神的な不安定さや弱さを感じたときに腹を立てることが多いことが描き表されていることが確認された。
D. クライエントの絵には、権力を手に入れたいという欲求や支配したいという欲求が描き表されていることが確認された。

41. 芸術療法の技法を用いる（41）

A. 治療セッションで、大きな紙またはポスターボードに人物の輪郭を描き、続いて、その紙面に、クライエントが自身の人生の何に怒りを感じるのかを表す物、シンボル、絵を描き込むよう指示した。
B. 治療セッションで、人物の輪郭に怒りの対象や怒りの原因を表す絵を描き込んだ後、怒りの感情を言葉で表し、対立を解決したり自身の問題を克服したりする建設的な方法を特定するようクライエントに指示した。

42. 服薬評価を紹介する（42）

A. クライエントの気分を安定させ、怒りのコントロールを向上させるために、服薬評価を紹介した。
B. クライエントおよび親が、医師による服薬評価を受けることに同意したことを支持した。
C. 気分を安定させ、怒りのコントロールを向上させるために薬を服用することに、クライエントが強く反対していることが確認された。
D. 薬の服用によって、気分が安定し、怒りの爆発の頻度および程度が減少しているとクライエントが報告した。この進歩を支持した。
E. 薬を服用しても、気分が安定していない、あるいは怒りの爆発の頻度および程度が減少していないとクライエントが報告した。もう一度処方医師の診察を受けるよう手配した。

---

*1 （ ）内の番号は、ヨングスマ／ピーターソン／マキニス『臨床現場で使える思春期心理療法の治療計画』（明石書店、2010年）の同問題の章に記載されている「行動面の定義」の項目番号を示します。
*2 （ ）内の番号は、ヨングスマ／ピーターソン／マキニス『臨床現場で使える思春期心理療法の治療計画』（明石書店、2010年）の同問題の章に記載されている「治療的介入」の項目番号を示します。

第4章

不 安
Anxiety

クライエントの様態

1. 過剰な心配（1）[*1]
- A. クライエントがセッションに現れたとき、最近の出来事について動揺し心配していた。
- B. クライエントは、治療者が簡単に落ち着かせることができないほど、動揺し心配していた。
- C. クライエントは、自身を動揺させている核心的な問題に取り組むことができた。
- D. ここ最近は、心配することや不安にとらわれることが著しく減少しているとクライエントが報告した。

2. 恐れ、切迫感（1）
- A. クライエントは、強い切迫感を示し、とにかく恐怖をなだめて安心させてもらおうとした。
- B. クライエントは、恐怖にまつわる切迫感に押し潰されそうになっている。
- C. 治療者が安心させても、クライエントの切迫感は衰えていない。
- D. クライエントの恐怖にまつわる切迫感が消失し、安心させて欲しいと強く求めなくなった。

3. 落ち着きのなさ、緊張（2）
- A. クライエントは、落ち着きがなく緊張していたため、治療セッションで座っていることや、考えをまとめたり、活動をやり終えたりすることがなかなかできなかった。
- B. クライエントの緊張が和らぎ始め、質問に答えることに注意を注ぐようになった。
- C. クライエントは、治療セッションを通して、以前よりリラックスし、不安を引き起こす問題に対処しているときでさえ、意識を集中させることができる。

4. 自律神経系の活動亢進症状（3）
A. クライエントは、強い不安に駆られている様子で、動悸や息切れが生じていた。
B. クライエントは、不安による吐き気や下痢に苦しんでいた。こうした症状が身体的な理由に起因する可能性は、医学検査によって排除されている。
C. クライエントが、口が渇き、しょっちゅうめまいがすると訴えた。
D. 不安になる理由を話し始めて以来、動悸や息切れの症状がみられなくなったとクライエントが述べた。

5. 過度の警戒心（4）
A. クライエントは、緊張し、神経過敏な様子であった。
B. クライエントは、緊張や不安のレベルが極めて強く、何にも集中することができず、いらだっていた。
C. クライエントが、不安な心配事のせいで眠れないと報告した。
D. クライエントの不安が減少し、以前よりもはるかにリラックスしている。

6. 特定の恐怖、恐怖症（5）
A. クライエントは、特定の刺激を伴う状況に不安を抱き、機能遂行が限定されていた。
B. 恐怖症的な不安が徐々に高まり、今では自身の日常生活のほか、家族の生活にも支障をきたしているとクライエントが報告した。
C. なぜ病的な恐怖に、自身の日常のあり方まで支配されるようになったのか分からないとクライエントが述べた。
D. クライエントが病的な恐怖に立ち向かうようになるにつれ、日常の機能遂行が着実に向上している。

7. 親に起因する不安（6）
A. 両親の絶え間ない口論が心配で不安になるとクライエントが訴えた。
B. 現代社会の危険からクライエントを守るために、本人の自由や身体活動を束縛していると親が報告した。
C. 親が養育放棄の過剰な罪悪感を示すことや、養育放棄の可能性を脅すことによって、クライエントの心配や不安が引き起こされていることが観察された。
D. 両親が口論を慎むことが増えるにつれ、以前ほど不安を感じなくなったとクライエントが述べた。
E. 親が束縛や支配を緩めたことにより、クライエントの心配や不安のレベルが低下している。

実施した介入

1. 信頼を築いて、感情を表現する（1）[*2]
A. クライエントとの導入段階の信頼を築くために、無条件の肯定的関心を用いた。
B. 心からの受容や積極的傾聴の技法を使って、クライエントとの信頼関係の基盤を築いた。
C. 一定の受容により、クライエントが信頼に基づく関係を育み、不安な感情を表現し始めている。
D. 積極的傾聴、心からの受容、無条件の肯定的関心を用いても、クライエントは依然として信頼して、不安な感情を打ち明けることを躊躇している。

2. 「トーキング・フィーリング・アンド・ドゥーイング・ゲーム」を行う（2）
A. クライエントと「トーキング・フィーリング・アンド・ドゥーイング・ゲーム（The Talking, Feeling, and Doing Game）〔訳注：Richard A. Gardner博士による治療的なボードゲーム。提出された課題に子ども達がどう対応するかを見ることができる。治療面接では自分を抑えたり、拒否的だったりする子どもに有益である〕」（Creative Therapeutics, Inc.）を行った。クライエントは気軽にすべての質問に詳しく答えた。
B. 多少の説得の後、クライエントが「トーキング・フィーリング・アンド・ドゥーイング・ゲーム」を行ったが、いくつかの質問に簡単に答えただけであった。
C. クライエントが「トーキング・フィーリング・アンド・ドゥーイング・ゲーム」をしたがり、治療者の答えを聞いて楽しんだ。クライエントはまたゲームをしたいと思っている。
D. クライエントが自身の感情を見極め、検証し、表現するうえで、「トーキング・フィーリング・アンド・ドゥーイング・ゲーム」が役に立っている。

3. 不安を理解することを教示する（3）
A. Burns『フィーリングGoodハンドブック——気分を変えてすばらしい人生を手に入れる方法（*The The Feeling Good Handbook*）』（星和書店）の「不安を理解する（Understanding Anxiety）」の章を読み、不安の知識を向上させた主な概念を5つリストアップするようクライエントに指示した。
B. クライエントに、不安のさまざまな症状と原因を教示した。

4. 「マイ・ホーム・アンド・プレイシズ」ゲームを行う（4）
A. クライエントと「マイ・ホーム・アンド・プレイシズ（My Home and Places）」（Flood）ゲームを行った。クライエントは抵抗なく参加した。
B. 治療者と「マイ・ホーム・アンド・プレイシズ」をしているうちに、クライエントが自身を不安にさせるものを特定できた。
C. クライエントが半ば強制的に治療者と「マイ・ホーム・アンド・プレイシズ」をしたが、部分的または最小限しか答えなかった。

5. 認知メッセージを検証する、認知を再訓練する（5）
A. クライエントの認知メッセージで不安を引き起こすものを検証し、クライエントに不安を生み出すプロセスにおける自身の役割を教示した。
B. ごく頻繁に表れる歪んだセルフトーク〔訳注：生活しているなかで、無意識に心のなかでつぶやく言葉〕で、不安を引き起こすものをクライエントが的確にリストアップしていくのを援助した。
C. クライエントは、いつまでたっても不安を引き起こす歪んだ認知メッセージを特定して明らかにすることがうまくできないでいる。この種の参考例を示した。

6. 新しい認知メッセージを考案する、対処スキルを拡張する（6）
A. クライエントが自信を高められるように、現実的で前向きな認知メッセージを特定または考案するのを援助した。
B. 不安な状況に効果的に反応するよう援助するために、クライエントに具体的な対処スキルを教示した。
C. クライエントは依然として、不安を引き起こす歪んだ認知メッセージを、穏やかな自信をもたらす現実的で前向きな認知メッセージに置き換えることに苦労している。引き続き試みるよう促した。
D. 不安を和らげる具体的な対処スキルの実践に引き続き取り組むようクライエントに指示した。

7. 『不安と恐怖のためのワークブック』を課題にする（7）
A. 体系的な一連の課題を宿題としてやり遂げ、各課題で得た主な概念を挙げるようクライエントに指示した。
B. Bourne『不安と恐怖のためのワークブック［未邦訳］（*Anxiety and Phobia Workbook*）』の一連の課題をやり遂げ、各課題で得た主な概念を挙げるようクライエントに指示した。

第4章　不　安

C. 『不安と恐怖のためのワークブック』の課題でクライエントが得た主な概念やスキルを、強調して強化した。
D. 不安を和らげる新しい対処スキルをクライエントに教示するうえで、『不安と恐怖のためのワークブック』の課題が役に立った。クライエントがこの対処スキルを使うことを強化した。
E. クライエントは、『不安と恐怖のためのワークブック』の課題をやり遂げていなかった。もう一度課題にした。

8.『自分を愛する10日間プログラム――認知療法ワークブック』を課題にする（8）
A. 認知スキルの課題を行うようクライエントに指示した。
B. Burns『自分を愛する10日間プログラム――認知療法ワークブック（*Ten Days to Self-Esteem*)』（ダイヤモンド社）の課題を行い、主な認知スキルで実践できそうなものを特定するようクライエントに指示した。
C. 『自分を愛する10日間プログラム――認知療法ワークブック』に記載の課題を使って、不安を引き起こす状況への対処に使用できそうな認知的介入をクライエントが考案した。
D. 『自分を愛する10日間プログラム――認知療法ワークブック』を基に考案した認知的介入を、不安をもたらす日々の状況に適用するために、ロールプレイやモデリングを行った。
E. クライエントが『自分を愛する10日間プログラム――認知療法ワークブック』の課題をやり遂げていなかった。もう一度課題にした。

9.「不安を見つけ、取り除く」を課題にする（9）
A. 不安症状が発現したときのクライエントの反応が、本質的に有益なものか機能不全なものかを検証した。
B. クライエントが不安の根源を見極められるように、Jongsma／Peterson／McInnis『簡潔な思春期治療の宿題計画［未邦訳］（*Brief Adolescent Therapy Homework Planner*)』の中の「不安を見つけ、取り除く（Finding and Losing Your Anxiety）」の課題を行うよう指示した。
C. 「不安を見つけ、取り除く」の課題を使ってクライエントが不安の根源を見極めた後、根幹にある問題を解決するための方法をクライエントに教示した。
D. クライエントは、「不安を見つけ、取り除く」の課題をやり遂げていなかった。もう一度課題にした。
E. 不安の原因を特定したり、対処スキルを習得したりするうえで、「不安を見つけ、取

53

り除く」の課題は役に立たなかったとクライエントが報告した。この発言を受け入れた。

10. 過去および現在の対立をリストアップする（10）
A. クライエントが過去および現在の対立を、現在の不安と結びつけて考えられるように、過去および現在のあらゆる対立をリストアップするようクライエントに指示した。
B. クライエントは、過去および現在のすべての対立のリストを治療者と検討し、対立と不安の主な結びつきを見いだすことができた。
C. クライエントは、対立のリストと自身が抱く不安を結びつけて考える際に援助が必要であった。
D. クライエントは、現在抱いている不安に結びついていると思われる過去または現在の対立を特定できなかった。参考例を示した。

11. 過去および現在の対立を解決する（11）
A. 認知再構成法〔訳注：認知的技法の一つ。気持ちが動揺したときに、頭に浮かぶ考えが、どの程度現実的かを自らが客観的に点検する方法〕を用いて、過去および現在の主要な状況をクライエントが解決するのを援助した。
B. 過去および現在の対立の解決に使用する自己主張の技法をクライエントに教示した。
C. 過去および現在の主要な対立の解決に適用するさまざまな対立解決の技法をクライエントに指導した。
D. 過去と現在のいずれかの対立の解決に抵抗していることを、穏やかながら毅然としたやり方で、クライエントに直視させた。

12. 不安の行動的な対処方略を教示する（12）
A. 不安の解消に役に立つとクライエントが考える対処方略を教示した。
B. 不安の行動的な対処方略の実践法をクライエントに指導するために、行動リハーサルを行った。
C. 特定した不安の行動的な対処方略を実践するという契約書を作成し、クライエントがその内容に合意して署名した。
D. 不安の体験を著しく和らげるうえで、不安の行動的な対処方略が役に立っているとクライエントが報告した。これらの対処方略を使用するメリットを検証した。

13. 治療過程に親を関与させる（13）
A. 恐怖に立ち向かい、信頼を構築し、自信を高めるための援助を受けるために、家族向

けの体験型週末プログラムに参加するよう親に促した。
B. 親が、家族向けの体験型週末プログラムを探して計画を立てるのを援助した。
C. 家族向けの体験型週末プログラムの後、家族が体験について話し合い、その体験から得られたメリットを特定した。
D. 家族は、体験型週末プログラムに参加していなかった。参加するよう再度指示した。

14. 不安と願望を結びつける（14）
A. 解釈的な方法を用いた面接で、抑制された願望や感情をクライエントが表現した。
B. クライエントが、「受け入れられない」願望や「よくない」思考と、不安を結びつけて考えるのを援助した。
C. 抑制された願望や断ち切られた思考を特定して表現するにつれ、クライエントの不安のレベルが低下していることを、本人に告げた。

15. 肯定的イメージやリラクゼーションを教示する（15）
A. 不安に対処する手段として、深部筋肉リラクゼーション、深呼吸、肯定的イメージをクライエントに教示した。
B. 治療者とのロールプレイの状況で、クライエントが肯定的イメージやリラクゼーションを練習した。
C. 不安や恐怖が生じたときに、リラクゼーションを使用することにクライエントが口頭で合意した。
D. クライエントの不安を和らげる対処スキルとして、深部筋肉リラクゼーション、深呼吸、肯定的イメージの実践が極めて効果的であることが確認された。

16. 「ストレスと不安のゲーム」を行う（16）
A. クライエントがこれまでに習得した不安軽減方略を練習する機会を設けるために、クライエントと「ストレスと不安のゲーム（The Stress and Anxiety Game）」(Berg)を行った。
B. クライエントが「ストレスと不安のゲーム」の体験を検討するのを援助した。クライエントは、ゲームをすることで、これまでに習得した対処スキルを使用する際の確信や自信が高まったと述べた。
C. クライエントが「ストレスと不安のゲーム」をすることに抵抗を示したため、この課題からはほとんど成果が得られなかった。こうした機会を活用するよう促した。

17. 不安な状況を熟思することを課題にする (17)

A. 1日3回決まった時間に数分間、恐怖や不安を引き起こす状況について思いを巡らせるようクライエントに促した。
B. 次回の治療セッションまで、熟思する対処方略を定期的に実践するという確約をクライエントから取り付けた。
C. クライエントは、熟思の課題をきちんと実践している、この課題によって、本人が不安な思考や感情にとらわれる時間が減少している。この進歩のメリットを強調した。

18. 発達上の不安を通常のことと考える (18)

A. さまざまな発達段階でみられる恐怖や不安について親に教示した。
B. 親が不安や恐怖を通常のことと考えるようになった。不安や恐怖に取り組む手段として、対処方略を強調した。

19. 思春期の発達に関する本を親に勧める (19)

A. 思春期についての理解を深めるために、思春期の発達に関する本を読むよう親に指示した。
B. 思春期の青少年についての理解を深めるために、Ginott『子どもに言った言葉は必ず親に返ってくる――思春期の子が素直になる話し方 (*Between Parent and Teenager*)』(草思社) や Faber／Mazlish『子どもが聴いてくれる話し方と子どもが話してくれる聴き方大全 (*How to Talk So Kids Will Listen*)』(きこ書房) を読むよう親に指示した。
C. 課題の読み物について親と検討し、親が本から学んだことを支持して、読書中に浮かんだ疑問に答えた。
D. 思春期の問題への非現実的な期待や解決策を親に直視させた。
E. 親は、思春期の発達に関する課題の読み物を読んでいなかった。読むよう促した。

20. 子育て講座を紹介する (20)

A. 親に子育て講座または支援グループに参加するよう促した。
B. 親が子育て講座または支援グループへの参加を確約したことを強化した。
C. 親を対象とした支援グループで親が体験した内容を確認した。
D. 親は、子育て講座を紹介したことに抵抗を示し、こうした講座への参加を確約することを拒んだ。このことを時間を置いてよく考えるよう強く促した。

21. クライエントの恐怖への対応の仕方を親に教育する (21)

A. クライエントの恐怖への効果的な対応を親に教示した。

第4章 不 安

B. クライエントの恐怖や不安を増大させる有害な対応の特定と排除を親が習得したことを、前向きに強化した。
C. クライエントの恐怖や不安への新しい対応を実践すると、親が口頭で確約したことを支持した。
D. クライエントの恐怖に対して親が以前よりも効果的に対応するようになり、その結果、クライエントの不安のレベルが低下していることが確認された。

22. 家族の根幹的な対立を検証する（22）
A. 家庭内に存在すると思われる根幹的な対立を見つけるために、家族セッションを実施した。
B. 家族セッションを実施し、家庭内の根幹的な対立を具体的に特定した。
C. 根幹的な対立を見つけるために家族セッションを実施しようとしたが、家族が介入に抵抗し、対立について話し合うことを望まなかった。

23. 家族の対立を解決する（23）
A. 家族が、対立を解決する前向きな方法を特定して検証した。
B. 家族セッションで、メンバー間の主な対立を家族が解決するのを援助した。
C. 家族の健全に機能している側面を肯定し、メンバー間の継続的な対立の解決に取り組むよう家族に促した。
D. 家族の根幹的な対立が解決されたことによって、クライエントの不安のレベルの減少に多大な効果がもたらされていることが確認された。

24. 家庭内のルールを構築する（24）
A. 家族セッションを実施して、両親間の連携を強化し、きょうだい間の結束を固めるために、家族の役割を検証して調整した。
B. 家庭内の序列を強調し、きょうだいと親は区別されるものであることを明確にするために、親ときょうだいに別々の家族セッションを実施した。
C. 家族の役割が明瞭になるにつれ、クライエントの不安のレベルが低下している。
D. 親が、子どもを不必要に支配しないようにしていることを強化した。

25. 親の支配を弱める（25）
A. 家族セッションで、親の支配を弱め、子どもの選択の自由を増やすことを目的とした戦略的介入を考案して実践した。
B. 親が支配を弱め、子どもにより多くのことを選択させることが可能な具体的な状況を

特定した。

26. マッピング技法（ジェノグラム（家系図）やエコマップ（人間相関図））を用いる（26）
A. 家族セッションで、恐怖への介入ポイントを見つけるために、家族のパターンを図式化した。
B. クライエントの不安に対して治療効果のありそうな家族の反応を考案し、クライエントの不安が生じる度にこの解決策を用いることを家族が確約した。
C. クライエントの不安のレベルを減少させるうえで、不安が生じたときの家庭内のパターンを図式化するブリーフ・セラピーのアプローチが功を奏している。

27. 不安の対処リソースの利用を強調する（27）
A. 現在の恐怖に用いる解決策を特定するために、クライエントがどのようなときに不安を感じないのかを検証した。
B. 過去に用いた不安の対処技法を適用してうまくいったとクライエントが報告した。この奏功のメリットを強調した。

28. 教訓的な話を用いる（28）
A. 恐怖の緩和に関連する教訓的な話を考案し、家族セッションで家族に紹介した。
B. この訓話を録音したテープを家族に渡し、家族が、このテープを毎日2回再生することに合意した。
C. 教訓的な話を用いてクライエントに対処技法を教育することが功を奏し、この結果、本人の不安のレベルが減少している。

29. 服薬のための診察を紹介する（29）
A. 服薬について医師の診察を受けることの有用性について、親およびクライエントと話し合った。
B. 服薬のための診察を予約し、クライエントが医師の診察を受けた。
C. 治療者と医師が、服薬評価の提案事項について協議した。
D. クライエントおよび親が薬の服用に抵抗を示し、紹介された服薬評価のための医師の診察を受けなかった。診察を受けるよう重ねて指示した。

30. 服薬の遵守および有効性を観察する（30）
A. 服薬の遵守および有効性の問題を、親およびクライエントに説明した。
B. 服薬に対するクライエントの抵抗を検討して対処した。

C. クライエントの服薬の遵守および有効性に関する情報を、精神科医に連絡した。
D. クライエントが責任を持って服薬を遵守していることを、口頭で強化した。
E. 向精神薬の服用が、不安の緩和に効果をもたらしているとクライエントが報告した。

---

*1 （　）内の番号は、ヨングスマ／ピーターソン／マキニス『臨床現場で使える思春期心理療法の治療計画』（明石書店、2010 年）の同問の章に記載されている「行動面の定義」の項目番号を示します。
*2 （　）内の番号は、ヨングスマ／ピーターソン／マキニス『臨床現場で使える思春期心理療法の治療計画』（明石書店、2010 年）の同問の章に記載されている「治療的介入」の項目番号を示します。

第5章
注意欠如・多動性障害（ADHD）
Attention-deficit/Hyperactivity disorder

クライエントの様態

1. 注意の持続時間が短い（1） [*1]
- A. クライエントは、注意の持続時間が短く、長時間集中し続けることが難しいと親および教師が報告した。
- B. 今日の治療セッションで、クライエントは、集中し続けることができず、話題があちこちに飛んだ。
- C. クライエントが集中し続け、適切な話題について十分な時間話し合うことができた。
- D. 監督指導を受け、本人に多くの注意が向けられる構造的な環境では、クライエントの注意の持続時間が向上している。
- E. クライエントは、家庭や学校で、一貫して適切な注意力や集中力を示していると親および教師が報告した。

2. 注意散漫（2）
- A. クライエントは、外部の刺激や内的な思考によって気が散りやすいと親および教師が報告した。
- B. 今日の治療セッション中、クライエントは、すぐに気が散る様子であったため、話し合いのトピックに何度も注意を向け直す必要があった。
- C. クライエントは、気が散りやすいため、家庭や学校で、課題に注意を向けるよう何度も指示する必要があった。
- D. 今日の治療セッション中、クライエントは、以前ほど気が散ることがなく、集中している様子であった。
- E. クライエントは、家庭および学校で、以前ほど気が散ることがなく、集中している様子であった。

3. 話をよく聞かない（3）

A. クライエントは、家庭や学校で、自分に言われていることを聞いていない印象を与えることが多い。
B. 今日の治療セッション中、クライエントは、話し合っている内容をよく聞いていない様子であった。
C. 今日の治療セッション中、クライエントは、話をよく聞いていた。
D. 最近、家庭や学校で、クライエントの話を聞くスキルが向上している。

4. 最後まで指示に従わない（4）

A. クライエントは、最後まで指示に従わないことがあると親および教師が報告した。
B. クライエントは、最後まで指示に従わないことが度々あり、学校の課題、手伝い、仕事上の責務を時間内に終わらせる自身の能力に支障をきたしている。
C. クライエントは概して、単独の指示や簡単な指示には従えるが、複数の指示や複雑な指示に最後まで従うことが苦手である。
D. 最後まで指示に従うクライエントの能力が向上し始めている。
E. クライエントは最近、一貫して親や教師の指示に最後まで従っている。

5. 授業中の課題や宿題を終わらせない（4）

A. クライエントは常に、授業中の課題や宿題を期限までに終わらせていない。
B. クライエントは、授業中の作業を性急に片付けることが多く、課題を完全にやり遂げない。
C. 最近、授業中の課題や宿題を終わらせるクライエントの能力に若干の向上がみられている。
D. クライエントは、授業中の課題や宿題を習慣的に期限までに終わらせている。

6. 手伝いを終わらせない（4）

A. クライエントは、家の手伝いを終わらせるようにという親の要求に従わないことが多い。
B. クライエントは横道にそれて、手伝いを終わらせないことが多いと親が報告した。
C. 家の手伝いや責務を終わらせるクライエントの能力に若干の向上がみられている。
D. クライエントは、責任を持って手伝いを習慣的に終わらせている。

7. 物事を整理できない（5）

A. クライエントは、物事を整理するスキルが低く、家庭や学校の課題や活動に必要な大切なものを失くしたり、どこかに置き忘れたりすることが多い。

B. クライエントは、外部刺激が多く、構造化されていない環境で、対応が乱雑で衝動的になる傾向がある。
C. クライエントは最近、家庭や学校で、物事を整理するための積極的な手段を講じている（例：計画表を使用する、宿題について教師に相談する、決まった時間に宿題や手伝いを行う）。
D. クライエントは、家庭や学校で、物事を整理する能力を習慣的に示している。

8. 多動性（6）
A. クライエントは、活力に溢れ、多動であると親および教師が説明した。
B. クライエントは、活力に溢れ、長い間じっと座っていることがなかなかできなかった。
C. クライエントは、自身の有り余る活力を、建設的または持続的で目的のある活動に注ぐことに苦心している。
D. クライエントの多動のレベルが低下したと親および教師が報告した。
E. クライエントは、自身の活力を一貫して建設的で目的のある活動に注いでいる。

9. 衝動性（7）
A. クライエントは、自身の欲求をすぐに充足させようとして、自らの行為の成り行きを考えないことが多い、極めて衝動的な人のように思われた。
B. クライエントにとって自身の衝動を抑えることはかなり難しく、身の回りで起こっていることに反応してしまう傾向がある。
C. クライエントは、衝動に対するコントロールを強めるための手段を講じ、即座に満足感を得ようとする欲求を先延ばしするようになっている。
D. クライエントは、反応する前に立ち止まり、自身の行為によって生じ得る成り行きを考える能力が向上していることからも明らかなように、最近、衝動に対する適切なコントロールを示している。

10. 破壊的な行動、注意を引くための行動（8）
A. クライエントはこれまで、注意を引くためのばかげた、子どもっぽい否定的な行動で、授業を頻繁に妨害してきたと親および教師が説明した。
B. クライエントは、不適切なタイミングで出し抜けに発言し、授業を妨害することが多い。
C. クライエントは、以前よりセルフコントロールを発揮するようになり、最近は授業をさほど妨害していない。
D. クライエントは、家庭や学校で、破壊的な行動や注意を引くための否定的な行動の頻

第5章 注意欠如・多動性障害（ADHD）

度を著しく減少させている。

11. 怒りの爆発、攻撃的な行動（8）
A. これまでに、怒りを抑えられなくなることや、頻繁に怒りの爆発や攻撃的な行動を起こすことがあったとクライエントが報告した。
B. 今日の治療セッション中、クライエントは、怒り、敵意を抱いている様子であった。
C. 些細なことですぐに腹を立てた出来事をクライエントが報告した。
D. クライエントは、自身の怒りや攻撃的な衝動をコントロールするための手段を講じ始めている。
E. クライエントは最近、自身の怒りに対する適切なコントロールを示し、大きな爆発や攻撃的な行動をみせていない。

12. 不注意な行動、潜在的に危険な行動（9）
A. これまで、自身および他者の幸福や安心をほとんど考えない不注意な行動や潜在的に危険な行動を起こしてきたとクライエントが説明した。
B. クライエントの衝動性によって、不注意な行為、リスクを伴う行為、潜在的に危険な行為を起こす傾向が助長されている。
C. リスクを伴う行動や潜在的に危険な行動を起こす前に立ち止まり、自らの行為によって自身および他者にもたらされ得る成り行きを考える必要のあることを認識したとクライエントが言葉で表した。
D. クライエントはここ最近、不注意な行動や潜在的に危険な行動を起こしていない。

13. 非難する、自分以外のせいにする（10）
A. クライエントは、自身の行為の成り行きに対する責任を認めることに度々抵抗し、自身の愚かな決断や問題を頻繁に他者や外的な事情のせいにしている。
B. クライエントは、自己防衛的な様子で、自身の愚かな決断や行動の言い訳をしたり、人のせいにしたりした。
C. クライエントは、ゆっくりながら自身の行為に対する責任を以前よりも認め始め、自身の悪行の責任を他人のせいにすることが減っている。
D. クライエントが自身の悪行を認め、自身の行為の責任を負うことを言葉で表した。

14. 低い自尊感情（11）
A. 愚かな決断や衝動的な行為の結果として、自尊感情が低く、不全感を覚えるとクライエントが表現した。

B. クライエントの自己防衛的で、自身の行為の成り行きに対する責任を認めようとしない態度には、深層の自尊感情の低さ、不全感、精神面の不安定さが反映されている。
C. 不全感によって、いかに破壊的な行動や衝動的な行動が助長されるかを自覚したとクライエントが言葉で表した。
D. 今日の治療セッション中、クライエントが自身について前向きな発言をした。
E. クライエントは、自尊感情を高め、前向きな自己イメージを形成するための積極的な手段を講じている。

15. 社会的スキルの欠如（11）

A. クライエントはこれまでずっと、社会的スキルの欠如や衝動性のために、仲間と交友関係を育み長続きさせることがなかなかできなかった。
B. クライエントは、重要な社交上の合図や対人上のニュアンスを察知しないため、頻繁に揉め事に巻き込まれる。
C. クライエントの押し付けがましい行動のために、対人関係がぎくしゃくする。
D. クライエントは、社会的スキルを向上させるための手段を講じ始めた（例：話をよく聞く、他者を褒める、他者に譲る）。
E. クライエントは最近、適切な社会的スキルを示し、日頃からきょうだい、仲間、大人とうまくつき合っている。

実施した介入

1. 心理検査を受ける（1） *2

A. クライエントにADHDがないか、あるいは、情緒的要因がクライエントの衝動的な行動または不適応行動の一因になっていないかどうかを判断するために、心理検査を実施した。
B. 評価の間、クライエントは非協力的で、十分に努力しているようにはみえなかった。検査の指示に従うよう促した。
C. 心理教育的評価の間、クライエントは協力的で、最善を尽くそうとしている様子であった。
D. 検査員が評価のフィードバックを、クライエント、親、学校関係者に通知した。適切な介入について話し合った。
E. 評価の結果から、ADHDの診断が裏付けられた。
F. 評価の結果から、潜在的な情緒的問題が存在し、これがクライエントの不注意、注意散漫、衝動性の問題を助長していることが明らかになった。

第5章　注意欠如・多動性障害（ADHD）

G. 評価の過程からは、学習障害、情緒的問題、ADHDが存在し、それがクライエントの注意力、注意散漫、衝動性の問題を助長していることは明らかにならなかった。

2. 服薬評価を紹介する（2）
A. クライエントの注意の持続時間、集中力、衝動のコントロールを向上させるために、服薬評価を紹介した。
B. クライエントの気分を安定させるために、服薬評価を紹介した。
C. 服薬評価を受けることにクライエントおよび親が同意したことに、前向きなフィードバックを与えた。
D. 注意の持続時間や衝撃性のコントロールを向上させるために薬を服用することに、クライエントが強く反対した。この感情を受け止めた。

3. 服薬の遵守および有効性を観察する（3）
A. クライエントが、薬の服用による副作用はなく、注意の持続時間、集中力、衝動のコントロールが改善したと報告した。このメリットを確認した。
B. 薬を服用してもほとんど改善がみられなかったとクライエントが報告した。再度医師の診察を受けるよう指示した。
C. クライエントは定期的な服薬を遵守していなかった。遵守するよう再度指示した。
D. 服薬の副作用を、処方医師または精神科医に連絡するようクライエントおよび親に促した。

4. ADHDについて家族を教育する（4）
A. ADHDの症状について、クライエントの親およびきょうだいを教育した。
B. 治療セッションで、クライエントの親およびきょうだいが、ADHDの症状についての理解を深め、正しく認識できるよう援助した。
C. 家族のメンバーが、ADHDのある子どもやきょうだいがいることにまつわる思考や感情を表現する機会を設けた。

5. ADHDに関する情報を読むことを親の課題にする（5）
A. ADHDの症状に関する知識を増やすために、ADHDの情報を読むことを親の課題にした。
B. クライエントの親に、Barkley『バークレー先生のADHDのすべて（*Taking Charge of ADHD*）』（ヴォイス）を読むよう指示した。
C. 親に、Alexander-Roberts『ADHDとティーンエージャー［未邦訳］（*ADHD and*

Teens)』を読むよう指示した。
D. クライエントの親に、Dendy-Zeigler『ADDを抱えるティーンエージャー［未邦訳］(*Teenagers with ADD*)』を読むよう指示した。
E. 親は、ADHDに関する情報を読んでいた。重要なポイントを検討した。
F. クライエントの親は、ADHDに関する情報を読んでいなかった。読むよう再度指示した。

6. ADHDに関する読み物を課題にする（6）
A. ADHDと思春期に関する情報を読むことをクライエントに指導した。
B. ADHDに関する知識を増やし、理解を深めるために、Crist『ADHD ——ティーンエージャーのための手引き［未邦訳］(*ADHD: A Teenager's Guide*)』を読むことをクライエントに指導した。
C. ADHDおよび症状の対処法に関する知識を増やすために、Quinn『ブレーキをかけよう2 —— ADHDとのつきあい方（中学・高校生編）(*Adolescents and ADD*)』（えじそんくらぶ）を読むことをクライエントに指導した。
D. 注意の持続時間、学業成績、衝動のコントロールを向上させるために、クライエントが課題の『ADHD ——ティーンエージャーのための手引き』から役に立つ方略をいくつか特定した。
E. クライエントは、ADHDとティーンエージャーに関する役立つ情報を読んでいなかった。読むよう再度指示した。

7. 整理整頓システムを実践する（7）
A. クライエントの課題遂行行動を向上させ、学校の課題、手伝い、仕事上の責務を終わらせることを増やすために、親が整理整頓システムを作成するのを援助した。
B. クライエントが学校の課題や宿題を習慣的に終わらせることができるように、親に、ノートや計画一覧表を使って、教師と定期的に連絡を取り合うよう促した。
C. 家の手伝いや責務の完成予定日時をクライエントに思い出させるために、カレンダーや予定表を使うようクライエントおよび親に促した。
D. 教師に授業の進行予定を文書にしてもらい、大型または長期のプロジェクトはカレンダーを使って小さなステップに分割して計画を立てることをクライエントおよび親に指導した。
E. クライエントが学校の課題や宿題を記録できるように、バインダー式ノートを購入するようクライエントおよび親に促した。
F. クライエントおよび親は、課題遂行行動を向上させるための整理整頓システムを実践

していなかった。実践するよう再度指示した。

8. 日課表を作成する（8）
A. 学校の課題や宿題を終わらせることを増やすために、クライエントと親が日課表を作成するのを援助した。
B. クライエントが行う手伝いをクライエントと親がリストアップするのを援助し、その完了予定日時を取り決めた。
C. 学校、家庭、仕事上の責務を終わらせることを強化する報酬システムを考案した。
D. 学校の課題や家での責務を終わらせた場合と終わらせなかった場合の成り行きを規定する行動契約〔訳注：行動を管理するための約束で、標的とする行動、実行期限、約束が守れなかったときの結果を明記する〕に、クライエント、親、治療者が署名した。
E. クライエントと親は、学校の課題や宿題を終わらせることを増やすための日課表を作成していなかった。作成するよう再度指示した。

9. 家庭と学校間のコミュニケーションを増やす（9）
A. 親および教師に、クライエントの学業面、行動面、情緒面、社交面の進歩を電話または文書で定期的に連絡し合うよう促した。
B. クライエントの学業面、行動面、社会面の進歩を親に知らせる進歩ノートを、クライエントに毎日または週1回家に持ち帰らせることについて教師と協議した。
C. 親と教師が定期的に連絡し合えるように、進歩ノートを毎日または週1回家に持ち帰る役目についてクライエントに説明した。
D. クライエントが進歩ノートを毎日または週1回学校から家に持ち帰らなかった場合の成り行きを親が特定した。親を支持した。
E. 親および教師は、クライエントの進歩を定期的に連絡し合っていなかった。コミュニケーションを図るよう再度指示した。

10. 効果的な学習スキルを教示する（10）
A. クライエントが勉強に適した場所をリストアップするのを援助した。
B. 勉強中は、できる限り雑音源を排除し、気を散らすものを片付けることをクライエントに指導した。
C. 日頃の勉強や試験勉強をするときは、重要事項をまとめたり、下線を引いたりすることをクライエントに指導した。
D. 試験勉強や重要事項の復習を促進するためにテープレコーダーを使うようクライエントに促した。

E. 勉強中に気が散ったときや、なかなか集中できなくなったときは、休憩を取ることをクライエントに指導した。

11. 学習スキルについて読む（11）

A. 整理や学習のスキルを向上させるために、学習スキルに関する情報を読むようクライエントに指示した。

B. 整理や学習のスキルを向上させるために、Silverman『成績を良くするための13の方法［未邦訳］(*13 Steps to Better Grades*)』を読むことをクライエントに指導した。

C. クライエントは、『成績を良くするための13の方法』を読んだ後、授業中に物事を整理した状態を保つために役に立つ前向きな学習スキルをいくつか特定することができた。これらのスキルを確認してまとめた。

D. クライエントは、学習スキルに関する情報を読んでいなかった。読むよう再度指示した。

12. 教師と協議する（12）

A. 学校の成績を向上させる方略の実施について、クライエントの教師と協議した。

B. 注意を課題に向け続けられるように、クライエントに教師の近くの席、または気の散りにくい作業場所が指定された。

C. クライエントの気が散り始めたときは、注意を課題に引き戻すために事前に決めておいた合図を送ることに、クライエント、教師、治療者が合意した。

D. 注意力や集中力を維持しやすいように、課題と課題の合間や難しい課題の途中に休憩を挟むようクライエントのスケジュールを修正した。

E. クライエントが注意力、関心、モチベーションを維持しやすいように、頻繁に返答を求めたり言葉をかけたりするよう教師に促した。

F. 話を聞いてくれる友人を探すようクライエントに指示した。

13.「課題を終える」プログラムを実施する（13）

A. クライエントが課題を終わらせることを強化するために、学校に関する契約や報酬システムを利用するよう親と教師に促した。

B. クライエントが学校の課題や宿題を習慣的に終わらせるように、Jongsma／Peterson／McInnis『簡潔な思春期治療の宿題計画［未邦訳］(*Brief Adolescent Therapy Homework Planner*)』の中の「課題を終える（Getting It Done）」プログラムを親と教師に紹介した。

C. 学校の課題を習慣的に終わらせるために、「課題を終える」プログラ

第5章　注意欠如・多動性障害（ADHD）

ムで説明されている学校に関する契約や報酬システムを利用するよう親および教師に促した。
D. 親および教師は、学校の課題を習慣的に終わらせることを強化する学校に関する契約や報酬システムを利用している。このプログラムのメリットを確認した。
E. 親および教師は、学校の課題を習慣的に終わらせることを強化する学校に関する契約や報酬システムを利用していなかった。利用するよう再度指示した。

14. テスト対策を教示する（14）
A. クライエントの成績を向上させるために、クライエントと治療者が効果的なテスト対策のリストを確認した。
B. 授業で習った内容を日頃から見直し、テスト前は時間をかけて勉強するようクライエントに促した。
C. テストでは、解答する前に指示文を2回読むことをクライエントに指導した。
D. ケアレスミスを見つけたり、答えを修正したりするために、書いた答えは見直す必要があることをクライエントに教示した。

15. セルフコントロールの方略を教示する（15）
A. クライエントが、即座に満足感を得ようとする欲求を先延ばしにして、衝動を抑制できるように、自身を落ち着かせる方略やセルフコントロールの方略（例：リラクゼーションの技法、「止まって、見て、聞いて、考える」）を教示した。
B. 自身の行為の成り行きを考えずに行動を起こしたり反応したりする衝動を遅らせるために、積極的傾聴のスキルを使うようクライエントに促した。
C. 長期的な利益のために、即座に満足感を得ようとする欲求を先延ばしにすることのメリットを特定するようクライエントに指示した。
D. 長期的な目標を達成するための行動計画をクライエントが作成するのを援助した。

16. 満足感の先延ばしに重点を置く（16）
A. 治療セッションで、長期的な目標を達成することを目的に、クライエントが即座に満足感を得ようとする欲求を先延ばしできるように、親が家庭の規律を高めることに重点を置いた。
B. クライエントは手伝いや宿題を終わらせるまで社会・余暇・娯楽活動を行えないというルールを、親が定めたことを支持した。
C. クライエントが責務を全うしなかった場合の成り行きを親が特定したことを支持した。

D. クライエントが手伝いや宿題を完了させる予定日時を記したスケジュールをクライエントと親が作成したことを奨励した。

17. 正の強化因子を特定する（17）
A. 望ましい目標や行動面の変化の達成に向けたクライエントの関心や意欲を持続させる正の強化因子または報酬を、親がリストアップするのを援助した。
B. 望ましい目標や行動面の変化の達成に向けたクライエントの関心や意欲を持続させるために、正の強化因子または報酬を頻繁に与えるように親に促した。
C. クライエントが責任ある行動をとらなかったことばかりに注意を向けるのではなく、責任感のあるところを示したときなど、クライエントを褒める機会に目を向けるよう親および教師に喚起した。

18. 報酬システムおよび行動契約を考案する（18）
A. クライエントの望ましい前向きな行動を強化する報酬を、クライエントと親がリストアップするのを援助した。
B. 前向きな行動を強化し、衝動的な行為を遅らせる報酬システムを考案した。
C. クライエントの衝動的な行動の成り行きを規定する行動契約に、クライエント、親、治療者が署名した。
D. 行動契約の条件に、クライエント、親、治療者が口頭で合意した。
E. クライエントと親は、報酬システムおよび行動契約を考案していなかった。考案するよう再度指示した。

19. トークン・エコノミーを考案する（19）
A. クライエントの前向きな社会的行動を増やし、感情の赴くままの衝動的な行動を遅らせるために、家庭で実施するトークン・エコノミー〔訳注：適切な反応に対して報酬（トークン）を与えることで目的行動を強化する行動療法の技法の一つ〕を考案した。
B. トークン・エコノミーで規定する条件にクライエントおよび親が合意し、条件に従って家庭で実施することを承諾した。
C. クライエントの成績を向上させ、前向きな社会的行動や衝動の適切なコントロールを強化するためのトークン・エコノミーを考案して、教室で実施した。

20. 明確なルールを定める（20）
A. 家庭と学校の両方でのルールや期待を特定するために、クライエント、親、教師と協議した。

B. 本人への期待を理解していることを確認するために、ルールを復唱するようクライエントに指示した。
C. 親や学校関係者が特定したルールや期待に合意しないと、クライエントが言葉で表した。この発言を認識はしたが、ルールはそのまま維持した。

21. 当然の成り行きの適用を強化する（21）
A. クライエントの破壊的な行動や感情のままの行動に伴う然るべき成り行きをクライエント、親、治療者がリストアップした。
B. 破壊的な行動や感情のままの行動に伴う当然の成り行きからクライエントをかばわないよう親に喚起した。
C. 破壊的な行動や感情のままの行動に伴う然るべき成り行きを、クライエントが、強い不満を訴えることなく、受け入れることに合意したことを褒めた。

22. コミュニケーションや自己主張のスキル（22）
A. クライエントが、自身の感情を落ち着いた口調で表現して、自らの欲求をより建設的な行為で充足させる方法を習得するために、コミュニケーションや自己主張のスキルを教示した。
B. 情緒をコントロールし、欲求を充足させる適切なやり方を特定する効果的な方法をクライエントに教示するために、ロールプレイやモデリングの技法を用いた。
C. 自身の欲求を他者に言葉で効果的に伝えるために、「私は」で始まるメッセージを使ったり、前向きな発言をしたりするようクライエントに促した。

23. 誘導イメージ法やリラクゼーションの技法を使用する（23）
A. クライエントが怒りをコントロールできるように、誘導イメージ法〔訳注：イメージ療法の一つ。相手に特定の対象や目標などを想像させ、そこへ到達していく段階をイメージさせることで、精神的な安定をはかる治療技法〕やリラクゼーションの技法を教示した。
B. 怒りをコントロールするために誘導イメージ法やリラクゼーションの技法を使うことに、クライエントが前向きな反応を示した。
C. 誘導イメージ法やリラクゼーションの技法の使い方の指導を受けている間、クライエントは落ち着かず、リラックスできない様子であった。この点を改善する援助を行った。

24. 問題解決のスキルを教示する（24）
A. 治療セッションで、効果的な問題解決のスキルをクライエントに教示した（例：問題

を見極めて、代替の解決策をブレインストーミング〔訳注：集団でアイデアを出し合うことで、発想の誘発や連鎖、融合を期待する技法〕し、選択肢を選んで、行動計画を実行し、評価する）。

B. 問題解決の効果的な方略を使って、実生活で直面している問題やストレス因子を解決または克服するようクライエントに促した。

C. 次回の治療セッションまでに、家庭や学校の少なくとも3つの状況で、問題解決の方略を実施するようクライエントに指示を与えた。

25. 「止まって、考えて、行動する」の技法を課題にする（25）

A. 衝動を遅らせ、問題をより効果的に解決するクライエントの能力を高めるために、Jongsma／Peterson／McInnis『簡潔な思春期治療の宿題計画［未邦訳］(*Brief Adolescent Therapy Homework Planner*)』の中の「止まって、考えて、行動する（Stop, Think and Act）」をクライエントと親の課題にした。

B. 「止まって、考えて、行動する」の課題に説明されている問題解決の手順に従って、問題をうまく解決できたとクライエントが報告した。

26. 対立の解決に関する情報を読むことを親の課題にする（26）

A. 思春期の子どもとの対立の解決に関する情報を読むようクライエントの親に指示した。

B. 親が対立をより効果的に解決できるように、Robin／Foster『親と思春期の子どもの葛藤に対処する［未邦訳］(*Negotiating Parent-Adolescent Conflict*)』を読むことを指導した。

C. 対立を解決する建設的な方法を特定するうえで、『親と思春期の子どもの葛藤に対処する』の本が役に立ったと親が言葉で表した。本に記載の技法のメリットを確認した。

D. クライエントの親は、思春期の子どもとの対立の解決に関する情報を読んでいなかった。読むよう再度指示した。

27. 行動を直視させる（27）

A. 自らの衝動的な行動が、自身および他者にいかに悪影響を及ぼすかを、毅然とした一貫したやり方で、クライエントに直視させた。

B. 自らの衝動的な行動に伴う自身と他者の両方への否定的な成り行きをリストアップするようクライエントに指示した。

C. 自らの衝動的な行動が、他者にいかに悪影響を及ぼすかをクライエントが認識できるように、役割逆転の技法を用いた。

第5章　注意欠如・多動性障害（ADHD）

28. 責任を認めることを教示する（28）

A. 自らの衝動的な行動を他人のせいにするのをやめ、自身の行為に対する責任を今まで以上に認めることを、一貫したやり方でクライエントに直視させ、喚起した。

B. 自らの愚かな決断や衝動的な行為によって、自身および他者にいかに否定的な成り行きがもたらされたかをリストアップするようクライエントに指示した。

C. 衝動的なやり方で感情のままに行動する代わりに、対立を解決して自身の欲求を充足させる、より効果的な方法をクライエントが特定するのを援助した。

D. 自身の衝動的な行為に伴う否定的な成り行きについて、他者に謝罪することをクライエントに指導した。

E. クライエントは、自身の行為に対する責任を認めていない。責任を認めるよう再度指示した。

29. 衝動を引き起こす出来事を特定する（29）

A. 治療セッションで、ストレスのたまる出来事や要因で、クライエントの多動性、衝動性、注意散漫を頻繁に増大させるものを検証した。

B. ストレスのたまる出来事や要因で、多動性、衝動性、注意散漫を増長させたものをクライエントが特定したことを支持した。

C. ストレスに対処したり、対立をより効果的に解決したりする適切な方法を教示するために、ロールプレイやモデリングの技法を用いた。

D. クライエントがストレスにより効果的に対処できるように、「止まって、見て、聞いて、考える」の技法、リラクゼーションの技法、前向きなセルフトーク〔訳注：生活しているなかで、無意識に心のなかでつぶやく言葉〕を教示した。

E. 状況に衝動的に反応する代わりに、ストレスに対処したり、重要な欲求を充足させたりするために使用可能なより効果的な対処方略を、クライエントと親が特定するのを援助した。

F. クライエントは、衝動を引き起こす出来事を特定できなかった。この点の例をいくつか示した。

30. 将来のストレス因子や障害物を検証する（30）

A. 将来、衝動的な行動や感情のままの行動を増大させる可能性のあるストレス因子、障害物、ハードルをクライエントが検証するのを援助した。

B. 将来、同じようなストレスのたまる出来事、障害物、ハードルに直面したときに利用できそうな対処方略を、クライエントが適切に特定したことを支持した。

C. 誘導イメージ法を用いて、将来起こりうる問題やストレス因子をいかに解決すること

が可能かを、クライエントが思い描けるようにした。
D. 将来、問題やストレス因子に直面したときに、家族のメンバーや重要な人々に相談したり、サポートを求めたりするようクライエントに促した。

31. 衝動を適切にコントロールしていた時期を振り返る（31）
A. 過去に衝動を適切にコントロールし、衝動的な行動を起こすことがはるかに少なかった時期をクライエントが特定できるように援助した。
B. 衝動をコントロールするために過去に使って功を奏したものと同様の対処方略を用いるようクライエントに促した。
C. 治療セッションで、クライエントが家族から強力なサポートを受け、好ましい仲間集団に属していた時期は、うまくセルフコントロールして、適切に行動していたことが判明した。

32. 前向きな行動の強化を親に促す（32）
A. 次回の治療セッションまでに、クライエントの前向きな行動を観察して3〜5つ記録することを親に指導した。
B. クライエントの前向きな行動を強化するよう親に促した。
C. 自尊感情を育み、親に認められ、他者から肯定されるように、引き続き前向きな行動に取り組むようクライエントに強く促した。

33. 親と1対1で過ごす時間を奨励する（33）
A. ここ最近、クライエントと親の間に否定的なやりとりが多々あったことを両者が認めた。前向きな体験をする機会を作り出すために、1対1で過ごす時間が必要であることを説明した。
B. 前向きな交流の頻度を増やし、対話を向上させるために、毎日10〜15分間1対1の時間を過ごすことをクライエントおよび親に指導した。
C. クライエントと親は、毎日10〜15分間1対1の時間を過ごしている。こうした時間のメリットを確認して検討した。
D. クライエントと親は、1対1の時間を過ごしていなかった。一緒に過ごすよう再度指示した。

34. グループ療法を紹介する（34）
A. 社会的スキルを向上させるために、クライエントにグループ療法を紹介した。
B. グループ療法のセッション中に、少なくとも1回は自身をさらけ出すことをクライエ

ントに指示した。
C. グループ療法のセッション中に、他者の思考、感情、欲求への共感や気遣いを示すようクライエントに促した。
D. クライエントは、グループ療法のセッションに参加していなかった。参加するよう再度指示した。

35. 親を対象としたADHDの支援グループを紹介する（35）
A. ADHDの症状の理解を深め知識を増やすために、親にADHDの支援グループを紹介した。
B. ADHDの支援グループに参加して、ADHDに対する理解や知識がどのくらい深まったかを親に尋ねた。
C. ADHDの支援グループへの参加を通して、クライエントの衝動的な行動に対処する新しい方略を習得していると親が報告した。

36. 前向きな社会的行動を強化する（36）
A. 有意義な交友関係を育み長続きさせることができるような前向きな社会的行動をクライエントがリストアップするのを援助した。
B. 有意義な交友関係を育み長続きさせるために役立つ前向きな社会的行動を教示するために、ロールプレイやモデリングの技法を用いた。
C. クライエントの前向きな社会的行動で、交友関係の構築につながるようなものを強化するよう親および教師に促した。

37. 長所や関心事を挙げる（37）
A. 長所や関心事を5〜10個挙げることをクライエントの宿題にした。
B. クライエントの関心事や長所を確認し、これらを利用して交友関係を育むよう促した。
C. クライエントは、長所や関心事を5〜10個特定する宿題をやり遂げていなかった。終わらせるよう再度指示した。

38. 共感や優しさを示すことを課題にする（38）
A. 他者の思考、感情、欲求への共感や配慮を高めるために、利他的な行為や思いやりのある行為を3つ行うことをクライエントの宿題にした。
B. 他者への共感や気遣いを示すために、社会奉仕団体または募金活動のボランティアを行うようクライエントに促した。
C. 利他的な行為を行ったことや、他者に共感や優しさを示したことをクライエントが説

明したことに、フィードバックを与えた。
D. クライエントは、他者への共感や優しさを示した体験を1つも特定できなかった。この種の課題をやり遂げるよう再度指示した。

39. 活力に溢れていることの影響を明確にする（39）
A. 活力に溢れていることのプラス面とマイナス面を特定することをクライエントの宿題にした。
B. クライエントは宿題をやり遂げ、活力に溢れていることのプラス面とマイナス面を特定した。
C. 活力を、健全な身体活動で発散することや、前向きな社会的活動に注ぐことをクライエントに促した。

40. 芸術療法の技法を用いる（40）
A. ADHDのあることがどのようなものかについての自身の感情を、絵に描き表すことをクライエントに指導した。
B. ADHDのプラス面とマイナス面を、一連の絵に描き表すことをクライエントに指導した。
C. ADHDのあることがどのようなものかについての絵を書き終えた後、自身の人生で前向きな変化をもたらしたいと思うことを特定するようクライエントに指示した。
D. ADHDのあることがどのようなものかについての絵を書き終えた後、活力を注ぎ込む建設的な方法を特定するようクライエントに指示した。

41. 自己管理チェックリストを使用する（41）
A. クライエントの注意力、学業成績、社会的スキルを向上させるために、自己管理チェックリストを使用するようクライエントおよび親に促した。
B. Jongsma／Peterson／McInnis『簡潔な思春期治療の宿題計画［未邦訳］（*Brief Adolescent Therapy Homework Planner*）』の中の「社会的スキルの課題（Social Skills Exercise）」をクライエントの課題にした。
C. クライエントの注意力、集中力、社会的スキルを向上させるために、授業中に自己管理チェックリストを使うことをクライエントの教師と協議した。
D. クライエントの注意力、学業成績、社会的スキルを向上させるために、自己管理チェックリストと報酬システムを併用することを親および教師に指導した。

第5章　注意欠如・多動性障害（ADHD）

42. 脳波バイオフィードバックの技法を利用する（42）

A. 注意の持続時間、衝動のコントロール、リラックスする能力を向上させるために、脳波バイオフィードバック〔訳注：リラクゼーションやメンタルトレーニングでの心の安定度を自分の脳波を検出することで自分の安定状態を知り、さらに安定させていこうとする方法〕の利用法をクライエントに訓練した。

B. クライエントは脳波バイオフィードバックの技法の利用に好意的な反応を示し、リラックスすることができた。

C. クライエントは、脳波バイオフィードバックを実施中、なかなかリラックスできなかった。よりリラックスするよう援助した。

D. 脳波バイオフィードバックで訓練したリラックスおよび認知的フォーカシングのスキルを、日々の状況（例：教室や家庭）に適用するようクライエントに促した。

43. 「ハートビート・オーディオテープ」を用いる（43）

A. 勉強中や新しい内容を学習中の注意力や集中力を高めるために、「ハートビート・オーディオテープ（Heartbeat Audiotape）」を利用することをクライエントに指導した。

B. 「ハートビート・オーディオテープ」により、勉強中の注意力が向上しているとクライエントが報告した。

C. 「ハートビート・オーディオテープ」を使っても、意識を集中させたり、集中力を維持したりする能力がほとんど、または全く向上しなかったとクライエントが報告した。

D. クライエントは、注意力および集中力を向上させるために「ハートビート・オーディオテープ」を利用していなかった。利用するよう再度指示した。

---

*1 （　）内の番号は、ヨングスマ／ピーターソン／マキニス『臨床現場で使える思春期心理療法の治療計画』（明石書店、2010年）の同問の章に記載されている「行動面の定義」の項目番号を示します。

*2 （　）内の番号は、ヨングスマ／ピーターソン／マキニス『臨床現場で使える思春期心理療法の治療計画』（明石書店、2010年）の同問の章に記載されている「治療的介入」の項目番号を示します。

第6章

自閉症／広汎性発達障害
Autism/Pervasive developmental disorder

クライエントの様態

1. 素っ気ない、反応がない（1） *¹

A. クライエントは、素っ気ない様子で、反応をみせなかった。
B. カウンセリングの経過中や、治療者とのちょっとしたやりとりにも、クライエントは、ほとんど関心を示さなかった。
C. クライエントと気持ちを通わせようと試みても、全く反応が認められなかった。
D. やりとりをしようとする治療者の試みに、クライエントは、少しずつ反応し始めている。

2. 無干渉、無関心（1）

A. クライエントは、自分以外誰にも関心がなく、距離を置いている様子であった。
B. クライエントはこれまで、他者全般に関心を示さなかったと親が報告した。
C. クライエントは、ある程度の一貫性を持って他者を認識し始めている。
D. 治療セッションで、クライエントは、治療者とのかかわり合いに以前よりも関心を示している。

3. 社会的なつながり（2）

A. クライエントは、社会的関係にほとんど、または全く関心がない。
B. クライエントは幼い頃から、交友関係や社会的なつながりに関心を示さなかったと親が述べた。
C. クライエントは、促されて、限定的に特定の仲間と交流し始めている。
D. クライエントは、治療者、家族のメンバー、特定の仲間と気持ちを通わせることに、ある程度の関心を示し始めている。

4. 言葉を使わない、融通が利かない（3）

A. クライエントは、何かにつけ融通が利かず、言葉を使うことがない。
B. 気分を害したときや動揺したときを除いて、クライエントが言葉を使うことはほとんどないと親が述べた。
C. 治療セッションで、クライエントは、治療者と断片的に話し始めている。
D. 親と治療者の両方に対して、クライエントは、習慣的に自分から言葉を使い始めている。

5. 社会面または情緒面の自発性の欠如（3）

A. 気分にしても行動にしても、クライエントが自発的に何かを示すことはほとんどない。
B. 他者が感情を顕わにしても、クライエントには変化がない。
C. クライエントは時折、わずかな自発性を示すことがある。

6. 言語上の問題（4）

A. クライエントは、言語の発達が著しく遅れていると親が報告した。
B. クライエントの言語は、数語に留まり、発達上期待されるレベルを大きく下回っている。
C. 治療セッション中、クライエントが治療者に示す言語表現はごく限られている。
D. 他者と言葉を交わすクライエントのスキルおよび言語の使用に、わずかながら顕著な増加がみられている。

7. 会話上の問題（5）

A. クライエントは、言語の発達が著しく遅れていると親が報告した。
B. クライエントは、家族と会話するスキルを示したことがないと親が報告した。
C. クライエントは、親からの問いかけに、時々簡単な返答をすると親が報告した。
D. クライエントが自ら会話を始めることや、親からの問いかけに対して決まった1語で返答することが、わずかに増加したと親が報告した。

8. 言語の奇異性（6）

A. 反響言語や代名詞の逆転など、クライエントの発話には種々の奇異な点がみられる。
B. 治療セッションの間中、隠喩的言語〔訳注：学校の先生は鬼だ、というように、たとえている形式を極めて密接に表現する方法。これに対して、野球部の監督はまるで鬼のようだ、という表現は直喩という〕が発話の主なパターンであった。
C. 治療者といる間、クライエントは、耳にした音や単語をすべてオウム返しにした。

D. クライエントの言語の奇異性が、年齢とともに増大していると親が述べた。
E. クライエントの発話パターンを遮って会話を向上させようとする親のあらゆる取り組みや専門家の援助は、フラストレーションを引き起こし、非生産的であったと親が報告した。
F. クライエントが教示的な形で他者とのやりとりを始めるにつれ、クライエントの発話の奇異性が減少している。

9. 柔軟性に欠ける、反復的な行動（7）
A. クライエントの行動パターンは、全く柔軟性に欠け、反復的である。
B. 習慣的な行動が変更または中断されると、クライエントは動揺すると親が報告した。
C. クライエントの反復的な行動が減少し始め、一定の新しい活動を試してみることに以前よりも心を開いているように思われる。

10. 執着する、没頭する（8）
A. クライエントは、四六時中何かに執着し、限られた対象物や関心分野に没頭しているように思われる。
B. クライエントが執着していることに踏み込むことや、没頭していることを遮ることは、ほぼ不可能である。
C. クライエントは、執着しているときや没頭しているときに、他者が自身を遮ることを受け入れ始めている。
D. クライエントは、1つのことに執着または没頭しなくなり、外部の新しい刺激に心を開いている。

11. 知的機能および認知機能の障害（9）
A. クライエントの知的機能および認知機能には著しい障害があるように思われる。
B. クライエントの思考プロセスを推し量ったり理解したりすることは難しいと親が述べた。
C. クライエントの考え方は、他者の考え方やフィードバックの影響を受けないように思われる。
D. クライエントは、自身の認知機能をある程度よい方向に適応させ始めている。

12. 知的能力のばらつき（9）
A. クライエントの言語関連の知的能力には深刻な問題がみられるが、数の記憶など、他の極めて限定的な分野は著しくレベルが高い。

第6章　自閉症／広汎性発達障害

B. クライエントは、描画能力や記憶力が極めて高い一方で、言語スキルは極めて限られている。
C. クライエントの知的能力には、極端なばらつきがみられる。

13. 変化への抵抗（10）
A. クライエントは、外部からの刺激に抵抗を示し、自分だけの世界にとどまろうとする。
B. クライエントは、予定、習慣、行動のあらゆる変化に強い抵抗を示すと親および教師が報告した。
C. クライエントは、日課上の小さな変化を、抵抗を示すことなく、受け入れ始めている。
D. クライエントは、治療者がいれば、一切抵抗を示すことなく、新しいことに挑戦するようになっている。

14. 平坦な感情（11）
A. クライエントの感情は、一様に平坦である。
B. クライエントが何らかの感情の起伏をみせることは、極めてまれであると親が報告した。
C. クライエントは、治療者とのやりとりの中で、以前より感情を表し始めている。
D. クライエントの感情の幅が、徐々に広がり始めている。

15. 自傷行為（12）
A. クライエントは、頭を打ちつけたり、自身を叩いたりする自傷行為のパターンを示している。
B. クライエントは、何らかの理由でフラストレーションを感じると、自傷的になると親が報告した。
C. クライエントが自傷行為を起こす頻度が減少している。

実施した介入

1. 認知・知的機能を評価する（1）[*2]
A. クライエントの能力が高い領域と低い領域を判断するために、知能・認知評価を実施した。
B. 評価の間、クライエントは非協力的で抵抗を示した。評価に前向きになるよう促した。
C. 親の助けにより、クライエントは検査員に対して適度に協力的であった。
D. 知能・認知の評価の結果に関するフィードバックを、クライエントおよび親に通知した。

2. 言語評価を受けるように勧める (2)
A. クライエントに言語評価を受けるように勧める。
B. 言語評価の間中、クライエントが協力的だったことを褒めた。
C. クライエントが抵抗したため、言語評価を終えることができなかった。
D. クライエントは、ごくわずかに抵抗したが、親および治療者に強く促されて、言語評価を終わらせた。
E. 言語評価の結果を、クライエントと親に通知した。

3. 神経学的・神経心理学的評価を受けるように勧める (3)
A. 器質的要因の可能性を排除するために、クライエントに神経心理学的評価を紹介した。
B. 親の励ましにより、クライエントは紹介された神経学的評価を受け終えた。
C. クライエントが協力的でなかったため、神経心理学的評価を終わらせることができなかった。
D. 親が神経心理学的評価の必要性を理解できるよう援助した。
E. 神経学的評価または神経心理学的評価の結果を、クライエントおよび親と確認した。

4. 精神医学的評価を受けるように勧める (4)
A. クライエントに精神医学的評価を紹介した。
B. 親の助けにより、クライエントは紹介された精神医学的評価を受け終えた。
C. クライエントが言葉を使わず、また、非協力的であったため、精神医学的評価を終わらせることができなかった。
D. 精神医学的評価の提案事項に従うことを、親が口頭で確約したことを支持した。
E. クライエントは、精神医学的評価を受けていなかった。この点を親に再度指示した。

5. IEPC のミーティングを実施する (5)
A. クライエントが特別支援教育を受けられるように、IEPC（個別教育計画作成委員会）を要請するよう親に指示した。
B. 親、教師、治療者、その他の専門職の関係者が、IEPC のミーティングに参加した。
C. 学校環境におけるクライエントの成果を高めるために、クライエントの教育計画の目標および介入が見直された。

6. 効果的な指導計画を考案する (6)
A. クライエントの効果的な指導計画を考案する目的で、親、教師、学校関係者と協議した。
B. クライエントの長所を伸ばし、短所を補う、教育面および行動面の具体的な介入およ

び課題を特定した。
C. 治療者がクライエントと効果的な指導計画を考案して実践することを、親および教師が支援した。
D. 考案された指導計画が、クライエントの長所を伸ばすうえで有効かどうかを観察した。
E. クライエントの親、教師、学校関係者は、クライエントの効果的な指導計画を実践していなかった。実践するよう再度指示した。

7. 別の生活環境に移す必要性を検証する（7）

A. クライエントを家庭外の生活環境に移す必要性について、親、学校関係者、メンタルヘルスの専門家と協議した。
B. 生活環境の選択肢を、親およびクライエントと検証した。
C. 別の生活環境に移すこと以外で、メンタルヘルスの専門家が提案した対策を親が実践した。
D. クライエントの別の生活環境が見つかり、クライエントを移すための計画を作成した。

8. 言語聴覚療法を受けるように勧める（8）

A. クライエントに言語聴覚療法を受けるように勧める。
B. 親とクライエントは紹介に従って、定期的に言語療法のセッションに通っている。
C. 言語療法のセッションで、クライエントは協力的で、言語スキルが向上していることが確認された。
D. クライエントは依然として非協力的で、抵抗を示しているため、言語療法には効果がないものと思われる。

9. 信頼を築く（9）

A. クライエントとの信頼を築くために、頻繁な気配り、無条件の肯定的関心、一貫したアイコンタクトを用いた。
B. クライエントが治療者と言葉を交わすことが増えるにつれ、クライエントとの導入段階の信頼が構築された。
C. 心からの受容、頻繁な気配り、無条件の肯定的関心を用いても、クライエントは依然として距離を置き、治療者と直接コミュニケーションをとることがほとんどない。

10. 自発的な発言を増やす（10）

A. クライエントの自発的な発言を増やすために、褒め言葉や正の強化を頻繁に与えることを試みた。

B. クライエントが他者の発言を認識し、それに対する応答を増やすうえで、褒め言葉や正の強化が功を奏している。
C. 褒め言葉や正の強化を頻繁に与えているにもかかわらず、クライエントはごくまれにしか自分から他者に話しかけない。

11. 言語発達を促す親の取り組みを支持する（11）
A. クライエントの言語発達を促す親の取り組みを奨励し、支持し、強化した。
B. クライエントの言語発達を促す親の取り組みを助けるために、さまざまなモデリングの手法を示した。
C. クライエントの言語発達を促す親の取り組みにより、目に見える成果が表れている。この成果のメリットを検討した。
D. 言語発達の成果について、クライエントおよび親を励まし、強化した。
E. 親は、クライエントの言語発達を促進するために示した手法を実施していなかった。実施するよう再度指示した。

12. 言語発達を促進する（12）
A. 言語聴覚士と協力して、正の強化の原理を取り入れた、クライエント向けの反応形成化プログラム〔訳注：スモールステップなどでよい行動を強化、学習させていく方法プログラム〕を考案して実践した。
B. 反応形成化プログラムの実践法を親に訓練し、クライエントの日々の家庭生活で親がこのプログラムを実践している。
C. クライエントは反応形成化プログラムおよびその正の強化の原理に協力的であり、その結果、言語スキルに顕著な成果がみられ、言語の奇異性が軽減している。
D. クライエントは反応形成化プログラムを最小限しか実施しておらず、その結果、言語の発達にはわずかな成果しかみられていない。プログラムに積極的に取り組むよう促した。

13. 行動管理の技法を教示する（13）
A. クライエントの問題行動に親が対処するのを援助するために、行動管理の技法を教示した。
B. 日々の子育てに行動管理の技法を取り入れるプランを親と作成した。
C. 親が新しいスキルを練習する機会を設けるために、ロールプレイや行動リハーサルの技法を用いた。
D. 親が行動的な技法を一貫して使用していることを、口頭で強化した。

E. 行動管理の技法の使用を強化し、クライエントにどの程度効果があるかを評価した。
F. 親は、行動管理の技法を一貫して使用していなかった。一貫して使用するよう再度指示した。

14. トークン・エコノミーを考案する（14）
A. 親が、トークン・エコノミー〔訳注：適切な反応に対して報酬（トークン）を与えることで目的行動を強化する行動療法の技法の一つ〕を考案し、その実践方法を計画するのを援助した。
B. トークン・エコノミーの有効性を観察し、必要な調整を行った。
C. 親がトークン・エコノミーを効果的かつ一貫して実践していることを、称賛と奨励を持って強化した。
D. クライエントがトークン・エコノミーを受け入れたことにより、本人の社会的スキル、衝動のコントロール、怒りのマネジメント、言語発達が向上していることが確認された。
E. クライエントは、トークン・エコノミー・システムに協力することに抵抗している。協力するよう再度指示した。

15. 親による報酬システムを考案する（15）
A. クライエントの社会的スキルや怒りのコントロールを向上させるための報酬システムを考案した。
B. 報酬システムを実践することを口頭で確約するよう親に指示した。
C. クライエントの社会的スキルや怒りのコントロールに対する報酬の効果には、ばらつきがみられた。

16. 嫌悪療法の技法で自傷行為を止める（16）
A. 自傷行為や自己刺激行動を減少させるために、クライエントに嫌悪療法〔訳注：行動療法の一つで、嫌な刺激、経験を通して不適応行動を消去する方法〕の技法を用いた。
B. 嫌悪療法の技法の適切な使い方を親に訓練し、日々の子育てにこれらの技法を取り入れるよう促した。
C. 嫌悪療法の技法を練習する機会を設けるために、親とロールプレイを行った。
D. 嫌悪療法の技法の使用により、自傷行為が減少している。

17. 正の強化で自傷行為を止める（17）
A. 自傷行為に対処するために、親が正の強化の介入を考案するのを援助した。

B. クライエントの自傷行為をやめさせるために親が考案した介入を実践し、その有効性を観察した。
C. 正の強化やレスポンス・コストなどの新しい介入により、クライエントの自傷行為が減少している。
D. 自傷行為に対する親の効果的な介入を、肯定して強化した。
E. 親は、正の強化を一貫して使用していなかった。一貫して使用するよう再度指示した。

18. 発達障害について家族を教育する（18）

A. 自閉症や広汎性発達障害のある人の成長過程について、親および家族のメンバーを教育した。
B. クライエントの成長過程における難題を、親および家族のメンバーと特定して検討した。
C. クライエントの成長に対する非現実的な期待を親および家族のメンバーに直視させ、対処した。
D. クライエントの成長や発達に対する現実的な希望や励ましを強化した。

19. アメリカ自閉症協会を紹介する（19）

A. 発達障害に対する知識を広げ、サポートや励ましを得るために、親にアメリカ自閉症協会（Autism Society of America）を紹介し、加入するよう促した。
B. 親は、アメリカ自閉症協会〔訳注：日本には日本自閉症協会がある。http://www.autism.or.jp/〕に連絡して、有益なやりとりをしたり、サポートや励ましを得たりしている。
C. 親は依然として、支援サービスを求めることに躊躇し、態度を決めかねている。親がこうしたサービスについて調べることを指示した。

20. 支援グループを紹介する（20）

A. 支援グループに対する親の意見や感情を検証した。
B. 発達障害のある人のいる家族を対象とした支援グループを親に紹介し、参加するよう促した。
C. 親が自閉症や発達障害の支援グループに参加し、その体験が前向きで有益なものであったと述べる間、積極的に傾聴した。
D. 励ましにもかかわらず、親は依然として、自閉症や発達障害の支援グループに参加することに抵抗を示している。

第6章　自閉症／広汎性発達障害

21. レスパイト・ケアを利用する (21)

A. 親にレスパイト・ケア〔訳注：家族支援サービスの一つで、家族の休息などのために一次的にケアを代替する福祉サービス〕の選択肢を示し、説明した。

B. レスパイト・ケアを利用する利点を挙げ、親にこのリソースを定期的に利用するよう促した。

C. レスパイト・ケアに対する親の抵抗を直視させ、解決した。

D. レスパイト・ケアの定期的な利用計画を作成するよう親に指示した。

22. 自己管理のスキルを向上させる (22)

A. 自己管理のスキルを指導および育成するさまざまな方法を親と検討した。

B. 自己管理のスキルの指導と育成に、親が毎日クライエントと積極的に取り組んでいることを強化した。

C. 親がクライエントと取り組んだことにより、クライエントの衛生状態その他の自己管理のスキルに顕著な進歩がみられている。継続するよう促した。

D. 親は、クライエントに自己管理のスキルを習慣的に指導していない。習慣的に指導するよう再度指示した。

23. 自己管理の進歩を観察する (23)

A. 自己管理のスキルの習得におけるクライエントの進歩を観察し、頻繁にフィードバックを与えて、進歩を強化した。

B. 自己管理のスキルの進歩に関する前向きなフィードバックに対して、クライエントが口頭で礼を述べた。

C. 自己管理のスキルの向上に引き続き取り組み、クライエントの進歩を強化し続けるよう親に促した。

D. 自己管理のスキルを向上させることへのクライエントの抵抗が減少した。日々の衛生状態を改善するよう促した。

24. 自立のスキルの習得を援助する (24)

A. クライエントが自立のスキルを習得するのを援助するために、オペラント条件づけ〔訳注：ある行動の結果環境が変わるという経験を通して、環境に適応する言動を学習すること〕の原理を用いた。

B. 反応形成化の技法を用いて、クライエントが自立した生活を送るためのスキル（例：服を着る、ベッドを整える、サンドウィッチを作る、自身を清潔にする）を習得するのを援助した。

C. 自立した生活のためのスキルをクライエントに教示するうえで、オペラント条件づけや反応形成化の技法が役に立っている。
D. オペラント条件づけや反応形成化の技法を用いても、クライエントには自立のスキルが身に付いていない。

25. 障害に対する家族の情緒的反応を評価する（25）
A. クライエントの広汎性発達障害に関する感情を家族やきょうだいが打ち明ける機会を設けるために、家族セッションを実施した。
B. 家族が、クライエントの広汎性発達障害に関する各自の感情に折り合いをつけるのを援助した。

26. 信頼や相互依存を築く（26）
A. 信頼や相互依存を促進する課題を、クライエントと親の課題にした。
B. 信頼や相互依存を構築するために、親とクライエントが家庭でできる活動を特定するのを援助した。
C. 親とクライエントが指示に従って、定期的に一緒に活動に取り組み続けるにつれ、両者間に信頼が築かれていることが確認された。
D. 親は指示に反して、クライエントと行う構造的な課題に参加していなかった。参加するよう再度指示した。

27. 家族間の構造化された交流を促す（27）
A. クライエントと行う構造化された作業や遊び時間を日課に組み込むよう家族に促した。
B. クライエントと行う構造化された作業や遊び時間を親が計画して実施したことに、前向きなフィードバックを与えた。
C. 構造化された遊び時間や作業により、クライエントの社交上の自発性や他者との交流が改善している。こうした技法を使い続けるよう強調した。
D. 家族は、クライエントと構造化された交流の時間を過ごしていなかった。一緒に行うよう再度指示した。

28. 無干渉な親をかかわらせる（28）
A. 無干渉な親をクライエントと交流させる方法を本人と検証した。
B. 無干渉な親に、毎日 ＿＿＿ 分間（数字を記入）クライエントと社会的または身体的な活動を通して交流をするよう指示した。

C. 親との交流を増やそうとする取り組みにもかかわらず、無干渉な親のかかわりはわずかに増えただけであった。
D. クライエントの成長や発達における親のかかわりの重要性を、無干渉な親に指摘した。

29. 没頭の対象から注意を転換させる（29）

A. クライエントの注意を、没頭の対象や限られた関心分野から、より生産的で、人々との交流を伴う活動に転換させた。
B. 新しい活動を試してみようというクライエントの気持ちと協調性を肯定し、前向きに強化した。
C. クライエントは、注意を転換させることを受け入れ、数種の生産的な活動に積極的に取り組んでいる。
D. クライエントが再び対象物に没頭し始めたときは、クライエントにそのことを指摘し、注意を転換させた。

30. 応用行動分析を用いて不適応行動を変容させる（30）

A. 不適応行動を変容させるために、家庭、学校、居住環境で応用行動分析〔訳注：行動分析学を臨床に応用したもので、行動はその前の出来事、刺激から派生するもので、その結果によってその行動は増加、減少を示すという考えから、行動前後の刺激や出来事に注目して、不適切な行動結果をコントロールしようという方法〕の概念を採用した。
B. 目標行動を定め、分析の操作・測定方法を特定した。
C. 特定の行動の先行事象および結果を特定した。
D. 強化介入に対するクライエントの反応を観察して記録した。
E. データを分析して、行動変容治療の有効性を評価した。

31. 人々との接触を増やす（31）

A. クライエントが仲間と接触する頻度を増やすことについて、クライエントの親および教師と協議した。
B. 人々との接触を増やす具体的な機会を、クライエントの親および教師と確認した（例：授業中に教師のアシスタントである生徒と一緒に作業をする、日曜学校に通う、スペシャルオリンピックスに参加する）。
C. クライエントと親および教師は、クライエントの仲間との接触を増やすことについて協議を重ね、合意した。接触の計画を立てた。
D. クライエントの親および教師は、クライエントと仲間の接触を増やそうとしていなかった。この点を重ねて促した。

32. キャンプを紹介する（32）
A. 自立を促し、人々との接触を増やすために、クライエントにサマーキャンプを紹介した。
B. クライエントのキャンプ体験を検討し、クライエントが人々との接触を達成したことを認めて、強化した。

33. 職業訓練を紹介する（33）
A. 基本的な職業スキルを身に付けるために、クライエントに職業訓練プログラムを紹介した。
B. クライエントは、職業訓練の面接を受けている間、協力的であった。このことをクライエントに告げた。
C. 職業訓練プログラムのプラス面を検証して、クライエントおよび親に強化した。

34. 職業訓練について家族で検討するよう促す（34）
A. 学校が実施する職業プログラムの面接に家族が申し込むのを援助した。
B. 家族が予定された面接を終えた。面接の内容を振り返った。
C. クライエントが受講できそうなプログラムを家族が検討するのを援助した。クライエントにとって最適と思われるプログラムについて家族が合意した。

35. 自立して暮らすためのスキルを高める（35）
A. 自立して暮らすためのスキルを身に付けるために、生活スキルプログラムをクライエントに紹介した。
B. 日常生活の活動を自分で行うための必要なことを習得するために、クライエントが生活スキルプログラムに参加し始めた。
C. クライエントは、生活スキルプログラムに積極的に参加するようになり、自立して暮らすためのスキルを習得している。

36. クライエントの独立に対する家族の抵抗に対処する（36）
A. クライエントが自立して暮らすことに対して抱いている懸念をリストアップするよう親に指示した。
B. クライエントの独立に対する懸念のリストを検討し、親が独立にまつわる感情を特定して表現した。
C. 親の懸念に対処し、親は、クライエントが自立して暮らすことに安心感を抱き始めつつある。

第6章　自閉症／広汎性発達障害

D. クライエントが自立して暮らすことに対する懸念を検証して対処したが、親は依然として恐れを抱き、こうした展開に抵抗を示した。

37. 自立に向けた段階的なプランを作成する（37）
A. クライエントの自活を目指す段階的なプログラムを親が作成するのを援助した。
B. クライエントの自立を促す段階的なプログラムを実践する時期が近づくにつれ、クライエントの自活に対する親の不安が減少している。

38. 自立に向けた段階的なプランを実践する（38）
A. クライエントの自立生活プランを親が実践するのを指導し、励ました。
B. クライエントの自立に向けた親の遂行プランを観察した。
C. クライエントおよび親が、自立した生活に段階的に移行する間、両者を励ました。
D. クライエントの自立に向けた段階的なプランの実行に対する親の抵抗を直視させ、対処した。

39. 自立した生活の候補先を調査する（39）
A. 自立した生活をするための施設のあらゆる選択肢を家族が検証するのを援助した。
B. 自立した生活の各施設を訪問し、クライエントのニーズや機能のレベルに適しているかどうかを調べた。
C. 家族がクライエントのために自立した生活の施設を選定するのを援助した。

---

*1 （　）内の番号は、ヨングスマ／ピーターソン／マキニス『臨床現場で使える思春期心理療法の治療計画』（明石書店、2010年）の同問の章に記載されている「行動面の定義」の項目番号を示します。
*2 （　）内の番号は、ヨングスマ／ピーターソン／マキニス『臨床現場で使える思春期心理療法の治療計画』（明石書店、2010年）の同問の章に記載されている「治療的介入」の項目番号を示します。

第7章

混合家族
Blended family

クライエントの様態

1. 怒っている、敵意を抱いている（1）*¹
A. 親が2つの家族を合体させて以来、クライエントの態度は、怒りと敵意に支配されている。
B. クライエントは、新しい混合家族の一員にならなければならないことに対して、強い怒りと敵意を抱いていた。
C. クライエントが新しい混合家族の一員となることを受け入れるようになるにつれ、本人の怒りや敵意が和らぎ始めている。
D. クライエントは、怒りや敵意が収まり、混合家族の協力的な一員になっている。

2. フラストレーション、緊張（1）
A. クライエントが混合家族の状況について話すとき、強いフラストレーションと緊張が感じられた。
B. 新しい混合家族の中に放り込まれたという感情に伴うフラストレーションと緊張をクライエントが報告した。
C. 混合家族の一員になるという考えに慣れるにつれ、クライエントの緊張がほぐれている。

3. 継親に抵抗する（2）
A. クライエントは、継親に対して挑戦的な態度を示した。
B. クライエントが、挑戦的な口調で、新しい継親とは何のかかわりも持たないと述べた。
C. 新しい継親が困るようにしてやるとクライエントが脅した。
D. クライエントは、新しい継親に対する抵抗を若干緩め、わずかながら好意的になっているように思われる。

4. 継親に挑戦的になる（2）
A. クライエントは、新しい継親に対する一定のコントロールを握るつもりで、同盟を組んだり対立を引き起こしたりするというパターンを示した。
B. 継親から指示を受けたり、継親の制限に従ったりする気はないとクライエントが報告した。
C. クライエントは徐々に、継親に反発することを諦め、継親からの指示にある程度従い始めている。

5. 異なる親のきょうだい間の対立（3）
A. きょうだい間で絶えず反目し合っている。
B. 二手に分かれたきょうだいが、相手側に対する嫌悪感や反感をはっきりと述べた。
C. 新しい家族を築こうとする取り組みを、きょうだいが露骨に妨害しようとすることについて、親がフラストレーションを顕わにした。
D. 二手に分かれたきょうだいが、あからさまに対立することをやめ、互いを容認し、相手側を基本的に尊重し始めている。

6. 継親に対する挑戦（4）
A. クライエントは、継親に対して否定的で、挑戦的な態度を示した。
B. クライエントは、新しい継親に対して頑なに心を閉ざし、強く抵抗しているように思われた。
C. クライエントが限定的にしか自分をさらけ出さないことには、新しい混合家族に加わることへの強い抵抗が表れていた。
D. クライエントは、わずかに心を開き、新しい混合家族の一員になるという考えに多少好意的になり始めている。

7. もう片方の親と暮らすという脅し（5）
A. 子どもに何かを許可しなかったり、禁じたりする度に、もう片方の親のところに引っ越すという子どもたちの言葉に、脅されているように感じると親が報告した。
B. 子どもたちは、自身が暮らしたい場所およびその理由について気持ちが定まらない様子で、思いどおりに操ろうとしているようであった。
C. 自身が暮らしたい場所について何度も気が変わり、現在も決めかねていると子どもたちが述べた。
D. 子どもたちは、もう片方の親の家に行くと脅すことが減り、新しい家族に加わり始めている。

8. 元配偶者の干渉（6）
A. 元配偶者が新しい家族に頻繁に干渉してくると、それぞれの配偶者が報告した。
B. 元配偶者の干渉により、新しい家族に絶えず対立や混乱が生じている。
C. 元配偶者に新しい家族のことに口出しさせないようにする取り組みがうまくいかず、子どもたちもこの問題に加担している。
D. 元配偶者に新しい家族の日常生活に口出しさせない取り組みが功を奏し始め、新しい家族が結束し、つながり始めている。

9. 親の不安（7）
A. クライエントの親が、2つの家族を合体させることの不安を示した。
B. 親は、新しい混合家族で子どもを育てる問題にどう対応すればいいのかよく分からないようであった。
C. 親は、混合家族の問題への最適な対処法について、安心感や何らかの確信を得ることを求めていた。
D. 新しい混合家族を築く取り組みに、どちらの側も慣れてくるにつれ、親の不安が軽減している。

10. 責任の定義の欠如（8）
A. 家族のメンバー間に明確な境界、ルール、責任の定義がないため、家族がひどく混乱しているようであった。
B. 家族のメンバーに期待する責任を明確にしようとしても、なかなかうまくいかないと親が報告した。
C. 子どもたちは、新しい家族における自身の役割、責任、期待がよく分からないと述べた。
D. 家族は、それぞれのメンバーの責任の明確な範囲を定めて実践し始めており、それによって、全員の混乱も減少している。

11. 内面的な忠誠心の葛藤（9）
A. クライエントの内面には、継親を慕うかどうかについて、かなりの相反する感情や迷いがあるようであった。
B. 親権を持たない生みの親への忠誠心を、クライエントが言葉に表した。
C. 継親を慕ったら、親権を持たない生みの親が気分を害するのではないかと恐れているとクライエントが述べた。
D. 内面の葛藤が解消され、クライエントと継親の間に忠誠や身内の感覚が生じ始めている。

実施した介入

1. 信頼を築いて、感情を表現する（1）[*2]
A. クライエントとの信頼関係の基盤を築くために、心からの受容や積極的傾聴の技法を用いた。
B. クライエントが、治療者と信頼に基づく関係を形成したようで、自身の感情を打ち明け始めている。
C. 積極的傾聴、心からの受容、無条件の肯定的関心を用いても、クライエントおよび家族は、治療者を信頼して、感情や葛藤を打ち明けることに躊躇している様子であった。

2. 家族および夫婦の問題に対処する（2）
A. 家族セッションを実施して、関係の構築や日常習慣への参加の促進に重点を置いた。
B. 家族の各メンバーに、最近失ったものをリストアップし、家族セッションで他のメンバーと分かち合うよう指示した。
C. 混合家族の力動と、それがどのように作用するかについて、親を教育した。
D. 対立を話し合いで解決するスキルを家族のメンバーに教示し、混合家族ならではの状況のロールプレイで練習した。
E. 家族のメンバーが、混合家族に関する情報を得て理解を深め、話し合いで解決するスキルの使い方を身に付けて、相互の関係を築いていることが確認された。
F. 家族および夫婦の問題の対処を試みたにもかかわらず、依然として頻繁に対立が生じている。

3. 家族が協力して絵を描くことを課題にする（3）
A. 家族全員が協力して絵を描き、その絵について、各メンバーが解釈し、他のメンバーがその解釈に耳を傾けた。
B. 家族の描画に参加することには家族全員が前向きであったが、それを解釈することには抵抗を示した。
C. 家族の描画の課題の最中に、課題への抵抗や家族間の言い争いがみられたことから、現在は家族のメンバーが協力し合うことが極めて難しいことが判明した。

4. 新しい家族への期待をリストアップする（4）
A. 新しい家族に対する自身の期待をリストアップするよう家族の各メンバーに指示した。

B. 家族セッションで、混合家族の将来に関する各メンバーのリストまたは期待を伝え合って検討した。家族に共通する現実的な期待を肯定して強化した。
C. 家族のメンバーの非現実的な期待をやんわりと直視させ、より現実的で、達成可能な期待に構成し直した。

5.「すぐさま芽生える愛情」は虚構にすぎないことを家族に指摘する（5）
A. 新しいメンバー間に「すぐさま愛情が芽生える」ことなど虚構にすぎないことを家族に指摘した。
B. 混合家族の間で「すぐさま芽生える愛情や絆」に対する家族のメンバーの期待について、関係の構築には時間を要するという現実を持って直視させた。
C. 家族間で有意義な関係を構築するために必要な時間について、家族全員が現実的になった。これが健全な反応であることを伝えた。
D. 家族のメンバーに「すぐさま芽生える愛情」は虚構にすぎないことを指摘したが、家族は依然として、即時の円満な関係を期待している。

6. 優しさと尊重を強化する（6）
A. 新しいメンバーが互いを好きになったり、愛し合ったりする必要はないが、互いに優しさと尊重を持って接する必要があることを家族に念を押した。
B. 優しさや尊重を示すことなく接したときのことを、家族のメンバーに直視させた。
C. 全員に尊重や優しさの模範を示すやり方と、失礼な接し方をした場合の成り行きを直視させ、身を持って分からせる方法を親に教示した。
D. 新しい家族間の尊重と思いやりが目に見えて増えており、両親がそうした行為に正の強化を与えていることが確認された。

7. 喪失や変化をリストアップする（7）
A. 各自が過去1年間に経験した喪失や変化を、すべてリストアップするようきょうだいに指示した。
B. きょうだいが各自の喪失や変化のリストを家族の他のメンバーと分かち合い、それぞれのリストの類似点を挙げた。
C. 各自の喪失や変化のリストをきょうだいが確認することで、きょうだい間の理解が深まり、共通点があるという感情を増大した。

第7章　混合家族

8. 『家族を変える』を読む（8）
A. 家庭生活で各自が体験している最近の変化を特定して強調するために、Fassler／Lash／Ives『家族を変える［未邦訳］（*Changing Families*）』を読むよう家族に指示した。
B. 家族のメンバーは、『家族を変える』を読んだ後も、それぞれが体験した喪失や変化を特定することに苦心した。
C. 変化とは、単に乗り切るものではなく、成功に向けて成長する機会であることを家族に指摘した。
D. 『家族を変える』を読んだ後、家族のメンバーは、混合家族を築いていくうえで最近体験している困難な過程に対する理解を深めた。
E. 家族のメンバーは、『家族を変える』を読んでいなかった。読むよう再度指示した。

9. 自身への理解を高めるゲームを行う（9）
A. 家族のメンバーが自身ならびに自身の感情への自覚を高めるために、「アンゲーム（The Ungame）〔訳注：勝ち負けのないゲームでアンゲーム（ゲームじゃないゲームという意味）と呼ばれる。カードに書かれた質問に答えていく自己表現ゲームの一つ。日本語版も発売されている〕」（Zakich, The Ungame Company）または「トーキング・フィーリング・アンド・ドゥーイング・ゲーム（The Talking, Feeling, and Doing Game）〔訳注：Richard A. Gardner博士による治療的なボードゲーム。提出された課題に子ども達がどう対応するかを見ることができる。治療面接では自分を抑えたり、拒否的だったりする子どもに有益である〕」（Gardner, Creative Therapeutics）のいずれかを行うよう家族に指示した。
B. 家族セッションで、自身についての自覚を表現することと感情を特定することを強化した。
C. 家族のメンバーは、一緒に治療ゲームをする間、ひどく落ち着かない様子で、家族の大半が感情を特定して表現することに著しい困難を伴った。通常以上の励ましを与えた。

10. 感情について家族を教育する（10）
A. 自身の感情を特定して識別し、適切に表現するという基本的な概念を家族に教示した。
B. 家族セッションで、家族の各メンバーが自身の感情を特定して識別し、表現するのを援助するために、ロールプレイやモデリングを行った。
C. 家族の問題に対処するうえで、家族のメンバーが自身の感情を無視したり、やり過ごしたりしたときに、そうした感情に注意を向けるよう促した。

11. 感情を特定して表現する練習をする（11）

A. 感情を特定して表現する家族の能力を高めるために、さまざまな感情の課題を行った。
B. 家族のメンバーが自身の感情を適切に特定して表現したときに、そのメンバーを肯定した。
C. 家族の各メンバーが自身の感情を特定して表現していなかったときに、そのことに直視させて指摘した。

12. 混合家族に関する本を読む（12）

A. ステップファミリーと合体の過程に関する知識を広げるために、資料を読むことを親および10代の子どもに勧めた。
B. ステップファミリーの力動に関する知識を広げるために、Newman『ステップファミリーの現実［未邦訳］(*Stepfamily Realities*)』や Stepfamily Association of America『一歩先を行くステップファミリー［未邦訳］(*Stepfamilies Stepping Ahead*)』の全部または一部を読むよう親および10代の子どもに指示した。
C. 親および10代の子どもに、他のステップファミリーと話をし、各人の過去および現在の体験について情報を収集するよう促した。
D. 親および10代の子どもに、ステップファミリーに関して抱いている疑問をリストアップし、治療者とリストを検討するよう指示した。
E. 家族のメンバーが合体の過程に関する情報を収集して、理解を深めるうえで、混合家族に関する本を読んだり、家族を合体させることに成功した他の人々と話をしたりすることが役に立っている。
F. 親および10代の子どもは、課題にした混合家族に関する本を読んでいなかった。読むよう再度指示した。

13. ステップファミリー協会を紹介する（13）〔訳注：日本ではステップファミリー・アソシエーション・オブ・ジャパン（SAJ：http://web.saj-stepfamily.org/）という非営利団体がある。この分野では、『Q&A ステップファミリーの基礎知識――子連れ再婚家族と支援者のために 明石書店（2006）』が有益である。〕

A. 家族を合体させる過程に関する情報を収集するために、親にアメリカ・ステップファミリー協会（Stepfamily Association of America）を紹介した。
B. アメリカ・ステップファミリー協会で収集した情報を検討して、ステップファミリーのあり方についてのより現実的な見方を取り入れた。
C. 親がアメリカ・ステップファミリー協会で得た新しい情報とともに、混合家族は、通常の家族より劣っているのではなく、単に異なっているのだという現実を説明した。

D. 親は指示に反して、アメリカ・ステップファミリー協会から情報を得ていなかった。情報を収集するよう、もう一度促した。

14. 『ステップファミリー──幸せな再婚家族になるために』を読む（14）
A. Visher／Visher『ステップファミリー──幸せな再婚家族になるために（*How to Win as a Stepfamily*）』（WAVE 出版）を読むよう親に指示した。
B. 親が『ステップファミリー──幸せな再婚家族になるために』で読んだ主な概念を特定して強化した。
C. 親が『ステップファミリー──幸せな再婚家族になるために』を読んで学んだいくつかの概念を、現在の状況で実践した。
D. 親は、『ステップファミリー──幸せな再婚家族になるために』の本を読むという課題を終わらせていなかった。読むよう促した。

15. 話し合いで解決するスキルを培う（15）
A. 話し合いで解決するという不可欠なスキルを、家族のメンバーに教示した。
B. 対立を話し合いで解決する新しいスキルを家族のメンバーが練習する機会を設けるために、ロールプレイを行った。
C. 家族セッションで、家族のメンバーが、現在の家族の対立に、話し合いで解決する新しいスキルを試みた。
D. 家族セッションで、家族は話し合いで解決するスキルを使い続けることに苦心し、口論したり、攻撃し合ったりする行為に度々逆戻りした。

16.「和平交渉を行う」を課題にする（16）
A. 各自の対立を明示し、解決策を提案するようきょうだいに指示した。
B. きょうだいに、Jongsma／Peterson／McInnis『簡潔な思春期治療の宿題計画［未邦訳］（*Brief Adolescent Therapy Homework Planner*）』の中の「和平交渉を行う（*Negotiating a Peace Treaty*）」の課題を行い、検討するよう指示した。
C.「和平交渉を行う」の課題を通して、クライエントが自分たちの対立を特定し、さまざまな解決策を検証するのを援助した。
D. 和平交渉の課題で特定した解決策の1つを選択して表明し、実践するようきょうだいに指示した。
E. きょうだいが和平交渉の課題をやり遂げたことにより、共通の基盤となるものが、互いにどれほどかけ離れているかが明らかになった。このことを本人たちに告げた。

17. ユーモアを交えて緊張をほぐす（17）

A. 緊張をほぐし、程よいバランスや大局観の模範を示すために、セッション中に適宜ユーモアを織り交ぜた。
B. 家族の各メンバーに、毎日1つずつ他のメンバーにジョークを言うことを指示した。
C. セッション中に適切なユーモアを思い付いた家族のメンバーに、前向きなフィードバックを与えた。
D. 家族のメンバーは緊張の度合いが高く、からかわれると怒って反応するため、軽い気持ちでユーモアを交わし合うことが極めて困難であることを、本人たちに告げた。

18.「完璧なきょうだいのまねをする」を課題にする（18）

A. きょうだいを対象としたセッションを実施し、それぞれの子どもに、きょうだい1人1人の特色や能力をリストアップし、そうした長所を評価していることを言葉で表すよう指示した。
B. きょうだいに、Jongsma／Peterson／McInnis『簡潔な思春期治療の宿題計画［未邦訳］（*Brief Adolescent Therapy Homework Planner*）』の中の「完璧なきょうだいのまねをする（Cloning the Perfect Sibling）」の課題を行うよう指示した。
C. 「完璧なきょうだいのまねをする」の課題を行う中で、それぞれが異なることのプラス面をきょうだいが特定して肯定するのを援助した。
D. 「完璧なきょうだいのまねをする」の課題を行ったにもかかわらず、きょうだいは依然として、互いに口論したり揉めたりし、1人1人の特色や性格にけちをつけた。

19. 対立を通常の1つの段階と考える（19）

A. 対立を「通常」の1つの段階と考えるために、家族に解決志向の短期療法を実施した。
B. 対立の次の段階と、どうすればその方向に移行できるかを、家族のメンバーが特定するのを援助した。
C. 対立を通常の1つの段階と考える介入により、対立の頻度が減少していると家族が報告している。
D. 家族は、リフレーミング（見方を変える）やノーマライジング（通常のものと考える）の介入を受け入れようとしなかった。

20.『せかい1おいしいスープ』を読む（20）

A. Brown『せかい1おいしいスープ——あるむかしばなし（*Stone Soup*）』（ペンギン社）を読み、家族で検討した。
B. 『せかい1おいしいスープ』を読んだ後、家族のメンバーに、人々が協力して分かち合っ

た場合に起こりうる前向きなことをすべてリストアップするよう指示した。

21. 『スニーチーズ』を読む（21）
A. Dr. Seuss『スニーチーズ［未邦訳］（*The Sneetches*）』を読み、家族と話し合った。
B. 人々を勝者と敗者、部内者と部外者とみなすことの愚かさを、家族のメンバーに植えつけた。
C. 新しいメンバーよりましだ、あるいは新しいメンバーより勝っていると感じることをすべてリストアップするよう家族のメンバーに指示した。

22. 実親が子育ての中心的な役割を担うことを強調する（22）
A. 双方の実親が自身の子どもの中心的な役割を担うことのプラス面について、親を教育した。
B. 継子に対する子育てを方向転換させる方法を親が考案するのを援助した。
C. 元配偶者に対する否定的な発言は一切慎むよう親に指示した。
D. 元配偶者に対する否定的な発言をした事例を、親に直視させて、検討した。

23. 子育てグループを紹介する（23）
A. 親に継親を対象とした子育てグループを紹介した。
B. 親が子育てグループで学んだ新しい概念を実践するのを援助した。
C. 親が、継親による子育てグループにあまり参加していないことを直視させた。

24. 定期的に家族会議を開く（24）
A. 親が、家族会議の進め方を考え、週1回会議を開く計画を立てるのを援助した。
B. 家族会議を観察し、親が対立の問題を解決するのを援助した。
C. 親が家族会議を週1回実施し続けていることを、口頭で支持して励ました。
D. 親は、定期的な会議を予定どおり実施していなかった。会議の計画を立てることを親に確約させた。

25. 家族の習慣をつくる（25）
A. 家族に習慣があることのプラス面を親に教示した。
B. 新しい家族単位で実施可能な習慣をリストアップするよう親に指示した。
C. 親が家族の習慣を選択し、実施計画を立てるのを援助した。
D. 家族の習慣の実践状況とその有効性を観察した。
E. 親が、新しい家族の習慣を導入し、徹底しようと努力していることを、口頭で肯定し

て励ました。

26. 以前の家族の習慣を選ぶ（26）
A. 以前の家族で行っていた習慣をリストアップするようメンバーに指示した。
B. 以前の家族の習慣について話し合い、新しい家族でも行うものを選択した。
C. 以前の家族から引き継ぐ習慣の実行プランを作成した。
D. 家族のメンバーが、新しい習慣を確立し、その有効性を高めるために必要な調整を行うのを援助した。

27. 誕生日を祝うことを習慣にする（27）
A. 新しい家族の誕生日を祝うことを新しい習慣にすることを家族の課題にした。
B. 家族の最初の誕生日を祝うことで、これを新しい習慣にするよう親に指示した。
C. 誕生日を祝う習慣の価値を親に強化した。
D. 誕生日を祝う新しい習慣が実践され、自分たちが特別扱いされることに家族のメンバーが好意的な反応を示した。
E. 家族は、誕生日の新しい習慣を開始していなかった。この行事を遂行するよう再度指示した。

28. 家族の交流パターンを教示する（28）
A. 家族の交流の重要な側面やパターンを親に教示した。
B. これまでの家族の交流パターンのうち、三角関係を伴うものを中心に検証して特定した。
C. 親が、家庭内で生じている三角関係のパターンを遮断するのを援助した。
D. 家庭内で三角関係がみられることが著しく減少している。
E. 親は、家庭内の三角関係のパターンを特定していなかった。こうしたパターンがいかに生じるかの参考例を示した。

29. 夫婦療法を紹介する（29）
A. 親に、スキル重視の夫婦療法プログラムを紹介した。
B. 夫婦療法で得られた成果を肯定し、親に強化した。
C. スキル重視の治療プログラムで達成した成果と、子育てをどのように向上させていくかを特定するよう親に指示した。
D. 親は、夫婦療法を受けていなかった。治療を受けるよう、もう一度強く促した。

第7章　混合家族

30. それぞれの親が求めるものを特定する（30）
A. 夫婦関係や家庭内でそれぞれが求めるものを、親が検証して特定するのを援助した。
B. それぞれの配偶者が求めるものを認識して肯定し、こうした欲求を恒常的に充足させるためのプランを作成した。
C. 親が、それぞれが求めるものを考慮せず、これらの欲求を充足させるために作成したプランに従わなかったときに、そのことを直視させた。
D. 夫婦の関係でそれぞれが求めるものを充足させることの重要性を、親に強化した。

31. 愛情表現を検討する（31）
A. 合同セッションで、親同士が愛情を表現する方法を親と検証した。
B. 親の身体的な愛情表現のマイナス面を親と検討した。
C. 子どもたちの前で愛情を表現し合う適切な方法を親が考え出すのを援助した。
D. 親同士の露骨な愛情表現を直視させ、子どもに悪影響を及ぼす可能性を親に指摘した。

32. 1対1で過ごす時間を計画する（32）
A. 実子および継子とそれぞれ1対1で過ごす時間を予定に組み込むよう親に促した。
B. 時間をかけて親子関係を構築することの重要性を親に指摘した。
C. 親は、実子および継子とそれぞれ1対1で過ごす時間を作っていなかった。こうした予定を組むよう促した。

33. 混合家族の初心者向けキャンプを勧める（33）
A. 家族の各メンバーの信頼、協力、対立解決スキルを高めるために、混合家族の初心者向け週末キャンプに参加するよう家族に指示した。
B. 初心者向けキャンプの体験を家族と検討し、各メンバーが週末に得た収穫を特定した。
C. 週末キャンプの収穫をどうすれば今後も活用し、拡張できるかを家族が特定するのを援助した。

34.「メリット・デメリット分析」の課題を進行する（34）
A. 混合家族になることのプラス面とマイナス面を評価するために、「メリット・デメリット分析」（Burns『自分を愛する10日間プログラム——認知療法ワークブック（*Ten Days to Self-Esteem*)』（ダイヤモンド社）を参照）を行うよう家族に指示した。
B. 「メリット・デメリット分析」の課題を検討して、家族に加わることのプラス面を強調した。
C. 「メリット・デメリット分析」で特定したプラス面を参考に、協力して受け入れ合う

ことに対する家族のメンバーの抵抗を直視させた。

35. 関係はゆっくりと育まれることを強調する（35）
A. 家族セッションで、時間をかけて関係を育ませることを家族に強調した。
B. 継子とゆっくり関係を育んでいけるように、信頼関係の築き方を親と検証した。
C. 親が根気よく関係を育んでいることを言葉で強化した。

36. 家族のジェノグラムを作成する（36）
A. 家族の全メンバーと、それぞれのつながり方を示すジェノグラム（家系図）を作成した。
B. ジェノグラムを見て、自身がどのようにつながっていると考えているかを特定するよう家族に指示した。
C. 家族のジェノグラムの作図により、家族のあるメンバーが他のメンバーに実質的につながっていないことが明らかになった。こうした関係をつなぐ方法について話し合った。

37.「紋章」の課題を完成させる（37）
A. ポスターボードにコラージュで、新しい家族の紋章を描くよう家族に指示した。
B. 古いアイデンティティと新しいアイデンティティの両方を認めて強化しながら、紋章を作成した体験を家族と検討した。
C. 紋章を新しい家に飾るように親に指示した。

---

*1 （ ）内の番号は、ヤングスマ／ピーターソン／マキニス『臨床現場で使える思春期心理療法の治療計画』（明石書店、2010年）の同題の章に記載されている「行動面の定義」の項目番号を示します。
*2 （ ）内の番号は、ヤングスマ／ピーターソン／マキニス『臨床現場で使える思春期心理療法の治療計画』（明石書店、2010年）の同題の章に記載されている「治療的介入」の項目番号を示します。

第8章

精神作用物質依存
Chemical dependence

クライエントの様態

1. 精神作用物質の使用（1）[*1]
A. 精神作用物質を1か月にわたって頻繁に使用している、または中毒あるいはハイになるまで常用しているとクライエントが報告した。
B. ハイになっているところ、または酩酊状態でいるところを見つかったことが2回以上あるとクライエントが述べた。
C. クライエントの友人、家族、その他が、クライエントに精神作用物質の使用を直視させた、または精神作用物質の使用に対する懸念を示した。
D. クライエントは精神作用物質を一切断ち、今ではその使用が問題であったことを自ら認め始めつつある。

2. ハイまたは中毒状態であるところを見つかる（2）
A. ここ数か月のうちに、クライエントが見るからに中毒状態であるところを何度も見たと親が述べた。
B. ここ数か月のうちに、クライエントがハイになっているところを学校関係者が見つけたことが2回ある。
C. ここ数か月のうちに、ハイで中毒状態になっているところを親や学校関係者に2回以上見つかったとクライエントが報告した。
D. 数か月の間、ハイにも中毒状態にもなっていないとクライエントが報告した。この自己報告は権威者によって裏付けられている。

3. 仲間集団（3）
A. 「もっとクールで楽しい」集団とつき合うようになったとクライエントが説明した。
B. 最近の法に抵触した問題やその他の権威者との問題のために、好ましい友人を失ったとクライエントが報告した。

C. 親や古い友人が、自分の新しい友人に「麻薬中毒の落ちこぼれ」というレッテルを貼ったことにむかついたとクライエントが述べた。
D. クライエントは、精神作用物質を使用している友人とのつき合いをやめ、好ましい仲間集団との交友を復活させている。

4. アルコールまたは薬物の使用に必要な道具の所持（4）
A. クライエントは、家庭と学校の両方で、薬物の使用に必要な道具を所持しているところを見つかったことがある。
B. 最近自室で、アルコールを手にしているところを親に見つかったとクライエントが報告した。
C. 薬物の使用に必要な道具をすべて処分したとクライエントが述べた。
D. 現在は、家庭、車、学校にアルコールを隠し持っていないとクライエントが報告した。

5. 行動面の変化（5）
A. 以前親しかった友人を避け、家族のメンバーとも距離を置いているとクライエントが報告した。
B. クライエントが、最近睡眠時間が増えていると述べた。常に疲れを感じているようである。
C. クライエントはほとんどの活動への関心を失ったようで、活気がなくなっていると親が報告した。
D. 以前は外向的で、人々と活発に交流していたが、今は他人が煩わしく、大半の時間を好んで1人で過ごしているとクライエントが報告した。
E. ここ数か月で、クライエントの成績が著しく低下したと親が報告した。
F. クライエントは、精神作用物質を一切断って以来、徐々に人々との前向きな交流を復活させ、学業面の成功も取り戻しつつある。

6. 身体的な離脱症状（6）
A. クライエントは、アルコールを断ったときに、震え、吐き気、発汗、頭痛が生じている。
B. 発汗、不安、不眠の離脱症状が徐々に治まり、今はごくわずかであるとクライエントが報告した。
C. 今では、離脱症状が生じることがなく、アルコールを断ち続けているとクライエントが述べた。

第8章　精神作用物質依存

7. 否定的な成り行きにもかかわらず、精神作用物質を使い続ける（7）
A. 法的な問題や家庭での問題が生じているにもかかわらず、クライエントは、アルコールまたは違法薬物を使い続けている。
B. パーティーで盛り上がることが大好きであるがために、数人との長年の友情を失ったとクライエントが報告したが、それでも精神作用物質の乱用を思いとどまっていない。
C. クライエントは、すべてアルコールや薬物に直結した金銭、学校、家庭、法的な問題を起こしているが、いずれの成り行きによってもその使用をやめていない。
D. 自身の否定的な成り行きは、精神作用物質の使用が直接の原因であることを、クライエントが認め始めている。

8. 否認（7）
A. 精神作用物質の使用によって何ら大きな問題が生じたことはないとクライエントが報告した。
B. 授業をさぼることや成績が下がったことなどの学校での問題は、退屈が原因であるとクライエントが述べ、これらの問題が精神作用物質の使用に関連していることを否認した。
C. 自身が精神作用物質を使用していることを、親や他者は気づいていないとクライエントは思っている。
D. クライエントの否認の度合いが弱まり、アルコールまたは薬物の使用および自身の生活への影響についての認識を高めている。

9. 気分の変動（8）
A. クライエントが、突発的な気分の変動を報告した。
B. 気分がコロコロと変わるために予測がつかないと、他者に言われることがあるとクライエントが述べた。
C. クライエントは、突然自己防衛的になったり、怒ったり、引きこもったりすることがあると親が報告した。
D. クライエントが精神作用物質の使用を一切断って以来、気分の変動の頻度が減少し、さほどひどくなくなっている。

10. 学校での問題（9）
A. クライエントの説明のつかない成績の低下が報告されている。
B. 日頃から学校をさぼることや、遅刻や欠席をすることがあるとクライエントが報告した。

C. クライエントは、何回かハイまたは酩酊状態になったことがあったため、退学になっている。
D. クライエントが精神作用物質の使用を一切断って以来、学校の問題がすべて減少または改善している。

11. 低い自尊感情（10）
A. 自分はほぼどの分野でも完全な負け犬で、駄目な奴だと感じているとクライエントが報告した。
B. 他者と話すとき、めったに相手を見ることや視線を合わせることはないとクライエントが述べた。
C. クライエントは、自身について極めて否定的な言葉で説明した。
D. クライエントは、人々と視線を合わせ、自身について前向きなことを言葉で表現し始めている。
E. クライエントは、自身の低い自尊感情と、精神作用物質の乱用を結びつけて考え始めている。
F. 精神作用物質を断ち続けるにつれ、クライエントの自己イメージが改善している。

12. 否定的、敵意を抱いている（11）
A. クライエントは、否定的で、敵意を抱いている様子であった。
B. 人生、他者、世の中に対するクライエントの見方は、極めて否定的で敵意に満ちていた。
C. クライエントは、ほとんど何についても、誰についても、良く言うことがない。
D. クライエントは、人生、他者、世の中について、否定的なことだけでなく、前向きなことも口にし始めている。

13. アルコールの窃盗（12）
A. クライエントは、アルコールを盗んで見つかったことが何回かある。
B. クライエントは親のアルコールを盗んで見つかったことが何回もあると親が報告した。
C. 機会があればどこからでも、誰からでもアルコールを盗むとクライエントが告白した。

14. 法の抵触（13）
A. クライエントは、商店や友人の親の家からアルコールを盗んで見つかったことがある。
B. 10代前半から違法薬物やアルコールを使用していたとクライエントが報告した。
C. 現在、飲酒運転または未成年者のアルコール所持により、保護観察中であるとクライ

エントが報告した。
D. クライエントは法律、ルール、権威者を総じて軽視しているように思われた。
E. クライエントの言動に、多少なりとも法を尊重し、常に法に従おうという気持ちが表れ始めている。

15. 精神作用物質乱用の家族歴（14）
A. 近親者や親戚に、精神作用物質の依存歴があるとクライエントが報告した。
B. 自身の家族はアルコール抜きで楽しむことなどできないと考えているとクライエントが述べた。
C. どの子どももアルコールや薬物に手を出してみる時期があるものだと家族が述べた。
D. クライエントおよび家族が、家庭内の精神作用物質乱用の問題についてオープンで正直になった。

実施した介入

1. 精神作用物質依存の詳しい評価を実施する（1）[*2]
A. クライエントに精神作用物質依存の詳しい評価を実施した。
B. クライエントが指示どおり、精神作用物質依存の評価を受け終えたときに、本人を強化した。
C. クライエントが評価全般で協力的であったことを、強化した。
D. クライエントは、評価の間ずっと非協力的で、限定的な情報しか提供しなかった。オープンかつ正直になるよう指示した。
E. 評価の結果、精神作用物質依存の問題が認められたことをクライエントに報告して説明した。

2. 評価のフィードバックを伝える（2）
A. 精神作用物質乱用の評価結果を、クライエントおよび親に通知した。
B. 精神作用物質乱用の問題を確定する評価結果に基づく提案事項を、クライエントおよび家族に示し、従うように促した。
C. 提案事項に対する障壁を特定し、家族およびクライエントと対処した。
D. 各提案事項のメリットを挙げて強化し、従うように促した。
E. クライエントは、精神作用物質乱用の問題の確定を否認し、精神作用物質依存の評価に基づく提案事項を拒んだ。
F. クライエントおよび家族が、クライエントの回復に向けた適切なプログラムや支援グ

ループを見つけるのを援助した。

3. 断絶契約を結ぶ（3）
A. クライエントがあらゆる精神作用物質を断絶するという契約書を、家族とクライエントが作成するのを援助した。
B. 契約の内容と、遵守の監視に合意するようクライエントに指示した。
C. クライエントは、皆はもっと自分を信頼すべきだとして、断絶契約への合意を拒んだ。

4. 薬物スクリーニングを手配して監視する（4）
A. 定期的な薬物スクリーニングを手配し、クライエントに説明した。
B. クライエントが、手配したとおりに薬物スクリーニングを受けているかどうかを観察した。
C. クライエントが、手配したとおりに薬物スクリーニングを受けていないことを直視させた。
D. 薬物スクリーニングの結果、薬物を摂取していないことが確認されたことをクライエントに通知した。
E. 薬物スクリーニングの結果、最近薬物を乱用したことが確認されたことをクライエントに通知した。

5. 精神作用物質使用の内容を検証する（5）
A. クライエントの精神作用物質乱用の経緯、内容、頻度を検証した。
B. クライエントの精神作用物質乱用の経緯、内容、頻度を検証しようとしたが、抵抗に遭い、調査は最小限にとどまった。
C. クライエントが精神作用物質乱用の特定の面の内容、経緯、頻度の解明を拒否していることを直視させ、詳しく調査した。
D. クライエントに精神作用物質乱用の各面を検証して解明しようという気持ちがあることに、口頭で前向きなフィードバックを与えた。
E. クライエントの精神作用物質乱用のパターンの評価から、精神作用物質依存の問題が認められた。

6. 精神作用物質依存を直視させる（6）
A. 精神作用物質使用がクライエントの人生を支配している事実や、精神作用物質使用がもたらした多数の否定的な成り行きを持って、クライエントの否認を直視させた。
B. 正直になって受け入れる気持ちを高めるために、否認は通常のことであると説明した

うえで、穏やかながら毅然としたやり方で調査した。
C. 相手を尊重した対峙や心からの思いやりを通して、クライエントは否認から一転して、精神作用物質に依存しているという事実を受け入れた。
D. 精神作用物質使用の事実や否定的な成り行きを直視させたにもかかわらず、クライエントは依然として、この問題の深刻さを否認している。

7. 第1ステップの用紙に記入する（7）
A. アルコホーリクス・アノニマス（Alcoholics Anonymous；AA）〔訳注：アルコール依存の問題を持つ人の自助グループ。日本にもAA Japan（http://www.aajapan.org/）という組織がある〕の第1ステップの用紙に記入し、治療者または同グループに提出するようクライエントに指示した。
B. クライエントがAAの第1ステップの用紙に記入して、治療者または同グループに提出し、フィードバックを受けた。
C. AAの第1ステップの用紙に記入していないことをクライエントに直視させた。
D. クライエントは、治療者に何度も念を押された末、ようやくAAの第1ステップの用紙に記入した。
E. クライエントはAAの第1ステップの用紙に記入したが、精神作用物質の使用に対して自身が無力であることを著しく否認していることが確認された。
F. クライエントがAAの第1ステップの用紙に記入した。記載内容を確認したところ、自身の精神作用物質乱用の深刻さがオープンかつ正直に評価されていた。

8. 精神作用物質依存のジェノグラムを作成する（8）
A. 家庭内の精神作用物質依存のパターンを示すジェノグラム（家系図）を家族と作成した。
B. 家族の自覚を高めるため、そして、精神作用物質乱用の循環は繰り返されることをクライエントが把握できるように、ジェノグラムで特定された家庭内の精神作用物質依存のパターンを家族と詳しく検証した。
C. 持続的な精神作用物質乱用に加担している家族のパターンを変える必要性を家族に教示した。

9. 大切な人々からフィードバックを得る（9）
A. 精神作用物質依存がクライエントの生活にいかに悪影響を及ぼしているかについて、クライエントが2～3人の親しい人々に手紙を書いてもらうよう依頼するのを援助した。

B. 精神作用物質依存の悪影響を強調および特定するために、精神作用物質依存によるクライエントの生活への悪影響について書かれた友人からの手紙を検討した。
C. 精神作用物質の使用者は、その悪影響の大半を把握しておらず、そのために精神作用物質を使い続けることをクライエントに指摘した。
D. クライエントは、精神作用物質依存が自身の生活にいかに悪影響を及ぼしているかについての手紙を書いてもらうことを人々に依頼していなかった。依頼するよう再度指示した。

10. 精神作用物質乱用の悪影響を特定する（10）
A. 精神作用物質乱用に起因して生じた否定的な成り行きをすべてリストアップするようクライエントに指示した。
B. 精神作用物質乱用がどのような悪影響を及ぼしているかのクライエントのリストを検討し、それぞれの悪影響をクライエントに強調した。
C. 精神作用物質乱用の悪影響についてのクライエントのリストを検討し、リストが短いのはクライエントの否認によることを直視させた。

11. 中毒および回復の過程を説明する用語を教示する（11）
A. 中毒および回復の各段階を説明する用語をクライエントに教示した。
B. クライエントに、『アルコーホーリクス・アノニマス——無名のアルコーホーリクたち（*Alcoholics Anonymous*）』（AA 日本ゼネラルサービスオフィス）の 1 〜 52 ページ（原書）を読み、主な概念を治療者と検討するよう指示した。
C. 回復の過程に関する知識を増やし、用語に慣れるために、Jongsma ／ Peterson ／ McInnis『簡潔な思春期治療の宿題計画［未邦訳］（*Brief Adolescent Therapy Homework Planner*）』の中の「回復へようこそ（Welcome to Recovery）」の課題を行うようクライエントに指示した。
D. クライエントは、回復に関する読み物および課題をやり遂げた。回復の用語や過程に関するクライエントの質問に回答した。
E. クライエントは、回復について学ぶための課題をやり遂げていなかった。再度課題にした。

12. 講座への参加を義務付ける（12）
A. 精神作用物質依存の全講座に参加し、重要なポイントを特定して治療者と検討するようクライエントに義務付けた。
B. 各講座でクライエントが特定した重要なポイントを検討して、クライエントに強化し

た。
C. クライエントに、義務付けられた精神作用物質依存の講座に参加しなかったことを直視させ、参加することの重要性を指摘した。

13. マリファナに関する情報を読むことを課題にする（13）
A. マリファナに関する情報を読み、重要なポイントを特定して検討するようクライエントに指示した。
B. Ohm『マリファナ［未邦訳］（*POT*）』を読み、重要なポイントを5つ特定するようクライエントに指示した。
C. クライエントがマリファナに関する本を読んで特定した重要なポイントを、否定的な成り行きを強調しながら検討した。
D. 励ましにもかかわらず、クライエントは、マリファナに関する情報を読むことを拒否した。

14. 好みの薬物への決別の手紙を書くことを課題にする（14）
A. 好みの薬物に手紙を書くことの目的と、予想されるメリットをクライエントと話し合った。
B. 好みの薬物に決別の手紙を書き、書き終えた手紙を治療者と検討するようクライエントに指示した。
C. 書き終えた決別の手紙を検討し、クライエントが依然としてその薬物に固執している主な面を指摘した。
D. クライエントが書き終えた決別の手紙を検討し、クライエントの取り組みが中途半端に思われるというフィードバックを与え、薬を断つという本人の確約に疑問を投げ掛けた。
E. クライエントは、好みの薬物への決別の手紙を書き終えていなかった。書くよう再度指示した。

15. 支援グループを紹介する（15）
A. AA（アルコホーリクス・アノニマス）およびNA（ナルコティクス・アノニマス）〔訳注：日本にもNA Japan（http://najapan.org/top.html）という組織がある〕の各種のミーティングについて、クライエントに説明した。
B. NAのミーティングまたは若年者を対象としたAAのミーティングに参加し、その体験を治療者に報告するようクライエントに指示した。
C. AAの支援グループでの体験を検討し、考えられるそのメリットとデメリットを挙げ

て肯定した。
D. AAの支援グループへの定期的な参加を確約するようクライエントに求めた。
E. AAの支援グループに参加するよう提案したが、クライエントは従っていなかった。

16. 支援グループのメンバーと話すことを義務付ける（16）
A. AAやNAの長年のメンバーに会い、精神作用物質を断ち続けるために役に立ったことを具体的に聞き出し、その後、聞き出した内容を治療者と検討するようクライエントに指示した。
B. AAやNAの長年のメンバーからクライエントが収集した情報を検討し、主要なアイデアをクライエント自身の回復に活かすようにした。
C. クライエントは指示に反して、AAのメンバーに連絡していなかった。連絡を取るよう再度指示した。

17. AAのスポンサーを見つけて定期的に会う（17）
A. クライエントに、スポンサーを2人見つけて定期的に会うよう促した。
B. クライエントは2人のスポンサーを見つけて、それぞれと1対1で定期的に会い始めている。こうした交流のメリットを確認した。
C. 励ましやきっかけを与えたにもかかわらず、クライエントはスポンサーを見つけていなかった。
D. クライエントがスポンサーをどのように活用しているかを観察して、スポンサーとの体験を検討し、クライエントの回復へのメリットを挙げて強化した。

18. 抑うつおよび低い自尊感情を調査する（18）
A. クライエントの抑うつおよび自尊感情の程度を調べた。
B. 評価の結果および提案事項をクライエントに伝え、説明した。
C. クライエントに気分障害の治療を紹介した。
D. クライエントの抑うつおよび自尊感情の低さと、精神作用物質使用が結びついている可能性を検証した。
E. 精神作用物質を乱用し始める前に、クライエントが抑うつ状態であったという裏付けが示されたため、治療の焦点を気分障害にシフトした。

19. 精神医学的評価を受けるよう勧める（19）
A. 根幹に精神疾患がある可能性を確定または排除するために、クライエントに精神医学的評価を受けるよう勧める。

B. クライエントは、精神医学的評価全般で協力的であった。
　C. クライエントに精神医学的評価を受ける目的を説明し、クライエントが抱いているあらゆる疑問に回答した。
　D. 評価の結果クライエントに気分障害が認められたことと、評価に基づく提案事項を通知した。
　E. クライエントは指示に反して、精神医学的評価を受けていなかった。評価を受けるよう再度指示した。

20. 推薦状を依頼する（20）
　A. 自身について前向きな推薦状を書いてもらう3人の名前を挙げるようクライエントに指示した。
　B. クライエントの推薦状を読み、前向きな特性を1つ1つ肯定し強化しながら検討した。
　C. 推薦状に記述されている前向きな特性や偉業を、本人が軽視していることをクライエントに直視させた。
　D. クライエントは、推薦状を書いてくれそうな人を挙げていなかった。依頼する人を挙げるよう再度指示した。

21. 鏡の課題を行う（21）
　A. 毎日鏡を見て、そこに映ったものを記録することをクライエントの課題にした。
　B. 鏡の課題およびクライエントの記録を検討し、クライエントが特定した特性を1つ1つ肯定した。
　C. 課題で浮き彫りになったクライエントの自尊感情の問題に対処して、解決した。
　D. クライエントが鏡の課題を行っていないと述べた。実施するよう再度指示した。

22. 「止まって、考え、聞いて、計画する」を教示する（22）
　A. 「行動する前に、止まって、考え、聞いて、計画する」という基本概念をクライエントに教示した。
　B. 「行動する前に、止まって、考え、聞いて、計画する」の技法を使用するクライエントのスキルや自信を培うために、ロールプレイ、モデリング、行動リハーサルを行った。
　C. 「行動する前に、止まって、考え、聞いて、計画する」の技法を、日常的なやりとりに適用するようクライエントに促した。
　D. 「止まって、考え、聞いて、計画する」の技法の使用をクライエントと確認し、日常での有効性を評価した。
　E. 「止まって、考え、聞いて、計画する」の技法が、いくつかの日常的な状況で役に立つ

ているとクライエントが報告した。こうした状況を確認した。
F. 特に日常的な場面で「止まって、考え、聞いて、計画する」の技法を用いたときの前向きな成り行きを、クライエントが特定するのを援助した。

23. 衝動性に伴う成り行きを確認する（23）
A. 衝動性は精神作用物質乱用に関連しているため、衝動性に伴う否定的な成り行きをすべてリストアップするようクライエントに指示した。
B. クライエントの衝動性が、精神作用物質乱用に及ぼす影響を認識して強調した。
C. 精神作用物質乱用が本質的に衝動的なものであることをクライエントに指摘した。
D. クライエントが、自身の衝動性と、過去の否定的な成り行きを結びつけて考えるよう援助した。
E. 衝動性と、否定的な成り行きの結びつきをクライエントに指摘した。
F. クライエントが、衝動的な行為を引き起こす誘因を認識できるように援助した。

24. 衝動的な行為と否定的な成り行きを検証する（24）
A. クライエントの衝動的な行為で、精神作用物質乱用や否定的な成り行きを引き起こしたものを検証した。
B. クライエントが、衝動的な行為と、精神作用物質乱用を結びつけて考えるのを援助した。
C. クライエントが、衝動的に行動することの具体的な危険性を特定するのを援助した。
D. クライエントの衝動性のコントロールを援助する方略を考案した。

25. 鍼治療を紹介して有効性を観察する（25）
A. 鍼治療によって予想されるクライエントへのメリットを検証して特定した。
B. クライエントに鍼医を紹介し、定期的に受診するよう指示した。
C. クライエントの鍼治療の遵守および治療全般の有効性を観察した。
D. クライエントが鍼治療を定期的に受診していないことを直視させた。
E. 鍼治療によって、精神作用物質を乱用しようとする切迫感が和らいだとクライエントが報告した。治療を続けるよう促した。

26. 服薬計画を観察する（26）
A. クライエントの向精神薬の服用遵守、予想される副作用、全般的な有効性を観察した。
B. 向精神薬の服薬計画についてクライエントに説明し、向精神薬に関するあらゆる質問に答えた。

C. 副作用があれば親または治療者に連絡し、薬剤の有効性を報告するようクライエントに指示した。
D. クライエントが薬を処方どおりに服用していないことを直視させた。
E. クライエントの向精神薬の服用遵守および病状に対する薬の全般的な有効性について、薬を処方した精神科医と協議した。
F. クライエントは、処方された向精神薬を定期的に服用している。気分が良くなり、精神作用物質乱用の切迫感が緩和したと本人が報告した。

27. 社会的スキルを培う（27）
A. 薬物とは無縁の友人と交友関係を育むために役立つ社会的スキルを、クライエントが培うのを援助した。
B. クライエントが自信を高める体験ができるように、ロールプレイや1対1の対話を行った。
C. 仲間とオープンで、正直で、信頼できる関係を育む主な要因について、クライエントを教育した。
D. 薬物と無縁の友人とのつきあいが増え、精神作用物質の乱用を再開する誘いを断ったとクライエントが報告したことに、前向きなフィードバックを与えた。

28. 課外活動を奨励する（28）
A. クライエント自身にとって、そして、精神作用物質を断ち続けるうえで、課外活動がもたらす社会的な利点を特定した。
B. クライエントに社会的活動、スポーツ、芸術活動に目を向けさせ、少なくともその1つに参加するよう促した。
C. 精神作用物質に手を出さない仲間集団とともに課外活動を行うことが、精神作用物質を断ち続ける取り組みで重要な役割を果たし得ることをクライエントに教示した。
D. 週に少なくとも1つの課外活動に挑戦することを確約するようクライエントに指示した。
E. クライエントが指示に従って、好ましい仲間集団の課外活動への参加を増やしていることを強化した。
F. クライエントは指示に反して、依然として好ましい仲間集団との社会的活動を避けている。こうした活動への参加を増やすよう促した。

29. 拒絶感を検討する（29）
A. クライエントが拒絶感を特定して表現した。

B. 仲間の拒絶や喪失にまつわるクライエントの感情を検討した。
C. 未解決の拒絶感に伴う再発のリスクをクライエントが自覚するよう援助した。
D. クライエントは、検討を要する拒絶感があることを否定した。この意見を受け入れた。

30. 家族の誘因に対処する（30）
A. 再発の潜在的な誘因となる家族の対立を、クライエントが特定して検討した。
B. 再発の誘因となる家族の力動に対処する具体的な方略を、クライエントが考案するのを援助した。
C. 再発の誘因となる家族の力動に対処する新しい方略を実践するようクライエントを促し支持した。
D. 特定の対処方略について、クライエントの遂行、必要な指導や励まし、全般的な有効性を観察した。
E. 家族の対立への対処方略の実践が功を奏し、逃避の手段として精神作用物質を乱用しようとする衝動が和らいでいるとクライエントが報告した。

31.「精神作用物質を断つ」を課題にする（31）
A. クライエントが再発の誘因を特定し、各誘因に効果的に対処する方略を考案するのを援助した。
B. クライエントが再発の誘因を特定できるように、Jongsma／Peterson／McInnis『簡潔な思春期治療の宿題計画［未邦訳］（*Brief Adolescent Therapy Homework Planner*）』の中の「精神作用物質を断つ（Keeping Straight）」を課題にした。
C. 再発の誘因を特定するうえで、「精神作用物質を断つ」の課題をやり遂げたことが有益であったとクライエントが報告した。
D. クライエントは指示に反して、「精神作用物質を断つ」の課題をやり遂げなかった。終えるよう再度指示した。
E. 「精神作用物質を断つ」の課題を通して特定された再発の各誘因の対処方略を考案した。
F. クライエントは、再発の誘因を特定する課題をやり遂げていなかった。終わらせるよう再度指示した。

32. 再発防止グループを紹介する（32）
A. 再発に関する連続講座に参加するようクライエントに指示した。
B. クライエントの再発の知識を検証し、知識を広げた。
C. クライエントは、再発防止グループに参加し始め、この分野の知識を増やしている。

D. クライエントは提案に反して、再発防止グループに参加していなかった。

33. 『三匹の子ブタ』の隠喩を用いる（33）
　　A. 『三匹の子ブタ』の物語をクライエントと読んで検討し、再発防止の重要なポイントである、回復プランを立てること、満足感を先延ばしにすること、フラストレーションに耐えることを強調した。
　　B. クライエントの断酒・断薬を脅かす「大きな悪いオオカミ」を特定し、それに対応する対処メカニズムをクライエントが構築できるよう援助した。
　　C. 「大きな悪いオオカミ」の隠喩を、常にクライエントに強化した。

34. 『私は親のようにならない──嗜癖問題とその子どもたちへの影響』を課題にする（34）
　　A. クライエントに、Black『私は親のようにならない──嗜癖問題とその子どもたちへの影響（*It Will Never Happen to Me*）』（誠信書房）を読み、重要なポイントを治療者と検討するよう指示した。
　　B. クライエントが、この本の重要なポイントを検討し、自身が家庭内の精神作用物質依存からどのような影響を受けてきたかを特定した。
　　C. 精神作用物質に依存する家族の3つのルールである「話さない」「感じない」「信頼しない」の打破に取り組むことをクライエントに指摘して促した。
　　D. クライエントは、課題の本を読んでいなかった。読むよう再度指示した。

35. 思考の誤りを特定する（35）
　　A. 精神作用物質依存に伴う歪んだ思考のプロセスについて、クライエントを教育した。
　　B. 「思考の誤り」と、その誤りが再発にどのような役割を果たすかをクライエントが特定するのを援助した。
　　C. クライエントが思考の誤りを効率的に回避するプランを作成して実践した。
　　D. クライエントが、思考の誤りに直面したが、それが誤りであることを感知していたため、その影響を受けることがなかったと報告した。

36. 「腐った考え方」を課題にする（36）
　　A. AAまたはNAのミーティング、もしくはスポンサーとの1対1の会話で、「腐った考え方」の問題を話題にし、得られた情報を治療者と検討するようクライエントに指示した。
　　B. AAやスポンサーから得た腐った考え方に関する情報をクライエントが分かち合い、この情報を確認した。

C. 再発を防止するために、腐った考え方に関する主要な情報を覚えておくことの重要性をクライエントに指摘した。
D. クライエントは、回復のミーティングで、腐った考え方の例を話題にしていなかった。取り上げるよう再度指示した。

37. 日課を作成して実践する (37)

A. 断酒・断薬を続けるうえで、日課に従うことのメリットをクライエントと特定した。
B. 食事、睡眠、運動、学校関連の義務を記した健全な日課をクライエントが作成して実践するのを援助した。
C. 日課の作成に対する抵抗をクライエントに直視させ、否定的な成り行きの点から対処した。
D. 日課に従って生活するクライエントの取り組みを、励まし、肯定した。

38. 再発防止またはアフターケアのプランを作成する (38)

A. 利用する治療グループや社会的支援システムを記した独自の再発防止またはアフターケアのプランを作成することをクライエントの宿題にした。
B. クライエントの再発防止またはアフターケアのプランを検討し、建設的なプランを支持した。
C. クライエントは、独自の再発防止またはアフターケアのプランを作成する課題をやり遂げていなかった。もう一度課題にした。
D. 独自の再発防止またはアフターケアのプランをスポンサーにも見せ、支持を得たとクライエントが報告した。
E. クライエントは、再発防止またはアフターケアのプランを作成し終えていなかった。終わらせるよう再度指示した。

39. 講座や読み物を通して家族を教育する (39)

A. 家族に、親を対象とした教育プログラムに参加するよう指示して促した。
B. 疾患および回復の知識を増やせるような情報を読むことを家族のメンバーの課題にした。
C. 精神作用物質依存について学習することへの抵抗を家族のメンバーに直視させ、対処した。
D. 家族のメンバーは指示に従って、精神作用物質依存について学んでいる。その情報を治療者と検討した。
E. 家族のメンバーは、精神作用物質依存に関する自らの学習を遂行していなかった。学

習するよう再度指示した。

40. 支援グループを紹介する（40）

A. AAや「タフ・ラブ」〔訳注：アルコール依存の問題を持つ人の家族や友人の「手放す愛」という考え方〕など幅広い支援グループを家族に紹介し、家族が関与することのメリットを説明した。
B. 定期的に支援グループに参加するよう家族に促した。
C. 回復プログラムに家族が関与することの重要性を、クライエントの助けになるという点から強調した。
D. 支援グループに参加していることについて家族のメンバーを支持した。
E. 家族のメンバーは、支援グループに参加していなかった。参加するよう再度指示した。

41. 黙認して助長することと、見守りながら厳しい態度を取る「タフ・ラブ」を区別する（41）

A. 何もせずに黙認した場合の力動と、見守りながら厳しい態度を取る「タフ・ラブ」の技法について家族のメンバーに教育した。
B. 家族が黙認する自らの行動を認識して減少させるよう援助した。
C. 「タフ・ラブ」の技法を教示し、家族が練習する機会を設けるために、ロールプレイやモデリングを行った。
D. 見守りながら厳しい態度を取ることが実際にはクライエントのためになることを家族のメンバーに指摘した。
E. 何もせずに黙認することが減り、自身の行動に責任を持つようクライエントに毅然とした態度で接するようになったと家族のメンバーが報告したことを強化した。
F. 家族が黙認行動をとっていないか観察し、黙認したときには再度指示した。
G. 家族のメンバーは長い間習慣的に黙認行動をとってきたため、依然として何もせず黙認している。

42. 見守りながら厳しい態度を取る「タフ・ラブ」を奨励する（42）

A. 家族が「タフ・ラブ」の技法を考案、実践、継続できるように援助した。
B. 家族のメンバーが「タフ・ラブ」を実践し続けられるように、クライエントにとってのメリットを特定した。
C. 「タフ・ラブ」の支援グループに参加し続けるよう家族のメンバーに促した。
D. 親は、自身にとって辛い場合でも、「タフ・ラブ」の技法を実践し続けた。
E. 親が「タフ・ラブ」の技法を一貫して実践していなかった。この技法の考え方を改めて示した。

43. 家庭から精神作用物質を排除するよう親に指示する（43）
A. 家庭環境内にある精神作用物質で、クライエントが断酒・断薬するためには排除する必要のあるものを親が特定するのを援助した。
B. 親が、クライエントの回復の妨げとなる可能性のある精神作用物質を家庭から排除しているかどうか観察した。
C. 親が、自分たちが飲むもので、クライエントが飲むものではないと言って相変わらずアルコールを家庭に持ち込んでいることを直視させた。
D. 親は、クライエントの断酒・断薬を支えるために、すべての精神作用物質を家庭から排除した。

44. 家族のメンバーの再発防止プランを作成する（44）
A. クライエントが再発した場合の各自の対処プランを家族のメンバーが作成できるよう援助した。
B. 家族セッションで、家族のメンバーが各自の再発対処プランをクライエントと分かち合った。
C. 再発が生じた場合に各自のプランを遂行することの重要性を家族のメンバーに指摘した。
D. 家族のメンバーは、クライエントが再発した場合の対処プランを完成させていなかった。完成させるよう再度指示した。

45. ネガティブな子育てを排除する（45）
A. クライエントから否定的な反応を引き出し、自尊感情を低下させるような親の干渉を特定するために、子育ての技法を調べた。
B. クライエントに復讐心や反発心を抱かせたり、クライエントの自尊感情を低下させたりするあらゆる干渉を親が特定して排除するのを援助した。
C. 子どもを尊重して適切に対応し、理に適っていながら毅然とした子育ての技法を親に訓練した。
D. 子どもを尊重した子育ての技法を親が練習する機会を設けるために、ロールプレイや行動リハーサルを行った。
E. 子どもを尊重して適切に対応し、理に適っていながら毅然とした子育ての技法を親が実践するのを観察し、奨励した。
F. 親は指示に従って、子どもを尊重し、一貫性があり、理に適っていながら毅然とした子育ての技法を実践している。

*1（　）内の番号は、ヨングスマ／ピーターソン／マキニス『臨床現場で使える思春期心理療法の治療計画』（明石書店、2010 年）の同題の章に記載されている「行動面の定義」の項目番号を示します。
*2（　）内の番号は、ヨングスマ／ピーターソン／マキニス『臨床現場で使える思春期心理療法の治療計画』（明石書店、2010 年）の同題の章に記載されている「治療的介入」の項目番号を示します。

第9章

素行障害または非行
Conduct disorder/Delinquency

クライエントの様態

1. 遵守しない（1）*¹
A. クライエントは、家庭、学校、地域社会で絶えず規則や期待に逆らっている。
B. クライエントが、家庭や学校の規則に対する反発を表明した。
C. クライエントは、家庭、学校、地域社会で規則に従い、期待に添い始めている。
D. クライエントが、家庭、学校、地域社会で規則に従い、期待に添おうという気持ちを言葉に表した。
E. クライエントは、家庭、学校、地域社会で一貫して規則に従い、期待に添っている。

2. 攻撃的または破壊的な行動（2）
A. 動揺したときや、フラストレーションを感じたときに、攻撃的または破壊的になった一連の出来事をクライエントが説明した。
B. クライエントは、自身の攻撃的または破壊的な行動を他人のせいにした。
C. クライエントは、敵対的または攻撃的な衝動をコントロールするための手段を講じ始めた。
D. クライエントは最近、適切なセルフコントロールを示し、攻撃的または破壊的な行動を起こしていない。

3. 怒っている、敵意を抱いている（2）
A. 今日のセッション中、クライエントは、怒り、敵意を抱き、いらだっている様子であった。
B. 些細なことですぐに腹を立てた出来事をクライエントが報告した。
C. クライエントは最近、家庭や学校で頻繁に怒りを爆発させている。
D. 最近、クライエントの怒りのコントロールに若干の向上がみられている。
E. クライエントは、自身の怒りに対する適切なコントロールを示し、コントロール不能

な深刻なエピソードを示していない。

4. 窃盗（3）
A. クライエントはこれまで、盗みをはたらいたことや、他人の住居や事業所に不法侵入したことがある。
B. クライエントは最近、盗みをはたらいたり、不法侵入をしたりしている。
C. クライエントは、自宅で他人の物を盗んだことがある。
D. クライエントは、学校で他人の物を盗んだことがある。
E. クライエントはここ最近、盗みや不法侵入をしていない。
F. クライエントは、盗みをはたらいたり、他人の住居や事業所に不法侵入したりすることをやめた。

5. 法の抵触（3）
A. クライエントはこれまで、さまざまな違法な反社会的行動を起こしてきたと親が報告した。
B. クライエントは依然として、違法行為を起こし、過去の過ちや経験から学んでいない。
C. クライエントは、他者への犯罪行為や違法行為の深刻さを過小評価することが多い。
D. 自らの反社会的行動が、自身および他者にいかに否定的または望ましくない成り行きをもたらしてきたかを自覚したとクライエントが言葉で表した。
E. 違法行為の頻度および深刻さが減少しているとクライエントおよび親が報告した。

6. 学校での行動面の問題（4）
A. クライエントの経歴の確認から、学校での感情のままの行動や反発的な行動が多数が判明した。
B. クライエントは、注意を引くためのばかげた、子どもっぽい否定的な行動で度々授業を妨害している。
C. クライエントは、無断欠席のために、出席日数が著しく不足している。
D. クライエントは、学校で権威者と頻繁に対立している。
E. クライエントは、教室で以前よりセルフコントロールを発揮し始めている。
F. クライエントは最近、学校での感情のままの行動や反発的な行動の頻度を著しく減少させている。

7. 権威者との対立（5）
A. 今日の治療セッション中、クライエントは否定的な態度を示し、極めて論争的であっ

た。
B. クライエントは、家庭、学校、地域社会で制限を試したり、権威者に挑んだりすることが多い。
C. クライエントは、叱責されると、無礼な態度で権威者に口答えすることが多い。
D. クライエントは最近、権威者に協力的になっている。
E. クライエントは日頃から、権威者に協力的で、敬意を示している。

8. スリルを求める（6）
A. クライエントはこれまで、自身の欲求をすぐに充足させようとして、自身の行為の成り行きを考えないことの多い、極めて衝動的な人のように思われてきた。
B. クライエントは、興奮や楽しみといった感覚を得るために、衝動的な行動やスリルを求める行動を起こしている。
C. クライエントは、衝動に対するコントロールを強めるための手段や、即座に満足感を得ようとする欲求を先延ばしにするための手段を講じ始めている。
D. クライエントは最近、適切なセルフコントロールを示し、深刻なレベルの感情のままの行動や反社会的行動を起こしていない。
E. クライエントは、立ち止まって自身の行為によってもたらされ得る成り行きを考える能力が向上したため、感情のままの行動やスリルを求める行動を起こすことをやめている。

9. 嘘をつく、騙す（7）
A. 自身の要求を充足させ、自らの行動の成り行きを正視するのを避けるため、嘘をついたり、騙したり、人を操ったりするパターンをクライエントが説明した。
B. 治療セッションで、クライエントは自身の悪事や無責任な行為について嘘をついている様子であった。
C. 治療セッションで、クライエントは正直で、自身の悪行や無責任さを認めた。
D. クライエントは、家庭で、正直になり、親が決めたことを受け入れていると親が報告した。

10. 非難する、自分以外のせいにする（8）
A. クライエントは、自身の愚かな決断や行動の責任を認めようとせず、代わりに、自身の決断や行動の原因として他人を非難した。
B. クライエントは、自身の行為に対して責任を認めるようになり、自身の悪行をさほど他人のせいにしなくなっている。

C. クライエントは、自身の悪行を認め、自らの行為の責任を受け入れることを言葉に表した。

11. 良心の呵責や罪悪感の欠如（9）
A. クライエントは、自身の無責任な行動、感情のままの行動、攻撃的な行動に対し、良心の呵責をほとんど、または全く示さなかった。
B. クライエントは、自身の行動に対する良心の呵責を示したが、それはただ、その行為が見つかり、その成り行きが適用されたためと考えられた。
C. クライエントは、自身の悪事に対し、紛れのない良心の呵責または罪悪感を表した。

12. 共感または感受性の欠如（10）
A. クライエントは、他者の思考、感情、欲求への気遣いや共感をほとんど示さなかった。
B. クライエントは、自身の欲求を充足させるためには、他者の権利を踏みつけにしても構わないという素振りをみせることが多い。
C. 自身の行為が他者にいかに悪影響を及ぼしたかを理解したとクライエントが言葉で表した。
D. クライエントは、他者の思考、感情、欲求への共感や感受性を示している。

13. 見境のない性行動（11）
A. これまでに、アタッチメントをほとんど、または全く抱いていない性交渉の相手が複数いたとクライエントが報告した。
B. クライエントは、無責任な行動や見境のない行動によって生じる可能性のある成り行き（例：望まない妊娠、性感染症）に対する自覚または懸念をほとんど示さなかった。
C. 見境のない性行動に伴う否定的な成り行きや潜在的な危険を自覚したとクライエントが言葉で表した。
D. クライエントは、自身の性的衝動に対する適切なコントロールを示し、危険な行動や無責任な性行動を起こしていない。

14. 精神作用物質の使用（12）
A. 精神状態を変化させる物質を、中毒状態またはハイになるまで頻繁に使用しているとクライエントが報告した。
B. ハイになっているところ、または酩酊状態でいるところを見つかったことが2回以上あるとクライエントが述べた。
C. クライエントの友人、家族、その他が、精神作用物質の使用をクライエントに直視さ

せた、またはその使用に対する懸念を表明した。
D. クライエントは、精神作用物質を一切断ち、その使用が問題であったことを認めている。

15. 不良仲間とのつき合い（13）
A. クライエントは、不良仲間の一員と考えられている。
B. クライエントは、不良仲間およびその活動に参加していると報告している。
C. クライエントは、不良仲間の環境から抜け出す必要性を認識している。
D. クライエントは、不良仲間とのつき合いを断っている。

実施した介入

1. 心理検査を実施する（1）*2
A. 情緒的要因またはADHDが、クライエントの衝動性や感情のままの行動の一因になっていないかどうかを判断するために、心理評価を実施した。
B. 評価の間、クライエントは非協力的で、評価を受けることに抵抗を示した。
C. クライエントは、正直かつ率直な態度で心理検査を受け、あらゆる指示に協力的であった。
D. 心理検査のフィードバックを、クライエント、親、学校関係者、司法警察職員に通知し、適切な介入について話し合った。

2. 精神作用物質乱用の評価を紹介する（2）
A. 薬物およびアルコールの摂取量を調べ、治療の必要性を判断するために、クライエントに精神作用物質乱用の評価を紹介した。
B. 精神作用物質乱用の評価の所見から、乱用の問題の存在と治療の必要性が明らかになった。
C. 評価の所見からは、乱用の問題や、この領域の治療の必要性は明らかにならなかった。

3. 司法警察職員と協議する（3）
A. クライエントの反社会的行動に妥当な成り行きを適用する必要性について、司法警察職員と協議した。
B. クライエントは、反社会的行動によって保護観察処分となり、保護観察に関するあらゆる規則に従うよう指導された。
C. クライエントが、過去の反社会的行動による損害を賠償し、社会奉仕活動を行うこと

第9章　素行障害または非行

に同意したことを奨励した。
D. 反社会的行動の成り行きとして、クライエントは集中監視治療プログラムに収容された。

4. 法的な成り行きの適用を強化する（4）
A. クライエントの行為に伴う法的な成り行きからクライエントをかばわないよう親に促した。
B. 今後クライエントが反社会的行動を起こしたときには、警察または適切な司法警察職員に連絡することに親が同意した。この決断を強化した。
C. クライエントが反社会的行動を起こしたときに、親は同意に従って、警察または保護観察官に連絡した。親の決断を支持した。
D. クライエントが反社会的行動を起こしたときに、親は警察や司法警察職員に連絡しなかった。この理由を検討した。

5. 別の生活環境を検討する（5）
A. 反社会的行動を理由に、クライエントを別の環境に移すことについて、親、学校関係者、司法警察職員と協議した。
B. 反社会的行動の成り行きとして、クライエントを青少年拘置施設に収容することが提案された。
C. 反社会的行動の再発を防止するために、クライエントを養護施設に入所させることが提案された。
D. クライエントに監視下の規則正しい生活をさせるために、居住型プログラムに入所させることが提案された。
E. クライエントを精神作用物質乱用の入院プログラムに入所させることが提案された。

6. 治療上の信頼を築く（6）
A. クライエントとの信頼を築くために、治療セッションで、一貫したアイコンタクト、積極的傾聴、心からの受容、無条件の肯定的関心を用いた。
B. クライエントの懸念に耳を傾け、本人の感情を、批判することなく、確認した。
C. 治療セッション中にクライエントが表現した思考や感情を、共感を持って支持した。
D. クライエントは不信感のために、治療セッション中に、根幹にある思考や感情を打ち明けることへの抵抗を強めている。こうした思考を可能な範囲で打ち明けるよう伝えた。

7. 感情と行動を結びつけて考える（7）

A. クライエントの衝動的または反応的な行動を助長する情緒的苦痛を特定するうえで、治療セッションが役に立った。
B. クライエントが、自身の反応的行動と、悲しみ、傷心、失望といった根幹の感情がいかに結びついているかについて洞察を深められるよう援助した。
C. 根幹にある情緒的苦痛を表現する適切な方法をクライエントに示すために、ロールプレイやモデリングの技法を用いた。
D. 状況に対して衝動的に反応するのではなく、自身の感情を表現して欲求を充足させる適切な方法をリストアップするようクライエントに指示した。

8. 反社会的行動を直視させる（8）

A. 自らの反社会的行動が自身および他者にいかに悪影響を及ぼすかについて、毅然とした一貫したやり方で、クライエントに直視させた。
B. 反社会的行動やネガティブな態度の否定的な成り行きをリストアップするようクライエントに指示した。
C. 自身の反社会的行動が、他者にいかに悪影響を及ぼすかをクライエントが認識できるように、治療セッションで役割逆転の技法を用いた。
D. 自身の反社会的行動の被害者に、謝罪の手紙を書くようクライエントに指示した。

9. 責任を認めることを教示する（9）

A. 自らの悪事を他人のせいにするのをやめ、自身の行為に対する責任を今まで以上に認めることを、クライエントに一貫して直視させて喚起した。
B. 自らの愚かな決断や無責任な行動によって、自身および他者にいかに否定的な成り行きがもたらされたかをリストアップするようクライエントに指示した。
C. 感情のままに行動したり、無責任な態度で行動したりする代わりに、より効果的に対立を解決する方法や自身の欲求を充足させる方法をクライエントが特定したことを褒めた。
D. 自身の悪行に対する認識を言葉で表し、他者に謝罪することをクライエントに指導した。

10. 非難を検証する（10）

A. 自分の悪事を他人のせいにするクライエントのパターンを助長する根幹的な要因を検証した。
B. 自身の行為について口論したり、他人のせいにしたりする代わりに、その成り行きを

受け入れるようクライエントに喚起した。
C. 他人のせいにするパターンが、根幹的な自尊感情の低さ、不全感、精神的な不安定さといかに関連しているかをクライエントが特定した。この関連を検討した。
D. クライエントは、他人のせいにする家族の他のメンバーのパターンを模倣している。
E. 親が、クライエントの嘘を見破ったときに適用する然るべき成り行き（例：外出禁止、特別な許可を撤回する、クライエントの大切なものを没収する）を特定した。

11. セルフコントロールの方略を教示する（11）
A. 怒りを適切な言葉で表したり、健全な身体活動で発散したりするために、クライエントに自身を落ち着かせる方略やセルフコントロールの方略（例：リラクゼーション、「止まって、見て、聞いて、考える」）を教示した。
B. 怒りを表現またはコントロールする適切な方法と不適切な方法を特定するようクライエントに指示した。
C. 言語的または身体的な攻撃によって反応しようとする衝動を遅らせるために、積極的傾聴のスキルを使うようクライエントに喚起した。
D. 強い怒りの感情や攻撃的な衝動を発散させる健全な身体活動をクライエントが特定した。こうした方法で発散させるよう促した。
E. クライエントは、セルフコントロールの方略を用いていなかった。使用するよう再度指示した。

12. コミュニケーションや自己主張を教示する（12）
A. クライエントが、自身の感情を落ち着いた口調で表現し、自らの欲求をより建設的な行為で充足させる方法を習得するために、コミュニケーションや自己主張のスキルを教示した。
B. 情緒をコントロールする効果的な方法を教示し、自身の欲求を充足させる適切な方法を特定するために、治療セッションでロールプレイやモデリングの技法を用いた。
C. 自身の欲求を他者に効果的に伝えるために、「私は」で始まるメッセージを使ったり、前向きな発言をしたりするようクライエントに促した。
D. クライエントは、効果的なコミュニケーションや自己主張のスキルを使うことを拒んでいる。この点を改善する教育を行った。

13. リラクゼーションの技法を教示する（13）
A. クライエントが怒りをコントロールできるように、誘導イメージ法〔訳注：イメージ療法の一つ。相手に特定の対象や目標などを想像させ、そこへ到達していく段階をイメー

ジさせることで、精神的な安定をはかる治療技法〕やリラクゼーションの技法を教示した。
B. 怒りをコントロールするために誘導イメージ法やリラクゼーションの技法を使うことに、クライエントが前向きな反応を示した。
C. 治療セッション中に、誘導イメージ法やリラクゼーションの技法の使い方の指導を受けている間、クライエントは落ち着かず、リラックスできない様子であった。
D. クライエントは、リラクゼーションの技法を用いていなかった。使用するよう再度指示した。

14.「怒りのコントロール」を課題にする（14）
A. クライエントが、怒りの爆発や攻撃的な行動の発現を助長する核心的な問題を特定するのを援助した。
B. クライエントの怒りに対する適切なコントロールを強化するために、Jongsma／Peterson／McInnis『簡潔な思春期治療の宿題計画［未邦訳］（*Brief Adolescent Therapy Homework Planner*)』の中の「怒りのコントロール（Anger Control）」をクライエントと親の課題にした。
C. クライエントの怒りの爆発や攻撃的な行動を助長する核心的な問題を特定するために、「怒りのコントロール」の課題を実施した。
D. クライエントは、怒りのコントロールの課題を行っていなかった。行うよう再度指示した。

15. 親がルールや境界を定める（15）
A. 家族セッションで、明確なルールおよび親子間の適切な境界を定めるための援助に重点を置いた。
B. 家庭でクライエントに従わせるルールや、クライエントへの期待を親が特定できるように援助した。
C. クライエントの悪事の妥当な成り行きを親が特定できるように援助した。
D. 本人への期待を理解していることを確認するために、ルールを復唱するようクライエントに指示した。
E. 親は、明確なルールを定め、クライエントの悪事の妥当な成り行きを特定することがなかなかできなかった。妥当な成り行きの参考例を示した。

16. 満足感を先延ばしするよう促す（16）
A. 長期的な目標を達成することを目的に、クライエントが即座に満足感を得ようとする欲求を先延ばしできるように、家庭の規律を高める方法について親と協議した。

B. 手伝いや宿題を終わらせるまで、クライエントに余暇または娯楽活動に参加することを禁じるルールを親が定めるのを援助した。
C. クライエントが責務を全うしなかった場合の成り行きを親が特定した。この成り行きを認識したことを言葉で表すようクライエントに指示した。
D. クライエントが手伝いや宿題を完了させる予定日時を記したスケジュールをクライエントと親が作成した。前向きなフィードバックを与えた。

17. 報酬システムおよび行動契約を考案する（17）
A. クライエントの望ましい、前向きな行動を強化する報酬を、クライエントと親がリストアップするのを援助した。
B. 前向きな行動を強化し、衝動的または攻撃的な行為を遅らせる報酬システムを考案した。
C. 衝動的な行動や感情のままの行動の成り行きを規定する行動契約〔訳注：行動を管理するための約束で、標的とする行動、実行期限、約束が守れなかったときの結果を明記する〕にクライエントが署名した。

18. トークン・エコノミーを考案する（18）
A. クライエントの前向きな社会的行動を増やし、感情の趣くままの衝動的な行動を阻止するために、家庭で実施するトークン・エコノミー〔訳注：適切な反応に対して報酬（トークン）を与えることで目的行動を強化する行動療法の技法の一つ〕を考案した。
B. トークン・エコノミーで規定する条件にクライエントおよび親が合意し、条件に従って家庭で実行することを承諾した。
C. クライエントの前向きな社会的行動や衝動の適切なコントロールを強化するためのトークン・エコノミーを考案して、教室で実施した。

19. 褒めることを親に促す（19）
A. 親に、クライエントの前向きな社会的行動や衝動の適切なコントロールを頻繁に褒め、正の強化を与えるよう促した。
B. クライエントの行動面の問題ばかりに注意を向けるのではなく、クライエントを褒める機会に目を向けるよう親に喚起した。

20. 前向きな行動を強化するよう親に指示する（20）
A. 次回の治療セッションまでに、クライエントの前向きな行動を観察して記録することを親に指導した。

B. クライエントの前向きな行動を強化するよう親に促した。
C. 自尊感情を育み、親に認められ、他者から肯定されるように、引き続き前向きな行動に取り組むようクライエントに強く促した。
D. クライエントの親は、習慣的に正の強化を与えていなかった。日頃から強化を与えるよう再度指示した。

21. 親と 10 代の子どもの対立に関する情報を読むことを親に指示する（21）

A. クライエントの親が 10 代の子どもとの対立をより効果的に解決できるように、資料を読むことを課題にした。
B. 親が対立をより効果的に解決できるように、Robin ／ Foster『親と思春期の子どもの葛藤に対処する［未邦訳］（*Negotiating Parent-Adolescent Conflict*）』を読むことを指導した。
C. 治療セッションで、『親と思春期の子どもの葛藤に対処する』を親と検討した。
D. 対立を解決する建設的な方法を特定するうえで、この本が役に立ったと親が言葉で表した。
E. クライエントの親は、親と 10 代の子どもの対立に関する資料を読み終えていなかった。読むよう再度指示した。

22. 口論する時間を決める（22）

A. 権威者に盾突いたり逆らったりするクライエントの過剰なパターンを断ち切ることを目的に、治療者は、1 日の特定の時間に権威者と議論するようクライエントに指示することで、こうした症状に対処した。
B. この逆説的な介入にクライエントが好意的な反応を示し、毎日特定の時間に議論するという、症状の対処法に従った。
C. クライエントは、議論の時間を定めるという逆説的な介入に応じなかった。本人が応じない理由を検討した。

23. 家族の力動を明らかにする（23）

A. 家族セッションを実施して、クライエントの行動面の問題の出現を助長する家庭内の力動を検証した。
B. 家族のメンバーに、家族に悪影響を及ぼしているストレス因子をリストアップするよう指示した。
C. 家族のメンバーに、家庭内で変えたいと思うことを特定するよう指示した。
D. クライエントの家族のメンバーは、クライエントの機能遂行に影響を及ぼす可能性のある具体的なストレス因子を 1 つも特定できなかった。この点の参考例を示した。

24. 家族の問題解決を調査する（24）
A. 家族間の交流を観察する機会を設けるために、クライエントと家族のメンバーに一緒に解決する課題を与えた。
B. 家族セッションで課題を見事に解決した後、家庭でも同様の方略を用いて実生活の問題を解決するよう家族に促した。

25. 子どもを顧みない親に子どもとのかかわりを増やさせる（25）
A. 子どもを顧みない親が治療セッションに参加したときに、娯楽、学校、家庭の活動を通してクライエントと過ごす時間を増やすよう喚起した。
B. 子どもを顧みない親と過ごす時間を増やしたいという欲求を、クライエントが直接言葉で表したことを支持した。
C. クライエントと子どもを顧みない親の関係を隔てている要因を検証した。
D. 子どもを顧みない親が、クライエントと過ごす時間を増やすと口頭で確約した。この約束を遂行するよう促した。

26. 虐待の家族歴を明らかにする（26）
A. これまでに、クライエントの家庭環境に無視または身体的虐待や性的虐待がなかったか検証した。
B. 治療セッションで、これまでに家庭内で生じた顕著な出来事（肯定的と否定的の両方）を記した年表をクライエントが作成できるように援助した。
C. 虐待が生じた際の家の図面を描くことをクライエントに指導した。
D. 家族のメンバーの薬物およびアルコールの摂取量を調べるために、診断面接を実施した。

27. 親に虐待的なしつけを直視させ、クライエントを保護する（27）
A. クライエントの親に、身体的虐待を伴うしつけや過度に懲罰的なしつけを直視させ、やめるよう喚起した。
B. 虐待的な行動をとったことや厳し過ぎるしつけをしたことについて、親がクライエントに謝罪する段取りを整えた。
C. 虐待を関係当局に通報した。
D. 加害者を家庭から引き離し、治療を受けさせるよう提案した。
E. クライエントおよびきょうだいを確実に保護するために、クライエントたちを家庭から引き離すことが提案された。
F. 今後虐待が生じるリスクを最小限にするための必要な手段を特定した。

G. 虐待をしていない親が、今後クライエントおよびきょうだいを身体的虐待から守ると口頭で確約した。この役割の重要性を強調した。

28. 無視や虐待にまつわる感情を検証する（28）

A. 治療セッションで、過去の無視、虐待、別離、養育放棄にまつわる感情をクライエントが表現する機会を設けた。
B. 無視、虐待、別離、養育放棄にまつわる感情を絵に描き表すことをクライエントに指導した。
C. 過去の無視、虐待、別離、養育放棄にまつわる思考や感情を日記に記すことをクライエントに指導した。
D. 過去の無視や虐待にまつわる感情の表現を促進するために、エンプティ・チェア法〔訳注：クライエントの前にある空の椅子に心の対象を座らせ、擬人化して対話などをする技法〕を用いた。
E. クライエントは、無視や虐待にまつわる感情を検証したがらなかった。自身が可能と感じたときに、こうした感情を検討するようクライエントに強く促した。

29. 養育放棄の問題を探る（29）

A. クライエントが、不在がちな親や子どもにかかわらない親と過去にどの程度接触があったかを説明した。親がかかわらない理由として考えられるものについて話し合うようクライエントに促した。
B. 養育放棄や接触の欠如にまつわる感情を表現して克服する機会を設けるために、不在がちな親に手紙を書くようクライエントに指示した。
C. 不在がちな親に対する感情をクライエントが表現できるように、エンプティ・チェア法を用いた。

30. グループ療法を紹介する（30）

A. 社会的な判断や対人関係のスキルを向上させるために、クライエントにグループ療法を紹介した。
B. グループ療法のセッション中に、少なくとも1回は自身をさらけ出すことをクライエントに指示した。
C. グループ療法のセッション中に、他者の思考、感情、欲求への共感や気遣いを示すようクライエントに促した。
D. クライエントは、グループ療法プログラムに参加していなかった。参加するよう再度指示した。

第9章 素行障害または非行

31. 正直さについて教示する（31）

A. どのような関係においても、正直さが、信頼や相互尊重を築く土台になることをクライエントに教示した。

B. 嘘をつくパターンが不信感を生み、有意義な関係を育む能力を妨げることをクライエントに自覚させた。

C. 家族のメンバーや友人との関係を改善するために、クライエントが正直になると口頭で確約したことを強化した。

D. 真実を話すことによって、自身の嘘を撤回することにクライエントが合意した。この決断を褒めた。

E. クライエントは依然として正直ではなかった。正直になるよう再度指示した。

32. 共感について教示する（32）

A. 自身の反社会的行動が、他者にいかに影響を及ぼすかをクライエントが顧慮するように、ロールプレイや役割逆転の技法を用いた。

B. ロールプレイや役割逆転の技法を通して、クライエントは、自身の反社会的行動が、他者にいかに影響を及ぼすかを認識したと言葉に表すことができた。

33. 利他的な行為を課題にする（33）

A. 他者の思考、感情、欲求への共感や配慮を高めるために、次回の治療セッションまでに、利他的または慈善的な行為を3つ行うことをクライエントの宿題にした。

B. 他者の幸福や安心への共感や気遣いを高めるために、保護観察の一環として、クライエントが社会奉仕活動を行うことを提案した。

C. クライエントが利他的または慈善的な行為の宿題を行わないのは、他者の幸福や安心への共感や気遣いの欠如の表れであることが確認された。

34. 共感の課題を宿題にする（34）

A. 他者の思考、感情、欲求への共感や配慮を高めることをクライエントの宿題にした。

B. クライエントが他者の思考、感情、欲求への共感や配慮を高められるように、Jongsma／Peterson／McInnis『簡潔な思春期治療の宿題計画［未邦訳］（*Brief Adolescent Therapy Homework Planner*）』の中の「正しい方向に進む（Headed in the Right Direction）」を宿題にした。

C. 「正しい方向に進む」の課題をやり遂げた後、クライエントは、他者への思いやりを行動で示す3つの方法を特定することができた。

D. クライエントは、共感や配慮に関する宿題をやり遂げていなかった。終わらせるよう

再度指示した。

35. 家の中の課題を任せる（35）
A. クライエントが家庭で行える、責任ある行動をクライエントと親がリストアップするのを援助した。
B. 責任持って行動できることへの自信を示すために、家庭でクライエントが担当する課題を親が決めた。この課題の結果を確認した。

36. 衝動のコントロールおよび問題解決について読む（36）
A. 衝動のコントロールに関する資料を読むことをクライエントに指導した。
B. 問題解決の技法に関する情報をクライエントに与えた。
C. 衝動のコントロールおよび問題解決のスキルを向上させるために、Shapiro『ティーンエージャーの問題解決ワークブック［未邦訳］(*Teen's Solution Workbook*)』を読むことをクライエントに指導した。
D. 今日の治療セッションで、クライエントが『ティーンエージャーの問題解決ワークブック』の宿題から学んだことを検討した。
E. クライエントは、衝動のコントロールおよび問題解決に関する資料を読み終えていなかった。読むよう再度指示した。

37. 衝動を適切にコントロールしていた時期を特定する（37）
A. 治療セッションで、過去にクライエントが衝動を適切にコントロールし、感情のままに行動することがはるかに少なかった時期を検証した。
B. 衝動をコントロールするために、過去に使って功を奏したものと同様の対処メカニズムを用いるようクライエントに促した。
C. 課外活動や好ましい仲間集団の活動に参加することによって、トラブルに巻き込まれなくなることをクライエントが認識したことを強化した。
D. 治療セッションで、クライエントが家族から強力なサポートを受け、好ましい仲間集団に属していた時期は、より適切に行動していたことが判明した。

38. 職業訓練を紹介する（38）
A. クライエントに職業適性診断を紹介した。
B. 安定した雇用につながりそうな基本的なスキルを習得するために、クライエントに職業訓練を受けるよう提案した。
C. クライエントは、職業訓練に参加していなかった。訓練を受けるよう再度指示した。

第9章 素行障害または非行

39. 仕事を見つけるよう促す（39）
A. 違法行為によって金銭や物品を手に入れるのではなく、仕事を見つけるようクライエントに喚起した。
B. クライエントが仕事に就いたことを褒め、強化した。
C. クライエントが仕事を得たがらない要因を検証し、これらの要因を検討した。

40. 性教育を実施する（40）
A. 見境のない性行動を起こすパターンの排除を目的に、クライエントに性教育を実施した。
B. 無責任または見境のない性行動に伴うリスクをクライエントが特定した。こうしたリスクをわきまえるよう促した。

41. 見境のない行動の理由を検証する（41）
A. 無責任な行動や見境のない性行動を助長する要因をクライエントが検証するのを援助した。
B. 感情のままの性行動以外で、自身の欲求を充足させる、より効果的な方法をクライエントが特定できるように援助した。
C. 見境のない性行動の根底にあるクライエントの不合理な思考を検証して話し合った。

42. 夫婦間の対立を調査する（42）
A. 夫婦間に対立がないか、あるいは、夫婦の問題から注意を逸らすために、クライエントの感情のままの行動に注意を向けるという三角関係がないかを、治療者が調査した。
B. 親が、夫婦間の問題によって、いかにクライエントにストレスが生じているかを認識し、結婚カウンセリングを受けることに同意した。
C. 親は、結婚カウンセリングを受けるという提案を拒否した。この提案を再考するよう親に強く促した。

43. 服薬評価を紹介する（43）
A. 衝動のコントロールを向上させ、気分を安定させるために、クライエントに服薬評価を紹介した。
B. 服薬評価を受けることに、クライエントおよび親が同意した。
C. 衝動のコントロールを向上させ、気分を安定させるために薬を服用することに、クライエントが強く反対した。
D. 服薬に対するクライエントの反応について話し合った。

E. 服薬により、衝動のコントロールが向上し、気分が安定するようになったとクライエントが報告した。
F. 服薬による改善がほとんど、または全くないとクライエントが報告した。
G. クライエントは、定期的に服薬していなかった。服用を遵守するよう促した。

---

*1 （ ）内の番号は、ヤングスマ／ピーターソン／マキニス『臨床現場で使える思春期心理療法の治療計画』（明石書店、2010年）の同問の章に記載されている「行動面の定義」の項目番号を示します。
*2 （ ）内の番号は、ヤングスマ／ピーターソン／マキニス『臨床現場で使える思春期心理療法の治療計画』（明石書店、2010年）の同問の章に記載されている「治療的介入」の項目番号を示します。

第10章
抑うつ状態
Depression

クライエントの様態

1. 悲しく、抑うつ的な気分（1）*¹
A. クライエントは、相当長い間、悲しく、落ち込んでいる様子であると親および教師が報告した。
B. 今日の治療セッション中、クライエントは、見るからに悲しそうな様子で、ほとんどいつも抑うつ的な気分であると本人が報告した。
C. クライエントの抑うつ気分の頻度および程度が徐々に減少し始めている。
D. 最近の出来事についての喜びや嬉しさをクライエントが表現した。
E. クライエントの抑うつ状態が消え、気分がはるかに高まっている。

2. 起伏のない、抑制された情動（1）
A. 家庭や学校で、クライエントの情動に起伏がなく、抑制されているようにみえることが多いと親および教師が報告した。
B. クライエントの情動は、起伏がなく、抑制されている様子で、本人は何の情緒も感じないと報告している。
C. クライエントの情動に生気がみられるようになり、以前よりも幅広い情緒を示した。
D. 治療の開始以来、クライエントの情動は一貫して生気が増している。

3. 死への執着（2）
A. クライエントは死にまつわることに強い執着を示していると親および教師が報告した。
B. 今日の治療セッション中、クライエントは、死にまつわることに強い執着を示し、死についてよく考えると報告した。
C. 死にまつわることへのクライエントの執着が、徐々に薄れつつある。
D. 今日の治療セッションで、クライエントは、死にまつわることを話さなかった。

E. 死にまつわることへのクライエントの執着が消え、人生に対する新たな関心を示している。

4. 自殺念慮、自殺行為（3）
A. 自殺について何度となく考えたことがあるとクライエントが報告した。
B. クライエントは最近、自殺を試みた。
C. クライエントは過去に、救いを求めるために自殺をする素振りを見せたことがある。
D. 今後、自殺の念慮や衝動が問題になる可能性をクライエントが否定した。

5. 不機嫌ないらだち（4）
A. クライエントは、家庭や学校で、あからさまないらだちを見せている。
B. クライエントの怒り、いらだった気分は、深層の抑うつ感情を隠すものであることが多い。
C. 今日の治療セッション中、クライエントは、不機嫌で、いらだっている様子であった。
D. クライエントのいらだった気分の頻度および程度が減少し始めている。
E. クライエントの気分が安定し、いらだたしい気分を示すことが著しく減少している。

6. 家族や友人からの孤立（5）
A. うつの発現以来、クライエントは、家族のメンバーや仲間から著しく孤立し、引きこもるようになった。
B. 今日の治療セッション中、クライエントは内にこもった様子であった。
C. クライエントの社会的な孤立が減少し始め、家族のメンバーや仲間との交流が増えつつある。
D. 今日の治療セッション中、クライエントは、以前よりもはるかに饒舌で、自発的であった。
E. クライエントは、はるかに外向的になり、日頃から家族のメンバーや仲間と交流している。

7. 学業成績の低下（6）
A. うつの発現以来、クライエントの学業成績が低下している。
B. 成績の低下について話し合っているとき、クライエントは見るからに落ち込んだ様子であった。
C. うつが消えて以来、クライエントの成績が向上している。
D. クライエントが、成績の上がった嬉しさや喜びを表現した。

8. 関心の欠如（7）

A. 以前楽しんでいた活動に関心や喜びをほとんど感じないとクライエントが報告した。
B. クライエントは、家庭および学校の活動にほとんど関心や喜びを示していないと親および教師が報告した。
C. クライエントのうつが軽減し始め、以前楽しんでいた活動への関心の兆しを示している。
D. 最近いくつかの活動で喜びや幸せを感じることができたとクライエントが報告した。
E. クライエントは、人生に新たな関心を抱き、生きる気力を高めている。

9. 情緒的苦痛についてのコミュニケーションの欠如（8）

A. クライエントは、苦痛を伴う情緒や体験を抑制することや、こうした情緒や体験を他者に話すのを避けることが多い。
B. 今日の治療セッション中、クライエントは、苦痛を伴う情緒や話題について話すことを避けた。
C. クライエントが、苦痛を伴う情緒や体験を他者に話すのを回避または拒否することが、うつをもたらす顕著な要因になっている。
D. クライエントは、苦痛を伴う情緒や体験について話し始めている。
E. 苦痛を伴う情緒や体験について話そうというクライエントの気持ちが、うつの解消に役立っている。

10. 精神作用物質の乱用（9）

A. クライエントの精神作用物質乱用は、深層の抑うつ感情を隠すものである。
B. 気分を高揚させ、情緒的苦痛を断ち切るために、違法薬物またはアルコールに手を出すことが多いことをクライエントが認めた。
C. 薬物またはアルコールの使用をやめて以来、抑うつ感情が増大しているとクライエントが報告した。
D. 薬物またはアルコールの乱用をやめて以来、クライエントの気分が安定している。
E. 薬物またはアルコールがなくても、さまざまな活動を楽しむことができるとクライエントが報告した。

11. 気力の低下、だるさ、無関心（10）

A. クライエントの抑うつは、気力の低下、疲労感、だるさ、無関心などの形でも表れている。
B. 今日の治療セッション中、クライエントは、疲れて、だるそうで、無関心な様子であっ

た。
C. 最近、若干気力が沸いてきたとクライエントが報告した。
D. 気力が通常のレベルに戻ったとクライエントが報告した。

12. アイコンタクトの欠如（11）

A. クライエントは、人々と交流するときに視線を合わせることがほとんどないと親および教師が報告した。
B. 今日の治療セッション中、クライエントはほとんど視線を合わせず、普段も視線を合わせていないことを認めた。
C. クライエントは、安心できる相手とはある程度視線を合わせるが、よく知らない人とはほとんど視線を合わせていない。
D. 今日の治療セッション中、クライエントは適切に視線を交わし続け、他者とも視線を合わせることが増えていると述べた。
E. クライエントは、いつも適切に視線を交わしていると親および教師が報告した。

13. 低い自尊感情（12）

A. クライエントは、低い自尊感情や、強い不全感や精神的な不安定さに悩まされている。
B. クライエントが、自身について否定的かつ中傷的な発言をした。
C. クライエントのうつに付随する顕著な特徴として、低い自尊感情、自信の欠如、精神的な不安定さがみられる。
D. 今日の治療セッション中、クライエントが、自身についていくつかの前向きな発言をした。
E. クライエントは、自尊感情を高めるための積極的な手段を講じている（例：自分から相手に連絡をする、新しい活動に挑戦する）。

14. 食欲の増減（13）

A. うつのエピソード中は、食欲が失せるとクライエントが報告した。
B. うつになって以来、クライエントの体重が著しく減少している。
C. うつの間は、気分を晴らすために食べ物に手を出すことが多いとクライエントが報告した。
D. うつの発現以来、体重が著しく増加したとクライエントが報告した。
E. 抑うつ感情が軽減して以来、クライエントの食欲は通常のレベルに戻っている。

第 10 章　抑うつ状態

15. 睡眠障害（14）
A. 抑うつ状態になって以来、寝付けないことや、朝早く目が覚めることがあるとクライエントが報告した。
B. うつが生じている間は、普段以上に眠るとクライエントが報告した。
C. 最近はよく眠っているとクライエントが報告した。
D. クライエントの睡眠は、通常のレベルに戻っている。

16. 集中力および決断力の低下（15）
A. 抑うつ的になって以来、集中することや決断することがなかなかできないとクライエントが報告した。
B. 今日の治療セッション中、クライエントは、意識を集中させたり、集中力を持続させたりすることに苦心していた。
C. クライエントの低い自尊感情、自信の欠如、精神的な不安定さが、決断力の低下を助長している。
D. 抑うつ感情が止んでからは、長い時間意識を集中させたり、集中力を持続させたりできるようになったとクライエントが報告した。
E. 何らかの建設的な決断をするクライエントの能力が、抑うつ感情の軽減に役に立っている。

17. 絶望感または無力感（16）
A. クライエントは、将来を悲観的にとらえ、絶望感や無力感にさいなまれている。
B. クライエントは、無力感を表現し、今後人生が好転する希望はほとんどないと述べた。
C. 問題やストレスを克服して、今後人生を好転させる能力への自信をクライエントが表現した。
D. クライエントは、新しい希望を抱き、自らの向上を実感している。

18. 罪悪感（16）
A. 自身の過去の行為に対する強い罪悪感をクライエントが表現した。
B. クライエントの強く不合理な罪悪感が、抑うつと、人生を先に進めない大きな要因になっている。
C. クライエントは、今日の治療セッションを活用して、過去の行為に対する罪悪感を検証した。
D. クライエントは、強い罪悪感に悩まされていることを否定した。
E. クライエントは、過去の行為に対する罪悪感に取り組み、見事解決した。

19. 未解決の悲嘆の問題（17）
A. クライエントの未解決の悲嘆の感情が、抑うつのエピソードの大きな要因になっている。
B. クライエントが、過去の別離または喪失にまつわる強い悲しみや悲嘆の感情を表現した。
C. クライエントは、防衛的で、過去の喪失または別離について話したがらなかった。
D. クライエントが、過去の喪失または別離にまつわる悲嘆の感情に取り組むにつれ、抑うつが消え始めた。
E. 悲嘆の問題に取り組んで以来、クライエントが幸せな気分や満ち足りた気分になる頻度および期間が著しく増大している。

実施した介入

1. 心理検査を手配する（1）[*2]
A. 抑うつの重症度を評価するために、クライエントに心理検査を紹介した。
B. 心理検査の間、クライエントは非協力的で抵抗を示した。
C. クライエントは、正直かつ率直な態度で心理検査を受け、求められたあらゆる指示に協力的であった。

2. 心理検査のフィードバックを通知する（2）
A. 心理検査の結果に関するフィードバックを、クライエントおよび家族のメンバーに通知した。
B. 心理検査の結果から、現在クライエントに軽度の抑うつがあることが判明した。
C. 心理検査の結果から、クライエントに中度の抑うつがあることが判明した。
D. 心理検査の結果から、クライエントの抑うつが重度であることが判明した。
E. 心理検査の結果からは、抑うつ障害の存在は裏付けられなかった。

3. 自滅的な行動を検証する（3）
A. 今日の治療セッションで、クライエントの抑うつが、自滅的な行動を起こすパターンといかに関連しているかを検証した。
B. クライエントが、自滅的な行動と、抑うつの期間の結びつきを認識できたことを褒めた。
C. 自滅的な行動よりも効果的なやり方で、ストレスに対処する方法や、欲求を充足させる方法をクライエントが特定した。これらの方法を確認して評価した。

D. クライエントは、自身のうつが自滅的な行動のパターンに関連しているという解釈に抵抗を示した。この意見を受け入れた。
E. 自滅的な行動のパターンが、うつといかに関連しているかをクライエントが認識できるように、来談者中心療法〔訳注：ロジャースによる心理療法の一つ。来談者の話を傾聴していくなかで、来談者が気づき成長変化をしていくという基本的な考えによる。肯定的関心や、共感的態度といった傾聴時の態度が重視される〕のアプローチを用いた。

4. 感情のままの行動を解釈する（4）
A. クライエントの感情のままの行動を、うつの徴候と解釈した。
B. 感情のままの行動が、根幹にある抑うつ感情といかに関連しているかについてのクライエントが洞察を深められるよう援助した。
C. 自滅的な行動よりも効果的に欲求を充足させる方法や、抑うつ感情を克服する方法をクライエントが特定できるように援助した。
D. クライエントの感情のままの行動が、深層の抑うつ感情といかに関連しているかを検証するために、精神分析療法のアプローチを用いた。
E. 欲求を充足させる方法や、抑うつ感情を克服する方法をクライエントが特定できるように、解決志向の短期療法のアプローチを用いた。
F. クライエントは、感情のままの行動と、うつの結びつきを否定した。この種の問題の具体例を示した。

5. 感情のままの行動を直視させる（5）
A. 感情のままの行動が、いかに現実的な問題や対立との対峙を避ける不適応な対処メカニズムになるかをクライエントに直視させた。
B. クライエントは、感情のままの行動を直視することに前向きな反応を示し、こうした行動よりも効果的にストレスに対処する方法や、欲求を充足させる方法があることを認めた。
C. 対立や情緒的苦痛の対処を避ける手段として、感情のままに行動しているという解釈に、クライエントが抵抗を示した。
D. 満たされない欲求を大切な人々に直接伝え、感情のままの行動をやめるようクライエントに強く促した。
E. クライエントが対立に対処したり、欲求を充足させたりすることができるように、効果的なコミュニケーションや自己主張のスキルを教示した。

6. 表に現れる行動と内なる感情の結びつきを教示する（6）
A. （表面の）怒りやいらだちの行動と、（内面の）傷心や悲しみの感情の結びつきをクライエントに教示した。
B. 怒りやいらだちの感情のままの行動と、傷心や悲しみの感情の結びつきを示すために、Jongsma／Peterson／McInnis『簡潔な思春期治療の宿題計画［未邦訳］（*Brief Adolescent Therapy Homework Planner*）』の中の「表に現れる行動／内なる感情（Surface Behavior/Inner Feelings）」をクライエントの課題にした。
C. クライエントは、「表に現れる行動／内なる感情」の宿題をやり遂げた。クライエントが、怒りやいらだちの行動と、根幹にある傷心や悲しみの感情を結びつけて考えるのを援助した。
D. クライエントは、宿題をやり遂げ、傷心や悲しみの感情を信頼する人に打ち明けることができたと報告した。こうした親しい関係のメリットを確認した。
E. クライエントは、「表に現れる行動／内なる感情」の宿題を終わらせなかった。実施するよう、もう一度指示した。

7. 根幹にある感情の表現を強化する（7）
A. クライエントが怒り、傷心、失望の感情を表現することを強化した。
B. クライエントが根幹にある怒り、傷心、失望の感情を検証できるように、精神分析療法のアプローチを用いた。
C. クライエントの言動には、根幹にある怒り、傷心、失望の感情が反映されていることを示すために、来談者中心療法の原理を用いた。
D. 怒り、傷心、失望の感情を特定した後、こうした感情を家族のメンバーや信頼する親しい人に直接伝えるようクライエントに促した。

8. 喪失の恐怖を検証する（8）
A. 今日の治療セッションで、大切な人々に見捨てられることや、愛情を失うことに対するクライエントの恐怖を検証した。
B. 大切な人々に見捨てられることや愛情を失うことにまつわる不安が、現実的なものか非現実的なものかをクライエントが検証できるよう援助した。
C. 大切な人々に見捨てられる、または拒否されるという不合理な不安に取り組んで克服できるように、認知再構成法〔訳注：認知的技法の一つ。気持ちが動揺したときに、頭に浮かぶ考えが、どの程度現実的かを自らが客観的に点検する方法〕をクライエントに教示した。
D. 大切な人々に見捨てられることや、愛情を失うことに対するクライエントの根幹的な

第10章　抑うつ状態

恐怖を検証するために、精神分析療法のアプローチを用いた。
E. クライエントは、喪失の恐怖を認めた。クライエントがこうした感情を言葉に表すことを支持して励ました。
F. クライエントは、喪失の恐怖を否定した。他者がこの種の情緒をどのように体験しているのかの参考例を示した。

9. 人生に欠けているものを特定する（9）
A. 自身が不幸せなのは、人生に何が欠けているからなのかを特定するようクライエントに指示した。
B. 人生に欠けている側面で、不幸せや抑うつの一因となっているものをクライエントが特定するのを援助した。
C. 人生に欠けている側面を満たす方法を見つけるプランをクライエントと作成した。
D. 自身の長所を活かし、他者からの支援を模索することで、人生に欠けている側面に対処するようクライエントに促した。
E. クライエントは、人生に欠けている側面があることを否定した。この点を引き続き観察するよう促した。

10. 情緒面の満たされない欲求を特定し、充足させるプランを作成する（10）
A. クライエントが情緒面の満たされない欲求を特定するのを援助した。
B. 情緒面の満たされない欲求を充足させる具体的な方法をクライエントが特定するのを援助した。
C. 情緒面の満たされない欲求と、今後これらの欲求を充足させる具体的な方法を特定できるように、Jongsma／Peterson／McInnis『簡潔な思春期治療の宿題計画［未邦訳］(*Brief Adolescent Therapy Homework Planner*)』の中の「満たされていない情緒的ニーズの認識と充足（Unmet Emotional Needs ― Identificationand Satisfaction）」をクライエントの課題にした。
D. クライエントが「満たされていない情緒的ニーズの認識と充足」の課題をやり遂げた。情緒面の満たされない欲求と、これらの欲求を充足させるいくつかの効果的な方法を特定できるように援助した。
E. クライエントは、課題をやり遂げなかった。課題に取り組むよう、もう一度指示した。

11. 現在の生活上のストレス因子を探る（11）
A. 今日の治療セッションで、クライエントの現在の生活状況で、悲しみの感情を助長している要素を探った。

B. クライエントは、治療セッションを活用して、悲しみの感情を助長している現在の生活上のストレス因子を特定することができた。
C. クライエントが現在の生活上のストレス因子に対処する効果的な方法を特定できるように、ロールプレイやモデリングの技法を用いた。
D. クライエントが現在の生活上のストレス因子や問題に対処する効果的な方法を特定できるように、解決志向の短期療法のアプローチを用いた。
E. 過去に使って功を奏したものと同様の方略をクライエントが特定できるように援助した。
F. クライエントは、現在の生活上のストレス因子のパターンを否定した。クライエントのために、このパターンをいくつか特定した。

12. 過去の情緒的苦痛を検証する（12）

A. 今日の治療セッションで、絶望感や低い自尊感情を助長するクライエントの過去の情緒的苦痛を検証した。
B. 過去の体験に伴う情緒的苦痛で、現在の絶望感や低い自尊感情を助長しているものをクライエントが表現したときに、共感と支持を示した。
C. 自身の否定的な思考のパターンを繕い、絶望感を克服する手段として、前向きなセルフトーク〔訳注：生活しているなかで、無意識に心のなかでつぶやく言葉〕を活用するようクライエントに促した。
D. クライエントが明るい未来を思い描けるように、誘導イメージ法〔訳注：イメージ療法の一つ。相手に特定の対象や目標などを想像させ、そこへ到達していく段階をイメージさせることで、精神的な安定をはかる治療技法〕を用いた。
E. クライエントは、過去の情緒的苦痛を一貫して否定した。クライエントが情緒的苦痛を体験した可能性のある領域の参考例を示した。

13. 家族の対立に対処する（13）

A. 家庭内に存在する対立についての話し合いを促進するために、家族セッションを実施した。
B. クライエントの抑うつを助長する対立の核心的な部分を特定するうえで、今日の家族セッションが役に立った。
C. 家族に影響を及ぼしている対立の問題の解決策をブレインストーミング〔訳注：集団でアイデアを出し合うことで、発想の誘発や連鎖、融合を期待する技法〕するよう家族のメンバーに指示した。
D. クライエントの抑うつを助長している問題の解決策について、家族のメンバーで合意

第 10 章　抑うつ状態

に達することができた。家族のメンバーに解決策を実践するよう促した。
E. 治療者の主導にもかかわらず、クライエントの抑うつを助長している対立の解決策について、クライエントと家族のメンバーは合意に達することができなかった。

14. 情緒面の欲求を表現するよう促す（14）
A. クライエントが自身の情緒的欲求を家族のメンバーや大切な人々に、相手を尊重したやり方で伝える機会を設けた。
B. クライエントが欲求を表現したときに、共感とサポートを持って対応した家族のメンバーを奨励した。
C. クライエントの情緒面の欲求を充足させる方法を、クライエントおよび家族のメンバーが特定できるよう援助した。
D. 自身の情緒面の欲求を充足させるために、家族のメンバーまたは大切な人々と一緒に行う具体的な課題をクライエントに与えた。
E. クライエントが自身の情緒面の欲求を家族のメンバーに、相手を尊重したやり方で伝える機会を設けたが、クライエントは、こうした欲求の重要な情報を伝えることを拒否した。

15. 相手を尊重したやり方で感情を表現させる（15）
A. クライエントが自身の思考や感情を、相手を尊重したやり方で表現することを促し、支持し、寛大に対応するよう親に喚起した。
B. クライエントが自身の思考や感情を表現する際の、相手を尊重したやり方と無礼なやり方をクライエントおよび親が区別できるように援助した。
C. 思考や感情を表現する際の、相手を尊重したやり方と無礼なやり方を特定するために、ロールプレイやモデリングの技法を用いた。
D. クライエントがもっと自己主張をして、抑うつを軽減させるよう援助することを目的に、軽度または時折の攻撃的または反抗的な言動は無視するよう親に促した。
E. クライエントの親は、クライエントが自身の思考や感情を、相手を尊重したやり方で表現するのを促し、支持し、寛大に対応していなかった。そうするようクライエントの親に促した。

16. 無力感に関する認知メッセージを特定する（16）
A. 絶望感や無力感を増強する否定的な認知メッセージを、クライエントが特定できるように援助した。
B. 絶望感や無力感を克服する手段として、前向きなセルフトークを活用するようクライ

エントに促した。
C. 絶望感や無力感を助長する不合理な思考に挑むようクライエントに強く促した。
D. 自尊感情を高め、絶望感や無力感を克服するために、自身の長所と短所を特定することをクライエントの宿題にした。
E. クライエントは、無力感や絶望感に関連する認知メッセージまたは感情を否定した。この点の考えられる例を示した。

17. 前向きな認知メッセージを強化する（17）
A. 自信を高め、自己受容を促進するために、前向きな認知メッセージを使うことをクライエントに訓練した。
B. 前向きな認知メッセージを使うことによって、自信や自己受容の感情が高まったことを自覚したとクライエントが報告した。
C. クライエントは、前向きな認知メッセージを使おうと試みたが、依然として、精神的な不安定さや自信の欠如に悩まされていると報告した。認知メッセージを使い続けるようクライエントに促した。
D. クライエントは指示に反して、自信や自己受容の感情を高める手段として、前向きな認知メッセージを使用しなかった。

18. 希望を語ることを強化する（18）
A. 生きる意志や理由を表すクライエントの発言を特に強化した。
B. 落胆または絶望しているときに助けを求めることが可能な頼りになる人々をリストアップするようクライエントに指示した。
C. クライエントの自殺または自傷のリスクを軽減するために、親や家族のメンバーの協力を取り付けた。
D. 本人の生きたいという願望や理由を強化するために、長所や関心事を5～10個特定するようクライエントに指示した。
E. クライエントは現在のストレス因子を克服または対処できるという考えを強化するために、過去にクライエントが逆境やストレスを克服したときがなかったか検証した。

19. 自殺の可能性を調査する（19）
A. 自殺念慮や自傷の衝動があることをクライエントが認めた。入院の必要性の評価を紹介した。
B. 自殺または自傷のリスクにより、クライエントを精神科病棟に入院させた。
C. クライエントは一時的に自殺を考えることがあると報告したが、自身を傷つける意図

は否定した。念のため、クライエントの自殺の可能性を注意深く観察し続ける。
D. 自殺の評価から、クライエントの自傷のリスクは低いことが判明した。

20. 自傷行為を行わない契約を結ぶ（20）
A. 今後自殺念慮や自傷の衝動が生じた場合には、治療者、親、大切な人々のいずれかに連絡することにクライエントが口頭で合意した。
B. 今後自殺念慮や自傷の衝動が生じた場合には、治療者、親、大切な人々のいずれかに連絡することに合意する契約書にクライエントが署名した。
C. 今後自殺を考えたり、自傷の衝動に駆られたりした場合には、治療者、親、大切な人々のいずれかに連絡するという「自傷行為を行わない契約」に署名すること、または口頭で確約することをクライエントが拒否したため、入院の必要性の評価を紹介した。
D. 「自傷行為を行わない契約」に署名したことにより、クライエントは、苦悩や落胆を感じたときに助けを求めることが可能な頼りになる人々が存在することを認識した。

21. 社会的活動や余暇活動への参加を促す（21）
A. 抑うつ感情を軽減し、生活の質を高めるために、社会的活動や余暇活動に参加するようクライエントに強く促した。
B. 生活の質を高め、有意義な交友関係を育む機会になりそうな社会的活動や余暇活動を、クライエントがリストアップするのを援助した。
C. 最近社会的活動または余暇活動に参加していることが、抑うつ感情の軽減に役立っているとクライエントが報告した。
D. クライエントは、抑うつや低い自己価値感を理由に、最近社会的活動や余暇活動に一切参加していない。さらなる支持を与えた。

22. 服薬の必要性を調査する（22）
A. クライエントに向精神薬が必要かどうかを調べた。
B. クライエントには依然として著しい抑うつ症状が発現しているため、服薬の必要性についての評価を紹介した。
C. クライエントは、抑うつの内因性の症候を示すことがなく、自殺念慮を抱いていないため、服薬の必要性についての評価を紹介しなかった。

23. 抗うつ薬の処方を手配する（23）
A. クライエントが報告した症状に基づいて、抗うつ薬を試してみることに言及した。
B. 服薬の必要性の評価を受けることにクライエントおよび親が同意し、クライエントの

医師の診察を手配した。
C. 気分を安定させ、抑うつ症状を軽減するために薬を服用することに、クライエントが強く反対した。

24. 服薬を観察する（24）

A. 向精神薬の服用へのクライエントの反応について話し合った。服薬により、抑うつ症状を軽減し、気分が安定しているとクライエントが報告した。
B. クライエントの向精神薬の服用を確認した。向精神薬を服用し始めて以来、全く改善がみられないとクライエントが述べた。
C. 服薬計画へのクライエントの遵守を確認した。クライエントが薬をきちんと服用していることが確認された。
D. クライエントが向精神薬の服用を遵守していないことが確認された。
E. 服薬の副作用を処方医師に連絡するようクライエントに促した。
F. クライエントの向精神薬の処方を調整する必要性について、処方医師に連絡した。

25. 学業面の努力を促す（25）

A. 抑うつを解消して、自尊感情を高めるために、クライエントが学業面の目標を設定できるよう援助した。
B. 抑うつ感情を補い、自尊感情を高めるために、学業面の目標を達成するようクライエントに喚起して促した。
C. クライエントをやる気にさせ、本人が学業成績を向上させるように、勉強時間を定めた日課表をクライエントと親が作成するのを援助した。
D. クライエントの学習面の目標達成を強化する報酬システムを考案した。
E. クライエントが物事を整理し、学習面の目標を達成するために、電話または進歩ノートで教師と連絡を取り合うようクライエントおよび親に促した。

26. 家庭教師を手配する（26）

A. クライエントの成績を向上させるために、家庭教師を利用するようクライエントおよび親に促した。
B. 校外の学習機関に連絡して、家庭教師を見つけることにクライエントおよび親が合意した。この取り組みを口頭で強化した。
C. クライエントの成績を向上させるために、生徒による学習支援を利用することを教師または学校関係者と相談するようクライエントおよび親に促した。
D. 成績の向上に家庭教師が役立っているとクライエントが報告した。引き続き家庭教師

を利用するよう指示した。
E. 家庭教師を利用しても成績がほとんど、または全く向上していないとクライエントが報告した。引き続き利用するよう強く促した。

27. 課外活動を見つける（27）
A. クライエントが、社会から引きこもるパターンを断ち、有意義な交友関係を育む機会を得られるように、学校の課外活動に参加するよう強く促した。
B. 社会からの引きこもりや過度に内省的なパターンを打破するために、参加可能な学校の課外活動や仲間集団の活動をクライエントがリストアップするのを援助した。
C. 学校の課外活動に参加することが、抑うつ感情の軽減に役立っているとクライエントが報告したことを強化した。
D. クライエントは、学校の課外活動や仲間集団の活動に参加するという提案を遂行していなかった。参加するよう再度指示した。

28. 課外活動への参加を増やす（28）
A. クライエントが人々との交流によってうつを軽減できるように、課外活動に登録または参加するよう指示した。
B. 今日の治療セッションで、クライエントが課外活動への参加に抵抗する理由を検証した。
C. 精神的な不安定さや不全感が、学校の課外活動または仲間集団の活動への参加に抵抗する一因であることをクライエントが認識するのを援助した。
D. 自身の長所や関心事をクライエントがリストアップするのを援助し、続いて、課外活動の参加中にこうした点を活かすよう促した。
E. クライエントの課外活動への定期的な参加を強化する報酬システムを考案した。

29. 食べ物の摂取を観察する（29）
A. 食べ物の摂取を日記に記すことをクライエントに指導した。
B. 体重減少のパターンを止めるために、栄養のあるバランスのとれた食事をするようクライエントに促した。
C. 食事に関するカウンセリングを受けるために、クライエントに栄養士を紹介した。
D. 今日の治療セッションで、クライエントの過食を助長している要因を検証した。
E. 自身の過食のパターンが、満たされていない依存欲求に関連していることを認識したとクライエントが言葉で表したときに、本人を励ました。

30. 睡眠パターンを観察する（30）

A. 今日の治療セッションで、クライエントの安眠を妨げ、夜中に目を覚まさせる要因を検証した。
B. クライエントが就寝前に心を落ち着かせることができるように、誘導イメージ法やリラクゼーションの技法の使い方を訓練した。
C. 服薬の必要性の評価を紹介すべきかどうかを判断するために、睡眠パターンを記録するようクライエントに指示した。
D. 服薬の変更または投与量の調整が必要かどうかを判断するために、睡眠パターンを観察するようクライエントに指示した。
E. 夜間にクライエントが安眠できるように、リラクゼーションの好反応を強化する筋電図（EMG）バイオフィードバック〔訳注：リラクゼーションやメンタルトレーニングでの心の安定度を感覚では理解しにくい筋活動を測定し、わかりやすい状態で自分の安定状態を知り、さらに安定させていこうとする方法〕を利用した。

31. 肯定することを親に促す（31）

A. クライエントに対する愛情を日頃から、温かく、前向きで、肯定する言葉で表現するよう親に強く促した。
B. 毎日少なくとも3つずつ前向きで肯定的な言葉をクライエントにかけるよう親に指示した。
C. クライエントの感情面や行動面の問題ばかりに注意を向けるのではなく、クライエントを褒め、肯定する機会に目を向けるよう親に喚起した。
D. 抑うつを克服するためにクライエントが行った建設的な行動を観察して3〜5つ記録するよう親に指示した。
E. 親の承認、肯定、愛情表現を得るために、責任ある行動や社会的に適切な行動を続けるようクライエントに強く促した。

32. 活動を構造化された日課にする（32）

A. クライエントをやる気にさせ、抑うつ症状を軽減するために、親が、クライエントと行う構造化された前向きな活動を日課にするのを援助した。
B. クライエントと親が一緒に楽しめそうな活動をリストアップするのを援助した。
C. 前向きな交流の頻度を増やし、対話を向上させるために、構造化された活動を通して毎日15分間1対1の時間を過ごすようクライエントおよび親に指導した。
D. クライエントおよび親は、構造化された活動を日課にしていなかった。日課にするよう再度指示した。

第10章 抑うつ状態

33. 楽しめそうな活動を見つける（33）
A. 抑うつ感情の解消に役立つと思われる、楽しめそうな趣味や活動をクライエントがリストアップした。
B. 社会からの引きこもりを断ち、抑うつ感情を和らげるために、課外活動や好ましい仲間集団の活動に参加するようクライエントに強く促した。
C. 楽しめそうな活動を毎日少なくとも1つ行うことをクライエントに指導した。
D. かつて楽しみを感じていた趣味や活動をクライエントが検証した。抑うつ感情を克服するために、同様の活動を再開するようクライエントに促した。
E. クライエントが3～5人のロールモデルを特定するのを援助し、ロールモデルが行っていることに似た楽しめそうな活動または趣味に取り組むよう促した。

34. 社会面や情緒面の欲求を充足させるプランを立てる（34）
A. クライエントが社会面や情緒面の欲求を充足させる行動プランを立てられるよう援助した。
B. かつて抑うつ感情が低く、社会面や情緒面の欲求を充足させるために前向きな手段を講じていた時期をクライエントが検証する間、積極的に傾聴した。
C. 社会面や情緒面の欲求を充足させるために過去に使って功を奏したものと同様の手段を講じるようクライエントに促した。
D. かつて社会面や情緒面の欲求を充足させるうえで、課外活動や好ましい仲間集団の活動に参加したことが役立っていたという認識をクライエントが述べたときに、その認識を強化した。
E. 治療セッションで、かつてクライエントが家族から強力なサポートを受け、好ましい仲間集団に属していた時期は、いかに抑うつ感情が低かったかが判明した。

35. 人々との交流を強化する（35）
A. 友人や家族との楽しい会話を始めたり、続けたりするための前向きな社会的スキルや適切な方法の模範を示すために、行動リハーサルやロールプレイの技法を用いた。
B. クライエントが進んで仲間や家族と楽しく交流することを強化する報酬システムを導入した。
C. 毎日1回楽しい会話を始めることをクライエントの宿題にした。
D. 週に3回異なる相手に電話をかけることをクライエントの宿題にした。
E. クライエントは、人々との交流のパターンを広げていなかった。交流を広げない問題をクライエントが解決するのを援助した。

36. 芸術療法の技法を用いる（36）

A. クライエントが抑うつ感情を表現できるように、芸術療法の技法を用いた。
B. クライエントの作品を足掛かりに、本人の抑うつやその他の情緒的苦痛の原因を検証した。
C. クライエントが抑うつ感情を表現し、原因を特定するうえで、芸術療法が役に立った。
D. クライエントの作品からは、抑うつの根源についての洞察がなかなか得られなかった。

37. 精神作用物質乱用を調査する（37）

A. 抑うつ感情に対処する手段としてアルコールまたは薬物を使用していないかどうかを判断するために、クライエントに診断面接を実施した。
B. 薬物またはアルコールの摂取量を調べ、治療の必要性を判断するために、クライエントに精神作用物質乱用の評価を紹介した。
C. 過去のアルコールまたは薬物の使用について質問したとき、クライエントは協力的であった。
D. 過去のアルコールまたは薬物の使用について話し合うことに、クライエントは抵抗を示した。この点についてオープンになるよう促した。

38. 精神作用物質乱用の治療を紹介する（38）

A. 精神作用物質乱用の評価の所見から、乱用の問題の存在が明らかになったため、クライエントに精神作用物質依存の治療を紹介した。
B. クライエントが、精神作用物質乱用の問題の治療を受けようという気持ちを表現した。治療先を紹介した。
C. 紹介した精神作用物質乱用の治療を受けることに、クライエントが抵抗を示した。
D. 精神作用物質乱用の評価の所見からは、乱用の問題の存在や、この領域の治療の必要性は明らかにならなかった。

39. 感情のままの性行動を調べ、直視させ、治療する（39）

A. クライエントの無責任な行動や見境のない性行動のパターンを助長している要因を調査した。
B. 無責任で見境のない性行動に伴う潜在的な危険やリスクをクライエントに直視させ、教示した。
C. 見境のない性行動によって、抑うつから抜け出し、依存欲求を満たそうとしているという認識をクライエントが打ち明けた。こうした欲求を充足させる他の方法をリストアップするのを援助した。

第10章　抑うつ状態

D. 今日の治療セッションで、見境のない性行動の根底にある、クライエントの不合理または非現実的な信念を検証した。
E. クライエントは見境のない性行動を助長している要因をなかなか特定できなかった。この点の参考となるフィードバックを与えた。

40. 未解決の悲嘆の問題を調査する（40）
A. 今日の治療セッションで、未解決の悲嘆や喪失の問題が、クライエントの抑うつを助長していないか検証した。
B. 過去の別離や喪失にまつわる感情をクライエントが表現する機会を設けた。
C. 過去の別離や喪失にまつわる感情を表現できるように、亡くなった人または不在の人に手紙を書くことをクライエントに指導した。
D. 過去の悲嘆の問題にまつわる日々の思考や感情を日記に記すことをクライエントに指導した。
E. 過去の別離や喪失にまつわる感情の表現を促進するために、エンプティ・チェア法〔訳注：クライエントの前にある空の椅子に心の対象を座らせ、擬人化して対話などをする技法〕を用いた。
F. 過去の喪失にまつわる感情と、そうした感情がクライエントの人生にいかに影響を及ぼしているかを絵に描き表すことをクライエントに指導した。

---

*1 （　）内の番号は、ヨングスマ／ピーターソン／マキニス『臨床現場で使える思春期心理療法の治療計画』（明石書店、2010年）の同問の章に記載されている「行動面の定義」の項目番号を示します。
*2 （　）内の番号は、ヨングスマ／ピーターソン／マキニス『臨床現場で使える思春期心理療法の治療計画』（明石書店、2010年）の同問の章に記載されている「治療的介入」の項目番号を示します。

第11章

離婚への反応
Divorce reaction

クライエントの様態

1. 親との接触の減少 (1) *1
A. 別居または離婚以降、クライエントは、片方の親とめったに、または全く接触していない。
B. クライエントは、ガードが固く、片方の親とめったに、または全く接触していないことについて話したがらなかった。
C. クライエントは、片方の親とめったに、または全く接していないことにまつわる悲しみ、傷心、失望の感情を表現した。
D. クライエントは、片方の親との接触が限られていることにまつわる強い怒りの感情を言葉で表した。
E. クライエントは、片方の親とめったに、または全くない接触していないことにまつわる多くの感情に取り組んでいる。

2. 激しい感情の爆発や気分の突然の変調 (2)
A. 別居または離婚以降、クライエントは、激しい感情の爆発や気分の突然の変調を頻繁に示している。
B. 別居または離婚について話し合っているときに、自身の感情をうまくコントロールできないことをクライエントが認めた。
C. 別居または離婚について話し合っているときに、クライエントは幅広い感情を示した。
D. クライエントが別居または離婚にまつわる感情に取り組むにつれ、本人の気分が安定し始めている。

3. 精神作用物質の乱用 (3)
A. 両親の別居または離婚以降、クライエントは相当量の精神作用物質を乱用している。
B. 両親の別居または離婚にまつわる情緒的苦痛を遮断するために、度々アルコール、ま

たは薬物に頼っていることをクライエントが認めた。
C. 精神作用物質乱用に伴う否定的な成り行きや潜在的な危険を自覚したとクライエントが言葉に表した。
D. クライエントは、別居または離婚にまつわるストレスや情緒的苦痛に対処するために、薬物またはアルコールに頼ることよりも適応的な対処メカニズムを構築し始めている。
E. クライエントが、精神作用物質を断ったと述べた。

4. 悲嘆および悲しみの感情（4）
A. 両親の別居または離婚以降、クライエントは、強い悲嘆および悲しみの感情を抱いている。
B. 両親の別居または離婚について話しているとき、クライエントは、見るからに悲しそうであった。
C. クライエントは、別居または離婚にまつわる悲嘆および悲しみの感情に取り組み始めている。
D. 今日の治療セッションで、クライエントは、以前よりも幸せで、満ち足りた様子であった。
E. 最近、抑うつ気分の頻度および程度が著しく減少しているとクライエントが報告した。

5. 低い自尊感情（4）
A. 両親の別居または離婚以降、クライエントの自尊感情が著しく低下している。
B. 低い自尊感情、不全感、精神的な不安定さをクライエントが言葉で表した。
C. クライエントは、自尊感情を高め、前向きな自己イメージを形成するための積極的な手段を講じ始めている。
D. 今日の治療セッション中、クライエントが自身について前向きな発言をした。
E. 両親の別居または離婚にまつわる多くの感情を克服した後、クライエントは、健全な自己イメージを形成している。

6. 社会的引きこもり（4）
A. 両親の別居または離婚以降、クライエントは、著しく引きこもり、孤立するようになっている。
B. 今日の治療セッション中、クライエントは、極めて寡黙で、内にこもった様子で、進んで会話をすることがほとんどなかった。
C. クライエントは、徐々に仲間と交流し始めている。

D. 今日の治療セッション中、クライエントは、以前よりも話をし、外向的であった。

7. 罪悪感、自己非難（5）
A. 自身の行動が何らかの形で親の離婚の原因になったのではないかという罪悪感をクライエントが表現した。
B. クライエントは、自身の何らかの行動が親の離婚を招くことになった、あるいは離婚を阻止できなかったという理不尽な信念を抱き続けている。
C. クライエントは、両親の別居または離婚にまつわる罪悪感に取り組み始めている。
D. 親が、クライエントには別居または離婚の責任はないと言葉で表した。
E. クライエントは、自身の罪悪感を見事に克服し、両親の別居または離婚について自身を責めなくなった。

8. 反抗的な行動、感情のままの行動、攻撃的な行動（6）
A. 両親の別居または離婚以降、クライエントの反抗的な行動、感情のままの行動、攻撃的な行動の頻度および程度が著しく増大している。
B. 別居または離婚について話し合っているとき、クライエントは怒り、いらだっている様子であった。
C. クライエントの反抗的な行動、感情のままの行動、攻撃的な行動の頻度が徐々に減少し始めている。
D. クライエントは最近、適切なセルフコントロールを示し、反抗的な行動、感情のままの行動、攻撃的な行動をさほど起こしていない。
E. クライエントは別居または離婚にまつわる多くの感情を克服し、反抗的な行動、感情のままの行動、攻撃的な行動の頻度および程度が著しく減少している。

9. 学校の成績の低下（7）
A. 両親の別居または離婚後、クライエントの学校の成績が著しく低下している。
B. 別居または離婚以降、優秀な成績を収めることへの関心や動機を失ったとクライエントが言葉で表した。
C. クライエントは、学業への新たな関心を抱き、成績を上げるための手段を講じ始めている。
D. 学校の課題や宿題を習慣的に終えているとクライエントが報告した。

10. 見境のない性行動（8）
A. 両親の別居または離婚以降、見境のない性行動や誘惑的な性行動を起こすパターンを

クライエントが説明した。
B. 失われた家庭内の安心感やサポートを埋め合わせるために、見境のない性行動や誘惑的な性行動を起こしていることをクライエントが認めた。
C. 見境のない性行動に伴う否定的な成り行きや潜在的な危険を自覚したとクライエントが言葉で表した。
D. クライエントは、自身の性的衝動に対する適切なコントロールを示し、危険な性行動や無責任な性行動を起こしていない。

11. 擬成熟傾向（9）
A. 両親の別居または離婚に対する反応として、クライエントは、擬成熟傾向〔訳注：大人の期待に添うような言動を示す〕を示した。
B. クライエントは大人びた振りをして、両親の別居または離婚にまつわる情緒的苦痛に悩まされていることを冷ややかに否定した。
C. 別居または離婚に対する反応として、クライエントは、親の役割や責任を多々引き受けている。
D. 親の役割や責任をたくさん引き受けようという気持ちによって、自身の情緒面や社会面な欲求の充足がいかに阻まれているかを自覚したとクライエントが言葉で表した。
E. クライエントは、学校や家庭で責務を果たすことと、情緒面や社会面の欲求を充足させることのバランスをうまくとっている。

12. 心身的愁訴（10）
A. 両親の別居または離婚以降、クライエントの心身的愁訴が著しく増加している。
B. 両親の別居または離婚の問題について話し合っているとき、クライエントは気分が悪いと訴えた。
C. 自身の心身的愁訴が、別居または離婚にまつわる根幹的な情緒的苦痛に関連しているという解釈に、クライエントが抵抗を示した。
D. 自身の心身的愁訴と、親の夫婦間の対立から予測される別離や、対立に関連するストレスやフラストレーションが結びついていることを理解したとクライエントが言葉で表した。
E. クライエントの心身的愁訴の頻度が著しく減少している。

13. 好意的な支援ネットワークとの関係の喪失（11）
A. 転居による地理的な移動により、クライエントは、かつての支援ネットワークとの関係を失った。

B. 両親の別居または離婚後、転居しなければならず、その結果、支援ネットワークとの関係を失ったことにまつわる悲しみの感情をクライエントが表現した。
C. 両親の別居または離婚後、転居しなければならなかったことにまつわる怒りの感情をクライエントが表現した。
D. クライエントは、新しい土地に転居して以来、前向きな支援ネットワークを築くための積極的な手段を講じている。
E. 近親者以外で、自分をサポートしてくれる強力な社会的ネットワークを確立しているとクライエントが報告した。

実施した介入

1. 治療上の信頼を築く (1) *2

A. 今日の治療セッションの目的は、クライエントが両親の別居または離婚にまつわる感情を表現して取り組み始めることができるように、クライエントとの信頼を築くことであった。
B. 一貫したアイコンタクト、積極的傾聴、無条件の肯定的関心、心からの受容を通して、クライエントとの信頼を築くことを試みた。
C. クライエントとの信頼を築くうえで、治療セッションが役に立った。
D. クライエントは依然として、別居または離婚にまつわる感情を打ち明けることへのガードが固く、治療セッションでクライエントとの信頼をうまく築くことができなかった。

2. 感情を検証し、表現を促す (2)

A. 今日の治療セッションで、両親の別居または離婚にまつわるクライエントの感情を検証した。
B. 別居または離婚にまつわる感情をクライエントが表現して明確にする間、本人を励まし支持した。
C. クライエントが両親の別居または離婚にまつわる思考や感情を表現するのを援助するために、来談者中心療法〔訳注:ロジャースによる心理療法の一つ。来談者の話を傾聴していくなかで、来談者が気づき成長変化をしていくという基本的な考えによる。肯定的関心や、共感的態度といった傾聴時の態度が重視される〕の原理を用いた。
D. クライエントは、今日の治療セッションを活用し、援助を受けながら、両親の別居または離婚にまつわるさまざまな感情を表現した。
E. 励ましや支持にもかかわらず、クライエントは依然として、別居または離婚にまつわ

る感情を打ち明けることへのガードが固かった。

3. エンプティ・チェア法を用いる（3）
A. 別居または離婚に関してクライエントが双方の親に対して抱く複雑な心境を表現できるように、エンプティ・チェア法〔訳注：クライエントの前にある空の椅子に心の対象を座らせ、擬人化して対話などをする技法〕を用いた。
B. 別居または離婚に関してクライエントが双方の親に対して抱く心境を特定して表現するうえで、エンプティ・チェア法が役に立った。
C. エンプティ・チェア法を行うことにクライエントは戸惑っている様子で、別居または離婚に関して双方の親に抱く心境を打ち明けたがらなかった。
D. クライエントが親権を持つ親と持たない親に関する思考や感情を表現するうえで、エンプティ・チェア法が役に立った。

4. 日記に記すことを課題にする（4）
A. 別居または離婚に関する強い情緒を呼び起こした体験や状況を日記に記すことをクライエントに指導した。
B. 別居または離婚にまつわる思考や感情を記した日記の内容をクライエントが分かち合う間、積極的傾聴の技法を用いた。
C. クライエントが別居または離婚にまつわる感情を表現して取り組めるようにするうえで、日記が役立つことが実証された。
D. クライエントは、別居または離婚にまつわる思考や感情を日記に記していなかった。日記をつけるよう再度指示した。

5. 年表を作成する（5）
A. 別居または離婚の前後に、家庭生活に影響を及ぼした顕著な出来事（肯定的と否定的の両方）を記した年表をクライエントが作成した。治療セッションで、この年表を確認した。
B. 別居または離婚による自身の生活への影響に関する思考や感情をクライエントに表現させるうえで、年表が役に立った。
C. 両親の別居または離婚によるクライエントの生活への影響に関する話し合いを促すうえで、年表の課題は役に立たなかった。
D. 両親の別居または離婚以降、家庭内に生じた肯定的および否定的な変化をクライエントが特定する間、積極的傾聴のスキルを用いた。
E. クライエントが、年表を基に、離婚や、家庭内のその後の変化に対する複雑な心境を

表現した。こうした心情を話し合うときに、クライエントを支持した。
F. クライエントは、年表を作成しなかった。作成するよう再度指示した。

6. 質問をリストアップする（6）

A. 両親の別居または離婚に関する質問をクライエントがリストアップするのを援助した。
B. クライエントが、まず、別居または離婚に関して抱いている質問を特定し、続いて、各質問に対する答えを予想するのを援助した。
C. 別居または離婚に関する具体的な質問を親に尋ねたいかどうかを、クライエントが慎重に検討した。質問するという選択、または質問しないという選択の良い点と悪い点を確認した。
D. クライエントが、別居または離婚をもたらした要因をきちんと理解できるように、それぞれの親に別居または離婚に関する具体的な質問をするよう促した。
E. 親が否定的な反応を示す可能性があるため、クライエントは、それぞれの親に別居または離婚に関する具体的な質問をしないことにした。この決断を受け入れた。

7. 感情の表現を促進する（7）

A. クライエントおよびきょうだいが両親の面前で、別居または離婚にまつわる感情を表現し、質問できるように、家族セッションを実施した。
B. クライエントおよびきょうだいに、別居または離婚にまつわる感情を表現させ、質問をさせるときに、親権を持つ親が支持的であったことに、前向きなフィードバックを与えた。
C. クライエントおよびきょうだいに、別居または離婚にまつわる感情を表現させ、質問をさせるときに、親権を持たない親が支持的であったことに、前向きなフィードバックを与えた。
D. クライエントおよびきょうだいが、別居または離婚にまつわる感情を表現し、質問し始めたときに、親権を持つ親が自己防衛的になったため、身構えないよう指示した。
E. クライエントおよびきょうだいが、別居または離婚にまつわる感情を表現し、質問し始めたときに、親権を持たない親が自己防衛的になったため、身構えないよう指示した。

8. 家庭で感情を表現する機会を設ける（8）

A. クライエントおよびきょうだいが、別居または離婚および家庭内のその後の変化にまつわる感情を家庭で表現し、質問できる機会を設けるよう親に促した。

第 11 章　離婚への反応

B. クライエントおよびきょうだいが、別居または離婚および家庭内のその後の変化にまつわる感情を家庭で表現し、質問できるように、家族会議を実施するよう親に促した。
C. 別居または離婚および家庭内のその後の変化にまつわる感情を表現し、質問する健全な方法と不健全な方法を、家族のメンバーが特定できるように援助した。
D. クライエントに引きこもりや感情の爆発の増加がみられた場合には、別居または離婚および家庭内のその後の変化にまつわるクライエントの感情を推し測るよう親に促した。
E. クライエントおよびきょうだいに、家庭内で生じて欲しいと思う前向きな変化を具体的に挙げるよう指示した。
F. クライエントの親は、クライエントが普段、自身の感情を（相手を尊重したやり方で）表現することを認めていなかった。表現させるよう指示した。

9. 罪悪感および自己非難を検証する（9）
A. 今日の治療セッションで、両親の別居または離婚に対するクライエントの罪悪感や自己非難を助長している要因を検証して特定した。
B. 自身の反発的な行動が、両親の別居の一因になったのかもしれないとクライエントが述べた。本人の否定的な行動が、両親の別居を招いたわけではないことを、クライエントが理解できるように援助した。
C. 今日の治療セッションで、両親の別居に対するクライエントの罪悪感や自己非難を助長している具体的な出来事は明らかにならず、この種の感情に悩まされていることをクライエントが否定した。
D. クライエントは依然として、自身の否定的な行動が、親の別居を招いたという罪悪感を抱いている。クライエントには責任がないと重ねて安心づけた。

10. 両親を復縁させることをクライエントに思いとどまらせる（10）
A. クライエントには、両親を復縁させる力や権限のないことを、やんわりと直視させた。
B. 自分が否定的な行動を起こせば、両親が元に戻るのではないかという信念を、クライエントに直視させた。
C. 自分には両親が一緒にいるか離婚するかを決める力のないことをクライエントは認めている。

11. クライエントには別居または離婚の責任がないことを断言する（11）
A. クライエントおよびきょうだいには別居または離婚の責任がないことを親権を持つ親が断言し、治療者がこの発言を強調した。

167

B. クライエントおよびきょうだいには別居または離婚の責任がないことを親権を持たない親が断言し、治療者がこの発言を強調した。
C. 親が、別居または離婚に対する責任を言葉で表すのを支持した。
D. クライエントおよびきょうだいには別居または離婚の責任がないという親の断言に、クライエントらが前向きな反応を示した。親の発言の意味を詳しく説明した。
E. クライエントには責任がないという両親の発言にもかかわらず、クライエントは依然として、両親の離婚に対する罪悪感に悩まされている。こうした感情は通常のことであると説明した。

12. 非難を親に直視させる（12）

A. 別居または離婚をクライエントまたはきょうだいのせいにする発言をしたことについて、親権を持つ親に注意を促し、直視させた。
B. 別居または離婚をクライエントまたはきょうだいのせいにする発言をしたことについて、親権を持たない親に注意を促し、直視させた。
C. 別居または離婚の責任をクライエントまたはきょうだいのせいにする発言をやめることを親権を持つ親が口頭で確約したことを強化した。
D. 別居または離婚の責任をクライエントまたはきょうだいのせいにする発言をやめることを親権を持たない親が口頭で確約したことを強化した。
E. 別居または離婚をクライエントまたはきょうだいのせいにする発言をやめるよう注意を促したにもかかわらず、親は依然としてこうした発言をしている。

13. 離婚のプラス面とマイナス面をリストアップする（13）

A. 両親の離婚のプラス面とマイナス面をリストアップすることをクライエントの宿題にした。
B. 両親の離婚のプラス面とマイナス面について話し合っている間にさまざまな感情を抱くことは、通常なことであるとクライエントを安心させた。
C. クライエントが両親の離婚のマイナス面にまつわる感情を表現したときにクライエントを支持したが、プラス面は1つも特定できなかった。
D. 両親の離婚のプラス面とマイナス面をリストアップする宿題をクライエントがやり遂げなかったのは、情緒的苦痛を避けたいという願望によるものと思われ、このことを本人に告げた。

14. クライエントと一緒に過ごすよう親に促す（14）

A. クライエントの欲求を明らかにするために、クライエントおよびきょうだいと定期的

第11章　離婚への反応

　　　または毎日10〜15分間1対1の時間を過ごすよう親に指示を与えた。
B. 親と1対1で過ごす時間が、クライエントの抑うつ的な感情の軽減に役立っていることが確認された。
C. 1対1で過ごす時間が、クライエントの怒りのコントロールの改善に役立っているとクライエントおよび親が報告した。こうした1対1の時間を継続するよう促した。
D. 多忙なために一緒に過ごす時間がほとんどないとクライエントおよび親が報告した。一緒に過ごす時間を取り決めた。
E. クライエントが両親の離婚に適応できるように、1対1の時間を過ごすようクライエントおよび親に強く喚起した。

15. 満たされない欲求を理解して充足させる（15）
A. 満たされない欲求をリストアップし、こうした欲求を充足させるために講じることが可能な手段を特定することをクライエントの宿題にした。
B. クライエントが満たされない欲求と、こうした欲求を充足させるために講じることが可能な手段を特定できるように、Jongsma／Peterson／McInnis『簡潔な思春期治療の宿題計画［未邦訳］（*Brief Adolescent Therapy Homework Planner*）』の中の「満たされていない情緒的ニーズの認識と充足（Unmet Emotional Needs — Identificationand Satisfaction）」を課題にした。
C. クライエントは、「満たされていない情緒的ニーズの認識と充足」の課題をやり遂げた。欲求を充足させるための積極的な手段をクライエントが講じ始めたことが確認された。
D. クライエントは、宿題をやり遂げなかった。次回の治療セッションまでに宿題に取り組むよう、もう一度指示した。

16. 離婚への健全な対処を強化する（16）
A. 治療セッションでは、両親の離婚へのクライエントの対処能力を高めることに重点を置いた。
B. 両親の離婚に健全に適応していることを表す行動や様子をリストアップするようクライエントに指示した。
C. クライエントが、両親の離婚に適応するための前向きな手段を講じることを強化した。
D. クライエントは、依然として悲観的で、離婚への健全な適応が可能であるという考えに抵抗を示した。健全な適応の可能性を閉ざさないよう促した。

17. 情緒的苦痛と怒りの爆発を結びつける（17）

A. 両親の離婚にまつわるクライエントの根幹的な情緒的苦痛が、怒りの爆発または攻撃的な行動の頻度の増加にいかに関連しているかを特定するうえで、治療セッションが役に立った。

B. 自身の攻撃的な行動が、両親の離婚にまつわる悲しみ、傷心、失望の感情といかに結びついているかに対する理解をクライエントが言葉で表せるよう援助した。

C. 根幹にある情緒的苦痛を表現する適切な方法をクライエントに示すために、ロールプレイやモデリングの技法を用いた。

D. 離婚にまつわる情緒的苦痛を、怒りや攻撃を持って衝動的に反応する、よりも適切な形で表現する方法をリストアップするようクライエントに指示した。

E. クライエントは、情緒的苦痛と、怒りの爆発の結びつきを否定した。こうした結びつきについて再考するよう促した。

18. 怒りの適切な表現と不適切な表現を教示する（18）

A. 両親の別居、離婚、家族の変化に対する怒りを表現またはコントロールする、適切な方法と不適切な方法をクライエントが特定できるように援助した。

B. 怒りを適切な言葉で表したり、健全な身体活動で発散したりするために、クライエントに自身を落ち着かせる方略やセルフコントロールの方略（例：リラクゼーション、「止まって、見て、聞いて、考える」）を教示した。

C. 両親の別居、離婚、家族の変化について動揺したときは、積極的傾聴のスキルを使って、怒りや身体的な攻撃で反応しようとする衝動や切迫感を遅らせるようクライエントに促した。

D. 強い怒りの感情や攻撃的な衝動を発散する健全な身体活動をクライエントが特定した。前向きなフィードバックを与えた。

E. 適切な怒りの表現方法を教示したにもかかわらず、クライエントは依然として、家族の構造や力動の変化に対する怒りを不適切な手段で表現している。

19. リラクゼーションや誘導イメージ法を教示する（19）

A. クライエントが怒りをコントロールできるように、リラクゼーションや誘導イメージ法〔訳注：イメージ療法の一つ。相手に特定の対象や目標などを想像させ、そこへ到達していく段階をイメージさせることで、精神的な安定をはかる治療技法〕を教示した。

B. 怒りをコントロールするためにリラクゼーションや誘導イメージ法を使うことに、クライエントが前向きな反応を示した。

C. クライエントは、リラクゼーションや誘導イメージ法を一貫して利用せず、そのため、

第 11 章　離婚への反応

依然として怒りのコントロールの問題を抱えている。これらの技法を利用するよう再度指示した。

20. 親が一貫した制限を設けることを強化する（20）
A. クライエントの感情のままの行動、反抗的な行動、攻撃的な行動に、確固たる一貫した制限を設け、こうした行動の成り行きを適用する必要があるときに、離婚にまつわる罪悪感によって弱腰にならないよう親に強く促した。
B. 離婚にまつわる罪悪感のために、クライエントの感情のままの行動、反抗的な行動、攻撃的な行動に対して確固たる一貫した制限を設けなかったことを親が認めた。ブレインストーミングの技法〔訳注：集団でアイデアを出し合うことで、発想の誘発や連鎖、融合を期待する技法〕を用いて、一貫した制限を設ける方法を考案した。
C. 親が、確固たる一貫した制限を設け始めたと報告した。成り行きを適用する必要があるときに、罪悪感によって弱腰にならないよう親に促した。
D. クライエントの感情のままの行動、反抗的な行動、攻撃的な行動に対して確固たる一貫した制限を設けるようになって以来、クライエントの行動に改善がみられていると親が報告した。こうした制限のメリットを確認した。

21. 明確なルールの設定を親に促す（21）
A. 親が、クライエントに明確なルールや境界を設定できるよう援助した。
B. クライエントの感情のままの行動、反抗的な行動、攻撃的な行動に伴う然るべき成り行きをクライエントと親が特定できるよう援助した。
C. 本人への期待を理解していることを確認するために、ルールを復唱するようクライエントに指示した。
D. 両親が特定したルールや期待に合意しないとクライエントが言葉に表した。こうしたルールを設定する親の権利を肯定した。

22. 毎日宿題をする時間を親が定めるよう援助する（22）
A. クライエントが学校の課題や宿題を終わらせられるように、新しい日課を親が定めるのを援助した。
B. 宿題を終わらせる頻度を増やすために、勉強時間を定めた日課表をクライエントと親が作成するのを援助した。
C. クライエントの学業面の進歩について、電話や文書で教師や学校関係者と定期的に連絡を取り合うよう親に強く促した。
D. 学校の課題や宿題を終わらせようとするクライエントの取り組みを親に知らせる進歩

ノートを、毎日または週1回家に持ち帰らせることについて、教師と協議した。
E. 親は、クライエントが学校の課題を終わらせるための日課表を作成していなかった。作成するよう再度指示した。

23. 成績を向上させる報酬システムを考案する (23)
A. クライエントが学校の課題や宿題を習慣的に終わらせることを強化する報酬を、クライエントと親が特定するのを援助した。
B. クライエントが学校の課題や宿題を習慣的に終わらせることを強化する報酬システムを考案した。
C. 学校の課題や宿題を終わらせなかった場合の成り行きを規定する行動契約〔訳注：行動を管理するための約束で、標的とする行動、実行期限、約束が守れなかったときの結果を明記する〕に署名するようクライエントおよび親に指示した。
D. 成績を向上させるために作成した報酬システムや行動契約の条件に、クライエントおよび親が口頭で合意した。
E. クライエントおよび親は、成績を向上させる報酬システムを使用していなかった。使用するよう再度指示した。

24. 身体的愁訴と情緒的葛藤の関係を検証する (24)
A. 今日の治療セッションでは、クライエントの身体的愁訴と、両親の離婚に伴う根幹的な情緒的葛藤の関係に重点を置いた。
B. 今日の治療セッションでは、クライエントの身体的愁訴は取り上げず、両親の離婚に伴う根幹的な情緒的葛藤および感情の表現に再び重点を置くよう試みた。
C. 今日の治療セッションで、クライエントの身体的愁訴によって得られる副次的な利益を検証した。
D. 身体的愁訴が、両親の離婚にまつわるストレスや葛藤に関連していることを認識したとクライエントが言葉で表したことに、前向きなフィードバックを与えた。
E. 身体的愁訴が、満たされない依存欲求といかに関連しているかを理解したとクライエントが言葉で表した。こうした考えを深めることを援助した。

25. 親権を持たない親に制限を設けるよう促す (25)
A. 親権を持たない親に、クライエントの訪問中、悪事には確固たる一貫した制限を設け、クライエントの思いどおりになるように甘やかすことがないように強く促した。
B. 親権を持たない親が、クライエントの悪事に伴う然るべき成り行きを特定できるよう援助した。

C. 親権を持たない親が、自身の甘やかし過ぎるパターンによって、クライエントの未成熟さや責任を負うことへの抵抗がいかに助長されているかを認識したと言葉で表した。行動を改めるよう強く促した。
D. 親権を持たない親が、罪悪感や、訪問中は対立を避けたいという気持ちから、クライエントの悪事に制限を設けるのをためらっていることを認めた。行動を改めるよう援助した。
E. クライエントの感情のままに行動に対して確固たる一貫した制限を設けて以来、クライエントの悪事の頻度が減少していると親権を持たない親が報告した。こうした交流パターンのメリットを強調した。

26. 親権を持たない親が子どもに責任を果たさせることを強調する（26）
A. クライエントおよびきょうだいの訪問中に、家の手伝いをさせるよう親権を持たない親に指示を与えた。
B. クライエントおよびきょうだいに、宿題を終わらせる時間のスケジュールを立てさせるよう親権を持たない親に促した。
C. クライエントまたはきょうだいを動揺させることや、対立するようなことを避けたいという気持ちから、子どもたちに手伝いをさせることや、宿題を終わらせるよう命じることをためらっていると親権を持たない親が認めた。長期的にこのパターンがもたらす否定的な成り行きについてのフィードバックを強調した。
D. 訪問時にクライエントおよびきょうだいが手伝いや宿題を終わらせることを強化する報酬システムを、親権を持たない親が考案できるよう援助した。
E. 子どもたちが手伝いや宿題を終わらせなかった場合の成り行きを、親権を持たない親が特定できるよう援助した。

27. 過干渉な親に制限の設定を教示する（27）
A. 過干渉または過保護な親が、制限を設けなければ、クライエントの未熟な行動や無責任な行動がいかに強化されるかを理解できるよう援助した。
B. 過干渉または過保護な親が、クライエントの未熟な行動や無責任な行動に伴う然るべき成り行きを特定できるよう援助した。
C. クライエントの責任ある行動を頻繁に褒め、正の強化を与えるよう親に促した。
D. クライエントが責任持って行動することを強化する報酬システムを考案した。

28. 欲求を充足させる年齢相応の方法を特定する（28）
A. クライエントが帰属意識、受容、承認の欲求を充足させる年齢相応の方法を、クライ

エントと親が特定できるように援助した。
B. 次回のセッションまでに、年齢に応じた具体的な行動を3～5つ実践することをクライエントの宿題にした。
C. 帰属意識や他者からの受容や承認を得るための年齢相応の方法を示すために、ロールプレイやモデリングの技法を用いた。
D. クライエントが帰属意識、受容、承認の欲求を充足させられるように、効果的なコミュニケーションのスキルを教示した。
E. 欲求を充足させる年齢相応の方法を教示したが、クライエントはこれらの技法をさほど使っていなかった。こうした健全で有益な技法をもっと利用するようクライエントに再度指示した。

29. 元配偶者への批判を慎むよう親に促す（29）

A. クライエントやきょうだいの前で、もう片方の親に対する敵意のある発言や過度に批判的な発言をすることについて、親に注意を促し直視させた。
B. もう片方の親に対する敵意のある発言や過度に批判的な発言が、クライエントやきょうだいをいかに動揺させているかを認識したとクライエントの親が言葉で表した。前向きなフィードバックを与えた。

30. クライエントを間に挟まないよう親に教示する（30）

A. もう片方の親についての情報を求めたり、大人の問題のメッセージをクライエントに託したりするなど、クライエントを仲介役にしないよう親に注意を促した。
B. 仲介役をさせることによって、クライエントをいかに動揺させていたかを自覚したと親が言葉で表した。子どもの役割を見直す援助をした。

31. 親同士を争わせることを直視させる（31）

A. 自身の欲求を充足させたり、物品を手に入れたり、責任から逃れたりするために、親同士を争わせることについて、クライエントに注意を促し直視させた。
B. 今日の治療セッションで、クライエントが親同士を争わせようとする理由を検証した。
C. 親に、クライエントと向き合い、人を思いどおりに操る行動に対する制限を設けるよう促した。
D. 自身の欲求を満たしたり、物品を手に入れたりする場合に、親を思いどおりに操るよりも建設的方法をクライエントが特定できるよう援助した。
E. 親同士を争わせるパターンの目的が、両親を復縁させることであることをクライエントが認めた。こうした考えを改めさせた。

第11章　離婚への反応

32. 親権を持たない親に継続的な訪問を促す（32）
A. 親権を持たない親に、定期的にクライエントを訪問し、クライエントの人生にかかわっていくことを喚起して促した。
B. 今日の家族セッションで、クライエントが、親権を持たない親には定期的な訪問を続け、自分の人生にずっとかかわって欲しいという希望をはっきりと述べた。
C. 今日の治療セッションで、親権を持たない親が定期的な訪問を続け、クライエントの人生にかかわっていくことを不可能にしている要因を検証した。
D. 定期的な訪問を行っていないために、クライエントの離婚への適応問題が悪化しているという認識を親権を持たない親が言葉で示したときに、この親を支持した。
E. 家族セッションで、親権を持たない親とクライエントとの間の定期的な訪問スケジュールを立てることに重点を置いた。

33. クライエントと過ごす時間を増すことを子どもを顧みない親の課題にする（33）
A. 子どもを顧みない親に、クライエントおよびきょうだいとの充実した時間を増やすよう指示を与えた。
B. クライエントと一緒に特定の課題を行うことを、子どもを顧みない親の宿題にした。
C. クライエントと子どもを顧みない親が、一緒に行いたいと思う課題や活動をリストアップするのを援助した。
D. かつては子どもを顧みなかった親と一緒に過ごす時間が増えたため、2人の間に親密な関係を築くことができたとクライエントが報告した。こうした関係のメリットを確認した。
E. 子どもを顧みない親と一緒に過ごす時間がほとんどないため、2人の間には依然として距離があるとクライエントが報告したときに、本人を支えた。

34. 芸術療法の技法を用いる（34）
A. 両親の離婚、家族の転居、転校にまつわる感情を絵に描き表すことをクライエントに指導した。
B. クライエントの絵は、両親の離婚にまつわる怒り、悲しみ、傷心の感情を表すものと解釈された。
C. クライエントの絵は、家族の転居や転校にまつわる怒り、悲しみ、寂しさの感情を表すものと解釈された。
D. 絵を描き上げた後に、両親の離婚、家族の転居、転校にまつわる感情をクライエントが言葉で表現できるように援助した。

35. 音楽療法の技法を用いる（35）
A. 両親の別居または離婚にまつわる自身の感情を表している歌をクライエントが挙げ、この歌を検討した。
B. クライエントが歌を挙げ、続いて、その歌が両親の別居または離婚にまつわる自身の感情をいかに表しているのかについて、そして、自身の生活の変化に対処するために本人に何ができるかについて話し合った。

36. 好ましい仲間集団の活動への参加を促す（36）
A. 親と過ごしていた時間を穴埋めするために、学校関連の活動、課外活動、好ましい仲間集団の活動に参加するようクライエントに強く促した。
B. 学校関連の活動、課外活動、好ましい仲間集団の活動で、両親の離婚に対処し、有意義な交友関係を育むことができそうなものをクライエントがリストアップした。これらの活動を確認した。
C. 学校関連の活動、課外活動、好ましい仲間集団の活動に参加することで、両親の離婚に対処できるようになり、抑うつや寂しさの感情が軽減しているとクライエントが報告した。活動を続けるよう促した。
D. クライエントは依然として両親の離婚に苦しんでいるが、現時点では、学校関連の活動、課外活動、好ましい仲間集団の活動に参加するための手段をさほど講じていない。人々とのつき合いを広げるよう再度指示した。

37. グループ療法を紹介する（37）
A. 離婚にまつわる感情を、同じような体験をしている他の青少年と共有して克服できるように、クライエントにグループ療法を紹介した。
B. グループ療法のセッション中に、少なくとも1回は両親の離婚について自身をさらけ出すことをクライエントに指示した。
C. クライエントは、グループ療法に参加することによって、離婚の過程を体験しているのが自分1人ではないことを認識した。
D. クライエントが両親の離婚に関するさまざまな情緒を共有して克服するうえで、グループ療法のセッションへの積極的な参加が役に立っている。
E. クライエントは、グループ療法のセッションを活用せず、離婚にまつわる自身の感情を共有したがらなかった。

38. 支えてくれる大人を見つける（38）
A. 家庭外の支えてくれる大人で、離婚に対処する際にサポートや指導を求めることがで

きる人々を、クライエントがリストアップするのを援助した。
B. 次回の治療セッションまでに、少なくとも1人の大人に、指導やサポートを求めることをクライエントの宿題にした。
C. 家庭外の重要な大人で、いつも協力的でサポートや指導を与えてくれている人と話をしたとクライエントが報告した。話の概要をまとめた。
D. 必要に応じて指導やサポートを求めることができる家庭外の重要な大人のネットワークを構築するために、クライエントが積極的な手段を講じていることを強化した。
E. 不信感や、さらに失望するのではないかという予測から、クライエントは家庭外の重要な大人に連絡するという提案に従っていなかった。こうした大人を少なくとも1人見つけるようクライエントに促した。

39. 性教育を実施する（39）
A. 見境のない性行動を起こすパターンの排除を目的に、クライエントに性教育を実施した。
B. 見境のない性行動または誘惑的な性行動に伴うリスクをクライエントが特定できるように援助した。
C. 性教育の実施にクライエントが好意的な反応を示し、いくつかの適切な質問をしたり、自身の過去の性体験をオープンに打ち明けたりした。
D. 見境のない性行動または誘惑的な性行動に伴う潜在的なリスクについて話し合っているとき、クライエントは無関心な冷めた態度を示した。

40. 見境のない性行動の理由を検証する（40）
A. クライエントが、見境のない性行動の発現を助長する要因に対する洞察を深められるように、本人の性遍歴の情報を収集した。
B. 見境のない性行動に関するクライエントの不合理な信念に挑んだ。
C. クライエントの見境のない性行動の病因を検証するために、精神分析療法のアプローチを用いた。
D. 見境のない性行動よりも効果的なやり方で、満たされない欲求を充足させる方法をクライエントが見つけられるよう援助するために、来談者中心療法のアプローチを用いた。
E. 見境のない性行動よりも効果的なやり方で、ストレスに対処する方法をクライエントが特定できるよう援助するために、解決志向の短期療法のアプローチを用いた。

41. 精神作用物質乱用の評価および治療を手配する（41）
A. 両親の離婚をきっかけに、精神作用物質乱用の問題が生じていないかどうかを判断するために、クライエントに乱用の評価を手配した。
B. 精神作用物質乱用の評価の所見から、乱用の問題の存在と治療の必要性が明らかになった。
C. 精神作用物質依存の評価の所見からは、乱用の問題の存在や、この領域の治療の必要性は明らかにならなかった。
D. クライエントが精神作用物質乱用の問題の存在を認め、治療を受けることに同意した。クライエントの正直さが回復の鍵となることを認識させた。
E. クライエントは、精神作用物質乱用の問題の存在を否定し、この領域の治療を受けることに異議を唱えた。現実的になるよう強く促した。

42. 精神作用物質乱用に関連している情緒的苦痛を検証する（42）
A. 今日の治療セッションで、クライエントを精神作用物質乱用に逃避させている、根幹的な抑うつ、精神的な不安定さ、拒絶感を検証した。
B. クライエントが精神作用物質乱用に逃避する病因を検証するために、精神分析療法のアプローチを用いた。
C. 精神作用物質乱用への逃避が、いかに根幹的な抑うつ、精神的な不安定さ、拒絶感に起因しているかをクライエントが悟ることができるように、来談者中心療法のアプローチを用いた。
D. クライエントが、精神作用物質乱用に逃避するよりも効果的なやり方で、抑うつ、精神的な不安定さ、拒絶感に対処できるよう援助するために、解決志向の短期療法のアプローチを用いた。
E. アルコールまたは薬物に手を出そうとする衝動に駆られたときに、サポートを求めることが可能な頼りになる人々をクライエントがリストアップした。

43. 精神作用物質乱用断絶の同意書を作成する（43）
A. 精神作用物質乱用断絶の同意書を作成し、クライエントが署名した。
B. 精神作用物質の断絶に署名した同意書を、自室や冷蔵庫など目につきやすい場所に貼っておくようクライエントに促した。
C. 精神作用物質乱用を断てなかった場合には、精神作用物資乱用の治療を受けることにクライエントが同意した。
D. クライエントは、薬物またはアルコールの断絶の同意書に署名することを拒んだ。治療の焦点を、精神作用物質乱用にシフトした。

*1　（　）内の番号は、ヨングスマ／ピーターソン／マキニス『臨床現場で使える思春期心理療法の治療計画』（明石書店、2010 年）の同題の章に記載されている「行動面の定義」の項目番号を示します。
*2　（　）内の番号は、ヨングスマ／ピーターソン／マキニス『臨床現場で使える思春期心理療法の治療計画』（明石書店、2010 年）の同題の章に記載されている「治療的介入」の項目番号を示します。

第12章

摂食障害
Eating disorder

クライエントの様態

1. 過食（1）*¹
A. クライエントが、ストレスにさらされたときや情緒が不安定のときに繰り返す過食のパターンについて説明した。
B. 最近、過食のエピソードがあったとクライエントが報告した。
C. 最近、クライエントに過食のエピソードは生じていない。
D. クライエントは、過食のパターンを断っている。

2. 自己誘発性嘔吐（1）
A. 体重の減少または体重増加の防止を目的に、浄化行動〔訳注：過食後に、摂食したものを自己誘発性嘔吐や下剤の乱用などで体外に排出しようとする行動〕を繰り返すパターンをクライエントが報告した。
B. 嘔吐を誘発し続けているとクライエントが報告した。
C. ストレスにさらされたときや情緒的葛藤があるときに、嘔吐の誘発が増える傾向を認識したとクライエントが言葉で表した。
D. 最近は、浄化行動のエピソードが一切生じてないとクライエントが述べた。
E. クライエントは、浄化行動のパターンを断っている。

3. 下剤の使用（1）
A. これまで、体重の減少または体重増加の防止を目的に、下剤を使用してきたとクライエントが報告した。
B. 最近も下剤を使用しているとクライエントが報告した。
C. ストレスにさらされたときや情緒的葛藤があるときに、下剤の使用が増える傾向をクライエントが認めた。
D. 最近は、下剤を一切使用していないとクライエントが述べた。

E. クライエントは、体重の減少または体重増加の防止を目的に、下剤を使用するパターンを断っている。

4. 極端な体重の減少（2）
A. ここ最近、クライエントの体重が極端に減少している。
B. クライエントは、現実を認めたがらない様子で、著しい体重減少に対する懸念や不安をほとんど示さなかった。
C. クライエントは、体重の減少が著しいことを認識し、体重を戻したいという願望を表現した。
D. クライエントの体重は、徐々に増え始めている。
E. クライエントの体重は、以前の標準レベルに戻っている。

5. 現在の体重（2）
A. 治療の開始時、クライエントの体重は ___ キロであった。
B. 前回の治療セッション以来、クライエントの体重が ___ キロ減少した。
C. 前回の治療セッション以来、クライエントの体重が ___ キロ増加した。
D. クライエントの現在の体重は ___ キロである。
E. 治療の終了時、クライエントの体重は ___ キロであった。

6. 食べ物の摂取量や食欲の低下（2）
A. ここ数週間または数か月間のうちに、クライエントの食べ物の摂取量が劇的に減少した。
B. 依然として、食欲がほとんどないとクライエントが報告した。
C. クライエントの食べ物の摂取量は依然として極めて少ない。
D. 食欲が徐々に以前の標準レベルに戻っているとクライエントが報告した。
E. クライエントの食べ物の摂取量は、以前の標準レベルに戻っている。

7. 過度の激しい運動（2）
A. これまで、体重の減少または体重増加の防止を目的に、極めて激しい身体活動や運動を行ってきたとクライエントが説明した。
B. クライエントは、極めて激しい身体活動や運動を続けている。
C. クライエントは、運動の激しさや長さを徐々に減少させ始めている。
D. 過度に激しい運動を一切やめているとクライエントが述べた。
E. クライエントは、栄養のある食事を摂ることと、適量の運動をすることのバランスを

うまくとっている。

8. 身体イメージへの執着（3）
A. クライエントは、自身の身体イメージに強く執着している。
B. 今日の治療セッションで、クライエントは、自身の身体イメージについて長々と述べた。
C. クライエントは、自身の身体イメージに対する強い不満を表現した。
D. クライエントの身体イメージへの執着が減少し始め、情緒的な苦痛や葛藤に関する問題を話し合うことに前向きになっている。
E. クライエントが、自身の身体イメージに対する満足感を表現した。

9. 身体の非現実的な評価（3）
A. クライエントは、自身の身体を非現実的に評価し、自分は太り過ぎだと思っている。
B. クライエントは依然として、自身の身体イメージの現実を認めたがらず、自分が痩せ過ぎている、あるいは痩せ衰えているとは思っていない。
C. 自分は痩せ過ぎ、あるいは痩せ衰えているため、体重を戻す必要のあることをクライエントが認識した。
D. クライエントは、自身の身体イメージに対して現実的な評価をしている。

10. 不合理な思考または歪んだ思考（4）
A. クライエントは、自身の食べ物の摂取量や身体イメージに関する多くの不合理な思考を抱き、こうした思考が摂食障害の発現を助長している。
B. 太り過ぎることに対する不合理な恐怖を、クライエントが言葉で表した。
C. クライエントは、太り過ぎることに対する自身の恐怖が不合理なものであることを認めている。
D. クライエントは、太り過ぎることに関する不合理な思考または歪んだ思考に挑み始めている。
E. クライエントは一貫して、自身の身体イメージに関する否定的な思考を、現実に則した前向きな認知メッセージに置き換えている。

11. 体液・電解質の不均衡（5）
A. 健康診断の結果から、クライエントは摂食障害のために、体液・電解質が極端に不均衡であることが判明した。
B. クライエントの体液・電解質のレベルは、徐々に健常なレベルに戻り始めている。

C. クライエントの体液・電解質のレベルは、健常なレベルに戻っている。

12. 生命の危険（6）
A. クライエントの体重が危険なほど減少し、生命を脅かしている。
B. 栄養不良、体液・電解質の不均衡、身体組織の全般的な衰弱のために生命が脅かされていることを、クライエントは否定している。
C. 摂食障害行動により生命に危険が及んでいることを認識したとクライエントが言葉で表した。
D. クライエントが栄養のある食べ物を摂取して、体重が増え始めたため、健康または生命へのリスクが低減している。
E. 規則的に栄養のある食事を摂り始めて以来、クライエントの病状は安定している。

13. 栄養のある食べ物の回避（6）
A. ストレスにさらされると、栄養のない食べ物を過食するという持続的なパターンをクライエントが説明した。
B. クライエントは依然として、栄養のない食べ物や不健康な食事をたくさん摂っている。
C. クライエントは、栄養のあるバランスのとれた食事を摂り始めている。
D. クライエントは、常日頃から、健康でバランスのとれた食事を摂っている。

実施した介入

1. 摂食障害の既往歴に関する情報を収集する（1）[*2]
A. 今日の治療セッションで、クライエントの摂食障害行動の頻度、種類、慢性度を検証した。
B. 今日の治療セッションで、これまでのクライエントの摂食障害行動をすべて聞き出した。
C. 今日の治療セッションで、クライエントの体重が激減した期間を検証した。
D. クライエントの過食および排出のエピソードの頻度および慢性度を検証した。
E. 今日の治療セッションで、クライエントが、体重の減少または体重増加の防止を目的に、不適切に下剤を使用した期間を検証した。

2. クライエントの態度を調査する（2）
A. 深刻な問題を抱えていると本人が考えているかどうかを判断するために、自身の摂食障害行動に対するクライエントの態度を調べた。

B. 本人の態度の調査から、クライエントが摂食障害行動は有害で、健康に支障をきたすと考えていることが示された。
C. 本人の態度の調査から、クライエントが依然として摂食障害行動の深刻さを否定していることが示された。

3. 否定に直視させる（3）
A. 摂食障害の深刻さを過小評価または否定していることを、クライエントに直視させた。
B. 摂食障害の深刻さにまつわるクライエントの否定を突き崩すうえで、今日の治療セッションが役に立った。
C. 摂食障害の深刻さにまつわるクライエントの否定や過小評価を突き崩すうえで、今日の治療セッションは役に立たなかった。
D. クライエントの摂食障害の深刻さについての家族のメンバーの否定や過小評価に挑んだ。

4. 健康診断を紹介する（4）
A. 摂食障害によるクライエントの健康への影響を調べるために、詳しい健康診断をクライエントに紹介した。
B. クライエントが紹介に従って、詳しい健康診断を受けた。
C. 摂食障害の影響を調べるために詳しい健康診断を受けることに、クライエントが反対した。
D. 健康診断の所見から、クライエントの摂食障害が健康に悪影響を及ぼしていることが判明した。
E. 健康診断の所見からは、健康上の深刻な問題は判明しなかった。
F. クライエントは、紹介された健康診断を受けていなかった。診断を受けるよう再度指示した。

5. 歯科健診を紹介する（5）
A. クライエントに摂食障害に詳しい歯科健診を紹介した。
B. クライエントは、紹介された詳しい歯科健診を受けた。
C. クライエントは、紹介された歯科健診を受けることを拒否している。
D. 歯科健診の所見から、クライエントの摂食障害が歯の状態に悪影響を及ぼしていることが判明した。
E. 歯科健診の所見からは、歯の深刻な問題は判明しなかった。
F. クライエントは、紹介された歯科健診を受けていなかった。健診を受けるよう再度指

6. 入院させる（6）

A. 極端な体重減少と健康状態の深刻な悪化により、クライエントを医療施設に入院させることが提案された。
B. 極端な体重減少と健康状態の深刻な悪化により、クライエントを入院させた。
C. 現時点では入院の必要はないと思われるが、引き続きクライエントの体重と食べ物の摂取量を注意深く観察する。

7. 1日の最低カロリー摂取量を定める（7）

A. クライエントが1日に摂取するカロリーの最低量を定めた。
B. 1日の最低カロリー摂取量を定めることについて、クライエントの医師および栄養士と協議した。
C. 1日の最低限のカロリーを摂取するために、十分な食べ物を摂ることにクライエントが口頭で同意した。
D. 機能不全を起こす摂食行動をやめることにクライエントが同意した。
E. クライエントが、機能不全な摂食行動を排除することを支持した。
F. クライエントは、機能不全な摂食行動を続けている。この種の行動をやめる必要性をクライエントに指摘した。

8. 体重増加を強化する（8）

A. 最近、クライエントの体重が増えたことを大いに褒め、前向きに強化した。
B. クライエントが自身の責任で正常量の食べ物を摂っていることを強化した。
C. クライエントが同意した食事計画に従っていることと、体重が増えていることを肯定した。

9. 食事計画を作成する（9）

A. クライエントが、健康でバランスのとれた食事計画を作成するよう援助した。
B. 提案された食事計画に従うことを、クライエントが口頭で確約した。
C. 考案した食事計画に従っていないことを、クライエントに直視させた。
D. 食事計画に従うことに対するクライエントの抵抗を検証した。

10. 現実的な目標体重および痩身の程度を設定する（10）

A. クライエントが、体重増加の現実的な目標を設定できるよう援助した。

B. クライエントに、痩身の程度に関する現実的なフィードバックを与えた。
C. 目標に向けたクライエントの体重推移を観察した。
D. クライエントが非現実的な目標体重を設定した。この点のより健全な見方を示した。

11. 目標体重を設定する（11）

A. クライエントがBMI（Body Mass Index；体格指数）を使って、健全な目標体重を設定できるよう援助した。
B. クライエントがメトロポリタン生命保険会社製の身長・体重表を使って、目標体重を設定できるよう援助した。

12. 排出、食べ物のため込み、運動、下剤の使用を観察する（12）

A. 治療セッションで、クライエントの自己誘発性嘔吐の頻度を引き続き注意深く観察している。
B. 治療セッションで、クライエントが食べ物をため込むパターンを引き続き注意深く観察している。
C. クライエントの運動量を引き続き注意深く観察している。
D. クライエントの不適切な下剤の使用を引き続き注意深く観察している。
E. 自己誘発性嘔吐、食べ物のため込み、運動、下剤の使用の頻度を詳しく日記に記すことをクライエントに指導した。
F. クライエントは、自己誘発性嘔吐、食べ物のため込み、運動、下剤の使用の頻度を日記に詳述していなかった。日記につけるよう再度指示した。

13. 浄化行動を減少させる（13）

A. 浄化行動の頻度を徐々に減少させるために、クライエントが週間目標を設定できるよう援助した。
B. クライエントが浄化行動の頻度を徐々に減らすことを強化する報酬システムを考案した。
C. 正常な摂食に伴う満腹感を受け入れるようクライエントに助言した。
D. 正常量の食べ物を摂った後の排出したいという衝動に対抗するために、代替的な対処方略をクライエントに教示した。
E. 正常量の食べ物を摂った後に排出したいという衝動を覚えたときは、友人に電話をしたり、大切な人々と話をしたりするようクライエントに促した。

14. 食べ物日記を課題にする（14）

A. 毎日摂取した食べ物を日記につけ、余白に摂取に関する思考や感情を記録することをクライエントに指導した。
B. クライエントが摂食に関する歪んだ思考を特定できるように、Jongsma／Peterson／McInnis『簡潔な思春期治療の宿題計画［未邦訳］（*Brief Adolescent Therapy Homework Planner*）』の中の「現実：食物摂取、体重、思考および感情（Reality: Food Intake, Weight, Thoughts, and Feelings）」を課題にした。
C. クライエントが指示に従って、自身の思考、感情、食べ物の摂取を日記に詳述した。この内容を確認し、食べ物の摂取および体重に関してクライエントが抱いている特定の歪んだ思考を特定した。
D. クライエントの日記を確認したところ、自身の身体イメージに関する歪んだ思考を抱いていることが判明した。こうした歪んだ思考を、現実的で前向きなセルフトーク〔訳注：生活しているなかで、無意識に心のなかでつぶやく言葉〕に置き換えた。
E. クライエントは、食べ物の摂取量の宿題をやり遂げていなかった。終わらせるよう、もう一度指示した。

15. 否定的な認知メッセージを特定して置き換える（15）

A. 正常量の食べ物の摂取を回避するために使われている否定的な認知メッセージを、クライエントが特定できるように援助した。
B. クライエントが摂食障害行動を助長する不合理な恐怖を特定できるように、Jongsma／Peterson／McInnis『簡潔な思春期治療の宿題計画［未邦訳］（*Brief Adolescent Therapy Homework Planner*）』の中の「摂食障害に潜む恐怖（Fears Beneath the Eating Disorder）」を宿題にした。
C. 毎日１つずつ自分自身または自身の身体サイズについての前向きな発言を記録することをクライエントの宿題にした。
D. 食べ物の摂取や身体イメージに関する現実的な認知メッセージを考案することをクライエントに訓練した。
E. クライエントは、否定的な認知に関する宿題をやり遂げていなかった。終わらせるよう再度指示した。

16. 摂食に対する責任を強調する（16）

A. 今日の治療セッションで、摂食や体重コントロールの不健全な手段に関するあらゆる決断の責任はクライエントにあることを強調した。
B. 摂食パターンや体重コントロールの手段に関する決断の責任が自分にあることをクラ

イエントが認めたことを支持した。
C. クライエントは、食べ物の摂取に関する決断の責任が自分にあるという考えを拒否し、自分にはコントロール不能と思われると述べた。この責任を受け入れるよう強く促した。

17. 運動を制限する（17）
A. 運動を1日20分以下に制限する契約書にクライエントが署名した。
B. クライエントが、契約条件に従って、運動を1日20分以下に制限していると報告したことを強化した。
C. クライエントは、契約条件に反して、依然として1日20分以上運動していた。条件に従うよう、もう一度強く促した。
D. 体重が極端に減少したため、運動をやめるようクライエントに指導した。

18. 支援グループを紹介する（18）〔訳注：日本にある摂食障害の自助・ピアサポートとしては1987年に発足した日本アノレキシア（拒食症）・ブリミア（過食症）協会（Nippon Anorexia Bulimia Association）通称NABAがある。http://naba1987.web.fc2.com/index.html〕
A. 摂食障害のある人々の支援グループをクライエントに紹介した。
B. 摂食障害の支援グループで、少なくとも1回は自身をさらけ出すことをクライエントに指示した。
C. 摂食障害の発現を助長している根幹的な問題を見極めるうえで、支援グループへの参加が役に立っているとクライエントが報告した。
D. クライエントは、紹介した支援グループに参加していなかった。参加するよう再度指示した。

19. 非現実的な身体イメージを直視させる（19）
A. 自身の身体に対する非現実的で完璧主義的な評価を、クライエントに直視させた。
B. 鏡を見ながら、自己について1つ前向きな発言をすることをクライエントの宿題にした。
C. 自身の外見に似合った服や、身体イメージをより現実的に評価できるような服を購入することをクライエントに指導した。

20. 情緒的葛藤を探る（20）
A. 今日の治療セッションで、既存の摂食障害によって目立たなくなっている可能性のあ

る、クライエントの根幹的な情緒的葛藤を検証した。
B. クライエントの摂食障害の発現を助長した根幹の情緒的な葛藤や苦痛を見極めるうえで、今日の治療セッションが役に立った。
C. 摂食障害の発現を助長していると考えられる根幹の情緒的な苦悩や葛藤を検証することに、クライエントが抵抗を示した。
D. 情緒的苦痛を大切な人々に伝える方法を教示するために、ロールプレイやモデリングの技法を用いた。
E. 根幹にある怒り、傷心、悲しみ、失望の感情を特定した後、こうした感情を家族のメンバーや大切な人々に直接言葉で表すようクライエントに促した。
F. クライエントは、摂食障害によって目立たなくなっている可能性のある情緒的葛藤を否定した。こうした力動を検討するよう強く促した。

21. 受動攻撃のパターンを検証する（21）
A. 今日の治療セッションで、権威者に反発する受動攻撃的な手段として、クライエントがいかに食べ物を利用しているのかを検証した。
B. 食べ物を利用した受動攻撃的なやり方でコントロールするのではなく、自身の思考、感情、欲求を特定して、権威者に直接表現できるように、効果的な自己主張やコミュニケーションのスキルをクライエントに教示した。
C. 今日の治療セッションで、人生の重要な権威者に対してクライエントが抱いている根幹的な怒りの感情を検証した。
D. クライエントは、食べ物の摂取による受動攻撃のパターンを否定した。こうした力動について覚えておくよう強く促した。

22. 家族セッションでコントロールについて話し合う（22）
A. クライエントが真の思考や感情を家族のメンバーに直接表現する機会を設けるために、家族セッションを実施した。
B. 家庭内に存在する、コントロールを巡る対立についてオープンに話し合えるようにするために、家族セッションを実施した。
C. 家庭内の年齢相応の境界を特定するために、家族セッションを実施した。
D. コントロールの問題に関連する核心的な対立を解決するうえで、家族セッションが役に立った。
E. クライエントに自身についての年齢相応の決断をさせるために、親にコントロールをやめるまたは緩めるよう喚起した。

23. 性的発達に対する恐怖を検証する (23)
A. 今日の治療セッションでは、性的発達や性衝動に対するクライエントの恐怖に重点を置いた。
B. クライエントの摂食障害と性的発達の関係を検証した。
C. クライエントの摂食障害が、過去の性的な心的外傷や虐待に関連していないかどうかを検証した。
D. 今日の治療セッションでは、性衝動のコントロールを失うことに対するクライエントの恐怖に重点を置いた。
E. 今日の治療セッションで、性衝動のコントロールを失うことに対するクライエントの恐怖が、過度の痩身をいかに助長したかを特定した。
F. 今日の治療セッションで、性衝動に対するクライエントの恐怖または不安が、著しい体重増加や、体重を減らす意欲の減退にいかに関連しているかを特定した。

24. 性的感情を受け入れることを教示する (24)
A. 正常な性的思考、感情、願望についてクライエントにカウンセリングをした。
B. 正常な性的思考、感情、願望をクライエントが表現したときに、本人を支持し受け入れた。
C. 正常な性的思考、感情、願望に対して罪悪感や羞恥心を抱くことをやめるようクライエントに喚起した。
D. 性的思考、感情、行動の適切なものと不適切なものをクライエントが区別できるように援助した。

25. 失敗に対する恐怖を検討する (25)
A. 今日の治療セッションで、失敗に対するクライエントの強い恐怖について、そして、失敗を避け、自身の人生をコントロールしているという感覚を抱くために、クライエントがいかに完璧であろうと懸命に努力していることが多いかを検討した。
B. 今日の治療セッションで、失敗に対するクライエントの恐怖や、完璧であろうとする懸命な努力が、身体イメージや、食べ物やダイエットに対する態度にいかに関連しているかを検証した。
C. 完璧であろうとする懸命な努力や、コントロールしたいという強い欲求が、摂食障害行動を助長することをクライエントが認めた。この洞察を支持した。
D. 失敗は誰もが体験する日常的な出来事で、学習や成長の不可欠な要素であることをクライエントが理解できるよう援助した。
E. クライエントが、失敗を基に学習や成長をしたときのことを検証するのを援助した。

F. 失敗を挽回または対処するために使用可能と思われる前向きな対処方略をクライエントが特定できるように援助した。

26. 良いところを強化する（26）
A. クライエントが自尊感情を高め、失敗に対する恐怖を和らげられるように、本人の良いところや成功体験を挙げて強化した。
B. 自身の良いところや過去の成功体験をリストアップすることをクライエントの宿題にした。
C. クライエントが自尊感情を高められるように、毎日少なくとも1つずつ自己についての肯定的な事柄を記録することをクライエントの宿題にした。
D. 毎日少なくとも1つずつ他者の前で自己について前向きな発言をすることをクライエントの宿題にした。
E. クライエントの良いことや成し遂げた成功を強化するよう親に強く促した。

27. 自立に対する恐怖を検証する（27）
A. 今日の治療セッションでは、自立することや親の支配から脱することに対するクライエントの恐怖に重点を置いた。
B. 自立および親の支配からの脱出に向けた移行の健全な方法と不健全な方法をクライエントが特定できるように援助した。
C. 今日の治療セッションで、クライエントの低い自尊感情や失敗に対する恐怖によって、自立や親の支配からの脱出に対する恐怖がいかに助長されたかが明らかになった。
D. 自立や親の支配からの脱出に向けた移行は、段階的な形で生じることをクライエントが認識できるように援助した。
E. 将来の目標を達成するためには、どのような手順を踏む必要があるのかをクライエントが思い描けるように、誘導イメージ法〔訳注：イメージ療法の一つ。相手に特定の対象や目標などを想像させ、そこへ到達していく段階をイメージさせることで、精神的な安定をはかる治療技法〕を用いた。

28. 自己主張を教示する（28）
A. 自身の思考、感情、欲求を表現する中でうまく自己主張ができるように、クライエントに自己主張訓練クラスを紹介した。
B. 自身の思考、感情、欲求をよりオープンかつ直接的に伝えるための効果的な自己主張のスキルをクライエントに教示した。
C. 効果的な自己主張のスキルをクライエントに教示するために、ロールプレイやモデリ

ングの技法を用いた。
D. 治療セッション内で、クライエントが自身の思考や感情を効果的に自己主張することを強化した。
E. 治療セッション外で、クライエントが他者の前で効果的に自己主張したときのことを強化した。
F. （多少反抗的であっても）クライエントに自己主張させることが適切なときと、見逃せない反抗的な行動に対して制限を定めることが適切なときを、親が区別できるよう援助した。

29. 自己価値感を育む要素を特定する（29）

A. 身体イメージ以外で、クライエントが自己価値感を育む手段を特定できるよう援助した。
B. 今日の治療セッションで、身体イメージ以外でクライエントが根本的な自己価値感を育むことができるように、本人の才能や成功体験を確認した。
C. 今日の治療セッションで、本人が自己価値感を高められるように、他者にとってのクライエントの重要性を肯定した。
D. クライエントが自尊感情や自己価値感を高められるように、本人の本質的な精神的価値を強化した。
E. クライエントは、才能や成功体験など、身体イメージ以外で自己価値感を高める手段を総じて否定した。この点に関する、より現実的なフィードバックを与えた。

30. 摂食障害に関する情報を読む（30）

A. 摂食障害に関する資料を読むことをクライエントに指導した。
B. クライエントが摂食障害行動に関する知識を増やすことができるように、Rodin『身体の罠［未邦訳］（*Body Traps*）』またはBerg『食べるのが怖い［未邦訳］（*Afraid to Eat*）』を読むことを指導した。
C. 今日の治療セッションで、『身体の罠』の主題を検討した。
D. 今日の治療セッションで、『食べるのが怖い』の主題を検討した。
E. 『身体の罠』の主題を検討した後、クライエントがいかに身体イメージにとらわれているかを認識できるよう援助した。
F. 『食べるのが怖い』の主題を検討した後、クライエントがいかに身体イメージにとらわれているかを認識できるよう援助した。
G. クライエントは、摂食障害行動に関する資料を読んでいなかった。読むよう再度指示した。

第12章　摂食障害

31. ビデオを観る（31）
A. 摂食障害についてのビデオを観ることをクライエントに指導した。
B. ビデオ『摂食障害を抱えるブラッドショウ（*Bradshaw on Eating Disorders*）』を観ることをクライエントに指導した。
C. 今日の治療セッションで、『摂食障害を抱えるブラッドショウ』の主な概念を検討した。
D. 『摂食障害を抱えるブラッドショウ』を観て、摂食障害をもたらすいくつかの力動を認識できたとクライエントが報告した。この洞察を検討した。
E. クライエントは、摂食障害についてのビデオを観ていなかった。観るよう再度指示した。

32. 表現されていない感情を検証する（32）
A. 摂食障害が、表現されていない思考や感情と結びついている可能性があることをクライエントに教示した。
B. 摂食障害が、表現されていない思考や感情といかに関連しているかをクライエントが認識できるように、来談者中心療法〔訳注：ロジャースによる心理療法の一つ。来談者の話を傾聴していくなかで、来談者が気づき成長変化をしていくという基本的な考えによる。肯定的関心や、共感的態度といった傾聴時の態度が重視される〕のアプローチを用いた。
C. クライエントの摂食障害と結びついている可能性のある抑制された思考や感情を検証するために、精神分析療法のアプローチの解釈を用いた。
D. 今日の治療セッションで、根幹にある思考や感情を、大切な人々に表現することをクライエントが躊躇する理由を検証した。
E. 根幹にある思考や感情を家族のメンバーや大切な人々に直接表現するようクライエントに強く促した。

33. むちゃ食いおよび浄化行動の家族への影響を検証する（33）
A. 今日の治療セッションで、クライエントのむちゃ食いおよび浄化行動が、家庭の他のメンバーにどのような影響を及ぼしているかを検証した。
B. 家族の他のメンバーの思考、感情、欲求への配慮や共感を示すようクライエントに促した。
C. クライエントの家族のメンバーが、クライエントのむちゃ食いおよび浄化行動に対する各自の思考や感情を表現する機会を設けた。
D. むちゃ食いしたり、食べ物をため込んだりする前に、家族の他のメンバーの思考や感情に配慮する必要があることを認識したとクライエントが言葉で表した。前向きなフィードバックを与えた。

E. クライエントは、むちゃ食いおよび浄化行動が及ぼす家庭の他のメンバーへの影響を一切否定した。この点の参考例を示した。

34. むちゃ食いや浄化行動の後始末をすることを課題にする (34)

A. むちゃ食いや浄化行動の後始末をし、食べ物をすぐに補充することを口頭で確約するようクライエントに指示した。
B. クライエントは合意に従って、むちゃ食いや浄化行動の後始末をし、食べ物をすぐに補充している。前向きなフィードバックを与えた。
C. クライエントは確約に反して、むちゃ食いや浄化行動の後始末や、食物の補充をしていないと親が報告した。

35. 責任をとらないよう親に教示する (35)

A. クライエントの摂食行動に対して、敵意を抱くのでも無関心になるのでもなく、そうした行動の責任は自分たちにあるという考えから距離をとる方法を親に助言した。
B. 今日の治療セッションで、親がクライエントの摂食に対するコントロールをやめようとしない理由を検証した。
C. 親はクライエントの摂食は自分たちに責任があるという考えからうまく距離をとる一方で、引き続きサポートしてくれているとクライエントが報告した。この新しい行動パターンの効果を確認した。
D. 親はクライエントの摂食行動は自分たちに責任があるという考えから距離をとりながらも、クライエントに敵意のある態度または無関心な態度で接しているとクライエントが報告した。親に連絡してこのパターンを確認し、改めさせた。
E. クライエントおよび親に、食べ物についての話はせずに、一緒に充実した時間を過ごすよう指導した。

36. 行動契約を実施する (36)

A. 家族のメンバーの食べ物をむちゃ食いした場合、クライエントはその成り行きを受け入れるという行動契約に、クライエントおよび親が合意した。契約の実施についてクライエントと親を援助した。
B. 食べ物をため込んでいるのが見つかった場合、クライエントはその成り行きを受け入れるという行動契約に、クライエントおよび親が合意した。契約を実施できるよう援助した。
C. 浄化行動の後始末をしなかった場合、クライエントはその成り行きを受け入れるという契約に、クライエント、親、治療者が署名した。

D. むちゃ食いをした場合、食べ物をため込んだ場合、浄化行動の後始末をしなかった場合に、クライエントが受け入れる具体的な成り行きについて話し合うために、家族セッションを実施した。
E. クライエントと親は、クライエントが家族の他のメンバーの食べ物をむちゃ食いした場合、浄化行動の後始末をしなかった場合、食べ物をため込んだ場合の具体的な成り行きについて、合意に至ることができなかった。この点の具体的な情報を与えた。

37. 摂食障害に関する情報を親や友人に紹介する（37）
A. クライエントの親や友人に、摂食障害に関連する資料を読むよう勧めた。
B. クライエントの親や友人が摂食障害について学ぶことができるように、Seigel／Brisman／Weinshel『摂食障害を克服する［未邦訳］（*Surviving an Eating Disorder*）』を読むように促した。
C. 今日の治療セッションで、『摂食障害を克服する』の主な概念を検討した。
D. クライエントの親や友人は、摂食障害に関する課題の資料を読んでいなかった。読むよう再度指示した。

38. 規則正しい食事時間を設定する（38）
A. むちゃ食いと、不規則な食事時間や、特定の食べ物の完全な除外との関係をクライエントが理解できるよう援助した。
B. むちゃ食いと、不規則な食事時間や、特定の食べ物の完全な除外との関係を理解できるように、クライエントに1週間の食べ物摂取を図示するよう促した。
C. 特定の食べ物を完全に除外することなく、規則正しい食事を摂ることをクライエントが口頭で確約したことを支持した。

39. 栄養士を紹介する（39）
A. 健康的な摂食や適切な栄養に関するカウンセリングや教育を受けるために、クライエントに栄養士を紹介をした。
B. クライエントは、栄養士のカウンセリングを受けるという提案に従った。
C. クライエントは、栄養士のカウンセリングを受けるという提案に従わなかった。
D. 栄養士とのカウンセリングにより、クライエントは、健康的で規則正しい食事を摂ることの重要性を認識した。
E. 栄養士がクライエントの食事計画を作成し、これまでのところクライエントはこの計画に従っている。
F. クライエントは、栄養士が規定した食事計画に従っていなかった。今日の治療セッショ

ンで、計画に従うよう促した。

40. 摂食障害の要因を教示する（40）
A. 摂食障害についてのクライエントの自覚を高めるために、過食に関する本を読むよう促した。
B. クライエントが摂食障害の要因についての自覚を高められるように、Fairburn『むちゃ食いの克服［未邦訳］(*Overcoming Binge Eating*)』などの本を読むようクライエントに促した。
C. 今日の治療セッションで、『むちゃ食いの克服』の主な概念を検討した。
D. この本を読んで、むちゃ食いや浄化行動を助長する要因に対する洞察が深まったとクライエントが報告した。この洞察を基に、摂食障害行動を修正するよう強く促した。
E. クライエントは、むちゃ食いや、摂食行動の要因に関する資料を読んでいなかった。読むよう再度指示した。

---

*1 （ ）内の番号は、ヨングスマ／ピーターソン／マキニス『臨床現場で使える思春期心理療法の治療計画』（明石書店、2010年）の同問の章に記載されている「行動面の定義」の項目番号を示します。
*2 （ ）内の番号は、ヨングスマ／ピーターソン／マキニス『臨床現場で使える思春期心理療法の治療計画』（明石書店、2010年）の同問の章に記載されている「治療的介入」の項目番号を示します。

第 13 章

未解決の悲嘆または喪失
Grief/Loss unresolved

クライエントの様態

1. 親の死への反応（1） *¹
A. クライエントは、最近の親の喪失について、見るからに動揺し、苦悩している様子であった。
B. クライエントは、最近の親の喪失に伴い、怒り、抑うつ、情緒不安定など、さまざまな悲嘆の反応を示していると教師、友人、その他の人々が報告した。
C. 親の死以外何も考えられないとクライエントが述べた。
D. クライエントは、この親の死が現実に起こったということをまだ受け入れられないと頻繁に表現した。
E. 親の死以来、強い孤独感と絶望感に襲われているとクライエントが打ち明けた。
F. クライエントは、親の喪失について話し始め、他人からの慰め、サポート、励ましを受け入れるようになっている。

2. 親権の終了（2）
A. 親権が終了したことを知らされたばかりで、クライエントは、悲しみ、内にこもっている様子であった。
B. 親に二度と会うことがないなんて絶対に信じないとクライエントが述べた。
C. 親権が終了したという知らせを聞いて以来、クライエントはずっと、怒り、動揺していると養親が報告した。
D. クライエントは、自身の親の親権の喪失に折り合いをつけることに前向きになり、新しい家や家族に期待を抱き始めている。

3. 親の収監についての悲嘆（3）
A. 親が刑務所に行って以来、心に大きな穴が開いたように感じるとクライエントが表現した。

B. 親が収監されて以来、ほぼずっと怒りを感じているとクライエントが報告した。
C. 親の収監について悲しさや恥ずかしさを覚え、これ以上居心地の悪い思いをしたくないために社会的活動に参加していないとクライエントが述べた。
D. クライエントは、親の収監を受け入れて順応し始め、通常のレベルの生活・活動に戻りつつある。

4. 地理的移動による悲嘆（4）

A. クライエントは、抑うつ的で、転居によって離れ離れになった前の家や友人のことばかり考えている様子であった。
B. 地元や友人から離れたところに転居することを決めた親に対して、今は常に怒りを感じ、動揺しているとクライエントが報告した。
C. クライエントは、悲しむばかりで、学校に行く以外は家から出ようとしないと親が述べた。
D. クライエントは、家族の新天地を受け入れ始め、新しい友人を作ったり、新たな活動に参加したりしつつある。

5. 親の精神的な養育放棄（5）

A. 親との接触がほぼ途絶えて以来、精神的に見捨てられたように感じるとクライエントが言葉に表した。
B. 片方の親との接触がほぼ断たれたとクライエントが報告した。
C. 親との有意義な接触がほぼ途絶えたことに、強いショックを受けているとクライエントが述べた。
D. クライエントは、親から精神的に見捨てられたことをオープンに悲嘆するようになっている。

6. 情緒的な動揺（6）

A. クライエントは動揺した様子で、涙ぐみ、取り乱していた。
B. 最近体験した喪失になかなか折り合いをつけることができないとクライエントが説明した。
C. クライエントは、悲嘆のプロセスの中で身動きがとれず、動揺して取り乱した状態を乗り超えられないと感じている様子であった。
D. クライエントは、徐々に前向きになり、喪失に折り合いをつけ受け入れている。涙を流すことが少なくなり、以前ほど動揺していないとクライエントが報告した。

7. 社会的引きこもり（7）

A. クライエントは、ひどく内にこもり、過去の喪失について固く口を閉ざしていた。
B. クライエントから発せられた数少ない言葉の1つは、「とてもじゃないけれど、話す気になれない」というものである。
C. 励ましと支持を受けて、クライエントは、内にこもった状態からゆっくりと抜け出し、喪失について語り始めている。

8. 怒り、緊張（8）

A. クライエントの感情、気分、態度は、怒りと緊張に支配されている。
B. 喪失後、他者に暴言を吐くこと、物を壊すことや、運転中にイライラすることが頻繁にあるとクライエントが報告した。
C. 神、医師、その他の喪失に「手を貸した」人々に対して、手当たり次第怒りをぶちまけている。
D. クライエントが喪失に伴う傷心や悲しみの感情が強くなっていることを認めて説明するにつれ、本人の怒りが減少している。

9. 罪悪感、責任感（9）

A. クライエントの全般的な気分や態度には、最近の喪失に対する深い罪悪感や責任感が反映されている。
B. コントロールを維持するために、クライエントは罪悪感で身動きがとれなくなり、悲嘆のプロセスの現在の時点から先に進もうという気がない、あるいは先に進むことができなくなっているようである。
C. クライエントが、喪失に対する罪悪感や責任感を起こさせる事柄を報告した。
D. クライエントは、罪悪感を解き放ち、自分には喪失の責任がないことを受け入れつつある。

10. 喪失の回避（10）

A. クライエントは、喪失を認めて受け入れることに強い否定と抵抗を示した。
B. クライエントの家庭には、喪失を否定して、受け入れないという明確なパターンがみられる。
C. クライエントは、「喪失が現実に起こったとは信じられない。受け入れる気はない」と述べ、葬儀のいずれの式事にも参列しなかった。
D. クライエントの頑な否定が緩み始め、現在では喪失を現実のことと考えている。
E. クライエントの否定が消え、現在は怒り、傷心、悲しみの感情に押し潰されそうになっ

ている。

実施した介入

1. 信頼を築いて、感情を表現する（1）[*2]
A. 無条件の肯定的関心を通して、クライエントと導入段階の信頼を築いた。
B. クライエントの成長を促す関係の基盤を築くために、心からの受容や積極的傾聴の技法を用いた。
C. クライエントは、治療者と信頼に基づく関係を形成し、最近の喪失にまつわる感情を表現し始めている。
D. 積極的傾聴、心からの受容、無条件の肯定的関心を用いても、クライエントは依然として、治療者を信頼して、最近の喪失にまつわる感情を打ち明けることを躊躇している。

2. 喪失の体験談を語る（2）
A. 自身の体験を絵に描き、喪失の体験談を語るようクライエントに指示した。
B. クライエントが、適切な情緒を示しながら、喪失の体験談を語った。本人の情緒を検討した。
C. クライエントが体験談を語りながら表現した感情を肯定し、妥当なものとした。
D. クライエントが喪失の体験談を語ったが、情緒をほとんど、または全く示さなかった。このことを本人に告げた。

3. 喪失にまつわる感情を特定または表現する（3）
A. 失った最愛の人に宛てて、その人にまつわる自身の感情、願望、希望を伝える手紙を書くようクライエントに指示した。
B. クライエントが、適切な情動を示し、感情を表現しながら、失った最愛の人に書いた手紙を読み上げた。この内容を検討した。
C. クライエントが失った最愛の人への手紙を読み上げたが、情動に起伏がなく、声や表情に感情が表れていなかった。このことを本人に告げた。
D. クライエントは、失った最愛の人への手紙を書いていなかった。書くよう再度指示した。

4. 悲嘆の日記を課題にする（4）
A. 喪失にまつわる思考や感情を日記に記すようクライエントに指示した。

B. 悲嘆のプロセスへの取り組みを促進するために、Wolfelt『ティーンエージャーのための悲しむ心を癒す日記［未邦訳］（*Healing Your Grieving Heart Journal for Teens*）』をクライエントの課題にした。
C. 『ティーンエージャーのための悲しむ心を癒す日記』のやり終えた課題を検討し、この課題によって明らかになった確固たる思考や感情を支持した。
D. クライエントは、日記をつける課題をやり遂げていなかった。終わらせるよう指示した。

5. 思い出の品々に想いを巡らす（5）

A. 失った最愛の人にまつわる写真などの思い出の品々を集め、治療セッションに持参するようクライエントに指示した。
B. 悲嘆を表現して分かち合うことを促進するために、Jongsma／Peterson／McInnis『簡潔な思春期治療の宿題計画［未邦訳］（*Brief Adolescent Therapy Homework Planner*）』の中の「思い出のアルバムを作る（Create a Memory Album）」の課題を行うようクライエントに指示した。
C. 完成した「思い出のアルバム」を確認し、大切な思い出を特定して強化した。
D. クライエントは、思い出のアルバムの作成に取り組んでいなかった。早いうちにこの課題に取り組むよう促した。

6. 悲嘆に関する本を読む（6）

A. Tyson『10代の悲嘆に共通する特徴［未邦訳］（*Common Threads of Teenage Grief*）』の抜粋を読み、クライエントと話し合いながら、悲嘆のプロセスがどういうものかについてのクライエントの知識を広げた。
B. Grollman『ティーンエージャーに死を語る［未邦訳］（*Straight Talk about Death*）』を読み、次回のセッションで話し合う主な概念を5つ特定するようクライエントに指示した。
C. クライエントの知識を広げ、自身への理解を促進するうえで、悲嘆をテーマとした本を読むことが役に立っていることが確認された。
D. クライエントは、悲嘆をテーマとした資料を読む課題を遂行していなかった。これは、苦痛をもたらすテーマを避けようとするクライエントの傾向によるものと解釈された。

7. 悲嘆のプロセスの各段階を教示する（7）

A. 悲嘆の段階およびプロセスについて親を教育し、親がこのプロセスに対する理解を深められるように親からの質問に答えた。

B. 悲嘆は単発の出来事（「そのうち忘れるだろう」）ではなく、継続的なプロセスであることを家族に強調した。
C. 家族全員が悲嘆のプロセスに対する理解を深めたことが確認された。この結果、共感し合い、支持し合う能力が高まったように思われる。
D. 家族の一部のメンバーが、悲嘆に関する一切の新しい情報に抵抗を示し、悲嘆が人々の人生に影響を及ぼすという現実から目を背けている。

8. 悲嘆をテーマにした映画を観る（8）
A. 映画『愛と追憶の日々』『普通の人々』『マイ・ガール』などを観て、各映画の主な登場人物がどのように悲嘆しているか、あるいは悲嘆を避けているかを観察するようクライエントに指示した。
B. クライエントが観た悲嘆に関する映画を検討し、健全に悲嘆する例と、プロセスを避けている例や、初期の段階で身動きがとれなくなっている例を特定した。
C. Kubler-Ross「悲嘆の5段階（Five Stages of Grief）」を使って、映画の主な登場人物の悲嘆のさまざまな段階をクライエントが特定するのを援助した。
D. 悲嘆をテーマにした映画を観ても、クライエントが依然として自身の悲嘆の苦悩から距離を置いていることを本人に告げた。
E. クライエントは、映画を観て、自身の体験と映画の登場人物の体験を比較する課題を遂行していなかった。この課題を再度課題にした。

9. 支援グループを紹介する（9）
A. 青少年を対象とした悲嘆の支援グループをクライエントに紹介し、参加するよう促した。
B. クライエントが悲嘆の支援グループに参加した体験を検討し、引き続き参加することを支持し促した。
C. クライエントは、支援グループを紹介したことに抵抗を示し、依然としてこうしたグループへの参加を拒否している。参加するよう、もう一度促した。

10. 悲嘆の回避法をリストアップする（10）
A. 悲嘆の苦痛を避けてきたやり方をすべてリストアップするようクライエントに指示した。
B. クライエントの悲嘆の回避法のリストを基に、それぞれの事例で回避によって本人にいかに悪影響がもたらされたかについて、事例ごとの回避と影響を結びつけて考えられるようクライエントを援助した。

C. 自分自身と自分を支えてくれる人々さえ信頼していれば、クライエントには悲嘆を克服するだけの強さがあるというメッセージを本人に伝えた。
D. クライエントは、悲嘆の苦痛を避けた方法を特定しなかった。この点の参考例を示した。

11. 精神作用物質の使用を検証する（11）
A. 向精神薬の服用を含め、クライエントの過去および現在の精神作用物質の使用を検証した。
B. 精神作用物質の使用が、悲嘆のプロセスに及ぼしうる長期的な悪影響をクライエントに指摘した。
C. クライエントは、精神作用物質を使用していることを否定した。この発言を受け入れた。
D. クライエントが精神作用物質の使用を認めた。この使用は、悲嘆の苦痛から逃れたいという願望によるものと解釈された。

12. 精神作用物質断絶の契約を結ぶ（12）
A. クライエントは、精神作用物質を一切断つという契約を結んだ。
B. 精神作用物質断絶の契約を遵守しているかどうかを、クライエントおよび親への確認や、場合によっては薬物スクリーニングによって監視する。
C. 精神作用物質断絶の契約を守れなかった場合の現実的な成り行き（例：乱用の評価、入院治療）を、クライエントに直視させた。
D. クライエントは、精神作用物質の断絶への同意を拒んだ。精神作用物質依存の集中治療プログラムを紹介した。

13. 悲嘆の日記を課題にする（13）
A. 喪失にまつわる思考や感情を毎日悲嘆の日記に記すようクライエントに指示した。
B. クライエントの悲嘆の日記を確認し、思考や感情をかなりさらけ出したことを支持して強化した。
C. クライエントの悲嘆の日記を確認したが、本人が依然として、悲嘆の苦痛との葛藤から距離を置いていることが明らかになった。
D. クライエントは指示に反して、悲嘆にまつわる思考や感情を日記を記していなかった。日記につけるよう再度指示した。

14. 喪失に関する疑問を特定する（14）

A. 喪失の原因に何らかの形で関連しているクライエントの疑問をすべてリストアップするよう指示した。

B. 喪失の原因に関する疑問の答えを得るうえで、情報源となると思われる人々をクライエントが見つけるのを援助した。

C. 親愛なる人の死に関するクライエントの疑問に十分な答えが示され、その結果、罪悪感や混乱が解消されたように思われた。

D. クライエントは依然として、親愛なる人の死の原因と、その責任が自分にあるかどうかにとらわれている。この点を掘り下げて考えるよう強く促した。

15.『いのちの時間』を読む（15）

A. クライエントが死について十分理解できるように、Mellanie／Ingpen『いのちの時間――いのちの大切さをわかちあうために（*Lifetimes*）』（新教出版社）を本人と一緒に読んだ。

B. クライエントが『いのちの時間』を読んで抱いた質問に答え、支持した。

C. 質問が浮かばないのは悲嘆の回避であると、穏やかながら毅然としたやり方でクライエントに直視させた。

16. クライエントを悲嘆の体験者に引き合わせる（16）

A. 悲嘆のプロセスを克服したことがあり、その体験を話してくれそうな友人や大人をクライエントが特定するのを援助した。

B. 体験者に聞きたいことをリストアップするようクライエントに指導した。

C. セッション外か、今後の合同セッションで、悲嘆の体験者と話をする日時を決めるようクライエントに促した。

D. クライエントは指示に従って、悲嘆の体験者と話をしていた。今日の治療セッションで、この前向きな体験を検討した。

E. クライエントは指示に反して、悲嘆の体験者に連絡していなかった。連絡するよう再度指示した。

17. 悲嘆の体験者である友人と合同セッションを実施する（17）

A. 喪失を体験して克服した友人とクライエントが話し合う合同セッションを実施した。クライエントがリストアップした死、喪失、悲嘆に関する質問を友人に尋ねた。

B. 喪失を乗り越えた友人の体験をクライエントと検討しながら、その友人が悲嘆のプロセスの各段階にどのように取り組んだかを強調した。

C. 悲嘆の体験者である友人と話をしたことが、クライエントを安心させ、支えになっていることが確認された。

18. 聖職者や大人から話を聞くことを課題にする（18）
A. 聖職者や、喪失を体験したことのある大人に会い、各人の体験と、どのようにして克服したかについて話を聞くようクライエントに指示した。
B. クライエントが聖職者や大人から聞いた話を確認しながら、その体験の主な要素を特定し、「あなたにもできる」というメッセージを強調した。
C. クライエントは、聖職者や悲嘆を体験したことのある大人から話を聞いていなかった。もう一度課題にした。

19. 故人の良いところをリストアップする（19）
A. 故人の良いところと、そうした点を覚えておく方法をすべてリストアップするようクライエントに指示した。
B. 故人の良いところのリストをクライエントと検討し、良いところや思い出をそれぞれ肯定して、その1つ1つを覚えておくことの大切さを強調した。
C. クライエントは大切な故人の良い思い出を楽しみながらリストアップした。
D. 大切な故人の良い思い出について話したとき、クライエントは強い感情に押し潰されそうであった。
E. クライエントは今では、悲しみに押し潰されることなく、大切な故人の良いところを思い出すことができる。

20. 罪悪感や自責の念を検証する（20）
A. 喪失にまつわるクライエントの罪悪感や自責の念を検証した。
B. クライエントの不合理な思考や感情を特定し、現実的なものと置き換えた。
C. 罪悪感や自責の念に関するクライエントの不合理な思考や感情が、今では存在しないことが確認された。

21. 自分が元凶だという信念を打ち消すよう援助する（21）
A. 大切な人の死の元凶は自分にあるというクライエントの信念を検証した。
B. 大切な人が死んだのはクライエントのせいだと述べた相手に、発言の撤回を求めるようクライエントに促した。
C. 喪失の「原因となった」行動についてクライエントが謝罪する機会を設けるために、クライエントと故人が電話で会話をするロールプレイを行った。

D. 大切な人の死の元凶は自分にあるという非現実的な信念を、クライエントに直視させた。
E. クライエントが今では、大切な人の死の元凶は自分にあると考えていないことを、本人に告げた。

22. 赦罪の儀式を実践する (22)
A. クライエントが罪悪感や喪失感を解消できるよう援助するために、赦罪の儀式を考案した。
B. 儀式を考案どおり実践し続けることを確約するようクライエントに指示した。
C. 儀式の効果を観察し、必要に応じて調整した。
D. 喪失に対するクライエントの罪悪感や自責の念を和らげるうえで、赦罪の儀式に効果があるように思われる。

23. 適切な怒りを促し支持する (23)
A. 治療セッションで、怒りを感じたときは、怒った表情をし、怒りを態度で示し、そして怒りを言葉に表すようクライエントに促し、念を押した。
B. 怒った表情をすることや、怒りを表現することに対する恐怖をクライエントと検証した。
C. クライエントが怒りを態度で示して表現したときに、クライエントを支持し、口頭で前向きなフィードバックを与えた。
D. クライエントが怒りを感じているのに別の態度を示しているように思われたときに、そのことをクライエントに直視させた。
E. クライエントが怒りを感じるままに表現できるようになるにつれ、神・自己・他者に対する怒りの感情が衰退していることが確認された。

24. 謝罪することや赦しを請うことの準備を進める (24)
A. 故人への謝罪の手紙、または故人に赦しを請う手紙を書くようクライエントに指示した。
B. 故人に赦しを請う、または故人に謝罪する練習をするために、ロールプレイを行った。
C. クライエントの罪悪感を和らげるうえで、手紙およびロールプレイの課題が功を奏している。
D. クライエントは、謝罪または赦しの手紙を書いていなかった。書くよう再度指示した。

25. 別れの手紙を課題にする（25）

A. 失った最愛の人に、別れの手紙を書くようクライエントに指示した。

B. Jongsma／Peterson／McInnis『簡潔な思春期治療の宿題計画［未邦訳］（*Brief Adolescent Therapy Homework Planner*)』の中の「悲嘆の手紙（Grief Letter）」の課題を行うようクライエントに指示した。

C. クライエントは、失った最愛の人に別れの手紙を書いていた。この手紙の内容を検討した。

D. クライエントは、亡くなった最愛の人に手紙を書いていなかった。書くよう再度指示した。

26. 墓参りを提案する（26）

A. 友人または親戚と一緒に、最愛の人の墓を訪れる計画を立て、失った最愛の人に墓地で別れを告げることをクライエントに勧めた。

B. 最愛の人の墓地に、別れの手紙や絵を供えてくるようクライエントに強く促した。

C. 最愛の人に別れを告げた体験をクライエントと検討し、悲嘆を解き放つことを目的とするプロセスのどの辺にいるかを評価した。

D. クライエントが悲嘆のプロセスを進み、自身の気持ちに整理をつけるうえで、最愛の人に別れを告げる体験が役に立っている。

27. 悲嘆の解決を示す指標をリストアップする（27）

A. 喪失が解決されつつあることを示す行動面および感情面の指標を、クライエントがリストアップするのを援助した。

B. 悲嘆の解決を示す指標のリストを基に、喪失の受け入れにおいて、クライエントが著しい進歩を示しているという事実を支持した。

C. クライエントの人生や体験には悲嘆の解決を示す指標がさほど表れていないことから、本人がまだ喪失を受け入れ、人生を前向きに歩んでいく段階に至っていないことは明白である。このことを、悲嘆の通常のパターンとして、本人に告げた。

28. サポートの仕方を親に教示する（28）

A. クライエントが悲嘆のプロセスを克服できるようにサポートして励ますさまざまな具体的な方法を親に教示した。

B. 愛情や慰めを示し、安らぎを与える親の取り組みを肯定して強化した。

C. 自身の悲嘆に親がサポートや共感を示してくれることに、クライエントが好意的な反応を示している。このことをクライエントおよび親に強調した。

D. 親は、クライエントの悲嘆に対する安らぎ、慰め、サポートを示す行動を増やすことに抵抗を示している。この抵抗を検討した。

29. 悲嘆に関する本を読むことを親の課題にする (29)
A. 親が悲嘆のプロセスを理解できるように、本を読むことを課題にした。
B. 悲嘆のプロセスの知識を得るために、LeShan『さよならを言うために［未邦訳］(*Learning to Say Good-Bye*)』を読むようクライエントの親に指示した。
C. 悲嘆のプロセスの知識を得るために、Fitzgerald『悲嘆に暮れるティーンエージャー［未邦訳］(*The Grieving Teen*)』を読むようクライエントの親に指示した。
D. 親が悲嘆をテーマとした本を読んで収集した的確な情報を強化し、親が抱いたすべての疑問に答えた。
E. 悲嘆のプロセスに関する非現実的な期待を親に直視させ、より健全または適切な期待に目を向けるよう指示した。
F. クライエントの親は、悲嘆に関する資料を読んでいなかった。読むよう再度指示した。

30. 親に悲嘆のグループを紹介する (30)
A. クライエントの親に悲嘆または喪失の支援グループを紹介し、参加するよう促した。
B. クライエントの親は、支援グループに参加するという提案に前向きで、次回のミーティングに参加することを確約した。前向きなフィードバックを与えた。
C. クライエントの親は、悲嘆または喪失の支援グループに参加するという考えに抵抗を示し、紹介されたグループへの参加を拒否した。再考するよう強く促した。

31. 悲嘆を表現するための家族セッションを実施する (31)
A. 喪失に関する各自の体験を話すよう家族の各メンバーに促すために、家族セッションを実施した。
B. 自らの悲嘆の感情を話すことができなかった家族のメンバーに、喪失を克服しようとするならば話をすることが重要であることを指摘した。
C. 治療セッション外でも、適切な時間に喪失についてもっと話すよう家族のメンバーに促した。
D. 家族の他のメンバーが喪失にまつわる悲嘆の感情を打ち明けたおかげで、クライエントが安心感を抱き、理解されたと感じたことを、家族に告げた。

32.「良き悲嘆のためのゲーム」を行う (32)
A. 各自の悲嘆のプロセスを分かち合うことを促すために、家族セッションで、家族の

メンバーが「良き悲嘆のためのゲーム（The Good Mourning Game）〔訳注：The Good Mourning Game：ボード上でカードを駆使して行うゲーム。子どもの悲嘆過程に働きかけるのに役立つように作られている〕」を行った。
B. 次回のセッションまでに、「良き悲嘆のためのゲーム」を行う時間をつくるよう家族に促した。
C. ゲーム中に体験したことを家族と検討し、各メンバーが他のメンバーの悲嘆のプロセスについて学んだ点を挙げた。

33. 新しい悲嘆の儀式を考案する（33）
A. クライエントが喪失を癒せるような新しい悲嘆の儀式を、家族が考案するよう援助した。
B. こうした儀式を時機を逃さず実行することを確約するよう家族に指示した。
C. 家族が定めた新しい悲嘆の儀式が、喪失にまつわる感情をクライエントが表現するうえでの支えとなっていることが確認された。

34. 悲嘆の式事への参加を促す（34）
A. クライエントが望むならば、悲嘆のどの式事にも本人を参加させるよう親に促した。
B. 悲嘆の式事に参加している間、クライエントに気を配り、サポートし、いたわるよう親に指示した。
C. クライエントに悲嘆のそれぞれの式事について説明し、参加する式事を選ばせた。
D. 他者と悲嘆を分かち合い、故人に別れを告げるうえで、クライエントが葬儀その他の悲嘆の式事に参加したことが有益だったことが確認された。

35. 周年日について家族に教育する（35）
A. 命日などの周年日の影響や、こうした日に抱く一般的な感情を親およびクライエントに教示した。
B. 周年日を有意義に過ごす方法をクライエントおよび親と検証した。
C. 「この悲嘆が解消されれば、後は大丈夫」と思い込む親の傾向を直視させ、実際には周年日に悲嘆反応が生じることを強調した。

36. 親に別れを告げる準備をさせる（36）
A. 親に、養育権を失った子どもに対して、健全かつ前向きなやり方で別れを告げる準備をさせた。
B. 別れを告げるための最後の訪問をせずに立ち去るという親の計画を直視させ、検証し

た。
C. 子どもに別れを告げるために十分な準備をし、別れのための最後の訪問をすることに親が合意した。

37. 別れのセッションを実施する（37）
A. 子どもの養育権を失うことになった親が、それぞれの子どもに、気持ちを切り替えて前に進むようにという適切なメッセージを伝えるために、別れのセッションを実施した。
B. 親が、合意したとおり、前向きかつ健全なやり方で、子どもにきちんと別れを告げたことを肯定し、口頭で前向きなフィードバックを与えた。
C. 別れのセッションは、親が悲嘆や悲しみを示したため、子どもが罪悪感を抱き、葛藤に満ちたものになった。
D. 親が、養育権を失った子ども宛てに、別れと子どもを肯定する言葉を記した手紙を書いた。

38. 人生を本にまとめる（38）
A. クライエントが自身の過去、現在、未来の人生を思い描くことができるように、写真や思い出の品々を使って人生の記録を本にまとめるよう指示した。
B. Jongsma／Peterson／McInnis『簡潔な思春期治療の宿題計画［未邦訳］（*Brief Adolescent Therapy Homework Planner*）』の中の「思い出のアルバムを作る（Create a Memory Album）」の課題に従って、クライエントが自身の過去、現在、未来を表す人生の本を作成するのを援助した。
C. 完成した思い出のアルバムの1冊はクライエントが保管し、1冊は現在の親に贈った。
D. クライエントの親が、クライエントのこれまでの人生体験を肯定し、思い出のアルバムを興味を持って受け取ったことが確認された。
E. クライエントが家庭外で以前の人生体験について話すことに親が不安になり、抵抗を示しているようであった。

---

*1 （ ）内の番号は、ヨングスマ／ピーターソン／マキニス『臨床現場で使える思春期心理療法の治療計画』（明石書店、2010年）の同題の章に記載されている「行動面の定義」の項目番号を示します。
*2 （ ）内の番号は、ヨングスマ／ピーターソン／マキニス『臨床現場で使える思春期心理療法の治療計画』（明石書店、2010年）の同題の章に記載されている「治療的介入」の項目番号を示します。

第14章

低い自尊感情
Low self-esteem

クライエントの様態

1. 自己軽蔑的な発言（1）[*1]

A. 自身の容姿、存在価値、能力についての頻繁な自己軽蔑的な発言に、クライエントの強い劣等感が表れていた。

B. クライエントのアイコンタクトの欠如や、自己についての否定的な発言に、クライエントがいかに自分を見下げているかが表れている。

C. クライエントは、他人に劣等感を抱いていると述べ、また、概して自分は敗者だと考えている。

D. クライエントは、自己批判的な発言をやめ、いくつかの肯定的な特性や成功体験を認め始めている。

2. すぐに自分のせいにする（2）

A. クライエントは、自身の問題を、自らの消極的な行動によるものと説明することが多い。

B. クライエントは、他者の問題を、自分のせいにすることが多い。

C. クライエントは、自身の低い自尊感情と、すぐに自分のせいにすることを結びつけて考え始めている。

D. クライエントは、適切なレベルで責任を認めるようになっている。

3. 褒め言葉を受け入れる（3）

A. 他者から嬉しいことを言われたり、褒められたりしたときに、相手の言葉をそのまま信じられないことをクライエントが認めた。

B. 親や他者が褒めても、クライエントは言葉どおりに受け取らないと親が報告した。

C. 親から褒められたことがなく、そのため現在では他者からの賛辞にどう反応してよいのか分からないとクライエントが報告した。

D. 今では褒め言葉を文字どおり受け止めるようになり、こうしたことを言われると落ち

着かないが、気分が良いとクライエントが報告した。

4. 新たな体験に挑むことの拒否（4）
A. クライエントのことごとく失敗を予想する姿勢が、新たな体験に挑むことへの拒否に表れていた。
B. 新たな体験に決して挑もうとしない自身のパターンにフラストレーションを感じるとクライエントが報告した。
C. 失敗を味わった数々の体験をクライエントがリストアップした。本人の認識は、片寄っていることや歪んでいることが多かった。
D. 最大の恐怖は失敗することであるとクライエントが述べた。
E. 励ましと支持を受けて、クライエントは多少のリスクを負って、新たな体験に挑み始めている。

5. 回避的、寡黙（5）
A. クライエントは寡黙で、回避的であった。
B. 他者との簡単なやりとり以外は避け、通常は社交場面でほとんど何も語らないとクライエントが報告した。
C. クライエントは、大人や友人に対していつも内気であると親が報告した。
D. クライエントは、徐々に内にこもることが少なくなり、他者がいてもさほど緊張しなくなっている。

6. 用心深い、恐れる（5）
A. クライエントは、おどおどした感じで、極めて用心深かった。
B. クライエントは、覚えている限りごく幼い頃から常に他人に怯え、相手の気分を害さないようにいつも用心してきた。
C. 社交場面では、間違ったことをしないように用心し、怯えているとクライエントが述べた。
D. クライエントは、以前ほど用心深くなくなり、現在では慎重に選択した社会的なリスクを負っている。

7. 他人を喜ばせる、友好的に振る舞う（6）
A. クライエントは、友好的かつ外向的な態度で、相手を喜ばせたがっているように思われた。
B. 自身の言動が正しいことや、自身が他人に受け入れられることを確証するために、ク

ライエントはあらゆることを念入りにチェックした。
C. 過去に他人を喜ばせようとして行った行為によって、クライエントがトラブルに巻き込まれることや、利用されていると感じることがあった。
D. 他人を喜ばせようとするクライエントの行動の目立った減少が観察された。今では自身の考えや意見をはっきりと述べるようになりつつある。

8. 前向きな特性を受容または認識できない（7）
A. 自身に、他者が称賛するような才能や前向きな特性があるということをクライエントが否定した。
B. クライエントは、自身の前向きな特性や才能を特定することに苦心した。
C. 他者が指摘した自身の前向きな特性をクライエントはすべて却下した。
D. クライエントは、自身の前向きな特性を認識して受け入れることができた。

9. 精神的な不安定さ、不安（8）
A. クライエントの情動や態度には、精神的な不安定さと不安が見受けられた。
B. 嘲笑や拒絶を恐れるがために、仲間の前で何も言わなかったり、何もしなかったりしたいくつかの事例をクライエントが説明した。
C. 家庭でも、社交場面や仲間と一緒の場面でも総じて、他者に好かれていないかもしれないと感じて、不安になったり精神的に不安定になったりするとクライエントが報告した。
D. 治療セッションが進むにつれ、クライエントの不安が次第に和らぎ、治療者に対して心を開くようになった。
E. 仲間といるときに、以前よりも自信を持つようになったとクライエントが報告した。

10. 受け入れられるために感情のままの行動を起こす（9）
A. クライエントは、仲間から受け入れられるために自滅的な行動（例：飲酒、性行為）を起こすことが多い。
B. 精神作用物質を使用しているときは、仲間に受け入れられていると感じやすいとクライエントが明かした。
C. 仲間の注意を引くためや、仲間に受け入れられるために、いろいろな「悪さ」をしたとクライエントが述べた。
D. クライエントは、ほとんどの自滅的な行動をやめ、自身を受け入れることに取り組み始めている。

11. なかなか「ノー」と言えない（10）

A. 人に嫌われることを恐れるがために、他者に「ノー」と言うことがほとんどないとクライエントが述べた。

B. 「イエス」と言わなければ、人に好かれないと思うとクライエントが述べた。

C. 他者に「ノー」と言うときに感じる身のすくむような恐怖をクライエントが明らかにした。

D. クライエントは、自身の真の信念、価値、感情、思考に忠実であるために、他者に「ノー」と言うようにしようと取り組んでいる。

実施した介入

1. 自己軽蔑的な発言を直視し、再構成する（1）[*2]

A. クライエントの自己軽蔑的なコメントに対して、こうしたコメントは現実を的確に反映するものではないという強いメッセージとともに直視させた。

B. クライエントの自己軽蔑的なコメントを現実的なものに構成し直し、これを否定的なコメントと置き換えるようにクライエントに示した。

C. クライエントは、自己軽蔑的な発言をする自身の傾向に対する自覚が高まっていると報告し、こうした行動の頻度を着実に減少させている。

2. 否定的な感情がどのような行動に表れるかを検証する（2）

A. 自身についての否定的な感情を表現したり、行動で示したりしていると思う方法をリストアップするようクライエントに指示した。

B. 自己についての否定的な感情をどのように表現したり行動で示したりしているか、そして、どうしたらこうした習慣をやめることができるかを検証することにより、クライエントの自覚が高まった。

C. クライエントが自己について否定的なイメージを打ち出す度に、温かく、相手を尊重したやり方で、そのことをクライエントに一貫して指摘した。

3. グループ療法を紹介する（3）

A. 自尊感情の育成に重点を置いたグループ療法をクライエントに紹介した。

B. グループ療法の報告書に、クライエントが治療に積極的に参加し、徐々に自信をつけていると記載されていた。

C. クライエントがグループ療法への参加を拒否する理由として、人々との交流に対する恐怖を挙げた。グループ療法に参加するよう再度指示した。

第14章 低い自尊感情

4.『オフェリアの生還』を読むことを課題にする（4）
- A. Pipher『オフェリアの生還——傷ついた少女たちはいかにして救われたか？（*Reviving Ophelia*）』（学習研究社）の抜粋を読み、そこから得た重要なポイントについて話し合うようクライエントに指示した。
- B. 『オフェリアの生還』の抜粋を読んで、低い自尊感情の力動に対する自覚が高まったとクライエントが報告した。
- C. クライエントは、『オフェリアの生還』を読んでいなかった。読むよう再度指示した。

5.『なぜ自分を知らせるのを恐れるのか？』を読むことを課題にする（5）
- A. 安心して自身をさらけ出せるように、Powell『なぜ自分を知らせるのを恐れるのか？（*Why Am I Afraid to Tell You Who I Am*）』（女子パウロ会）を読むようクライエントに指示した。
- B. クライエントが自身をさらけ出すことを躊躇し恐れる理由を検証し、障壁を取り除いた。
- C. 治療セッション中や日常生活で、クライエントが自身をさらけ出すことが増えている。前向きなフィードバックを与えた。
- D. クライエントは、『なぜ自分を知らせるのを恐れるのか？』を読んでいなった。この課題を行うよう再度指示した。

6. 自身の前向きな側面を記録する（6）
- A. 毎日1つずつ自身の前向きな側面を挙げるようクライエントに指示した。
- B. クライエントの日記を確認し、前向きな特性や達成を特定して肯定し、支持した。
- C. 自身について前向きに感じられるようになり、前向きな特性に対する自覚が高まっているとクライエントが報告した。
- D. クライエントは、自身の前向きな側面を記録していなかった。この課題の障壁を特定して改善するのを援助した。

7. 前向きなセルフトークを考案する（7）
- A. クライエントが自信や自己イメージを高めるよう援助するために、前向きなセルフトーク〔訳注：生活しているなかで、無意識に心のなかでつぶやく言葉〕の技法を教示した。
- B. 前向きなセルフトークの技法を練習するために、ロールプレイを行った。
- C. 前向きなセルフトークを日常的に使用するという確約をクライエントから取り付けた。
- D. クライエントの自尊感情を高めるうえで、前向きなセルフトークの技法が効果的であることが確認された。

8. 親との批判的な交流を特定する（8）

A. 家族セッションで、家庭内の批判的な交流パターンを特定し、相手を支え肯定する交流パターンに目を向けるよう指示した。
B. 家族セッションを録画したビデオテープを使って、家族の批判的な交流パターンを実際に示した。
C. ネガティブな子育て法について親と話し合い、子どもを肯定する新しい方法を推奨した。
D. 親が、自身の非難がましい子育て法に対する自覚を高めるようになったことを支持した。子どもを肯定する指導法を実践していると親が報告した。

9. 前向きな発言を強化する（9）

A. 自分の自信のあるところや良いところについてのクライエントの発言を口頭で肯定し、支持した。
B. クライエントが自身について前向きな発言をする頻度が増えていることが確認されている。

10. 肯定的な言葉をリストアップする（10）

A. 自身についての肯定的な言葉をクライエントがリストアップするのを援助した。
B. 毎日3回肯定的な言葉のリストを読むという確約をクライエントから取り付けた。
C. 自尊感情を育むうえで、自己についての肯定的な言葉のリストを定期的に読むことが有益であったとクライエントが報告した。
D. クライエントは、肯定的な言葉を定期的に用いていなかった。定期的に使うよう再度指示した。

11. 鏡の課題を行う（11）

A. 自身の身体的特徴を広く受け入れるために、毎日2分間鏡に映った自分の姿を観察し、自身の反応を記録するようクライエントに指示した。
B. 鏡の課題で認識した身体的特徴のうち、肯定的なものを強化し、否定的なものは重視しないか、通常のこととした。
C. クライエントの反応は否定的なものが優勢であることについて話し合い、こうした反応を、非現実的で、誇張されたものとして直視させた。

12. 自尊感情の課題を行う（12）

A. 自尊感情を育むために考案された課題を行うようクライエントに指示した。
B. 自尊感情を高める指針を示すために、Burns『自分を愛する10日間プログラム――

認知療法ワークブック（*Ten Days to Self-Esteem*）』（ダイヤモンド社）の中の「自尊心を手に入れる方法（Self-Esteem：What Is It? How Do I Get It?）」を行うようクライエントに指示した。
C. 完了した自尊感情の課題を検討し、自尊感情の重要なポイントや問題を強調しながら話し合った。
D. クライエントは、『自分を愛する10日間プログラム』から学んだ、自尊感情を育む思考を実践している。
E. クライエントは、自尊感情を育む課題をやり遂げていなかった、あるいは思考を実践していなかった。やり遂げて実践するよう再度指示した。

13. 治療ゲームを行う（13）
A. 自分をさらけ出す機会を設けるために、「アンゲーム（The Ungame）〔訳注：勝ち負けのないゲームでアンゲーム（ゲームじゃないゲームという意味）と呼ばれる。カードに書かれた質問に答えていく自己表現ゲームの一つ。日本語版も発売されている〕」（UnGame Company）または「トーキング・フィーリング・アンド・ドゥーイング・ゲーム（The Talking, Feeling, and Doing Game）〔訳注：Richard A. Gardner博士による治療的なボードゲーム。提出された課題に子ども達がどう対応するかを見ることができる。治療面接では自分を抑えたり、拒否的だったりする子どもに有益である〕」（Creative Therapeutics）をクライエントと行った。
B. ゲームの中の感情を特定する機会をとらえて、クライエントが自分をさらけ出したことを肯定した。
C. クライエントが感情をうまく特定して表現できるようになったことを、本人に告げた。

14. 感情の特定について教育する（14）
A. 感情を特定して識別し、表現することについて、クライエントを教育した。
B. クライエントに感情のリストを渡した後、さまざまなシナリオを与えて、シナリオ中の人物がどのように感じていると思うかを特定するようクライエントに指示した。
C. 日々の感情を日記に記すようクライエントに指示した。
D. 感情を特定して表現することがいかにうまくなっているかを示すようクライエントに促した。

15. アイコンタクトを促す（15）
A. アイコンタクトの欠如についてクライエントと話し合った。
B. 治療セッション中に、治療者と習慣的に視線を合わせることについて、クライエント

の合意を得た。
C. クライエントが視線を避けたときや、視線を合わせることができなかったときに、治療者がそのことをクライエントに直視させた。
D. 治療セッション外で、他者と視線を合わせる頻度が増えているとクライエントが報告した。

16. アイコンタクトの範囲を広げる（16）
A. 親、教師、その他の人々とのアイコンタクトを増やすことを確約するようクライエントに指示した。
B. クライエントがすべての大人と視線を合わせた体験を検証し、この体験に伴う感情を特定した。
C. 治療セッション外で、他者と視線を合わせる頻度が増えているとクライエントが報告した。この増加を褒めた。

17. 『頭を育む』を読むことを課題にする（17）
A. ありのままの自分になるという概念をクライエントが理解できるように、Hipp『頭を育む――自分になるための秘訣［未邦訳］（*Feed Your Head — Some Excellent Stuff on Being Yourself*）』を読むよう指示した。
B. ありのままの自分になることのリスクをクライエントと話し合い、この取り組みを始める方法を検証した。
C. クライエントが自身の思考や感情を正直に表現した最近の前向きな体験を特定して、詳述するよう援助した。

18. 人生を変える課題をやり遂げる（18）
A. 自分自身または人生の状況に望む変化を絵に描き表すようクライエントに指示した。
B. クライエントが望む人生の変化を特定できるように、Jongsma／Peterson／McInnis『簡潔な思春期治療の宿題計画［未邦訳］（*Brief Adolescent Therapy Homework Planner*）』の中の「３つの願いごとゲーム（Three Wishes Game）」または「自分を変える３つの方法（Three Ways to Change Yourself）」を行うよう指示した。
C. 人生を変える課題の完了後に、その内容を検討し、人生において自身が望む主な変化の実践計画を作成した。
D. この計画を実践し続けることを確約するようクライエントに指示した。
E. 自己について長い間望んでいた変化を実現し始め、うまくいっているとクライエントが報告した。

F. クライエントは、人生を変える課題をやり遂げていなかった。終わらせるよう再度指示した。

19. 解決志向のアプローチを用いる（19）
A. 問題の原因を外在的なものと考える「問題の外在化」という解決志向の短期介入にクライエントが賛同し、遂行を確約したため実施した。
B. クライエントが低い自尊感情の問題を外在化する様子およびその有効性を観察し、必要な調整を行った。
C. 介入の遂行における一貫性の欠如をクライエントに直視させた。

20. 情緒面の欲求を特定する（20）
A. 情緒面の欲求を特定して言葉で表す方法の基本的な概念をクライエントに教示した。
B. クライエントの情緒面の欲求をより多く充足させる方法を検証した。
C. クライエントは、情緒面の欲求や、欲求を充足させる方法を明確に特定して言葉で表すことができなかった。この点の参考例を示した。

21. 情緒面の欲求を分かち合うよう促す（21）
A. 家族セッションを実施し、親およびクライエントが、各自の情緒面の欲求を伝え合って確認した。
B. 互いの欲求に配慮する方法や、自身の情緒面の欲求を充足させる方法について、クライエントおよび家族を教育した。
C. クライエントおよび家族は、各自の情緒面の欲求を分かち合うことに集中的に取り組んでいなかった。欲求を分かち合えそうな方法の参考例を示した。

22. 虐待の事例を検証する（22）
A. 身体的、性的、精神的な虐待の事例がなかったかクライエントから詳しく聞きだした。
B. 身体的、性的、精神的な虐待に関する適切な通報手続きに従った。
C. 虐待の被害者であることが、自身についての感情にいかに影響を及ぼしているかをクライエントが検証するのを援助した。
D. クライエントの拒否および抵抗を検証して解決したことにより、クライエントは、過去の虐待と、自身についての現在の否定的な感情を結びつけて考えることができた。

23. 歪んだ信念を特定する（23）
A. 自己および世の中に関する信念をリストアップするようクライエントに指示した。

B. 自己および世の中に関するクライエントの歪んだ否定的な信念を構成し直した。
C. クライエントは、自己および世の中に関する前向きな信念を特定することに苦心した。他の人々が自己や世の中をどのように考えているかの参考例を示した。

24. 前向きな認知メッセージを考案する（24）
A. 自己および世の中についてのより現実的で前向きな認知メッセージをクライエントが特定できるように援助した。
B. 新しい現実的で前向きな人生についての認知メッセージをクライエントが日常的に実践した。
C. クライエントが自己および人生の出来事について現実的で前向きな発言をしなかったときに、常にそのことを直視させた。
D. クライエントが、自己および世の中についてより前向きな見方をするようになったと報告した。こうした前向きな見方のメリットを確認した。

25. 自尊感情を育む課題を特定する（25）
A. 日常的な課題で、その遂行により本人の責任感や自尊感情が高まるものをクライエントが特定できるよう援助した。
B. クライエントが日常的な課題を一貫して遂行しているかどうかを観察した。
C. クライエントが責任持って自己管理していることに、言葉による前向きなフィードバックを与えた。
D. 日々の責任を全うすることに積極的になるにつれ、自分のことが前よりも良く思えるようになっているとクライエントが報告したことに、前向きなフィードバックを与えた。

26. 褒め言葉を受け入れることを教示する（26）
A. 褒められたときにそれを受け入れられるように、神経言語学およびリフレーミングの技法を用いて、クライエントの自己メッセージを改めた。
B. 褒め言葉を受け入れることをクライエントが練習をする機会を設けるために、ロールプレイの技法を用いた。
C. 最近他者からの褒め言葉を受け入れた前向きな体験をクライエントが報告した。
D. クライエントは、他者からの褒め言葉を受け入れないパターンをやめていなかった。この点を改善する援助を行った。

27. 推薦状の課題を行う（27）
A. 近親者以外の知人で、推薦状を書いてもらえそうな3人の名前を挙げるようクライエ

ントに指示した。
B. クライエントが受け取った推薦状を本人と読み、褒め言葉を特定して肯定した。
C. 推薦状に記載されている前向きな特徴をそれぞれ確認しながら、推薦状を書いてくれた各人に礼状を書くようクライエントに指示した。

28. 『自尊感情を育もう！』を読むことを親の課題にする（28）
A. 親に、まず、『自尊感情を育もう！［未邦訳］(*Full Esteem Ahead*)』を渡し、次に、自尊感情を育むアイデアのうち、クライエントと一緒に実践したいものを2～3つ選択するよう指示した。
B. 親が選んだ自尊感情を育むアイデアを検討し、その実践計画を作成した。
C. 介入を成功させるためには、一貫した遂行が重要であることを親に指摘した。
D. 親は、『自尊感情を育もう！』に記載の自尊感情を育むアイデアをきちんと実施している。クライエントが、親の取り組みに感謝していると報告した。このプログラムのメリットを治療セッションで確認した。

29. 仲間集団との活動を増やすことを課題にする（29）
A. 親に、クライエントが自尊感情を高められそうな各種の活動の選択肢（例：ボーイ／ガールスカウト、スポーツ、音楽）を示し、少なくともそのうちの1つへの参加をクライエントに奨励するよう指示した。
B. クライエントの自尊感情を育むうえでの課外活動の役割を検証し、プラス面を特定した。
C. 親は指示に従い、クライエントが参加する仲間集団の活動を増やしている。
D. クライエントの親は指示に反して、クライエントが参加する仲間集団の活動を増やしていなかった。

30. 親の期待を検証する（30）
A. クライエントに対する親の期待を検証して、適切な場合は肯定し、非現実的な場合は調整した。
B. クライエントの能力を考慮して、本人の年齢や発達に相応した現実的な期待を理解することについて、親を教育した。
C. クライエントに対する親の期待が非現実的なほど高い場合、または年齢相応でない場合は、相手を尊重したやり方で親に喚起した。
D. 親が、クライエントの発達段階を考慮して、自分たちの期待をより現実的なレベルに調整したことが確認されている。

31. しつけの 3R の技法を親に教示する（31）

A. 親に、しつけの 3R の技法を教示し、続いて、Glenn ／ Nelson『自分に甘い社会で自立した子どもを育てる［未邦訳］(*Raising Self-Reliant Children in a Self-Indulgent World*)』を読むよう促した。

B. 悪事に対して、親が、相手を尊重し（respectful）、理に適い（reasonable）、説明する（related）しつけの 3R を実践するのを援助した。この技法を遂行するときには、クライエントにサポート、指導、励ましを与えるよう導いた。

C. クライエントの行動に対して、親は、相手を尊重し、理に適い、説明するしつけをきちんと実践している。

32. ポジティブな子育ての講座を紹介する（32）

A. ポジティブな子育てのポイントを取り上げた講座に参加するよう親に指示した。

B. ポジティブな子育ての講座での体験と、その主な成果を検討した。

C. 親は、ポジティブな子育てのポイントを取り上げた講座に参加していなかった。参加するよう再度指示した。

33. 不安への対処法を教示する（33）

A. クライエントが新たな落ち着かない状況に直面したときの技法として、「やり方を知っているように振る舞う（Pretending to Know How）」と「内面の治療者（The Therapist on the Inside）」を教示した。

B. クライエントが直面する可能性のある 2 つの異なる状況で、不安に対処する技法の予行演習を行い、これらの技法の使用を確約するようクライエントに指示した。

C. 「やり方を知っているように振る舞う」と「内面の治療者」を実行した体験を検討し、これらの技法をさらに 2 つの異なる状況や問題でも試してみるようクライエントに指示した。

D. クライエントは、新しい対処スキルを使って、困難な状況にうまく立ち向かっている。クライエントの自信が高まっていることが確認された。

E. クライエントは、落ち着かない状況に立ち向かうときに、この技法を使用していなかった。これらの技法の使い方についてブレインストーミング〔訳注：集団でアイデアを出し合うことで、発想の誘発や連鎖、融合を期待する技法〕するのを援助した。

34.『ノーと言って友だちでいる方法』を読む（34）

A. 自己主張を促すために、Scott『ノーと言って友だちでいる方法［未邦訳］(*How to Say No and Keep Your Friends*)』を読むようクライエントに求めた。

B. 「ノー」と言うことで、自尊感情が高められることをクライエントに教示した。
C. クライエントがさまざまな社交場面で友人に「ノー」と言う練習をするために、ロールプレイを行った。
D. 「ノー」と言うことの威力を、クライエントに一貫して強化した。
E. クライエントが、他者の要求に「ノー」と言ったこと、そして自分が正当化され、肯定されたように感じたことを報告した。本人を重ねて肯定した。

35. 自己主張および社会的スキルを教示する（35）
A. 苦手な社交場面や自己主張が難しいと思う状況をリストアップするようクライエントに指示した。
B. 自己主張を教示するために、本人が特定した苦手な社交場面のロールプレイをクライエントと行った。
C. 本人が特定した苦手な社交場面に立ち向かう準備をさせるために、クライエントと行動リハーサルを行った。

36. キャンプを紹介する（36）
A. クライエントの信頼と自信を育むために、目的別の週末キャンプに参加させる予定を組むよう親に提案した。
B. 週末キャンプの体験をクライエントと検討し、信頼や自信の面での成果を確認して肯定し、強化した。

37. クライエントの達成を褒めることを親に促す（37）
A. クライエントが行った前向きなことを褒め、強化し、認めることができそうな機会を親が特定するのを援助した。
B. クライエントの自尊感情を育むうえで、褒め、強化し、認めることの重要性を親に指摘した。
C. 家族セッションで、クライエントを褒め、強化し、認める機会を逃したことを親に指摘した。
D. クライエントと親の両方が、クライエントの達成を親が褒めたり認めたりする頻度が増えたと報告している。

---

*1 （ ）内の番号は、ヨングスマ／ピーターソン／マキニス『臨床現場で使える思春期心理療法の治療計画』（明石書店、2010年）の同問の章に記載されている「行動面の定義」の項目番号を示します。
*2 （ ）内の番号は、ヨングスマ／ピーターソン／マキニス『臨床現場で使える思春期心理療法の治療計画』（明石書店、2010年）の同問の章に記載されている「治療的介入」の項目番号を示します。

第 15 章

躁病または軽躁病
Mania/Hypomania

クライエントの様態

1. 過度に友好的な社交スタイル（1）[*1]

A. クライエントは、躁病または軽躁病のエピソードの間、社交場面で過度に友好的または社交的になる。
B. クライエントは、陽気で騒々しく、過度に友好的であった。
C. クライエントは、以前よりもリラックスして、穏やかで、落ち着いた様子であった。
D. 最近は社交場面で、以前よりもリラックスして、穏やかで、落ち着いているとクライエントが報告した。

2. 社会的な判断の低下（1）

A. クライエントは、躁病または軽躁病のエピソードの間、重要な社交上の合図や対人上のニュアンスを察知しないため、頻繁に揉め事に巻き込まれる。
B. クライエントは頻繁に、個人的な情報を簡単にさらけ出し、他人にも同じことを求めて相手を不快にさせる。
C. クライエントの気分が安定し、活力が低下した結果、社交上の関係が改善し、対人的な対立が減少している。
D. クライエントは、社交上の関係に適切な境界を確立し、個人的な情報は親しい友人にしかさらけ出していない。

3. 高揚感、多幸感（2）

A. 躁病または軽躁病のエピソードの間、クライエントは、気分が極端に多幸的で、高揚した様子であることが多い。
B. クライエントは、気分が高揚して多幸的で、過度に情熱的な様子である。
C. クライエントの気分が安定し始め、多幸感や高揚感が極端に高まることがなくなっている。

D. クライエントの気分が安定し、極端に上下することのない通常のレベルに戻っている。

4. 自尊感情の肥大（2）
A. 躁病または軽躁病のエピソードの間、クライエントには頻繁に自尊感情の肥大または誇大がみられる。
B. 今日の治療セッション中、クライエントが壮大な考えを表現し、自身の能力を誇張した。
C. クライエントが、誇大妄想を言葉に表し、成功させるための途方もない非現実的な計画を発表した。
D. クライエントの誇大な発言の頻度が徐々に減少し始め、自身の能力をゆっくりながら現実的にとらえつつある。
E. クライエントは、誇大な発言をしなくなり、自身の能力について健全かつ現実的に理解している。

5. 観念奔逸、思考の空転（3）
A. 躁病または軽躁病のエピソードの間、クライエントは観念奔逸〔訳注：まとまらない考えが次々うかぶこと〕または思考の空転を体験している。
B. 今日の治療セッション中、クライエントは思考の空転および観念奔逸を体験した。
C. クライエントは、自身の思考を論理的かつ整然としたやり方で伝えることができた。
D. 最近、思考の奔逸や空転を体験することが減少しているとクライエントが報告した。

6. 喋り続けようとする心迫（3）
A. 今日の治療セッション中、クライエントは話そうとする衝動に駆られ、とても早口だった。
B. 今日の治療セッション中、クライエントの話す速度が若干遅くなった。
C. クライエントの話す速度は、通常のレベルに戻っている。

7. 活力に溢れ、落ち着きがない（4）
A. 躁病または軽躁病のエピソードの間、クライエントは活力に溢れているようであった。
B. クライエントは活力に溢れ、運動機能が激越状態にあるようであった。
C. クライエントは以前より落ち着いた様子で、活力の低下がみられ、運動活動も軽度であった。
D. クライエントは、過剰な運動活動を示すことなく、じっと座っていることができた。
E. 最近、クライエントの活力や落ち着きのなさが著しく軽減している。

8. 衝動性（5）
A. 躁期または軽躁期の間、クライエントは自身の欲求をすぐに充足させようとし、立ち止まって自身の行為の成り行きを考えないことが多い。
B. クライエントは、立ち止まって自身の行為によってもたらされる可能性のある否定的な成り行きを考える能力が向上していることからも明らかなように、ここ最近、衝動に対する適切なコントロールを示している。
C. クライエントは、長期的な目標を達成するために、自身の欲求をすぐに充足させたいという衝動を先延ばしする能力の向上を示している。
D. クライエントは、衝動に対する適切なコントロールを一貫して示している。

9. 睡眠の必要性の減少（6）
A. 躁病または軽躁病のエピソードの間、クライエントは、睡眠の必要性が減少する。
B. 直近の躁病または軽躁病のエピソードの間、睡眠の必要性をほとんど、または全く感じなかったとクライエントが報告した。
C. クライエントは依然として、睡眠の必要性を感じることなく明け方まで起きている。
D. クライエントの睡眠時間は、通常の状態に戻り始めている。
E. 今は毎晩習慣的に、通常の時間眠っているとクライエントが報告した。

10. 情動障害の家族歴（7）
A. これまでに、家族にみられた多数の情動障害をクライエントおよび親が報告した。
B. クライエントおよび親は、家族の他のいずれかのメンバーに重度の情動障害があるとは考えていない。
C. 親が、過去に大情動障害のエピソードを発症したことがあると報告した。

11. 怒りの爆発、攻撃的な行動（8）
A. クライエントはこれまでに、躁病または軽躁病のエピソードの間、感情を抑えきれなくなることや、怒りの爆発または攻撃的な行動を頻繁に起こすことがあった。
B. クライエントは怒り、いらだち、神経が高ぶっている様子であった。
C. 重要でないことや些細なことにすぐに腹を立てた出来事をクライエントが報告した。
D. クライエントは、自身の怒りや攻撃的な衝動を、より効果的なやり方でコントロールし始めている。
E. クライエントは、自身の怒りに対する適切なコントロールを一貫して示し、大きな爆発や攻撃的な行動をみせていない。

第15章　躁病または軽躁病

12. 注意の持続時間が短く、気が散りやすい（9）

A. 躁病または軽躁病のエピソードの間、クライエントは、注意の持続時間が極めて短く、長時間集中し続けることが難しいと親および教師が報告した。

B. 今日の治療セッション中、クライエントは、すぐに気が散る様子であったため、話し合いのトピックに何度も注意を向け直す必要があった。

C. 今日の治療セッション中、クライエントは、以前ほど気が散ることがなく、集中している様子であった。

D. クライエントは、家庭および学校で、一貫して適切な注意力や集中力を示していると親および教師が報告した。

13. 課題を完遂させない（10）

A. 躁病または軽躁病のエピソードの間、クライエントは、1つの活動が未完のまま、次の活動に移ることが多い。

B. クライエントは、溢れる活力、衝動性、自制心の欠如、思考の空転のために、課題を完遂させることや、活力を生産的な活動や目的ある活動に注ぐことに苦心している。

C. クライエントは最近、課題やプロジェクトを完遂させることが可能なことからも明らかなように、以前よりもセルフコントロールを発揮している。

D. クライエントは、日頃から、課題やプロジェクトを完遂させている。

14. 自滅的な行動または危険な行動（11）

A. これまでに、躁病または軽躁病のエピソードの間、自滅的な行動、リスクの高い行動、危険な行動を起こしてきたとクライエントが説明した。

B. クライエントの衝動性や落ち着きのなさが、自滅的な行動、リスクの高い行動、潜在的に危険な行動を起こす傾向を助長している。

C. クライエントは、自滅的な行動、リスクの高い行動、潜在的に危険な行動を起こす前に立ち止まり、自らの行為によって自身および他者にもたらされ得る成り行きを考える必要性に対する洞察を深めた。

D. クライエントは最近、自滅的な行動、リスクの高い行動、潜在的に危険な行動を起こしていない。

15. 突飛な格好（12）

A. 躁期または軽躁期の間、クライエントは突飛な格好をすることが多い。

B. クライエントが治療セッションに独特の奇抜な格好で現れた。

C. クライエントの格好は適切であった。

D. クライエントは気分が安定して以来、一貫して適切な格好をしている。

実施した介入

1. 躁病または軽躁病のエピソードを調査する（1）[*2]
A. クライエントに躁病または軽躁病のエピソードの症状が発現しているかどうかを調べるために、診断面接を実施した。
B. 今日の診断面接で、クライエントの気分、衝動のコントロール、怒りのコントロール、社会的な判断、フラストレーションの耐性、発話速度、思考プロセス、自尊感情をまとめて評価した。
C. 今日の診断面接で、クライエントは感じ良く、協力的であったことが確認された。
D. 今日の診断面接で、クライエントは神経が高ぶり、抵抗を示したことが確認された。

2. 心理検査を紹介または実施する（2）
A. クライエントに双極性障害の症状が生じているかどうかを調べるために、心理検査を実施した。
B. 心理検査の間、クライエントは非協力的で、検査を受けさせるのに手間取った。
C. クライエントは、正直かつ率直な態度で心理検査を受け、あらゆる指示に協力的であった。
D. 心理検査の結果から、双極性障害の診断が裏付けられた。
E. 心理検査の結果からは、双極性障害の診断は裏付けられなかった。
F. 心理検査の結果について、クライエントおよび親と話し合った。

3. 心理社会的障害の病歴情報を収集する（3）
A. クライエントの近親者の躁病のパターンや双極性疾患の程度を調べるために、親から心理社会的障害の詳しい病歴情報を収集した。
B. クライエントの家庭環境を確認したところ、躁病または軽躁病の数症例のエピソードが明らかになった。
C. クライエントの家族の双極性疾患の明白な病歴を明らかにするうえで、今日の治療セッションで収集した心理社会的障害の病歴情報が役に立った。
D. 心理社会的障害の病歴情報からは、クライエントの近親者の双極性疾患の存在は明らかにならなかった。

第15章　躁病または軽躁病

4. 躁病を引き起こすストレス因子を特定する（4）
A. 躁病または軽躁病のエピソードを引き起こす重要なストレス因子を見つけるために、クライエントの家庭環境を検証した。
B. 過去の躁病または軽躁病のエピソードが、過去の学校での失敗体験や自尊感情への脅威といかに関連していたのかを、クライエントが特定できるよう援助した。
C. 過去の躁病または軽躁病のエピソードの発症が、以前の仲間や友人からの拒絶といかに関連していたのかを、クライエントが認識できるよう援助した。
D. 過去の躁病または軽躁病のエピソードの発症が、家庭内の心的外傷といかに関連していたのかを、クライエントが特定するのを援助した。
E. 治療セッションで、うつ期または躁期の発現間近に生じた重大な出来事を記した年表をクライエントが作成した。

5. 精神医学的検査を紹介する（5）
A. 気分を安定させる薬の必要性を判断するために、クライエントに精神医学的検査を紹介した。
B. 服薬の必要性を判断するために、精神医学的検査を受けることにクライエントおよび親が同意した。
C. 今日の治療セッションで、服薬に対するクライエントの抵抗を検証して対処した。
D. 気分を安定させるための薬を服用することに、クライエントが強く反対した。

6. 服薬の遵守および有効性を評価する（6）
A. 定期的な服薬により、活力が軽減して、気分が安定し、副作用はないとクライエントが報告した。気分が安定することのメリットを強調した。
B. 向精神薬を服用して以来、ほとんど、または全く改善がみられないとクライエントが報告した。処方医師に相談するよう強く促した。
C. クライエントは薬を定期的に服用していなかった。服用を遵守するよう再度指示した。
D. 服薬の有効性および副作用を、精神科医に連絡するようクライエントおよび親に促した。

7. 入院を手配する（7）
A. クライエントの躁病が極めて強く、自身または他者に危害を及ぼす、あるいは自身の基本的なニーズに対応できない可能性があるため、クライエントを精神疾患施設に入院させる手配をした。
B. クライエントは、入院の必要性を認め、精神疾患施設への入院の手続きに協力的であっ

た。

C. クライエントは、精神疾患施設への入院に抵抗を示した。親がクライエントを入院させるのを援助した。

8. 躁病または軽躁病について教示する（8）

A. 躁病または軽躁病の生物心理社会的な関連要因をクライエントに教示した。

B. クライエントの親に、躁病または軽躁病の生物心理社会的な関連要因についての情報を与えた。

C. クライエントおよび親が、躁病または軽躁病の生物心理社会的な関連要因に対する理解を深めるにつれ、これらの症状にうまく対処できるようになっていることが確認されている。

D. クライエントおよび親は、躁病または軽躁病の生物心理社会的な関連要因について部分的にしか理解を示さなかった。この点を改善する情報を与えた。

9. 双極性障害に関する情報を読むことを推奨する（9）

A. 双極性障害の症状および治療に関する情報を読むことを親の課題にした。

B. 双極性障害の症状および治療について学ぶために、Waltz『双極性障害［未邦訳］（*Bipolar Disorders*）』を読むことを親の課題にした。

C. 親は、双極性障害に関する資料を読んでいた。その情報を検討した。

D. 親が、双極性障害の症状および治療についてさらなる疑問を抱いた。彼らの子どもに関連したより具体的な情報を与えた。

10. 信頼関係を築く（10）

A. クライエントとの一定の信頼関係を築くために、一貫したアイコンタクト、積極的傾聴、無条件の肯定的関心、心からの受容を用いた。

B. クライエントの懸念に耳を傾け、本人の感情を反映させることで、クライエントを支持した。

11. 見捨てられることへの恐怖を検証する（11）

A. これまでに、躁病または軽躁病のエピソードの発現と時期を同じくして、見捨てられた、または拒絶された体験がないかを調べるために、クライエントの背景情報を検証した。

B. 今後の躁病または軽躁病のエピソードによって、どうかすれば大切な人々から見捨てられる、または拒否されるかもしれないという恐怖をクライエントが表現した。

C. 躁病または軽躁病のエピソードのために見捨てられる、または拒絶されるというクライエントの恐怖を和らげるために、親が愛情を表現し、いつまでも変わらぬサポートを誓約した。親がいかに支えてくれているかにクライエントの目を向けさせた。
D. クライエントは、見捨てられることへの恐怖を一切否定した。こうした恐怖は、認め難い一般的な心情であることを指摘した。

12. 現実の喪失または認識上の喪失を探る（12）
A. これまでに、躁病または軽躁病のエピソードの発現と時期を同じくして、重大な喪失や別離が生じたことがないかを調べるために、クライエントの背景情報を検証した。
B. 過去の現実の喪失または認識上の喪失にまつわる思考や感情をクライエントが表現する機会を設けた。
C. 過去の喪失や別離にまつわる感情の表現を促進するために、エンプティ・チェア法〔訳注：クライエントの前にある空の椅子に心の対象を座らせ、擬人化して対話などをする技法〕を用いた。
D. 過去の別離や喪失にまつわる感情を絵に描き表すことをクライエントに指導した。

13. 過去の喪失を解決する技法を教示する（13）
A. 過去の喪失にまつわる感情を表現して対処できるように、日記をつけることをクライエントに指導した。
B. 過去の喪失を解決して、人生を前向きに歩んでいけるように、「解き放つ（letting go）」こと（例：手紙を書く）をクライエントの課題にした。
C. 過去の喪失に対処して、人生を前向きに歩んでいくための行動計画をクライエントが作成するのを援助した。
D. 好ましい仲間集団の活動で、有意義な交友関係を育み、そうした関係を過去の喪失と置き換える、あるいはそうした関係を持って過去の喪失に対処する機会がもたらされるようなものに参加するようクライエントに強く促した。
E. 好ましい仲間集団の活動で、有意義な交友関係を育む機会がもたらされそうなものを、クライエントがリストアップするのを援助した。
F. クライエントは、過去の喪失を解決する技法を用いていなかった。使用するよう再度指示した。

14. 実際の喪失と誇張された喪失を区別する（14）
A. 現実の喪失と想像上の喪失、実際の喪失と誇張された喪失を、クライエントが区別できるように援助した。

B. 見捨てられることや喪失することへの恐怖で、不合理の誤った考え方に基づくものを、クライエントにやんわりと喚起して直視させた。
C. 想像上または誇張された喪失に関する不合理な思考を、クライエントが現実に基づく思考に置き換えられるよう援助した。
D. クライエントが実際に生じた喪失にまつわる感情に取り組めるように、来談者中心療法〔訳注：ロジャースによる心理療法の一つ。来談者の話を傾聴していくなかで、来談者が気づき成長変化をしていくという基本的な考えによる。肯定的関心や、共感的態度といった傾聴時の態度が重視される〕のアプローチを用いた。

15. 低い自尊感情の原因を検証する（15）

A. 過去の別離、喪失、養育放棄、拒絶の体験で、クライエントの低い自尊感情を助長している可能性のあるものを調べるために、クライエントの家庭環境を検証した。
B. これまでに家庭内で生じた重大な出来事（肯定的と否定的の両方）で、クライエントの自尊感情に影響を及ぼしたものを記した年表をクライエントが作成するのを援助した。
C. 今日の治療セッションで、クライエントの低い自尊感情や見捨てられることへの恐怖が、過去の重大な別離、喪失、養育放棄といかに関連しているかが判明した。

16. 親からの拒絶を検証するために家族セッションを実施する（16）

A. クライエントの躁病または軽躁病のエピソードの発現が、親からの拒絶または精神的な養育放棄といかに関連しているかを検証するために、家族セッションを実施した。
B. 過去の拒絶または精神的な養育放棄にまつわる思考や感情をクライエントが表現する機会を設けた。
C. 親ともっと充実した時間を過ごしたいという欲求や、褒め言葉や正の強化を増やしてもらいたいという欲求を、クライエントが言葉で表したことを支持した。
D. 子どもを顧みない親に、娯楽、学校、家庭での活動を通してクライエントと過ごす時間を増やし、より多くの正の強化を与えるよう喚起した。
E. 子どもを顧みない親が、クライエントと過ごす時間を増やすと口頭で確約した。

17. 誇張および相手への要求行動を直視させる（17）

A. クライエントの誇大な考え方や相手への要求行動を、やんわりとしたやり方で直視させた。
B. クライエントの誇大な考え方や相手への要求行動を、毅然としたやり方で直視させた。
C. 自身の誇大な考え方が、根幹にある低い自尊感情、精神的な不安定さ、不全感といか

第15章　躁病または軽躁病

に関連しているかをクライエントが認識できるように援助した。
D. 相手への要求行動が、他者との関係にいかに悪影響を及ぼすかをクライエントに直視させた。
E. 他者に過剰な要求をするのではなく、クライエントが自身の欲求を充足させる、より建設的な方法を習得できるように、ロールプレイの技法を用いた。

18. 衝動性の影響を特定する（18）
A. 衝動に対するコントロールを強め、自身の衝動的な行動が他者にいかに悪影響を及ぼすかを顧慮するようになるという目標を、クライエントが定められるように援助した。
B. 衝動的な行動が著しく増加している場合には、精神科医または治療者に連絡するという確約をクライエントが言葉で表した。こうした確約が、症状のコントロールの鍵になることを強調した。
C. 衝動的な行為または社会的に不適切な行為の否定的な成り行きをクライエントがリストアップするのを援助した。
D. 自身の衝動的な行動または不適切な行為が、自身および他者にどのような悪影響を及ぼすかを、毅然として一貫したやり方で、クライエントに直視させた。
E. 自身の衝動的な行動が他者にいかに悪影響を及ぼすかをクライエントが認識できるように、役割逆転の技法を用いた。

19. 衝動的な行動の成り行きをリストアップする（19）
A. 衝動的な行動の否定的な成り行きをリストアップするようクライエントに指示した。
B. 自身の衝動的な行動が、自身および他者にいかに悪影響を及ぼすかをクライエントが認識できるように、治療セッションで役割逆転の技法を用いた。
C. 自身の衝動的な行動によって悪影響を及ぼした相手に謝罪するようクライエントに促した。
D. クライエントが即座に満足感を得ようとする欲求を先延ばしにし、衝動を抑制できるように、自身を落ち着かせる方略やセルフコントロールの方略（例：リラクゼーションの技法、「止まって、見て、聞いて、考える」）を教示した。

20. 軽率な衝動性を直視させる（20）
A. 自身の軽率で衝動的な行動の成り行きをクライエントに繰り返し直視させた。
B. クライエントの衝動的な行為に、確固たる一貫した制限を設けるよう親に強く促した。
C. 長期的な利益のために、即座に満足感を得ようとする欲求を先延ばしにすることのメリットを特定するようクライエントに指示した。

233

D. クライエントが、躁病または軽躁病のエピソードの間の衝動的な行動を遅らせられるように、自身を落ち着かせる方略やセルフコントロールの方略（例：リラクゼーションの技法、「止まって、見て、聞いて、考える」）を用いるように促した。

21. ロールプレイを通して、顧慮することを教示する（21）
A. 自身の衝動的な行動が、他者にいかに悪影響を及ぼすかをクライエントが顧慮するように、ロールプレイや役割逆転の技法を用いた。
B. ロールプレイや役割逆転の技法を通して、クライエントは、自身の衝動的な行為または社会的に不適切な行動が、他者にいかに悪影響を及ぼすかに対する洞察を深めた。
C. 今日の治療セッションで、クライエントは1つのトピックになかなか集中できなかったため、本人の衝動的な行為が、他者にいかに影響を及ぼすかを特定するうえで、ロールプレイや役割逆転の技法は役に立たなかった。

22. 衝動的な行動の否定的な成り行きの課題を宿題にする（22）
A. 衝動的な行動が、自身および他者に代償を伴う否定的な成り行きをもたらすことを理解させることを目的とした課題を宿題にした。
B. 衝動的な行動が、自身と他者の両方にいかに否定的な成り行きをもたらしているかをクライエントが理解できるように、Jongsma／Peterson／McInnis『簡潔な思春期治療の宿題計画［未邦訳］（*Brief Adolescent Therapy Homework Planner*）』の中の「行動から思考を引くと痛ましい結果が残る（Action Minus Thought Equals Painful Consequences）」を宿題にした。
C. 衝動的な行動に取って代わる、より合理的な新しい行動をクライエントが特定できるように、「行動から思考を引くと痛ましい結果が残る」を宿題にした。
D. 衝動的に一連の行動を起こす前に立ち止まり、自身の行為によってもたらされ得る成り行きを考えるうえで、この宿題が役立ったとクライエントが報告した。
E. クライエントは宿題をやり遂げたが、依然として衝動的なやり方で感情のままに行動している。衝動性について学んだことにクライエントの目を向けさせた。
F. クライエントは、宿題をやり遂げていなかった。もう一度宿題にした。

23. 制限の設定と強化を親に促す（23）
A. 今日の治療セッションに参加した親に、クライエントの怒りの爆発または反発的な行動に、確固たる一貫した制限を設けるよう強く促した。
B. クライエントの怒りの爆発または反抗的な行動の妥当な成り行きを親が特定できるように援助した。

C. クライエントの向社会的行動を強化するよう親に強く促した。
D. 前向きな社会的行動を強化し、攻撃的または反発的な行動を遅らせる報酬システムを考案した。
E. 次回の治療セッションまでに、クライエントの前向きな行動を観察し、3～5つを記録することを親に指導した。

24. 明確なルールと行動契約を考案する（24）
A. 家庭のルールと行動契約をリストアップすることを親の課題にした。
B. 親が、クライエントへの明確なルールと期待を定められるように、Jongsma／Peterson／McInnis『簡潔な思春期治療の宿題計画［未邦訳］（*Brief Adolescent Therapy Homework Planner*）』の中の「明確なルール、正の強化、適切な結果（Clear Rules, Positive Reinforcement, Appropriate Consequences）」を宿題にした。
C. 「明確なルール、正の強化、適切な結果」の宿題により、クライエントの衝動的な行動に明確なルールを設け、妥当な成り行きを特定することができたと親が報告した。
D. 宿題により、穏やかで、相手を尊重した落ち着いたやり方で、当然の成り行きを特定し、設定した制限を適用することができたと親が報告した。
E. 自分たちは宿題をやり遂げたが、クライエントは依然として制限を試し、ルールに逆らっていると親が報告した。明確なルールを維持するよう親に強く促した。
F. 親は、宿題をやり遂げていなかった。終わらせるよう、もう一度指示した。

25. 感情のままの行動の成り行きを設定する（25）
A. 今日の家族セッションでは、親が明確なルールを設けられるように援助することと、クライエントの人を操ろうとする行動や感情のままの行動の成り行きを特定することに重点を置いた。
B. 家庭でクライエントが従うべきルールや添うべき期待を親が書き出すのを援助し、こうしたルールや期待を確実に一貫して適用するよう親に促した。
C. クライエントの人を操ろうとする行動や感情のままの行動の妥当な成り行きを、親が特定できたことを強化した。
D. 親は、明確なルールを設けることや、クライエントの人を操ろうとする行動や感情のままの行動の妥当な成り行きを特定することがなかなかできなかった。この課題をやり遂げるよう励ました。
E. 本人への期待を理解していることを確認するために、ルールを復唱するようクライエントに指示した。

26. 親による制限の設定と愛情の表現を強化する（26）
A. クライエントの衝動的な行動、人を操ろうとする行動、感情のままの行動に対して、親が理に適った制限を設けたことを強化した。
B. クライエントへの愛情と献身を示すために、クライエントの行動に対して理に適った制限を設け、適用するよう親に喚起した。
C. クライエントの精神的な不安定さや拒絶の恐怖を和げるために、クライエントへの無条件の愛と献身を言葉で表すよう親に促した。
D. クライエントを無条件に愛するという確約を親が言葉で表したことにより、クライエントの安心感が高まり、拒絶の恐怖が和らいでいることが確認された。

27. 規則正しい行動プランを立てる、会話を秩序立てる（27）
A. クライエントは、考えがとりとめもなく沸いてくる様子で、頻繁に会話の焦点に注意を向け直す必要があった。
B. 治療セッションでは、クライエントが日常的な課題や日課を行う際に、衝動を遅らせて、集中し続けることができるように、親が家庭の規律を高めることに重点を置いた。
C. クライエントが特定の課題または責務を遂行する予定日時を記したスケジュールを作成することを、クライエントと親の課題にした。
D. 親に、躁病または軽躁病のエピソード時にクライエントと話すときは、効果的なコミュニケーションの技法（例：適度に視線を合わせ続ける、前向きな行動を求める、一度に1つずつ指示を与える）を使用し、気を散らすものをできる限り片づけるよう促した。

28. ゆっくり話すことや慎重に考えることを強化する（28）
A. クライエントに、ゆっくりと落ち着いた口調で話すよう一貫して促した。
B. クライエントがゆっくり話し、考えを理路整然と表現したことを口頭で強化した。
C. クライエントが集中し続け、思考や感情を合理的にきちんと表現できるように、来談者中心療法のアプローチを用いた。
D. 発話の速度を落とし、思考や感情を建設的なやり方で伝えることができるように、クライエントに効果的なコミュニケーションのスキルを教示した。
E. 発話の速度を落とし、思考をきちんと伝えることができるように、クライエントの話を度々遮って、深呼吸の技法を行うよう指示した。

29. 適切な格好を強化する（29）
A. クライエントが身なりを整え、適切な格好をしていることを強化した。
B. 有意義な交友関係を育むチャンスを増やすために、適切な格好をし、清潔さを心掛け

第 15 章　躁病または軽躁病

るようクライエントに促した。
C. 突飛な服装やだらしなさが、交友関係を育む本人の能力をいかに阻害しているかを、クライエントにやんわりと直視させた。
D. 適切な服装や身だしなみに関する考えを改めるようクライエントに指示した結果、この点の行動が適切なものに改善されている。

30. 長所や関心事を特定する（30）
A. クライエントが自身の長所や関心事をリストアップできるように援助した。
B. 自尊感情を高め、交友関係を育む機会を得るために、自身の関心事を仲間と共有するようクライエントに促した。
C. 自身の関心事を他者と共有したことで、自尊感情が向上しているとクライエントが報告した。こうした取り組みを続けるよう強く促した。
D. クライエントは、根強い精神的な不安定さのために、依然として自身の関心事をなかなか他者と共有できないでいる。取り組み続けるようやんわりと促した。

31. 前向きな特性を挙げることを課題にする（31）
A. 自身の前向きな特徴や人格特性を挙げることをクライエントの課題にした。
B. 自身の前向きな特徴や人格特性を挙げることで、クライエントが自尊感情を高められるように、Jongsma／Peterson／McInnis『簡潔な思春期治療の宿題計画［未邦訳］（*Brief Adolescent Therapy Homework Planner*）』の中の「私は良い人間（I Am a Good Person）」を課題にした。
C. クライエントがきちんと課題をやり遂げ、前向きな特徴や人格特性をいくつか挙げた。
D. クライエントは指示に反して、課題をやり遂げなかった。取り組むよう、もう一度指示した。

32. 根幹にある恐怖や精神的な不安定さを解釈する（32）
A. 自身の自慢や依存の拒否が、根幹にある恐怖や精神的な不安定さといかに関連しているかをクライエントが認識できるように援助した。
B. 自身の怒りの爆発や敵対的な行動が、根幹にある恐怖や精神的な不安定さといかに関連しているかを認識したとクライエントが言葉で表したことを支持した。
C. 過剰な自慢、うぬぼれ、敵意でもって反応するのではなく、自身の恐怖や精神的な不安定さを重要な人々に直接表現するようクライエントに促した。
D. 自身の大言壮語や過剰なうぬぼれが、他者から受け入れられ、認められたいという欲求といかに関連しているかをクライエントが特定できるように援助した。

E. 依存欲求を充足させる、より適切な方法をクライエントが特定できるように援助した。

33. 依存と自立のバランスをとる（33）
A. クライエントが、依存欲求を充足させることと、自立を目指すことのバランスをうまくとれるように、家族セッションを実施した。
B. クライエントが親と1対1で話すことのできる日時や、親と娯楽または社会的活動を行う日時を、クライエントと親が特定できるよう援助した。
C. クライエントの一層の自立の追求に関する明快なルールを、クライエントと親が設定できるように援助した。
D. クライエントが一層の自立を達成するための適切な方法を、クライエントと親が特定した。これらの技法のうち一番簡単なものを実践するようクライエントおよび親に指示した。
E. 次回の治療セッションまでに、責任ある行動や自立した行動を3～5つ実践することをクライエントの宿題にした。

34. 深層の感情を打ち明けるよう促す（34）
A. 人間関係においてオープンでいること、親密になること、信頼することを促進するために、深層の感情を打ち明けるようクライエントに促した。
B. 奥に秘めた思考や感情を打ち明けることができそうな信頼のおける親しい人々を、クライエントがリストアップできるよう援助した。
C. 表面的なつき合いをするパターンや、親密になることへの恐怖に対抗するために、奥に秘めた思考や感情を他者に打ち明けるようクライエントに喚起した。
D. 深層の感情を打ち明けようという気持ちが、以前よりも親密な関係を築く一助になっているとクライエントが表現した。継続するよう強く促した。
E. 深層の思考や感情を打ち明けたときに拒絶される恐怖から、クライエントの対人関係は、依然として表面的なものになっている。打ち明けることを徐々に増やしてみるよう強く促した。

35. 否定的な認知メッセージを特定する（35）
A. 拒絶や失敗の恐怖を引き起こす否定的な認知メッセージを、クライエントが特定できるよう援助した。
B. 拒絶や失敗の恐怖が、合理的なものか不合理なものかをクライエントが検証するのを援助した。
C. 頻繁に自己について軽蔑的な発言をすることが、交友関係を育む機会をいかに阻害し

ているかをクライエントが認識できるように援助した。

36. 現実的で前向きな思考を特定する（36）
A. 現実的で前向きな思考で、低い自尊感情および失敗や拒絶の恐怖を強化する否定的なセルフトーク〔訳注：生活しているなかで、無意識に心のなかでつぶやく言葉〕と置き換えられるものを、クライエントが特定できるよう援助した。
B. 否定的なセルフトークを、前向きなセルフトークに置き換えるようクライエントに喚起して促した。
C. 自尊感情や自信を高めるうえで、否定的なセルフトークを、前向きな認知メッセージに置き換えるクライエントの一貫した練習が役に立っている。
D. 拒絶の恐怖を克服するために、人々との会話や接触を始めるときに、前向きなセルフトークをするようクライエントに喚起した。
E. 否定的なセルフトークを、前向きなセルフトークに置き換えていないことをクライエントが認めた。このため、クライエントは依然として、低い自尊感情に悩まされている。

---

*1（　）内の番号は、ヨングスマ／ピーターソン／マキニス『臨床現場で使える思春期心理療法の治療計画』（明石書店、2010年）の同問の章に記載されている「行動面の定義」の項目番号を示します。
*2（　）内の番号は、ヨングスマ／ピーターソン／マキニス『臨床現場で使える思春期心理療法の治療計画』（明石書店、2010年）の同問の章に記載されている「治療的介入」の項目番号を示します。

第16章

身体疾患
Medical condition

クライエントの様態

1. 命に別状のないの慢性疾患の診断（1）*¹
A. クライエントは最近、命に別状はないが、生活に著しい影響を及ぼす慢性疾患の診断を受けた。
B. 命に別状のないの慢性疾患が確定した後、クライエントは動揺し、心配している様子であった。
C. 慢性疾患の診断を受け、生活の変化を余儀なくされることを知った後、クライエントは打ちひしがれた。
D. クライエントは、自身の身体疾患を受け入れ始め、必要な生活の変化を実行するようになっている。

2. ライフスタイルの変化（1）
A. 身体疾患を安定させるために、数々のライフスタイルの変化を要することをクライエントが報告した。
B. 身体疾患の治療を促進するために、自身のライフスタイルの一部となっていた特定の事柄を諦めることに、クライエントは苦悩している。
C. 治療の一環として提案された生活上の特定の変化について、クライエントは検討することを拒否した。
D. 家族の働きかけにより、クライエントは、長期的な健康状態を向上させるために、提案された生活上の変化を行うことにした。

3. 命にかかわる急性疾患の診断（2）
A. 命にかかわる急性疾患の診断を受けた後、クライエントはひどく動揺している様子であった。
B. 命にかかわる急性疾患の診断を受け、途方もない悲しみを感じているとクライエント

が述べた。
C. 診断およびその深刻さについては、どの友人にも話していないとクライエントが述べた。
D. クライエントは、自身の診断とそれが何を意味するのかを親しい人々に打ち明け始めている。

4. 末期疾患の診断（3）
A. クライエントは、ためらいながら苦心して、自身の末期疾患の診断を報告した。
B. クライエントは、尋ねられるまで、末期疾患の診断について打ち明けなかった。
C. クライエントは、自身の末期疾患の診断について、とても話す気になれないと述べた。
D. クライエントは、自身の診断とそれが死に至るものであることをオープンに認めるようになっている。

5. 不安（4）
A. クライエントは、深刻な身体疾患について、不安を抱いている様子であった。
B. 身体疾患に関連するどのような話も、自分を不安にさせるとクライエントが報告した。
C. クライエントは、自身の深刻な身体疾患について、穏やかな気持ちを抱きつつある。

6. 悲しみ、寡黙（4）
A. クライエントは悲しげな様子で、寡黙であった。
B. クライエントは、身体疾患について話すことなど到底できないと感じていた。
C. 疾患を診断されたときに、健康を失ったことに対する途方もない悲しみを感じたとクライエントが報告した。
D. クライエントは、悲しみが和らぎ、診断や予後について以前よりもオープンに話そうという気持ちになっている。

7. 社会的引きこもり（4）
A. クライエントは最近、ほとんどの友人と連絡を絶っている。
B. 暇な時間はいつも1人で過ごしているとクライエントが報告した。
C. 自身の身体疾患を知って以来、クライエントは、家族や友人を避けているようであった。
D. この特定の身体疾患のために、クライエントは、人々と交流したり、関係を維持したりする理由が見いだせないでいる。
E. クライエントが身体疾患を受け入れるにつれ、人々と再びつき合い始め、サポートを

受け入れるようになっている。

8. 自殺念慮（5）
A. クライエントは否定的で、意気消沈した様子であった。
B. 自身の身体疾患のために、将来に強い絶望感や無力感を抱いているとクライエントが報告した。
C. クライエントは現在、自殺に関する考えや感情に支配されているように思われた。
D. クライエントが、自ら命を絶つ計画と、その予備計画を打ち明けた。
E. クライエントは、身体疾患に対して徐々に望みを抱き始め、以前ほど意気消沈しなくなっている。

9. 否認（6）
A. 全く逆の証拠があるにもかかわらず、クライエントは一切悪いところがないかのように振る舞った。
B. 医師の診断による症状の深刻さには同意しかねるとクライエントが述べた。
C. クライエントは、診断された身体疾患を、受け入れるか拒むか決めかねているように思われた。
D. クライエントは、身体疾患のあることを明かすことや、認めることを拒否した。
E. クライエントの否認が緩み始め、病状について現実的な話を始めている。

10. 治療への抵抗（7）
A. クライエントは、抵抗する姿勢を示していた。
B. クライエントは、身体疾患のどのような治療も受け入れる気はないと述べた。
C. クライエントが、身体疾患の治療を受け入れることに抵抗しているために、健康全般に悪影響が及んでいる。
D. クライエントは、提案された治療に全面的に協力することを拒んでいる。
E. クライエントは、治療に協力的になり始めている。

実施した介入

1. 身体疾患の病歴情報を収集する（1）[*2]
A. 症状、治療、予後など、クライエントの身体疾患の既往歴に関する情報を収集した。
B. 既往歴に関する情報の収集の過程で、クライエントが感情を、身体疾患の各面や各相と結びつけて考えるのを援助した。

C. クライエントが特定の情報を提供しようとしなかったため、収集した既往歴に関する情報は中途半端で曖昧なものであった。

2. 既往歴の追加情報を入手する（2）
A. 家族および担当医師に連絡して身体疾患に関する追加情報を得るために、クライエントからインフォームド・コンセントを取り付けた。
B. クライエントの診断、治療、予後に関する追加情報を担当医師から収集した。
C. 家族の各メンバーに連絡を取り、クライエントの身体疾患およびその進行に関する追加情報を提供してもらい、これらの情報をまとめた。
D. クライエントは、自身の身体疾患について医師または家族のメンバーのいずれかに連絡することへの同意を拒んだ。本人の希望を受け入れた。

3. 身体疾患にまつわる感情を特定する（3）
A. 身体疾患にまつわる感情を、クライエントが特定して言葉で表すのを援助した。
B. 身体疾患にまつわる感情を、日頃から認識して表現するようクライエントに促した。
C. クライエントが自身の感情を認識して特定し、表現したことを、口頭で肯定して強化した。
D. クライエントは、現在の身体疾患にまつわる感情をオープンに表していなかった。さらけ出す気になったときに、オープンに表すよう強く促した。

4. 身体疾患にまつわる家族の感情を特定する（4）
A. 身体疾患にまつわる家族のメンバーの感情を検証し、こうした感情は家族にとって通常のことであると説明した。
B. クライエントの身体疾患について、家族のメンバーが抱いている感情を明らかにして、分かち合うことができるように、家族セッションを実施した。
C. クライエントの病状にまつわる感情を表現する安全な場所を持つことは、関与している全員にとって有益で、健全であることを家族のメンバーに指摘した。
D. クライエントの身体疾患が今後悪化することに対する強い絶望感と恐怖を、家族のメンバーが表現した。
E. クライエントのきょうだいが、クライエントの身体疾患ばかりに関心が向けられることによる怒りと嫉妬の感情を表現した。

5. 身体疾患に伴う制限事項をリストアップする（5）
A. 身体疾患によってもたらされた変化、喪失、制限事項をすべてリストアップするよう

クライエントに指示した。
B. クライエントが、身体疾患と、それに起因する喪失、変化、制限事項をうまく結びつけられなかったため、喪失、変化、制限事項をリストアップするのを援助した。
C. 身体疾患によってもたらされた生活上の変化により、クライエントに抑うつ、フラストレーション、絶望感が生じている。
D. クライエントには、身体疾患に起因する制限事項を過小評価する傾向がある。この点についてより的確なフィードバックを与えた。

6. 悲嘆の各段階について教示する（6）
A. 悲嘆のプロセスとその各段階について、クライエントを教育した。
B. 悲嘆のプロセスの中で、自身が体験してきた段階を特定するようクライエントに指示した。
C. クライエントが悲嘆の段階を確認する間、積極的傾聴のスキルを用いた。

7. 悲嘆に関する本を読むことを課題にする（7）
A. 悲嘆を主題とする推薦図書を読み、悲嘆のプロセスの知識を広げるようクライエントに促した。
B. クライエントは指示に従って、いくつかの悲嘆に関する推奨資料を読み、自身の悲嘆の感情に対する理解を深めている。
C. クライエントは、悲嘆に関する推奨資料を読んでいなかった。読むよう促した。

8. 悲嘆の日記を課題にする（8）
A. 悲嘆の日記をつけるメリットをクライエントに説明して特定し、強化した。
B. 毎日悲嘆の日記をつけ、その内容を治療セッションで分かち合うことを確約するようクライエントに指示した。
C. 治療セッションで、クライエントは毎日記した悲嘆の日記を分かち合い、その内容を検討した。
D. クライエントは、自身の感情を毎日記していなかった。悲嘆の日記をつけると確約したことを本人に指摘した。

9. 嘆きの時間を指定する（9）
A. 喪失を嘆くことの大切さについて、クライエントを教育した。
B. クライエントが毎日1回喪失を嘆く方法を検証し、そのいくつかを選択して実践できるようにした。

C. 毎日一定の時間を嘆きの儀式に費やし、その後は他の日常活動に取り組むことを確約するようクライエントに指示した。
D. クライエントは指示に従って、毎日嘆きの儀式を行っている。悲嘆の感情に集中し、それ以外の時間の生産性を高めるうえで、この日課が効果的であることが確認されている。
E. クライエントは指示に反して、毎日の嘆きの儀式を行わず、悲嘆のプロセスを避けていた。嘆きの儀式を行うよう強く促した。
F. クライエントは、1日の限られた時間に悲嘆に集中するのではなく、依然として1日中悲嘆に明け暮れている。嘆きの儀式を実施するよう再度指示した。

10. 人生の前向きな側面をリストアップする（10）
A. クライエントが、人生に依然として存在する前向きな側面をすべてリストアップするよう援助した。
B. クライエントに、身体疾患に伴う喪失ではなく、自身が特定した人生の前向きな側面に意識を集中させるよう喚起した。
C. 治療セッションで、クライエントが人生の前向きな側面に意識を集中させたことを強化した。
D. クライエントが人生の前向きな側面ではなく、喪失に意識を集中させたときに、そのことをやんわりと直視させた。

11. 精神的なサポートが得られるリソースを特定する（11）
A. 現在のクライエントの助けとなる精神的なサポートが得られるリソースを、クライエントが特定するのを援助した。
B. 自身が特定した精神的なリソースやサポートを、日常的に利用するようクライエントに促した。
C. クライエントは、精神的なリソースへの関心を否定している。こうしたリソースを心に留めておくよう強く促した。
D. 苦痛とストレスに満ちたこの時期において、クライエントの精神的な信仰が、強さと安らぎの重要な根源であることが確認された。

12. 治療の必要性の否認を直視させる（12）
A. 自身の病状の深刻さおよび提案された治療を遵守する必要性を否認したことを、クライエントにやんわりと直視させた。
B. 否認は、適応のプロセスの一環であり、通常のことであると説明した。治療の必要性

を受け入れることに対するクライエントの障壁を検証して対処した。
C. 自身の病状の深刻さをやんわりと直視させたにもかかわらず、クライエントは依然として、深刻さを否認し、提案された治療を受けることを拒んでいる。
D. クライエントが、身体疾患の現実や治療の必要性を否認することをやめ、医学的な提案に一貫して従うようになったことを強化した。

13. 病状の受け入れを強化する（13）
A. 身体疾患を否認することよりも、受け入れることの利点をクライエントに強化した。
B. 病状を受け入れることを表すクライエントの発言を、肯定して強化した。
C. 身体疾患およびその治療に関するクライエントの相反する発言を、より前向きな発言に構成し直し、強化した。
D. クライエントは、身体疾患の現実や治療の必要性を否認することをやめ、医学的な提案に一貫して従うようになった。こうした現実に集中することのメリットを強調した。

14. 健康状態に関する恐怖を表現するよう促す（14）
A. 健康状態の悪化、死、死にゆくことに対する恐怖を表現するようクライエントに指示した。
B. クライエントが表現した死および死にゆくことに対する恐怖を検証して話し合った。
C. 自らの恐怖を払拭するという概念を、クライエントに示して検討した。
D. クライエントは、死および死にゆくことに対する恐怖を表現することにオープンであった。こうした姿勢によって、恐怖が消散し、その結果、心に安らぎがもたらされたことをクライエントに告げた。

15. 不安な感情を通常のこととする（15）
A. 身体疾患に伴う不安な感情を、クライエントが特定して表現するのを援助して、支持した。
B. クライエントが特定した不安や悲しみの感情を、肯定して、通常のこととした。
C. クライエントの健康および回復にとって、感情を特定して表現することが大切であり、有益であることをクライエントに指摘した。

16. 抑うつや不安を評価して治療する（16）
A. クライエントの抑うつや不安の程度を評価して、治療を提案した。
B. クライエントの抑うつは、集中的な治療を要するほど重度であると判断された。
C. クライエントの不安を検証し、本人がこうした感情に対処できるようにする適切な介

入を実施した。
D. クライエントが自身の抑うつを認識し、こうした状態に伴う感情を表現し始めるのを援助した。

17. 支援グループを紹介する（17）
A. 地域で利用可能な各種の支援グループについて、クライエントに説明した。
B. 同じ身体疾患のある人々の支援グループをクライエントに紹介した。
C. 支援グループに参加するメリットを挙げて、クライエントに強化した。
D. 支援グループに参加したクライエントの体験を検討し、引き続き参加するよう促した。
E. クライエントは、支援グループに参加するという提案に従っていなかった。参加するよう再度指示した。

18. 家族に支援グループを紹介する（18）
A. 支援グループに参加する目的とメリットを挙げて、家族に強化した。
B. 支援グループの選択肢を家族に示した。
C. クライエントの身体疾患に関連のある地域の支援グループを家族に紹介した。
D. 支援グループに初めて参加した体験を家族と検討し、引き続き参加するよう励まし強化した。
E. 家族は指示に反して、提案した支援グループに参加していなかった。参加するよう再度指示した。

19. 治療の遵守を観察して強化する（19）
A. 提案された治療計画をクライエントが遵守しているかどうか観察した。
B. 治療の提案事項を遵守していないことをクライエントに直視させ、対処した。
C. クライエントが一貫して治療計画を全面的に遂行していることを、前向きに肯定して励ました。
D. やんわりと直視させ、促したにもかかわらず、クライエントは依然として、身体疾患の治療の提案事項を遵守していない。

20. 治療の遵守を妨げる要因を検証する（20）
A. 治療の遵守を妨げていると思われる誤解、恐怖、状況的要因を、クライエントと検証した。
B. 提案された治療の遂行を改善するために、クライエントの誤解、恐怖、その他の状況的要因を解決した。

C. 自身の誤解や恐怖と、治療の回避を結びつけて考えるよう援助して以来、クライエントは、治療に責任を持ち、全面的に協力し始めている。
D. 治療計画への遵守に対するクライエントの抵抗が、依然として問題となっている。遵守を向上させるために、ブレインストーミングの技法〔訳注：集団でアイデアを出し合うことで、発想の誘発や連鎖、融合を期待する技法〕を用いた。

21. 医療への遵守を阻む防衛機制を直視させる（21）
A. 治療計画への遵守を阻むあらゆる防衛機制をクライエントに直視させた。
B. 人を操ったり否定したりする防衛機構を直視させるにつれ、クライエントの治療計画への遵守が改善している。
C. クライエントの防衛機制によって、治療計画への一貫した遵守が依然として阻まれている。

22. 楽しめそうな活動をリストアップする（22）
A. 楽しんで行っていた活動をすべてリストアップするようクライエントに指示した。
B. クライエントの活動のリストの中で、今でも自分1人で、あるいは他者と一緒に楽しめそうなものを検証した。
C. これらの楽しめそうな活動を再開して、習慣的に行うようクライエントに促した。
D. 励ましにもかかわらず、クライエントは楽しめそうな活動を行うことに、依然として抵抗を示している。

23. 楽しめそうな活動を強化する（23）
A. 楽しめそうな社会的なまたは身体的な活動量を増やすことを、口頭で確約するようクライエントに指示した。
B. クライエントが活動に取り組んだことを肯定して強化した。
C. クライエントが活動量を増やすという確約を守ってないことを、やんわりと直視させた。
D. クライエントは、活動量を増やすことについて試してはみるが、それ以上は分からないと述べ、確約を回避した。
E. 励ましにもかかわらず、クライエントは楽しめそうな活動を行うことに、依然として抵抗を示している。

24. リラクゼーションの技法を教示する（24）
A. リラックスする能力を高めるために、深部筋肉リラクゼーション、深呼吸、肯定的イ

第16章　身体疾患

メージの技法をクライエントに教示した。

B. リラクゼーションの各スキルをクライエントが練習する機会を設けるために、行動リハーサルを行った。

C. 深部筋肉リラクゼーション、深呼吸、肯定的イメージのメリットをクライエントに指摘し、各スキルを日常的に用いるよう促した。

D. クライエントは、リラクゼーションの技法を実践しており、ストレスや不安が和らいだと報告している。

E. クライエントは、リラクゼーションの技法を実践していない。

25. バイオフィードバックを利用する（25）

A. クライエントのリラクゼーションの度合いを観察し、高め、強化するために、筋電図バイオフィードバック〔訳注：リラクゼーションやメンタルトレーニングでの心の安定度を感覚では理解しにくい筋活動を測定し、わかりやすい状態で自分の安定状態を知り、さらに安定させていこうとする方法〕を利用した。

B. バイオフィードバックの利用により、クライエントの全体的なリラクゼーションの度合いが向上している。

C. バイオフィードバックを利用しても、クライエントは、全体的なリラクゼーションの度合いを高めることができないでいる。この点についてさらなる訓練を行った。

26. 運動を日課にする（26）

A. クライエントが、身体疾患の制限内で、毎日運動するプランを立てることを援助した。

B. 毎日運動するメリットを挙げて強化した。

C. クライエントが、日常的に運動プランに従うことを確約して、プランを実践したことに、前向きなフィードバックを与えた。

D. クライエントが毎日運動を遂行しているかどうかを観察し、強化した。

E. クライエントは指示に反して、運動を習慣的に実践していなかった。この点について再度指示した。

27. 歪んだ否定的思考を特定する（27）

A. 身体疾患に関する否定的態度や絶望感を助長する認知の歪みを、クライエントが特定するのを援助した。

B. 認知の歪みと、身体疾患にまつわる無力感や否定的な感情を結びつけて、クライエントに明示した。

C. クライエントは、認知の歪みを特定することに抵抗を示し、こうした歪みにかかわっ

249

ていることを否定した。参考例を特定して、本人に示した。

28. 現実的で前向きなセルフトークを教示する（28）
A. 身体疾患に伴う認知の歪みや破局視〔訳注：将来起こる可能性のある否定的な出来事を、事実以上に耐えることができない破局と見なす考え方〕に代わる、現実的で前向きなセルフトーク〔訳注：生活しているなかで、無意識に心のなかでつぶやく言葉〕をクライエントがリストアップできるよう援助した。
B. 前向きなセルフトークの技法をクライエントに教示した。
C. クライエントが前向きなセルフトークの使い方を練習できるように、クライエントの身体疾患に関する状況のロールプレイを行った。
D. クライエントが前向きなセルフトークを使用するメリットを報告したことを、強化した。
E. クライエントは、認知の歪みや破局視の代わりとなる、現実的で前向きなセルフトークを使用していなかった。こうした技法を使用可能な状況として特定するのを援助した。

29. 癒しのイメージを教示する（29）
A. 前向きな癒しのイメージの技法をクライエントに教示した。
B. 治療セッションで、クライエントが癒しのイメージの技法の使い方を練習した。
C. 肯定的イメージの技法を実践するプランをクライエントと作成した。
D. 肯定的イメージの技法をプランに従って用いることを確約するようクライエントに指示した。
E. クライエントは、前向きな癒しのイメージの技法を毎日一貫して使用していると報告し、身体疾患の回復に対する前向きな姿勢を育んでいる。

30. 信仰への帰依を促す（30）
A. 心の安らぎを得るために、神の愛・存在・加護・支えといった信仰に基づく約束に救いを求めることをクライエントに促した。
B. 心の安らぎを得るために、神にどのように救いを求めるかを決めるようクライエントに指示した。
C. 心の安らぎを得るために、クライエントが、神の愛・存在・加護・支えといった信仰に基づく約束に救いを求めることを強化した。
D. クライエントは、神の愛といった信仰に基づく約束にさほど有用性を見いださなかった。聖典研究や信仰活動を通して、その効用を模索するよう促した。

第16章 身体疾患

31. 正確な医学情報を提供する（31）
A. 自身の身体疾患および治療の各側面に関する質問をすべてリストアップするようクライエントに指示した。
B. 身体疾患の原因、治療、予後に関する明確な情報を、分かりやすい言葉でクライエントに説明した。
C. クライエントの質問に、本人が理解できると思われる方法で回答した。
D. 自己主張を教示するためのロールプレイやモデリングを行った後、身体疾患および治療について、担当医師に質問をするようクライエントに促した。

32. 情報源を紹介する（32）
A. 身体疾患に関する参考資料や、さらに詳しい情報を入手できるインターネットのサイトを、親およびクライエントに紹介した。
B. 親およびクライエントが、参考資料を読んで抱いた質問に回答し、検討した。
C. クライエントおよび親が、クライエントの身体疾患に関する情報を探し求めることを励まし強化した。
D. 参考資料を渡したにもかかわらず、クライエントおよび親は、医学情報に関する読み物や信頼できるインターネットの情報を利用していなかった。これらの資料を入手するよう再度指示した。

33. 親がどこでサポートを得ているか調べる（33）
A. 親がどこで精神的なサポートを得ているかを詳しく調べた。
B. どこで精神的なサポートを得ているかを特定するよう親に指示した。

34. 親にサポートを受け入れるよう促す（34）
A. サポートが受けられる地域のリソースを親が特定するのを援助した。
B. サポートを受け入れることの障壁を、親と検証して対処した。
C. 親のサポートの必要性を特定して強調した。
D. 親が、サポートの必要性を受け入れ、サポートが得られそうなリソースに連絡したことを褒めた。

35. 親の恐怖を聞き出す（35）
A. クライエントが亡くなってしまうかもしれないという根幹的な恐怖を表現するよう親に促した。
B. 親が言葉で表した恐怖感に対して、共感を示し、肯定し、恐怖を通常のこととした。

C. 人生を授け、支える神の存在を伝えて、親を安心させた。
D. 親は、クライエントが亡くなってしまうかもしれないという根幹的な恐怖を表現することに抵抗を示した。一層の支持と共感を示した。

36. 夫婦間の対立を検証する（36）
A. クライエントの疾患に伴うストレスに、両親がそれぞれどのように対処しているかを検証した。
B. クライエントの身体疾患が原因で、両親の間で対立が増えている問題に対処した。
C. 両親が支え合い、相手を受け入れることができるような具体的な方法を特定した。

37. 家族のメンバーの寛容の精神を強化する（37）
A. 家族セッションで、家族のメンバーに、それぞれストレスへの反応の仕方が異なることに寛容になるよう促し、励ました。
B. 内面的なリソースや、脅威に直面したときの反応の仕方には個人差があることを家族のメンバーに指摘した。
C. 治療セッションで、各人の感情や思考への積極的傾聴や心からの受容を通して、家族のメンバーに寛容になることの模範を示した。

38. 家族がかかわることの威力を推進する（38）
A. 家族のメンバーがクライエントの世話や回復のあらゆる面にかかわることが、潜在的な癒しの力になることについて、家族を教育した。
B. クライエントへの世話や家庭環境が、クライエントにとってできる限り温かく、前向きで、優しく、支えとなるものにするよう家族を援助した。
C. 家族が、クライエントに温かく、前向きで、支えとなるような世話をしていることを、継続的に励まし強化した。

---

*1（ ）内の番号は、ヨングスマ／ピーターソン／マキニス『臨床現場で使える思春期心理療法の治療計画』（明石書店、2010年）の同問題の章に記載されている「行動面の定義」の項目番号を示します。
*2（ ）内の番号は、ヨングスマ／ピーターソン／マキニス『臨床現場で使える思春期心理療法の治療計画』（明石書店、2010年）の同問題の章に記載されている「治療的介入」の項目番号を示します。

第17章

精神遅滞
Mental retardation

クライエントの様態

1. 知的機能が平均以下（1）[*1]

A. クライエントには、著しい知的または認知的障害がみられる。
B. 過去の知能検査の結果から、クライエントの全般的な知的機能が、「軽度の精神遅滞」に該当することが判明した。
C. 過去の知能検査の結果から、クライエントの全般的な知的機能が、「中等度の精神遅滞」に該当することが判明した。
D. 過去の知能検査の結果から、クライエントの全般的な知的機能が、「重度の精神遅滞」に該当することが判明した。
E. 過去の知能検査の結果から、クライエントの全般的な知的機能が、境界線上にあることが判明した。

2. 学習上の機能障害（2）

A. クライエントの学業成績は、すべての学習分野で、学年および年齢に相応して期待されるレベルを著しく下回っている。
B. クライエントの学業成績は、本人の全般的な知能レベルに相応している。
C. クライエントの学業成績は、過去の知能検査の結果を考慮しても、学年および年齢に相応して期待されるレベルを下回っている。
D. クライエントの学業成績は、過去の知能検査の結果を基に期待されるレベルを上回っている。

3. 言語障害（2）

A. 過去の言語評価の結果から、クライエントに著しい言語障害がみられることが示された。
B. クライエントは、語彙および表出言語の能力がかなり限られている。

C. クライエントは、受容言語の能力が低いために、自分に言われたことをなかなか理解できないことがある。
D. 今日の治療セッションで、クライエントの語音明瞭度に顕著な問題がみられた。
E. クライエントの語音明瞭度の問題は、治療によって改善している。

4. 低いコミュニケーション能力（2）
A. クライエントは、言語障害のために、自身の思考や感情を効果的に伝えることに多大な困難を伴う。
B. 今日の治療セッションで、クライエントは自身の思考や感情を表現することに多大な困難を伴った。
C. クライエントは受容言語能力が低いため、今日の治療セッションで、話し合っている内容をなかなか把握できなかった。
D. 今日の治療セッションで、クライエントは自身の思考や感情を、単純ながら直接的で効果的なやり方で伝えることができた。
E. 自身の基本的な思考や感情を特定して表現するクライエントの能力に向上がみられている。

5. 自立機能の欠如（2）
A. 親または養護者が、クライエントは日常生活を営むスキルが極めて低いと報告した。
B. クライエントは、家の手伝いまたは学校の単純な課題を行う際に、相当の監督指示を要する。
C. クライエントは最近、家で単純な手伝いをし始めている。
D. クライエントは最近、養護者の指示に従いながら、ほぼ習慣的に家の手伝いまたは学校での責務を遂行し始めている。

6. 衛生上の問題（2）
A. 親または養護者は、クライエントは衛生状態に問題があることが多いと報告した。
B. 今日の治療セッションで、クライエントは身なりをかまっていない様子であった。
C. クライエントは、衣類が目の前に用意されていても、自分で着替えることに相当の困難を伴う。
D. 今日の治療セッションで、クライエントは身だしなみを整え、きちんとした格好をしていた。
E. クライエントは最近、自分で着替えている。

7. 指示に従うことの問題（3）

A. クライエントはこれまでずっと、家庭および学校で指示を理解して従うことに相当な困難を伴ってきた。

B. クライエントは簡単な指示を理解して従うことはできるが、複数または複雑な指示を遂行することに苦心すると親および教師が報告した。

C. クライエントは、指示が簡単な言葉で一度に1つずつ与えられた場合に、従える可能性が最も高くなると教師が報告した。

D. クライエントの簡単な指示の一貫した遂行に向上がみられていると親および教師が報告した。

8. 記憶障害（4）

A. 過去の知的能力および認知能力の評価の結果から、クライエントの短期および長期記憶に著しい障害があることが判明している。

B. 短期記憶障害のために、クライエントは自分に言われた内容を覚えていること、あるいは思い出すことに困難を伴うことが多い。

C. 長期記憶障害のために、クライエントは過去の重大な出来事を思い出すことに困難を伴う。

D. 規則正しい日課に従うことで、クライエントの日々の機能に向上がみられた。

9. 具体的思考（5）

A. クライエントは、知的能力に限界があり、抽象的な推論能力が低いために、心理的な概念の理解に相当な困難を伴う。

B. 今日の治療セッション中、クライエントの思考は極めて具体的であった。

C. クライエントは、物事を具体的に考え、抽象的な推論能力が低いために、問題解決能力が阻まれている。

D. 今日の治療セッション中、クライエントは基本的な心理的な用語や概念への理解を示した。

E. クライエントは明確に説明された具体的な手順に従うことで、日々の習慣的な問題を解決または対処する能力に向上がみられていると親が報告した。

10. 低い社会的スキル（6）

A. クライエントは、社会的スキルが十分に発達しておらず、子どもっぽい行動や社会的に不適切な行動を頻繁に起こしている。

B. クライエントは、有意義な関係を育み長続きさせるために欠かせない、重要な社交上

の合図や対人上のニュアンスを察知しないことが多い。
C. クライエントは、社会的に適切な行動と不適切な行動を区別する能力を身に付け始めている。
D. 今日の治療セッションで、クライエントは適切な社会的スキルを示した。

11. 洞察の欠如（7）

A. クライエントはこれまでずっと、感情面、行動面、対人面の問題を助長する要因に対する洞察が極めて低いことを示してきた。
B. クライエントには、適応上の問題を助長する要因への洞察に欠如がみられた。
C. クライエントが、適応上の問題を助長する基本的な要因を自覚したと言葉で表したが、より複雑な要因の理解には困難を伴った。

12. 経験から学べない（7）

A. クライエントは、知的能力に限界があるため、以前の経験や過去の誤りから学ぶ能力に著しい欠如がみられた。
B. クライエントは同じ誤りを何度も繰り返し、経験から学ぶことがないように思われると、親または養護者が報告した。
C. 過去の経験や誤りから学ぶクライエントの能力に、若干の向上がみられ始めていると親または養護者が報告した。
D. クライエントは、日課が定められた極めて規則正しい環境にいるときは、誤りを繰り返すことがさほど多くない。

13. 低い自尊感情（8）

A. クライエントの知的能力の限界および学習上の問題が、低い自尊感情、不全感、精神的な不安定さを助長する顕著な要因となっている。
B. クライエントの低い自尊感情が、新しい課題に挑戦することや、学校で何かに取り組むことを躊躇する一因になっている。
C. 知的能力の限界や学習上の問題について話し合っているとき、クライエントは自己軽蔑的な発言をした。
D. 今日の治療セッションで、クライエントは自己について前向きな発言をした。
E. クライエントは、自己価値を一貫して言葉で表すことが可能なことからも明らかなように、知的および認知的な限界を健全なやり方で受け入れている。

14. 抑うつ（8）
A. クライエントの知的障害および学力の問題が、抑うつ感情の大きな一因となっている。
B. クライエントは、学習上の問題について話し合っているときに、見るからに悲しそうな様子であった。
C. クライエントが自身の知的な限界を受け入れようとするにつれ、本人の抑うつ感情が軽減し始めている。
D. クライエントは、最近家庭や学校で何かを達成したことに対する嬉しさを表現した。
E. クライエントの抑うつ感情が大幅に軽減している。

15. 感情のままの行動（9）
A. クライエントは、知的能力の限界や学習上の問題にフラストレーションを感じたり動揺したりしたときに、感情のままに行動するという一貫したパターンを示している。
B. 今日の治療セッションで、知的能力の限界や学習上の問題について話し合っているときに、クライエントがふざけた子どもっぽい行動をとり始めた。
C. 課題を遂行できないことにフラストレーションを感じたり動揺したりしたときに、いかに感情のままの行動や破壊的な行動を起こすかを、クライエントが認識できるように援助した。
D. クライエントは、課題を遂行できないことにフラストレーションを感じたとき、感情のままの行動や破壊的な行動を起こす代わりに、助けを求め始めている。
E. クライエントは、感情のままの行動や破壊的な行動の頻度を著しく減少させている。

実施した介入

1. 知的能力および認知能力の評価を実施する（1）[*2]
A. 精神遅滞の有無を判断するため、およびクライエントが学習上の長所と短所に対する洞察を深められるように、知的能力および認知能力の総合的な評価を実施した。
B. 今回の知的能力および認知能力の評価の結果から、「軽度の精神遅滞」に該当することが判明した。
C. 今回の知的能力および認知能力の評価の結果から、「中等度の精神遅滞」に該当することが判明した。
D. 今回の知的能力および認知能力の評価の結果から、「重度の精神遅滞」に該当することが判明した。
E. 今回の知的能力および認知能力の評価の結果から、クライエントの現在の知的能力が境界線上にあることが示された。

F. 知的能力および認知能力の総合的な評価の結果を、クライエントおよび親に通知した。

2. 情緒的要因またはADHDを調べるために心理検査を実施する（2）
A. 情緒的要因またはADHDによって知的機能が妨げられていないかどうかを調べるために、クライエントが心理検査を受けた。
B. 心理検査の結果から、ADHDが存在し、クライエントの知的および学習上の機能が妨げられていることが裏付けられた。
C. 心理検査の結果から、深刻な情緒的問題が存在し、クライエントの知的および学習上の機能が妨げられていることが判明した。
D. 検査の結果からは、クライエントの知的および学習上の機能を妨げるADHDの存在は裏付けられなかった。
E. 心理検査の結果からは、クライエントの知的および学習上の機能を妨げる深刻な情緒的問題は判明しなかった。
F. 心理検査の結果を、クライエントおよび親に通知した。

3. 神経学的診察または神経心理学的検査を紹介する（3）
A. 知的または認知的障害が器質的要因による可能性を排除するために、クライエントに神経学的診察および神経心理学的検査に紹介した。
B. 神経心理学的検査の結果から、器質的要因がクライエントの知的または認知的障害の一因となっている可能性が判明した。
C. 神経心理学的検査の結果からは、クライエントの知的または認知的障害の一因となっている可能性のある器質的要因は判明しなかった。
D. 神経学的診察および神経心理学的検査の結果を、クライエントおよび親に説明した。

4. 理学療法または作業療法を紹介する（4）
A. 知覚障害または感覚運動障害の有無を調べ、理学療法や作業療法の継続的な必要性を判断するために、クライエントに理学療法士や作業療法士を紹介した。
B. 評価から、知覚または感覚運動の著しい障害と、理学療法や作業療法の継続的な必要性が判明した。
C. 評価からは、知覚または感覚運動の著しい障害も、理学療法や作業療法の継続的な必要性も判明しなかった。
D. 理学・作業療法の評価を、クライエントおよび親と確認した。

5. 言語評価を紹介する (5)

A. 言語領域の問題の可能性を調べ、言語療法の必要性を判断するために、クライエントに総合的な言語評価を紹介した。
B. 総合的な言語評価から、コミュニケーションの障害が判明し、言語療法の必要性が裏付けられた。
C. 総合的な言語評価からは、コミュニケーションの障害が判明せず、言語療法の必要性も裏付けられなかった。
D. 言語評価の結果を、クライエントおよび親に説明した。

6. 個別教育計画作成委員会に出席する (6)

A. クライエントが特別支援教育を受ける条件を満たすかどうかを判断すること、教育的介入を計画すること、目標を設定することを目的に、個別教育計画作成委員会(IEPC)のミーティングが実施された。
B. IEPC ミーティングで、知的障害または学習上の問題により、クライエントは特別支援教育を受ける条件を満たすという決定がなされた。
C. IEPC ミーティングで、クライエントは特別支援教育を受ける条件を満たさないという決定がなされた。
D. クライエントが学習目標が達成できるよう援助する教育的介入の考案について、クライエントの親、教師、その他の適切な専門家と協議した。
E. クライエントの学習目標を IEPC ミーティングで特定した。

7. 効果的な指導計画を考案する (7)

A. クライエントの長所を活かして短所を補う効果的な指導計画または介入の考案について、親、教師、その他の適切な学校関係者と協議した。
B. クライエント、親、教師、その他の適切な学校関係者との協議で、クライエントの学習上の長所および短所を特定した。
C. クライエントの学習上の長所を最大限に伸ばす方法について、クライエント、親、教師、その他の適切な学校関係者と協議した。
D. クライエントの学習上の短所を補う方法について、クライエント、親、教師、その他の適切な学校関係者と協議した。

8. 家庭外の生活環境を協議する (8)

A. 養育施設、グループホーム、居住型プログラムへの入所の必要性について、クライエントの親、学校関係者、メンタルヘルスの専門家と協議した。

B. クライエントの親、学校関係者、メンタルヘルスの専門家との協議において、クライエントを養育施設に入所させることが提案された。
C. クライエントの知的面、学習面、社会面、情緒面のニーズに対処するために、クライエントをグループホームまたは居住型プログラムに入所させることが提案された。
D. 親、学校関係者、メンタルヘルスの専門家との協議において、クライエントを養育施設、グループホーム、居住型プログラムに入所させることは提案されなかった。

9. 授産施設を紹介する（9）

A. クライエントが基本的な職業技能を習得できるように、授産施設または教育リハビリテーション施設を紹介した。
B. クライエントに基本的な職業技能を習得させるために、授産施設または教育リハビリテーション施設を紹介することに、クライエントおよび親は好意的であった。
C. 基本的な職業技能を習得するために、クライエントに授産施設または教育リハビリテーション施設を紹介するという考えに、本人および親が反対した。この判断の利点と欠点を確認した。
D. クライエントが授産施設または教育リハビリテーション施設に通うことが、基本的な職業技能の習得に役立っていることを、本人および親に告げた。
E. クライエントは授産施設または教育リハビリテーション施設に通っているが、基本的な職業技能の習得にほとんど、または全く進歩がみられていない。この根幹的な理由を確認した。

10. 家庭と学校間のコミュニケーションを促す（10）

A. 親、教師、学校関係者に、クライエントの学業面、行動面、情緒面、社会面の進歩を電話または文書で定期的に連絡し合うよう促した。
B. 教師および学校関係者との協議において、本人の学業面、行動面、情緒面、社会面の進歩を親に知らせる進歩ノートを、クライエントに毎日または週1回家に持ち帰らせることが強調された。
C. 親と教師が定期的に連絡し合えるように、進歩ノートを毎日または週1回家に持ち帰る役目についてクライエントに説明した。
D. クライエントが進歩ノートを毎日または週1回学校から家に持ち帰らなかった場合の成り行きを親が特定できるように援助した。

11. トークン・エコノミーを考案する（11）

A. クライエントの課題遂行行動、学業成績、衝動のコントロール、社会的スキルを向上

させるために、学校で実施するトークン・エコノミー〔訳注：適切な反応に対して報酬（トークン）を与えることで目的行動を強化する行動療法の技法の一つ〕を考案した。

B. クライエントの課題遂行行動、学業成績、衝動のコントロール、社会的スキルを向上させるために、居住型プログラムで実施するトークン・エコノミーを考案した。

C. クライエント、親、教師が、トークン・エコノミーで規定する条件に合意し、条件に従ってプログラムを実行することを誓約した。

D. トークン・エコノミーの条件について、分かりやすい言葉でクライエントに説明した。

12. 前向きな行動を褒める（12）

A. 親に、クライエントの前向きな社会的行動や学習面の達成を頻繁に褒め、正の強化を与えるよう促した。

B. 今日の治療セッション中、親がクライエントの前向きな社会的行動や学業成績を褒めたことに、前向きなフィードバックを与えた。

C. 親が、クライエントの前向きな社会的活動や学習面の達成を褒める機会を特定するのを援助した。

D. 親に認められ、肯定されるために、前向きな社会的行動に取り組み、学習目標の達成に向けて努力するようクライエントに強く促した。

E. クライエントの親は、クライエントの前向きな社会的行動や学習面の達成を励ましたり褒めたりしていなかった。励ましたり褒めたりするよう再度指示した。

13. 報酬システムおよび行動契約を考案する（13）

A. クライエントの適応的な行動や前向きな社会的行動を強化する報酬を、クライエントと親がリストアップするのを援助した。

B. クライエントの適応的な行動や前向きな社会的行動を強化する報酬システムを考案した。

C. クライエントの不適応的な行動や社会的に不適切な行動の否定的な成り行きと、特定した前向きな行動の報酬を規定する行動契約〔訳注：行動を管理するための約束で、標的とする行動、実行期限、約束が守れなかったときの結果を明記する〕を考案した。

D. 行動契約の条件について、分かりやすい言葉でクライエントに説明した。

E. 報酬システムや行動契約で規定される条件に、クライエントおよび親が口頭で合意した。

F. クライエントの親は、報酬システムおよび行動契約を使用していなかった。使用するよう再度指示した。

14. 精神遅滞ついて親を教育する（14）
A. 精神遅滞の症状について、クライエントの親を教育した。
B. クライエントの親が精神遅滞の症状および特徴に対する理解を深めるうえで、治療セッションが役に立った。
C. 精神遅滞のある子どもを育てることにまつわる思いや感情を親が表現する機会を設けた。
D. 精神遅滞の子どもを持つことにまつわる悲しみ、傷心、怒り、失望の感情を親が言葉で表している間、親を支持した。

15. クライエントの知的障害に対する親の否認を直視させる（15）
A. クライエントの知的障害に対する親の否認を調べるために、家族セッションを実施した。
B. 生活環境の変更や教育的介入に関する提案事項に親が協力的になるように、クライエントの知的障害に対する親の否認を直視させ、喚起した。
C. クライエントの知的障害に対する親の否認を克服するうえで、治療セッションが役に立ち、親が生活環境の変更および教育的介入に関する提案事項に従うことに同意した。
D. 親は依然として、クライエントの知的障害を否認し、生活環境の変更や教育的介入に関する提案事項に従うことに反対している。

16. 親の過剰なプレッシャーを調べる（16）
A. 親がクライエントに対して、達成不能なレベルの能力を示すよう過剰なプレッシャーをかけていないか調べるために、家族セッションを実施した。
B. クライエントの能力に応じた期待を言葉で示すよう親に指示した。

17. 過剰なプレッシャーを親に直視させる（17）
A. 親がクライエントに対して、達成不能なレベルの能力を示すよう過剰なプレッシャーをかけていることを直視させ、喚起するために、家族セッションを実施した。
B. クライエントに対して、達成不能なレベルの能力を示すよう非現実的な期待や過剰なプレッシャーをかけていることを親が認めた。この洞察を強化した。
C. 親が、クライエントに対して、非現実的なレベルの能力を示すよう過剰なプレッシャーをかけるのをやめることに合意したことを強化した。
D. 親は、クライエントに対して非現実的なレベルの能力を示すよう過剰なプレッシャーをかけているという考えに、抵抗を示した。こうしたプレッシャーの具体例を示した。

第17章　精神遅滞

18. 親の過保護を調べる（18）
A. 今日の治療セッションで、クライエントに対する親の過保護や子ども扱いによって、クライエントの知的面、情緒面、社会面の発達が妨げられていないかを調べるために、親子間のやりとりを観察した。
B. 今日の治療セッションで、親がクライエントに対して過保護になっていないかどうかを調べるために、クライエントと親に課題を与えた。
C. 自分たちの過保護なパターンによって、クライエントの知的面、情緒面、社会面の発達が妨げられていることを親が認める間、積極的傾聴のスキルを用いた。
D. 親が、クライエントに対して過保護になったり、クライエントの知的面、情緒面、社会面の発達を妨げたりするさまざまな方法を特定するうえで、治療セッションが役に立った。
E. 今日の治療セッションで、過保護なパターンについて話し合っているとき、親は自己防衛的になった。

19. 親が現実的な期待をかけるよう援助する（19）
A. 今日の治療セッションでは、親または養護者が、クライエントの知的能力や適応機能に相応した現実的な期待をかけることに重点を置いた。
B. クライエントが遂行可能な数々の課題を、親または養護者が特定するのを援助した。
C. 治療セッションで、知的能力や適応機能の程度により、クライエントが遂行不能ないくつかの課題を親または養護者が特定するよう援助した。
D. クライエントが遂行可能かどうか分からない課題については、しばらくの間観察することを、親または養護者に指導した。
E. 親または養護者が、クライエントの知的能力や適応機能の程度に対する理解を深めたことが確認された。
F. 親または養護者は依然として、クライエントに非現実的な期待をかけている。この点について再度指示した。

20. 家族の外出にクライエントも連れて行く（20）
A. 外出や活動にクライエントを定期的に連れて行くよう親と家族のメンバーに強く促した。
B. 一定の外出や活動にクライエントを連れて行くことに対する家族のメンバーの抵抗や反対を検証するために、家族セッションを実施した。
C. 親と家族のメンバーが、クライエントを家族の外出や活動に定期的に連れて行くことを誓約したことに、前向きなフィードバックを与えた。

D. クライエントと家族のメンバーが、一緒に楽しめそうな外出や活動をリストアップするのを援助した。
E. クライエントを多くの外出や活動に連れて行かなかったことを、親と家族のメンバーに直視させた。

21. 前向きな行動を観察することを課題にする（21）
A. 次回の治療セッションまでに、クライエントの前向きな行動を観察して記録することを親と家族のメンバーに指導した。
B. クライエントの前向きな行動を褒め、強化するよう親に促した。
C. 今日の治療セッションで、クライエントの前向きな行動を褒めた。
D. 自尊感情を高め、親に認められ、他者から肯定されるように、引き続き前向きな行動に取り組むようクライエントに強く促した。

22. 家の手伝いをさせる（22）
A. クライエントが家庭で行える課題や手伝いを、クライエントと家族のメンバーがリストアップするのを援助した。
B. クライエントの責任感や帰属意識を育むために、家庭で任せる課題を決めた。
C. 今日の治療セッションで、クライエントが任された課題または手伝いをきちんとやり遂げたことを褒めた。
D. クライエントは任された課題または手伝いをやろうとしたが、遂行時に困難に直面した。自分のできる範囲で課題に取り組むよう励ました。
E. クライエントは指示に反して、任された手伝いまたは課題をやり遂げていなかった。この点について再度指示した。

23. 日常的な課題を担当させる（23）
A. クライエントの自尊感情や家庭での自己価値を高めるために、家庭の日常的または基本的な課題を担当させた。
B. クライエントが指示に従って、家庭の日常的または基本的な課題をやり遂げることを強化する報酬システムを考案した。
C. 以前に任された課題を責任持って遂行できたことをクライエントに示した後、（適応機能に相応した）別の日常的または基本的な課題を担当させた。
D. 今日の治療セッションで、クライエントが指示に反して、任された日常的または基本的な課題をやり遂げなかった理由を検証した。

第 17 章　精神遅滞

24. 帰属意識の課題を行う（24）

A. 家庭、学校環境、地域社会で受け入れられているというクライエントの感情や帰属意識を高めることを目的とした課題をクライエントの宿題にした。

B. 家庭、学校環境、地域社会で受け入れられているという感情や帰属意識を高めるために、Jongsma／Peterson／McInnis『簡潔な思春期治療の宿題計画［未邦訳］（*Brief Adolescent Therapy Homework Planner*）』の中の「あなたの居場所はここ（You Belong Here）」をクライエントと親の課題にした。

C. 家庭、学校環境、地域社会での活動の責任感や参加を高めるために、「あなたの居場所はここ」をクライエントと親の課題にした。

D. 親が、クライエントの知的能力および適応機能の程度に対する自覚を高められるように、「あなたの居場所はここ」を課題にした。

E. クライエントと親は、課題をきちんとやり遂げた。自己価値感をさらに高めるために、引き続き責任ある行動や社会的活動に取り組むようクライエントに促した。

F. クライエントと親は課題をやり遂げていなかった。課題を行うよう、もう一度喚起した。

25. 学校または居住プログラムで仕事を任せる（25）

A. クライエントの自尊感情を育み、責任感を持たせるために、仕事を任せることについて、学校関係者と協議した。

B. クライエントの自尊感情を育み、責任感を持たせるために、仕事を任せることについて、居住型プログラムの職員と協議した。

C. 今日の治療セッションで、クライエントが学校で責任を持って仕事を遂行していることを大いに褒めた。

D. 今日の治療セッションで、クライエントが居住型プログラムで責任を持って仕事を遂行していることを大いに褒めた。

E. 今日の治療セッションで、クライエントが学校または居住型プログラムでの仕事の遂行を遵守しなかった理由を検証した。

26. 小遣いまたは収支を管理させる（26）

A. 家庭でクライエントの責任を増やすことと、クライエントがお金を管理する簡単なスキルを学ぶことを目的に、親が小遣い制を導入するのを援助した。

B. クライエントの小遣いの一定の割合を、支出と貯金に回す予算を組むようクライエントと親に指示した。

C. お金を管理する簡単なスキルをクライエントに指導することについて、学校の教師と相談するよう親に促した。

D. 家庭でクライエントの責任を増やし、クライエントがお金を管理する簡単なスキルを学ぶうえで、小遣い制が功を奏していると親が報告した。
E. 残念ながら、小遣い制にしても、クライエントは家の手伝いや責務を一貫して遂行する気になっていないと親が報告した。

27. 「日常生活で行うこと」のプログラムを課題にする（27）

A. 望ましい自己管理行動（例：髪をとかす、皿を洗う、自室を掃除する）を強化する報酬システムを考案して、実践した。
B. クライエントの衛生状態や自己管理のスキルを向上させるために、Jongsma／Peterson／McInnis『簡潔な思春期治療の宿題計画［未邦訳］（*Brief Adolescent Therapy Homework Planner*）』の中の「日常生活で行うこと（Activities of Daily Living）」の報酬システムを実施するよう親に指示した。
C. クライエントの衛生状態や自己管理のスキルの向上を褒め、強化するよう親に強く促した。
D. クライエントの衛生状態や自己管理のスキルを向上させるうえで、「日常生活の行為」のプログラムが役に立っていると親が報告した。
E. 「日常生活の行為」のプログラムを実施しても、クライエントの衛生状態や自己管理のスキルにほとんど向上がみられないと親が報告した。

28. 行動管理を親に教示する（28）

A. 親が、クライエントのかんしゃく、感情のままの行動、攻撃的な行動の頻度および程度を軽減できるように、効果的な行動管理の技法を教示した。
B. クライエントのかんしゃくや攻撃的な行動に対処するためのタイムアウト〔訳注：子どもが興奮したり、周囲からの指示が入らないほど落ち着かなくなったとき、一次的に頭を冷やしてもらうために、親や関係者がその場から離れて、一人になって落ち着かせる方法〕の使い方を親に訓練した。
C. クライエントが特定の感情のままの行動や攻撃的な行動を起こしたときには、特別な許可を撤回するよう親に指示した。
D. クライエントがかんしゃく、攻撃、感情のままの行動を示したときは、一貫して限度を適用するよう親に喚起した。
E. クライエントのかんしゃく、感情のままの行動、攻撃的な行動に対処するために、タイムアウトや、特別な許可の撤回を一貫して実施し始めて以来、クライエントの行動が改善したと親が報告した。このパターンを継続するよう親に促した。
F. 親は、クライエントのかんしゃく、感情のままの行動、攻撃的な行動の頻度および程

度を減少させるために、行動管理の技法を実施していなかった。実施するよう再度指示した。

29. 当然の成り行きを適用するよう親に教示する（29）
A. クライエントの社会的に不適切な行動または不適応行動に対して、然るべき成り行きを適用することを親に指導した。
B. クライエントの社会的に不適切な行動または不適応行動に対して、親が然るべき成り行きを適用できるように援助した。
C. 然るべき成り行きを適用し始めて以来、クライエントの行動が改善したと親が報告した。引き続き適用をするよう促した。
D. 治療セッションで、クライエントの社会的に不適切な行動または不適応行動に対処するために、親が指示に従っていない、または然るべき成り行きを一貫性して適用していないことが判明した。

30. 自身を落ち着かせる方略やセルフコントロールの方略を教示する（30）
A. クライエントが即座に満足感を得ようとする欲求を先延ばしにし、衝動を抑制できるように、基本的な自身を落ち着かせる方略やセルフコントロールの方略を教示した。
B. クライエントが宿題や家での責務を終わらせてから、余暇や娯楽活動を行うようにする、毎日のスケジュールを作成するよう親に促した。
C. 自身の行為の成り行きを考えずに、重要な事柄を早急に決断したり、感情のままに行動したりする前に、積極的傾聴のスキルを用いることや、重要な人々と話すことをクライエントに促した。
D. 自分で決めた長期目標を達成するために講じることが可能な具体的な手段を記した行動プランを、クライエントが作成できるように援助した。
E. 長期的な目標を達成するために、即座の満足感を得ようとする欲求を先延ばしにすることのメリットをクライエントが把握できるように援助した。
F. クライエントは、即座の満足感を先延ばしにするために、自身を落ち着かせる方略やセルフコントロールの方略を用いていなかった。使用するよう再度指示した。

31. 誘導イメージ法またはリラクゼーションを教示する（31）
A. クライエントが心を落ち着かせ、怒りをコントロールできるように、誘導イメージ法〔訳注：イメージ療法の一つ。相手に特定の対象や目標などを想像させ、そこへ到達していく段階をイメージさせることで、精神的な安定をはかる治療技法〕または深部筋肉リラクゼーションの技法を訓練した。

B. クライエントを落ち着かせ、怒りをより効果的にコントロールするうえで、誘導イメージ法および深部筋肉リラクゼーションの技法の使用が役立っていると、クライエントおよび親が報告した。
C. 誘導イメージ法および深部筋肉リラクゼーションの技法を使用しても、クライエントを落ち着かせることや、怒りをより効果的にコントロールすることにほとんど、または全く改善がみられないとクライエントおよび親が報告した。
D. クライエントは、怒りをコントロールするために、誘導イメージ法や深部筋肉リラクゼーションの技法を用いていなかった。使用するよう再度指示した。

32. ロールプレイやモデリングによって社会的スキルを強化する（32）
A. 前向きな社会的行動をクライエントに教示するために、ロールプレイやモデリングの技法を用いた。
B. 特定の前向きな社会的行動を強化する報酬システムを考案した。
C. 新たに出現した前向きな社会的行動を褒め、強化する機会に目を向けるよう親に強く促した。
D. 治療セッションでロールプレイを行った後、クライエントが、新たに学んだ社会的スキルを日常の状況で練習しようという気持ちを表現した。
E. クライエントが指示に従って、ロールプレイやモデリングを通して習得した前向きな社会的スキルを練習したとクライエントおよび親が報告した。
F. クライエントは指示に反して、前回の治療セッションでモデリングを通して新たに習得した社会的スキルを使用しなかった。このスキルを試してみるよう促した。

33. 情緒についてクライエントを教育する（33）
A. 今日の治療セッションで、クライエントがさまざまな情緒を特定して識別できるように援助した。
B. クライエントが自身の情緒を特定して表現できるように、来談者中心療法〔訳注：ロジャースによる心理療法の一つ。来談者の話を傾聴していくなかで、来談者が気づき成長変化をしていくという基本的な考えによる。肯定的関心や、共感的態度といった傾聴時の態度が重視される〕の原理を用いた。
C. クライエントが自身の感情をより効率的に表現できるように、家庭でクライエントの感情を顧慮するよう親に促した。
D. 治療の開始以来、自身の基本的な情緒を特定して表現するクライエントの能力に向上がみられている。
E. クライエントは依然として、自身の情緒をなかなか特定して識別できなかった。この

点を改善する援助を行った。

34. 芸術療法を用いる（34）
A. 今日の治療セッションで、基本的な情緒を表す顔を描き、それぞれの情緒を抱いたときのことを分かち合うようクライエントに指導した。
B. クライエントがさまざまな情緒を特定して表現するうえで、芸術療法の技法が役に立った。
C. 芸術療法の技法を用いたが、クライエントは、過去に各種の情緒を抱いたときのことをなかなか分かち合うことができなかった。

35. コミュニケーションスキルを教示する（35）
A. 自身の思考、感情、欲求をより明確に表現する能力を高めるために、クライエントに基本的なコミュニケーションスキルを教示した。
B. 自身の思考、感情、欲求を表現する効果的な方法をクライエントに教示するために、ロールプレイ、モデリング、行動リハーサルの技法を用いた。
C. 自身の思考や感情を他者に伝えるときには、よく聞くことと、適度に視線を合わせ続けることが重要であることをクライエントに教示した。
D. 自身の思考、感情、欲求をより明確に伝えるために、「私は」で始まるメッセージを使うようクライエントに教示した。

36. クライエントが知的能力の限界を受け入れるよう援助する（36）
A. クライエントが自身の知的障害や適応機能の限界に対する理解を深め、受け入れられるように援助した。
B. クライエントの感情を顧慮するため、そして、自身の知的障害や適応機能の限界のさらなる受け入れを進めるために、来談者中心療法のアプローチを用いた。
C. クライエントが、独自の長所や関心事および本人の短所を特定できるように援助した。
D. クライエントが自身の知的障害や適応機能の限界をさらに受け入れられるように、本人の自己価値を肯定した。

37. 抑うつおよび精神的な不安定さを検証する（37）
A. 今日の治療セッションで、クライエントの知的能力の限界に関連する根幹的な抑うつ、不安、精神的な不安定さを検証した。
B. クライエントが、自身の認知的または知的能力の限界に関連する抑うつ、不安、精神的な不安定さに取り組んだことを支持し、無条件の肯定的関心を示した。

C. 認知的または知的能力の限界に関連する抑うつ、不安、精神的な不安定さにクライエントが対処する、または補うことができるように、独自の長所を活用し、関心のある活動に取り組むよう強く促した。
D. 親がクライエントの自己価値を支持し、肯定したことに、前向きなフィードバックを与えた。

38. スペシャルオリンピックスへの出場を促す（38）
A. クライエントが自尊感情を育むことができるように、スペシャルオリンピックス〔訳注：日本にもスペシャルオリンピック日本という公益財団法人がある。http://www.son.or.jp/index.html〕に出場するよう促した。
B. クライエントがスペシャルオリンピックスに出場するという提案に、クライエントおよび親が従った。
C. クライエントが、スペシャルオリンピックスへの出場やその体験についての喜びを表現した。本人の体験を確認した。
D. クライエントおよび親は、スペシャルオリンピックスに出場するという提案に従っていなかった。従うよう再度指示した。

39. 目標達成の要素を特定する（39）
A. 今日の治療セッションで、過去にクライエントが何かを成し遂げたときや目標を達成したときを特定した。
B. 過去にクライエントが見事に目標を達成したときに講じた前向きな手段を特定するうえで、今日の治療セッションが役に立った。
C. 現在の目標を達成するために、過去に使って功を奏したものと同様の手段を講じるようクライエントに強く促した。
D. 治療セッションで、クライエントが家族から強力なサポートを受けていた時期に、何かを成し遂げていたことが判明した。

40. 支援を求める時と求める相手を特定する（40）
A. 支援を求めることが適切な時と不適切な時をクライエントが特定するのを援助した。
B. クライエントが、他者の助けを借りずに遂行可能な基本的な課題や単純な課題をいくつか特定できるように援助した。
C. 一度に従う必要のある指示が1つまたは2つのみの簡単な課題または基本的な課題を、クライエントに自力で遂行させるよう親に促した。
D. 難度が中等度以上の課題をクライエントが遂行するときは、クライエントを観察して、

頻繁にフィードバックを与えることを親に指導した。
E. クライエントが、サポート、支援、監督指示を求めることが可能な頼りになる人々をリストアップできるように援助した。
F. クライエントがサポート、支援、監督指示を求めることができる頼りになる人々のネットワークを作成した。このネットワークのメリットを確認した。
G. クライエントは、問題やストレスに直面したときに、頼りになる人々にサポートを求めないことが多い。サポートを求めるよう再度指示した。

41. 性教育を実施する（41）

A. クライエントが、適切または不適切な性的衝動および行動を特定できるように、性教育を実施した。
B. クライエントが、いくつかの適切または不適切な性的衝動および行動をリストアップするのを援助した。
C. クライエントは、適切または不適切な性的衝動および行動をなかなか区別できなかった。この点のさらなる情報を与えた。

---

*1 （　）内の番号は、ヨングスマ／ピーターソン／マキニス『臨床現場で使える思春期心理療法の治療計画』（明石書店、2010年）の同題の章に記載されている「行動面の定義」の項目番号を示します。
*2 （　）内の番号は、ヨングスマ／ピーターソン／マキニス『臨床現場で使える思春期心理療法の治療計画』（明石書店、2010年）の同題の章に記載されている「治療的介入」の項目番号を示します。

第18章

悪い仲間からの影響
Negative peer influences

クライエントの様態

1. 好ましくない仲間の影響を受けやすい（1）*¹
- A. クライエントは、好ましくない仲間の影響を極めて受けやすく、このことが家庭、学校、地域社会での権威者との問題の一因であることをクライエントの親が明らかにした。
- B. 好ましくない仲間の影響を強く受けていることを示す行動をクライエントが説明した。
- C. 好ましくない仲間の影響を受けやすいことが、クライエントの見境のない性行動や精神作用物質乱用の問題の一因になっている。
- D. 自身が好ましくない仲間の影響を極めて受けやすいことをクライエントが認めた。
- E. クライエントが、好ましくない仲間の影響を受けることが減少している。

2. 妨害によって仲間の反応を得ようとする（2）
- A. クライエントが、仲間からの注目、承認、賛同を得るために、学校で破壊的な行動、否定的な行動、注意を引くための行動を起こしているという説明を受けた。
- B. クライエントは、仲間からの注目、承認、賛同を得るために、地域社会で感情のままの行動を起こしている。
- C. 仲間から承認や賛同を得るために、度々破壊的になったり、否定的なやり方で注意を引いたりすることをクライエントが認めた。
- D. 治療の進行に伴い、クライエントは、仲間からの否定的な賛同や承認を得ることを目的とした行動パターンを減少させている。

3. 過剰に他者に随従したがる（3）
- A. クライエントは、仲間に認められる、あるいは受け入れられるために、他者に随従することが多い。
- B. クライエントの親は、クライエントについて、否定的な活動に随従することで、他者

第 18 章　悪い仲間からの影響

　　に認めてもらおう、あるいは受け入れてもらおうをする気持ちが異常に強いと説明している。
C. クライエントは口車に乗せられて他者の行為の責任を取らされることが多く、仲間に認められる、あるいは受け入れられるためにそうしたやり口に応じている。
D. 自分は他者に従う子分であるとクライエントが説明した。
E. クライエントは、ただ他者に随従するのではなく、自身で考えて行動をし始めている。

4. リスクを冒す行動、スリルを求める（4）
A. 仲間集団といる場面で、無茶なリスクを冒す傾向をクライエントが説明した。
B. クライエントは、仲間集団といる場面で、スリルを求める行動を起こしている。
C. 自分は集団の行動に流されているとクライエントが説明した。
D. クライエントは、無茶なリスクやスリルを求める行動のパターンへの洞察を深めている。
E. クライエントが、仲間といる場面で適切な判断をした。

5. 受け入れられるために一体化する（5）
A. クライエントは、受け入れてもらう手段として、好ましくない仲間集団と一体化している。
B. 他者から拒絶されることが多かったが、今は好ましくない仲間集団に受け入れられているとクライエントが述べている。
C. クライエントは好ましくない仲間集団と一体化することで、自身の立場や自尊感情を高めようとしている。
D. クライエントは、好ましくない仲間集団と一体化することの本質的で長期的な影響を理解しておらず、その集団と一体化することで得ている受容、立場、自尊感情を手放すつもりがない。
E. クライエントは、好ましくない仲間集団との関係を絶ち、より前向きな手段で受容、立場、自尊感情を得ようとしている。

6. 身を守るための参加（6）
A. クライエントは、身の回りの危害、危険、予測される脅威から身を守るために、好ましくない仲間集団に参加している。
B. クライエントは、身の回りの予測される脅威からの安全を確保するために、不良グループに加わっている。
C. クライエントは、好ましくない仲間集団または不良グループに参加したことによって、

より多くの危害、危険、脅威を体験している。
D. クライエントは、身の回りの危害、危険、予測される脅威を軽減するための支援を受けるようになり、好ましくない仲間集団または不良グループに加わる必要がなくなった。
E. クライエントは、好ましくない仲間集団または不良グループに加わることをやめたと報告している。

7. 低い自尊感情、精神的な不安定さ（7）
A. クライエントは、根幹的な自尊感情の低さや精神的な不安定さのために、好ましくない仲間集団に引き寄せられるとクライエントの親が説明した。
B. 治療セッションで、クライエントに、自尊感情の低さを示す行動がみられた（例：自己軽蔑的な発言、褒め言葉をなかなか受け入れられない、精神的な不安定さ、回避）。
C. 根幹的な自尊感情の低さや精神的な不安定さのために、好ましくない仲間集団に引き寄せられる自身の傾向をクライエントが認めた。
D. クライエントは、自尊感情を高め、精神的に安定するために、好ましくない仲間集団に加わることをやめ、自身を受け入れる努力をし始めている。

8. 仲間はずれ、仲間のからかい（8）
A. 学校または地域社会で、仲間にからかわれたり、ばかにされたり、仲間はずれにされたりしていることをクライエントが明らかにした。
B. 仲間にからかわれたり、ばかにされたり、仲間はずれにされたりしたことについて、クライエントが家で動揺していると親が報告した。
C. クライエントが社会的スキルを習得するにつれ、仲間にからかわれたり、ばかにされたり、仲間はずれにされたりするパターンが減少している。

9. 拒絶された体験（9）
A. クライエントはこれまでに、拒絶されたことがある。
B. 自身の仲間集団から拒絶されていることを、クライエントが明らかにした。
C. 家族のメンバーから拒絶されていると感じていることを、クライエントが明らかにした。
D. 他者から拒絶されたことが、好ましくない仲間集団に帰属感を求めるクライエントの願望を助長している。
E. 拒絶された体験に折り合いをつけるにつれ、好ましくない仲間集団への帰属を強く求めるクライエントの気持ちが減少している。

F. クライエントは、より好ましい仲間集団と関係を育み、健全な形で受け入れられつつある。

10. 未熟さ、社会的スキルの問題（10）
A. クライエントは社会的に未熟なように思われた。
B. 自身の社会的スキルには問題があると、クライエントがはっきり述べた。
C. クライエントは、適切なレベルの社会的な成熟さを身に付け、社会的スキルの習熟度を高めている。
D. クライエントが成熟し、社会的スキルを身に付けるにつれ、好ましくない仲間から影響を受けることが減少し始めている。

11. 精神作用物質の乱用（11）
A. クライエントは、集団に受け入れられるために、一緒に精神作用物質を乱用している。
B. クライエントは、集団に受け入れられるために、感情のままに行動を起こしている。
C. クライエントがより好ましい仲間集団に加わるにつれ、精神作用物質の乱用その他の感情のままの行動を起こすパターンが減少している。

実施した介入

1. 認識、思考、感情を検証する（1）[*2]
A. 仲間とのかかわり方に関するクライエントの認識を検証した。
B. 仲間との関係における対立について詳しく説明するようクライエントに強く促した。
C. クライエントが仲間との関係に関する思考や感情を表現することを支持するために、心からの受容や積極的傾聴の技法を用いた。
D. クライエントが仲間との関係に関する認識、思考、感情を表現することを強化した。
E. クライエントが仲間との関係における対立を強く否認していることが判明した。クライエントは、この点の思考や感情を表現したがらなかった。

2. 過去の心理社会的情報を収集する（2）
A. クライエントの生育、家庭環境、対人関係に関する情報など、これまでの心理社会的な詳細情報を収集した。
B. 好ましくない仲間集団に加わりたいという願望を助長する要因に対するクライエントの洞察を引き出して、本人に告げた。
C. クライエントのこれまでの心理社会的情報を確認した結果、好ましくない仲間集団と

のつき合いを促したと思われる数々の要因が特定された。
D. クライエントの生育、家庭環境、対人関係に関するこれまでの心理社会的情報を検証しても、好ましくない仲間集団とのつき合いを促したと思われる具体的な要因は特定されなかった。

3. 日記をつけることを課題にする（3）
A. 仲間との肯定的および否定的な体験で、強い情緒を呼び起こしたものを日記に記すことをクライエントに指導した。
B. クライエントが仲間とのかかわり合いの日記を分かち合ったときに、その内容を検討し、好ましくない仲間集団に加わりたいという願望を助長する要因を明らかにした。
C. 好ましい仲間との関係を育むためにクライエントが利用できそうな長所を特定するうえで、仲間とのかかわり合いの日記が役に立っている。
D. クライエントは、仲間とのかかわり合いの日記をつけていなかった。日記に記すよう再度指示した。

4. 社会面や情緒面の欲求を特定する（4）
A. 好ましくない仲間集団とのつき合いによって、社会面や情緒面の欲求がいかに充足されるかをクライエントに教示した。
B. 好ましくない仲間集団によって充足される社会面や情緒面の欲求（例：帰属感や受け入れられているという感情を得る、立場が向上する、物品が手に入る、安全を確保する）をクライエントが特定したことを支持した。
C. クライエントは、好ましくない仲間集団とのつき合いによって充足させようとしている社会面や情緒面の欲求を特定できなかった。この点の参考例を示した。

5. 親がルールや境界を定める（5）
A. クライエントが好ましくない仲間集団の影響を簡単に受けないようにするために、親が明確なルールや境界を定め、規律を強化することを援助した。
B. 家族セッションで、明確なルールと親子間の適切な境界を定めるための援助に重点を置いた。
C. 家庭でクライエントに従わせるルールや、クライエントへの期待を親が特定した。こうした明確な期待について、親に前向きなフィードバックを与えた。
D. 親は、明確なルールを設定したり、クライエントの悪事に伴う妥当な成り行きを特定したりすることがなかなかできなかった。この点を改善する援助を行った。

6. 家庭と学校間のコミュニケーションを促す（6）

A. 親および教師に、クライエントの仲間との関係について、電話または文書で定期的に連絡し合うよう促した。
B. クライエントの教師に、クライエントの学業面の進歩を親に知らせる進歩ノートを、クライエントに毎日または週1回家に持ち帰らせるよう依頼した。
C. 親と教師が定期的に連絡し合えるように、進歩ノートを毎日または週1回学校から家に持ち帰る役目についてクライエントに説明した。
D. クライエントが学校で感情のままの行動、破壊的な行動、攻撃的な行動を起こした場合に、確固たる制限の適用を貫くよう親および教師に促した。
E. 電話または進歩ノートによって教師と親間のコミュニケーションが増大したことが、クライエントと仲間の関係改善を助長する大きな要因になっていることが確認された。

7. 行動契約を結ぶ（7）

A. クライエントが仲間とともに破壊的な行動、感情のままの行動、反社会的行動を起こした場合の成り行きを規定する行動契約〔訳注：行動を管理するための約束で、標的とする行動、実行期限、約束が守れなかったときの結果を明記する〕を考案した。
B. クライエントが仲間とともに感情のままの行動を起こした場合の成り行きを規定する行動契約に、クライエントおよび親が署名した。
C. 契約内容を理解していることを確認するため、条件を復唱するようクライエントに指示した。

8. 報酬システムを考案する（8）

A. クライエントが特定の前向きな社会的行動をとることを強化する報酬を、クライエントと親がリストアップするのを援助した。
B. クライエントが前向きな社会的行動をとることを強化し、好ましくない仲間集団に加わりたいという欲求を阻止する報酬システムを考案した。
C. 報酬システムに、特定の行動を明記した（例：好ましい仲間集団のメンバーと知り合いになる、親切にする、学業面または社会面の問題を抱える仲間を助ける）。

9. 否定的な成り行きをリストアップする（9）

A. 好ましくない仲間集団とつき合うことによって、自身および他者にもたらされた否定的な成り行きを、5～10個リストアップするようクライエントに指示した。
B. 好ましくない仲間集団に加わったことの成り行きをクライエントがリストアップした

ことに、正の強化を与えた。
C. クライエントは、好ましくない仲間集団に加わったことに関連する否定的な成り行きをリストアップしていなかった。リストアップするよう再度指示した。

10. 好ましくない仲間集団とのつき合いによる影響を直視させる（10）
A. 好ましくない仲間集団とつき合うことが、自身および他者にいかに悪影響を及ぼすかを、毅然たる一貫したやり方で、クライエントに直視させた。
B. 好ましくない仲間集団とのつき合いに伴う自身および他者への否定的な成り行きをリストアップするようクライエントに指示した。
C. 好ましくない仲間集団とつき合うことが、他者にいかに悪影響を及ぼしたかをクライエントが認識できるように、役割逆転の技法を用いた。
D. 好ましくない仲間集団とつき合うことが、自身および他者にいかに影響を及ぼしたかについて、クライエントが理解を深めたことを褒めた。
E. クライエントは依然として、好ましくない仲間集団とつき合うことが自身および他者に及ぼした影響を否定している。こうした影響の参考例を示した。

11. 過小評価に挑む（11）
A. 好ましくない仲間集団とのつき合いによる影響を過小評価するクライエントの発言を特定した。
B. 好ましくない仲間集団とのつき合いが自身の行動に及ぼす影響を過小評価する発言をクライエントがしたときに、この発言を直視させ、注意を促した。
C. クライエントは、好ましくない仲間集団とのつき合いが自身の行動に及ぼす影響を過小評価したことを、直視して受け入れた。クライエントが、こうした過小評価を、否定的な社会的行動に対する責任を表す発言に置き換えるのを援助した。
D. クライエントは一貫して、過小評価を否認した。こうした過小評価の例を示した。

12. 他人のせいにしていることを直視させる（12）
A. 今日の治療セッションで、自身の感情のままの行動、破壊的な行動、反社会的行動を他人のせいにするクライエントのパターンを助長する根幹的な要因を検証した。
B. 感情のままの行動、破壊的な行動、反社会的行動の成り行きを受け入れるようクライエントに喚起した。
C. 他人のせいにするパターンが、根幹的な自尊感情の低さ、不全感、精神的な不安定さといかに関連しているかをクライエントが認識したことを支持した。
D. クライエントが他人のせいにするパターンを減らせるように、自尊感情を高める建設

第18章　悪い仲間からの影響

的な方法を特定するのを援助した。
E. クライエントは、他人のせいにするパターンを否定した。この点の具体例を示した。

13. 他人のせいにするのをやめて、制限を設けるよう親に喚起する（13）
A. クライエントの親が、クライエントの悪事を度々仲間のせいにしていることが確認された。
B. クライエントの悪事を仲間のせいにするのをやめるよう親に喚起した。
C. クライエントの親に、クライエントの仲間のせいにすることから、仲間と一緒のときにクライエントが起こす否定的な社会的行動に対して制限を設けることに焦点を移すよう指示した。
D. 親が、仲間のせいにすることをやめ、クライエントに対して確固たる制限を設ける必要性を認識したことを、支持して励ました。
E. クライエントの親は、仲間のせいにすることから、クライエントに制限を設けることへの切り替えができないでいる。こうした転換を行う方法の具体例を示した。

14. 自身を落ち着かせる技法やセルフコントロールの技法を教示する（14）
A. クライエントが好ましくない仲間の影響をうまく退けられるように、自身を落ち着かせる技法やセルフコントロールの技法を教示した。
B. クライエントに「止まって、見て、聞いて、考える」の技法を教示した。
C. クライエントが好ましくない仲間の影響をうまく退けられるように、10まで数えることや、立ち去ることを教示した。
D. 好ましくない仲間の影響を退けるための効果的な対処方略をクライエントが実践するにつれ、好ましくない仲間集団とのつき合いが減っている。
E. クライエントは、好ましくない仲間の影響を退けるために、自身を落ち着かせる技法やセルフコントロールの技法を用いていなかった。使用するよう再度指示した。

15. 好ましくない仲間を退け、好ましい関係を育むことを教示する（15）
A. 好ましくない仲間の影響を退けるための効果的な方法をクライエントに教示するために、ロールプレイ、モデリング、行動リハーサルの技法を用いた。
B. 自身の社会的な欲求を充足させる、より効果的な方法をクライエントに教示するために、ロールプレイ、モデリング、行動リハーサルの技法を用いた。
C. クライエントが、長く続く有意義な交友関係を育むための技法を習得するよう援助した。
D. クライエントに仲間の影響を退ける具体的な方法を教示した（例：好ましくない仲間

から立ち去る、前向きな話題に変える、単に「ノー」と言う、好ましい仲間と前向きな会話を始める、共感を示す）。
E. クライエントが、好ましくない仲間の影響を退け、長く続く有意義な交友関係を育む、より効果的な方法を用いていることに、前向きなフィードバックを与えた。
F. クライエントは、長く続く有意義な交友関係を育むための新しい技法を用いていなかった。使用するよう再度指示した。

16. 好ましくない仲間の影響を退けながら、友情を維持することに関する読み物を課題にする（16）
A. 好ましくない仲間の影響を退けながら、友情を維持する効果的な方法に関する読み物をクライエントに渡した。
B. 好ましくない仲間の影響を退けながら、友情を維持する効果的な方法を教示するために、Scott『ノーと言って友だちでいる方法［未邦訳］（*How to Say No and Keep Your Friends*）』を読むことをクライエントの課題にした。
C. クライエントは、好ましくない仲間の影響を退けることに関する課題の資料を読んでいた。治療セッションで、その内容を検討した。
D. クライエントは、好ましくない仲間の影響を退けることに関する課題の資料を読んでいなかった。読むよう再度指示した。

17. 好ましくない仲間をうまく退けた時期を特定する（17）
A. 好ましくない仲間の影響をうまく退け、感情のままの行動、破壊的な行動、反社会的行動を起こすことがなかった時期を検証するようクライエントに指示した。
B. 好ましくない仲間の影響を退けた体験を検証して強化した。
C. 好ましくない仲間の影響をコントロールし、感情のままの行動、破壊的な行動、反社会的行動を起こさないために、過去に使って功を奏したものと同様の対処メカニズムを用いるようクライエントに促した。
D. クライエントが、以前に功を奏した方略を用いているために、トラブルに巻き込まれていないという認識を明らかにした。
E. 治療セッションで、クライエントが家族から強力なサポートを受け、好ましい仲間集団に属していた時期は、より適切に行動していたことが判明した。

18. 自己主張を教示する（18）
A. クライエントが好ましくない仲間からのプレッシャーをうまく退けられるように、効果的なコミュニケーションおよび自己主張のスキルを教示した。

B. 自分の意見をはっきり述べる、効果的なコミュニケーションの例を示した（例：「もう帰らなくちゃならないんだ」「これ以上トラブルに巻き込まれるわけにはいかない」）。

C. クライエントが、効果的なコミュニケーションおよび自己主張のスキルの使い方を明確に理解したことを示したことに、前向きなフィードバックを与えた。

D. クライエントが、好ましくない仲間からのプレッシャーを退けるために、自分の意見をはっきり述べるコミュニケーションのスキルを効果的に用いている状況を挙げたことを、大いに褒めた。

E. クライエントは、好ましくない仲間からのプレッシャーを退けるために、自分の意見をはっきり述べる効果的なコミュニケーションのスキルを用いていなかった。こうしたスキルを効果的に使用できると思われる状況を挙げるよう援助した。

19. グループ療法を紹介する（19）

A. 社会的スキルを向上させ、好ましくない仲間からのプレッシャーをうまく退ける方法を学ぶために、クライエントにグループ療法プログラムを紹介した。

B. グループ療法の各セッション中に、少なくとも2回は仲間との関係について自身をさらけ出すことをクライエントに指示した。

C. クライエントは、グループ療法のセッションに参加していた。セッションで学んだスキルを確認して検討した。

D. クライエントは、グループ療法のセッションに参加していなかった。参加するよう再度指示した。

20. 行動契約グループを紹介する（20）

A. クライエントに行動契約グループを紹介した。

B. グループの参加者が仲間との前向きな交流の頻度を増やすことを契約する、行動契約グループにクライエントが参加した。

C. クライエントが、自身の行動契約によって、どの程度進歩していると考えているかを検討した。

D. クライエントが仲間との交流における目標を達成したことを褒めた。

21. 前向きな社会的スキルを教示する（21）

A. クライエントに前向きな社会的スキルを教示した（例：他者と知り合いになる、積極的に傾聴する、他者への共感や気遣いを言葉に表す、からかわれても無視する）。

B. クライエントが仲間との関係を改善する方法を習得し、有意義な交友関係を育む機会を増やすために、McGinnis／Goldstein「スキルストリーミング——青年用キット

（Skillstreaming: The Adolescent Kit）」（未邦訳）を用いた。
C. クライエントが、仲間との関係を改善し、交友関係を育むうえで役立つ社会的スキルを用いたことを、前向きに強化した。
D. クライエントは、前向きな社会的スキルをめったに用いていなかった。この点を改善する援助を行った。

22. 社会的スキルの練習を課題にする（22）
A. 次回の治療セッションまでに、新たに習得した前向きな社会的スキルを、少なくとも毎日1回練習するようクライエントに指示した。
B. 新たに習得した前向きな社会的スキルのクライエントの練習状況を確認した。
C. クライエントが新たに習得した前向きな社会的スキルを、きちんと実践していることを強化した。
D. クライエントが、新たに習得した前向きな社会的スキルを実践しなかったことに注意を向けさせた。

23. 好ましい仲間集団の活動や地域の活動への参加を促す（23）
A. 自身が受け入れられ、立場を高めることができそうな好ましい仲間集団の活動や地域の活動に参加するようクライエントに促した。
B. 自身が受け入れられ、立場を高めることができそうな好ましい仲間集団の活動や地域の活動をクライエントが特定するのを援助した（例：宗教団体の青年部、YWCA／YMCAの活動、学校のクラブ活動、学外の活動団体）。
C. クライエントが、好ましい仲間集団の活動や地域の活動に参加したことを強化した。
D. クライエントは、好ましい仲間集団の活動や地域の活動に参加していなかった。参加するよう再度指示した。

24. 好ましい集団との交流について協議する（24）
A. クライエントが、学校で、好ましい仲間集団との交流を増やす方法について、学校関係者と協議した。
B. 学校で、好ましい仲間集団との交流を増やす選択肢をクライエントに示した（例：学校の聖歌隊や新聞部に入部する、生徒会の役員になる、募金活動に参加する）。
C. クライエントが、学校で、好ましい仲間集団とかかわり合うようになったことに、前向きなフィードバックを与えた。
D. クライエントは、学校で、好ましい仲間集団とかかわり合うようになっていなかった。そうするよう再度指示した。

25. 好ましい仲間と接触することを課題にする（25）

A. 責任感がある、信頼できる、友好的である、人気があるのいずれかに該当する仲間に、毎日1回進んで接触する課題をクライエントの課題にした。

B. クライエントは、責任感がある、信頼できる、友好的である、人気があるのいずれかに該当する仲間に、日頃から進んで接触している。この取り組みに前向きなフィードバックを与えた。

C. クライエントは、好ましい仲間に進んで接触していなかった。接触するよう再度指示した。

26. 電話をかけることを課題にする（26）

A. 特定の好ましくない仲間集団以外の人々に、毎週3回電話をかけることをクライエントの課題にした。

B. クライエントは、特定の好ましくない仲間集団以外の人々に日頃から電話をかけている。こうした好ましい交流に伴う体験を検討した。

C. クライエントは、特定の好ましくない仲間集団以外の人々に電話をかけていなかった。その理由を確認して検討した。

27. 一緒に泊まる約束を課題にする（27）

A. （好ましくない仲間集団以外の）仲間または友人に泊まりに来るよう誘うことをクライエントに指示した。

B. 仲間または友人の家に泊まりに行く約束をすることをクライエントに指示した。

C. クライエントは、約束どおり、好ましい友人と一緒に泊まっていた。この体験を検証して強化した。

D. クライエントは、（好ましくない仲間集団以外の）友人と一緒に泊まる約束をしていなかった。約束するよう再度指示した。

28. 利他的な行為を課題にする（28）

A. 次回の治療セッションまでに、友人と一緒に利他的または慈善的な行為を3つ行うことをクライエントの宿題にした。

B. クライエントは友人と一緒に、利他的または慈善的な行為を行っていた。前向きなフィードバックを与えた。

C. クライエントの利他的または慈善的な行為に対する他者の反応を特定して検討した。

D. クライエントは、利他的または慈善的な行為をやり遂げていなかった。完遂するよう再度指示した。

29. 欲求を充足させる方法をブレインストーミングする（29）

A. （好ましくない仲間集団に加わること以外で）承認、立場、受容、物品、刺激への欲求を充足させる、より適応的な方法をクライエントがブレインストーミング〔訳注：集団でアイデアを出し合うことで、発想の誘発や連鎖、融合を期待する技法〕するのを援助した。

B. クライエントが、創造力と前向きな姿勢によって、好ましくない仲間集団の活動や不良グループとは関係なく、欲求を充足させる方法を特定したことを褒めた。

C. クライエントは、好ましくない仲間集団以外で、欲求を充足させる方法を特定しなかった。この点の参考例を示した（例：スポーツイベントに出場する、または観戦する、仕事を見つける、組織の青年部の人々と遊園地に出かける）。

30.『仲間からのプレッシャーと不良グループに対処するには』を課題にする（30）

A. クライエントが好ましくない仲間の影響や不良グループに加わることへのプレッシャーを退けられるように、Wellness Reproductions and Publishing のビデオ『仲間からのプレッシャーと不良グループに対処するには（*Handling Peer Pressure and Gangs*）』を観ることを課題にした。

B. クライエントは、『仲間からのプレッシャーと不良グループに対処するには』のビデオを観ていた。ビデオの主な概念を検討した。

C. クライエントは、『仲間からのプレッシャーと不良グループに対処するには』のビデオを観ていなかった。観るよう再度指示した。

31. 頼りになる人々を特定する（31）

A. 好ましくない仲間からプレッシャーを受けたときや、仲間から拒絶されたときに、慰め、サポート、指導を求めることが可能な頼りになる人々をクライエントがリストアップするのを援助した。

B. 学校でも地域社会でも当てにできる人々のリスト（仲間と大人の両方を含む）のいずれかに連絡することをクライエントが確約したことを強化した。

C. 好ましくない仲間からプレッシャーを受けたときや、仲間からの拒絶を感じたときに、クライエントが頼りになる人々に連絡したことを支持した。

D. クライエントは、慰め、サポート、指導を求めることが可能な頼りにできる人々をリストアップしていなかった。リストアップするよう再度指示した。

32. これまでの仲間との関係を検証する（32）

A. クライエントが、多数の仲間から、拒絶されている、仲間はずれにされている、受け入れられていないと感じていないかどうかを調べるために、仲間との関係の背景事情

を検証した。
B. これまでの仲間との関係にまつわる感情をクライエントが表現する間、積極的傾聴のスキルを用いた。
C. 拒絶または疎外される潜在的な原因を、クライエントが特定するのを援助した（例：からかわれたときに過剰に反応する、スケープゴートにされやすい、社会的スキルが乏しい）。
D. クライエントは、これまでの拒絶または疎外を否認する傾向にあった。過去の体験に対してオープンになるよう強く促した。

33. エンプティ・チェア法を用いる（33）
A. クライエントが自身を拒絶した相手に対する怒り、傷心、悲しみの感情を表現できるように、エンプティ・チェア法〔訳注：クライエントの前にある空の椅子に心の対象を座らせ、擬人化して対話などをする技法〕を用いた。
B. クライエントが、エンプティ・チェア法を用いて、自身を拒絶した相手に対する感情を表現したことを支持した。
C. クライエントが、傷心、怒り、悲しみの感情を表現したことを支持した。
D. クライエントは、エンプティ・チェア法を用いても、自身の情緒を封印する傾向にあった。自身の感情に対してオープンになるよう促した。

34. 低い自尊感情と好ましくない仲間集団を結びつける（34）
A. 根幹にある低い自尊感情や精神的な不安定さと、帰属感や受け入れられているという感覚を得るために好ましくない仲間集団に引き寄せられることを、クライエントが結びつけて考えるのを援助した。
B. 好ましくない仲間集団を利用して、低い自尊感情や精神的な不安定さを隠したという自身の体験をクライエントが特定する間、積極的傾聴のスキルを用いた。
C. クライエントは、根幹にある低い自尊感情と、好ましくない仲間集団に引き寄せられたことのつながりを否定した。こうしたつながりがいかに生じたと考えられるのかについて参考例を示した。

35. 自尊感情を育む代替的な手段を特定する（35）
A. 好ましくない仲間集団に加わること以外で、自尊感情を育み、承認を得るための建設的な方法をクライエントが特定するのを援助した。
B. 自尊感情を育み、承認を得るための建設的な方法をクライエントが特定したことを支持した。これらの方法を試してみるよう促した。

C. クライエントは、自尊感情を育むための建設的な方法を特定しなかった。この参考例を示した（例：学校の劇のオーディションを受ける、学校のダンスパーティーに行く、スポーツや余暇活動に参加する）。

36. 長所や関心事を挙げる（36）

A. 長所や関心事を5～10個挙げるようクライエントに指示をした。
B. Jongsma ／ Peterson ／ McInnis『簡潔な思春期治療の宿題計画［未邦訳］（*Brief Adolescent Therapy Homework Planner*）』の中の「自分の長所を示そう（Show Your Strengths）」をクライエントの課題にした。
C. クライエントの長所や関心事のリストを確認した。自身の長所を活かして、自尊感情を育み、好ましい仲間との交流を増やすようクライエントに促した。
D. クライエントは、「自分の長所を示そう」の課題をやり遂げなかった。終わらせるよう再度指示した。

37. 健全なリスクを特定する（37）

A. 自尊感情を高めることを目的に、近いうちに挑めそうな健全なリスクを特定するようクライエントに指示した。
B. 自尊感情を高めることを目的に、近いうちに挑めそうな健全なリスクを、クライエントがいくつか特定した。次回の治療のセッションまでに、そのうちの3つに挑むようクライエントに喚起した。
C. 自尊感情を高めることを目的に挑むことができそうな健全なリスクの参考例をクライエントに示した（例：スポーツチームの入団テストを受ける、社交上のイベントや集まりに参加する、好ましくない仲間集団以外のよく知らない人々に話しかける）。次回の治療セッションまでに、健全なリスクのうちの3つに挑むようクライエントに喚起した。
D. クライエントは、自尊感情を高めるための健全な社交上のリスクに取り組んでいなかった。この抵抗を検討した。

38. 親の厳しさを検証する（38）

A. 親が定めたルールや境界を検証した。
B. 親のルールや境界が極めて厳しいために、クライエントが仲間と交流する機会が妨げられている可能性について、親にフィードバックを与えた。
C. クライエントは、好ましくない仲間集団とともに感情のままの行動を起こすことで、厳し過ぎるルールや境界に反発しているものと解釈された。
D. 親が、自分たちのルールや境界が厳し過ぎることを認めたことに、前向きなフィード

バックを与えた。ルールや境界を緩めるよう促した。
E. 親は、自分たちのルールや境界が厳し過ぎるという考えを否定した。厳しいルールや境界の作用を観察するよう促した。

39. 境界を緩めるよう促す（39）
A. クライエントが社会的に適切な活動や好ましい仲間集団の活動に参加する機会を増やせるように、厳し過ぎる親に、ルールや境界を緩めるよう喚起した。
B. 親に、ルールや境界を適度に緩めるよう促した。
C. 親は、ルールや境界を適度に緩めていなかった。緩めるよう再度指示した。

40. 監督指導の欠如を検証する（40）
A. 親がクライエントを十分に監督していないことや、親子間に適切な境界を設定できないことが、本人が好ましくない仲間集団に引き寄せられる一因になっていないかどうかを検証するために、家族セッションを実施した。
B. クライエントへの監督指導の欠如により、本人が好ましくない仲間集団の影響に引き寄せられていることが認められた。
C. クライエントが好ましくない仲間集団の影響に引き寄せられないように、監督指導を改善するよう親に強く促した。

41. 精神作用物質乱用の評価および治療を実施または紹介する（41）
A. 精神作用物質乱用の評価を実施した。
B. クライエントに精神作用物質乱用の評価を紹介した。
C. 精神作用物質乱用の評価結果を、クライエントおよび家族に通知した。
D. 治療の焦点を、クライエントの精神作用物質依存のパターンにシフトした。
E. クライエントに精神作用物質依存の治療を紹介した。
F. クライエントの精神作用物質乱用の評価からは、精神作用物質依存に関する重大な懸念のないことが示された。このことを、クライエントおよび親に通知した。

---

*1 （　）内の番号は、ヨングスマ／ピーターソン／マキニス『臨床現場で使える思春期心理療法の治療計画』（明石書店、2010年）の同題の章に記載されている「行動面の定義」の項目番号を示します。
*2 （　）内の番号は、ヨングスマ／ピーターソン／マキニス『臨床現場で使える思春期心理療法の治療計画』（明石書店、2010年）の同題の章に記載されている「治療的介入」の項目番号を示します。

第19章

反抗挑戦性
Oppositional defiant

クライエントの様態

1. 否定的、敵意を抱いている（1）*¹
A. クライエントは否定的で、敵意を抱いている様子であった。
B. クライエントは、重要なことにも些細なことにもすべて否定的で、治療者のあらゆる反応に敵対的であった。
C. クライエントが、親を敵対する挑戦的な態度を顕わにした。
D. ほとんどの大人に対するクライエントの敵意や挑戦的な態度が目に見えて減少している。

2. 大人は「敵」であるかのように振る舞う（2）
A. 親などの権威のある大人は敵とみなすとクライエントが明言した。
B. クライエントは、権威のある人々など、大半の大人とのやりとりに言及しているとき、「自分 対 奴ら」という姿勢を言葉で表した。
C. クライエントは、敵意ある態度を軟化させるにつれて、一部の大人、教師、そして親さえも、味方になる可能性があるものと考え始めている。

3. かんしゃく（3）
A. 悲鳴をあげる、泣き叫ぶ、物を投げる、床を転げ回る、てこでも動かないなど、一連のかんしゃくについてクライエントが説明した。
B. クライエントが度々かんしゃくを起こし、大人の養護者の指示に逆らうことを親が明らかにした。
C. クライエントが、自身のかんしゃくを他人のせいにした。
D. クライエントは、自身のかんしゃくをコントロールするための手段を講じ始めている。
E. クライエントは最近、適切なセルフコントロールを示し、かんしゃくを起こしていない。

4. 言い争う（4）

A. クライエントは、どうでもいいようなことでもすぐに言い争おうとした。
B. クライエントは、イライラし、何か言い返してやろうという気配が感じられた。
C. クライエントが、いちいち反論したり、何かにつけ言い争ったりすることが大幅に減少した。
D. クライエントは、言い争うことなく、指示に従うことができるようになっている。

5. 理不尽、挑戦的（5）

A. クライエントは、ルールや要求に対して、極めて挑戦的な感情を示した。
B. クライエントは、自身へのあらゆる期待を理不尽なものと考えて、逆らった。
C. クライエントは、徐々に道理をわきまえるようになり、些細な問題で逆らうことが少なくなっている。

6. むかつく、イライラする（6）

A. クライエントの気分は、自分の意に反する誰にでもむかつくといったものであった。
B. クライエントは、誰も彼もむかつくという気分が顕著で、自分に接してきた相手にいらだちを覚えている。
C. クライエントは概して、他人にむかつくことが少なくなり、いくらか寛容になった様子であった。
D. クライエントは徐々に、他人をむかつかせるようなことをしなくなっている。

7. 他人のせいにする（7）

A. クライエントは、自身の問題を他人のせいにするという態度を示した。
B. クライエントは、最近の決断や悪事について、責任を負うことを拒否し、代わりに親やその他の権威者のせいにした。
C. クライエントは、「自分には一切の責任はなく、一切自分のせいではない。すべて他人のせいだ」という雰囲気を漂わせていた。
D. クライエントは徐々に、自身の決断や行動に対する一定の責任を取り始めている。
E. 自身に起きたことを他人のせいにすることが目に見えて減少し、それがクライエントの全般的な気分や様子に表れている。

8. 嘘をつく（7）

A. クライエントは依然として、羞恥心や罪悪感を微塵もみせることなく、嘘をつき、自身の行為や決断の責任を負うことを避けている。

B. クライエントは、自身の近況について嘘をついている様子であった。
C. クライエントが嘘をつくことが目に見えて減少し、自身の行動に対して一定の責任を負い始めている。

9. 怒り、憤慨（8）
A. クライエントは怒り、憤慨した様子で、概して非協力的であった。
B. クライエントの気分は怒りに支配され、「このためにお金を払っているのだから」と言って、意のままに怒りをぶちまけた。
C. クライエントは概して不機嫌で、寡黙な態度で強い怒りや憤慨を隠していた。
D. クライエントの怒りや憤慨が目に見えて減少し、それがクライエントの全般的な気分や様子に表れていた。

10. 復讐心、悪意（9）
A. クライエントは、「自分の敵」とみなす全員に復讐心や悪意を抱いていた。
B. クライエントは、日常生活で重要なあらゆる人々に対して、復讐心や痛烈な悪意を抱いていた。
C. クライエントは、他人に対して行うつもりの復讐や嫌がらせをリストアップして、憂さ晴らしをした。
D. クライエントは、他者への復讐心や悪意を軟化させ、話の中に時折わずかな優しさをみせている。

11. 生活上の主な領域の顕著な障害（10）
A. 社会面、学業面、職業面の機能的な障害をクライエントが報告した。
B. 多くの人が自分のことを社会面も学業面も振るわないと言うが、自分には関係ないとクライエントが述べた。
C. クライエントが自身の行為に責任を持ち、さほど挑戦的でなくなるにつれ、クライエントの社会面および学業面の機能が改善している。

実施した介入

1. 信頼を築く（1）*2
A. 無条件の肯定的関心を通して、クライエントと導入段階の信頼を築いた。
B. 信頼関係の基盤を築くために、心からの受容や積極的傾聴の技法を用いた。
C. クライエントが、信頼に基づく関係を形成したことが確認され、対立的な関係にまつ

わる自身の感情を打ち明け始めている。
D. クライエントが、導入段階の信頼関係を築いたことが確認され、自身の思考や感情をさらけ出し始めた。

2. 反抗的なパターンを特定する（2）
A. クライエントがルールや権威者にどのように反応するかをはっきりさせるために、クライエントの行動パターンを検証した。
B. クライエントに自身の反抗的なパターンを特定しようという気持ちがあり、特定できたことを励ましたが、本人はこうしたパターンを問題と考えていなかった。
C. クライエントの反抗的なパターンを確認し、本人のこれまでの具体的な行動例を指摘した。

3.「小さなカニ」を課題にする（3）
A. Wallas『第3の耳に聴かせる物語［未邦訳］(*Stories for the Third Ear*)』の中の「小さなカニ（The Little Crab）」の物語を読み、クライエントおよび家族と検討した。
B. 「小さなカニ」が、変化や成長を表す隠喩であることを家族に明示した。

4. 家族セッションを実施して、尊重や協力を促進する（4）
A. 家族セッションを実施して、相互の尊重、協力、対立解決の主な問題に対処し、考えられる解決策を検証した。
B. 効果のない対立解決策、無礼さ、協調性のなさといった過去のパターンを変えるために実践する解決策を、家族が決断したことに、フィードバックを与えた。
C. 家族のメンバー間の緊張を緩和し、尊重と協力を高めるうえで、家族セッションが功を奏している。

5. 敵意のある否定的な感情を検証する（5）
A. 敵意のある否定的な感情を表現するようクライエントに促すために、オープンで、受容的で、理解を示すアプローチを用いた。
B. クライエントの怒りや反抗心の原因を検証したところ、親が不公平で、過剰にコントロールしようとし、きょうだいをひいきする傾向があると考えていることを、本人が明らかにした。
C. こうした感情を言葉で表すことに対する障壁を取り払うために、敵意のある否定的な感情が通常のものであることをクライエントに説明した。
D. 敵意のある否定的なものを中心に、感情についてクライエントに教示した。

6. 逆説的な解釈を示す（6）

A. クライエントが敵意のある否定的で挑戦的な行動を特定するよう援助した。
B. 敵意のある否定的で挑戦的な行動を検討し、クライエントの深層を探った。
C. クライエントの敵意のある否定的で挑戦的な行動に対して、逆説的な解釈を示した。
D. 本人が特定した敵意のある否定的で挑戦的な行動を、構成し直してクライエントに示した。
E. クライエントは敵意のある否定的で挑戦的な行動を否定したが、それにもかかわらず、この種の行動に対する逆説的な解釈を本人に示した。

7. 相手を尊重することの大切さを教示する（7）

A. 敬意を持って相手に接するという基本の確立にクライエントと取り組んだ。
B. 相手に無礼な態度をとった場合の否定的な成り行きをリストアップするようクライエントに指示した。
C. 人間関係における相互利益の原理をクライエントに教示し、その後1週間は、誰にでも敬意を持って接し、それに対して相手が示す敬意を観察するようクライエントに指示した。
D. 他者との関係における相互利益の原理をクライエントが練習できるように、ロールプレイを行った。

8. 人の上に立つことの難しさを直視させる（8）

A. 人の上に立つことの難しさをクライエントに直視させた。
B. 家族を仕切ることの良い点と悪い点を検証するために、Jongsma／Peterson／McInnis『簡潔な思春期治療の宿題計画［未邦訳］（*Brief Adolescent Therapy Homework Planner*）』の中の「もしも私が家族を管理するとしたら（If I Could Run My Family）」の課題を行うようクライエントに指示した。
C. 家族を仕切ることの良い点を挙げるようクライエントに指示し、各点を治療者が強化した。
D. クライエントは、「もしも私が家族を管理するとしたら」の課題をやり遂げなかった。終わらせるよう再度指示した。

9. ポジティブな子育てに向けた代替的な介入を特定する（9）

A. ポジティブな子育てを重視した代替的な介入を親が特定するのを援助した。
B. 親が、クライエントへの新しい干渉方法を検証して、確立できるように、Jongsma／Peterson／McInnis『簡潔な思春期治療の宿題計画［未邦訳］（*Brief Adolescent*

Therapy Homework Planner)』の中の「守りから攻めに切り替える（Switching from Defense to Offense）」の課題を行うよう親に指示した。
C. 子育ての方針を転換する課題で親が特定した新しい方法を調整して、実践プランを作成した。
D. 親の自信を高め、新しい介入技法に問題点がないか確認するために、ロールプレイを行った。
E. 子育ての方針を守りから攻めに変えたことに親が前向きな反応を示し、クライエントの反抗的な行動が減少している。前向きなフィードバックを与えた。
F. 親は、ポジティブな子育ての代替的な介入を特定して使用していなかった。使用するよう再度指示した。

10. 相手を尊重した感情表現を教示する（10）

A. 自身の欲求や感情を認識し、相手を尊重した建設的なやり方で表現する方法をクライエントに教示した。
B. 自身の欲求や感情を、相手を尊重した建設的なやり方で表現することを、治療者相手に練習するようクライエントに教示した。
C. 自身の感情や要求を無礼な態度で表現することによって、自身および他者にいかに悪影響が及ぶかをクライエントに指摘した。
D. クライエントが自身の感情や意見を相手を尊重した態度で表現しているとクライエントおよび親が報告した。この成果を大いに褒めた。

11. 治療ゲームを行う（11）

A. Gardner「トーキング・フィーリング・アンド・ドゥーイング・ゲーム（The Talking, Feeling, and Doing Game）」をクライエントと行った。このゲーム中、クライエントには自身の感情を適切に表現する多くの機会があった。
B. Gardner「トーキング・フィーリング・アンド・ドゥーイング・ゲーム」をクライエントと行うことで、クライエントには、実験的に自身の感情と認識して表現してみる機会が与えられた。
C. クライエントが自身の感情をより率直に、相手を尊重したやり方で表現するようになったことを、本人に告げた。

12. 感情と挑戦的な態度を結びつける（12）

A. 挑戦的な態度に関連するクライエントの感情を探り、感情と行動の結びつきを明示した。

B. 自身の感情と挑戦的な行動にみられる結びつきをリストアップするようクライエントに指示した。
C. クライエントの傷心または怒りの感情を、挑戦的で反発的な行動の動因として検証した。
D. クライエントが傷心やフラストレーションをオープンに表現するにつれ、反抗的で挑戦的な行動が減少している。この進歩を本人に告げた。

13. ドミノ現象を用いる（13）
A. クライエントと「ドミノ倒し」を行い、感情が行動面の事象を招く様子を視覚的に示した。
B. 感情と行動面の事象の結びつきをクライエントに教示し、続いて、クライエントの過去をドミノ効果にたとえて説明して、この点を強化した。

14. 不満を構成し直す（14）
A. クライエントが、不満を、前向きな変化に向けた依頼に構成し直すよう援助した。
B. クライエントが愚痴を依頼に改められるように、Jongsma／Peterson／McInnis『簡潔な思春期治療の宿題計画［未邦訳］（*Brief Adolescent Therapy Homework Planner*）』の中の「苦情を訴える（Filing a Complaint）」の課題を行うよう指示した。
C. 不満と依頼の比較において、どちらが相手を尊重した対応であるかに注意しながら、それぞれの良い点と悪い点を挙げるようクライエントに指示した。
D. クライエントの過去の無礼なやりとりのパターンを確認し、その否定的な結果を強調した。
E. 周囲の人々に不満をもらすことから、依頼することに切り替えたいくつかの例をクライエントが報告した。こうした変化の前向きな結果を強調した。
F. クライエントは、「苦情を訴える」の課題をやり遂げていなかった。終わらせるよう再度指示した。

15. 破壊的な交流パターンをビデオ撮影する（15）
A. 家庭内の破壊的な交流パターンを特定できるように、家族セッションをビデオ撮影した。
B. 家族が、治療セッションのビデオを観ながら、破壊的な交流パターンを特定するのを援助した。相手を尊重した新しい交流を築くことができるように、ロールプレイ、モデリング、行動リハーサルを行った。
C. 家族の間で相手を尊重した交流が増え、今まで優勢であった破壊的な交流パターンに

注意を向けるようになったと、家族のメンバーが報告した。こうした進歩について家族のメンバーを励ました。

16. **怒りの感情と原因をリストアップする（16）**
A. 怒りを抱く相手と怒りの詳しい原因をすべてリストアップするようクライエントに指示した。
B. 怒りが度を超えた場合の悪影響と、そうした怒りがいかに行動面の問題を招き得るかをクライエントに教示した。
C. 怒りの理由が非現実的または利己的な場合には、そのことをクライエントに直視させた。
D. クライエントの怒りの原因をさらに詳しく検証し、こうした感情を解消するための手段を講じた。
E. クライエントが怒りの感情を解消し始めていることが確認された。こうした変化が、より好ましい協調的な行動に表れている。

17. **ルールの尊重を促進する（17）**
A. クライエントと治療者でチェッカー〔訳注：縦横8マスのチェスボードを使って、対面式で相手の駒を取り合うゲームで駒の動きにさまざまなルールが設定されている〕のルールを決めてから、ゲームを行った。クライエントが合意したルールに違反したり、ルールを変えようとしたりしたときに、そのことを本人に直視させた。
B. ルールがなかった場合に予想される混乱や、人々がルールを破ったり曲げたりした場合に生じる否定的な感情を指摘しながら、ルールの重要性を強調した。

18. **肯定的な成り行きを設定する（18）**
A. クライエントの親と教師が協力して、クライエントが前向きな行動を示したときに適用する肯定的な成り行きを設定した。
B. 肯定的な成り行きの適用が、クライエントの反抗的な行動の減少に役立っている。
C. クライエントの反抗的な行動を減少させるために、親と教師が肯定的な成り行きを設定したが、クライエントは依然として反抗的な行動を示している。親と教師に肯定的な成り行きの適用を継続するよう促した。

19. **条件付きの「追放」を決める（19）**
A. クライエントの許容できる行動と許容できない行動の基準を親が確定するのを援助した。この基準をクライエントに直接伝える方法を指導した。

B. 許容できない行動の重大な成り行きとして、家族から「追放」する手順を親と取り決めた。
C. 親が、一時的な条件付き追放を一貫して遂行していない問題に対処し、人を操ったり、「分断工作」を行ったりするクライエントの過去の行動パターンを強調した。

20. 子どもとの効果的な交流の模範を示す (20)
A. 家族セッションで、治療者が、10代の子どもを尊重した健全な交流の模範を親に示した。
B. 家族セッションのビデオを親と観て、治療者が示した10代の子どもとの交流の技法の肯定的な点を検証した。
C. 家族セッションで、親とクライエントの不健全な交流パターンを特定し、親が、不健全な交流を、治療者が模範を示した健全な交流の技法と置き換える練習をした。
D. 家庭での交流が、好ましく、相手を尊重し、生産的なものになったと親およびクライエントが報告した。前向きなフィードバックを与えた。

21. 親からの言葉かけを減らして、やりとりを簡潔にする (21)
A. 親が過剰に言葉をかけることのマイナス面を確認し、口やかましく言うほど権威が失われることを強調した。
B. クライエントの否定的ながら破壊的ではない行動で、自分たちが無視できると思うものをリストアップするよう親に指示し、続いて、そうした行動を無視し始めるよう指示した。
C. 親は、クライエントに説教し過ぎる傾向への認識を高める援助を受けながら、過剰な言葉かけを減らしている。

22. 親の技法を観察する (22)
A. 新しい子育ての技法や介入を一貫して用いるよう親に促し、必要に応じて親が直面している問題に対処するために、親が技法や介入を実施する様子を観察した。
B. 待合室や家族セッションで、親が習得した新しい子育ての技法を効果的に実施しているところを観察した。
C. 親に新しい技法や介入を実施した感想を求め、遂行していないことがあればその点に対処した。
D. 親は、クライエントとの交流に新しい技法を実施して満足していると報告している。継続するよう促した。
E. 親がクライエントとの交流に新しい技法を実施したが、クライエントの行動に著しい

変化はみられていない。これらの新しい技法を使い続けるよう親に促した。

23. タイムアウトの手順を設定する（23）
A. クライエントの許容できる行動と、許容できず、タイムアウト〔訳注：子どもが興奮したり、周囲からの指示が入らないほど落ち着かなくなったとき、一次的に頭を冷やしてもらうために、親や関係者がその場から離れて、一人になって落ち着かせる方法〕の対象となる行動をリストアップするよう親に指示した。
B. 家族セッションで、クライエントに行動の限界を示し、この限界を超えた場合にはタイムアウトの成り行きが適用されることを親が簡単に説明した。
C. タイムアウトの成り行きの対象となる行動面の限界と、タイムアウトの内容を親と設定した。
D. 対象とした否定的な行動を減少させるうえで、タイムアウトの成り行きが功を奏していると親が報告した。継続するよう指示した。
E. 親がタイムアウトの成り行きを適用しても、クライエントの反抗的で挑戦的な行動は続いている。このような行動面の抵抗がみられる間も、適用し続けるよう親に促した。

24. 行動変容プランを作成する（24）
A. 前向きな行動に対する報酬と、否定的な行動に対する罰金を取り決めた行動変容プランを親が作成するのを援助した。
B. 前向きな行動に報酬を与えることに対する親の抵抗を解消し、行動変容プログラムを作成して実施できるようにした。

25. 行動変容プランを実践する（25）
A. 親が指示に従って、クライエントの行動変容プランを導入して継続していることに、前向きなフィードバックを与えた。
B. 親が、自分たちが作成した行動変容プランを一貫して実施していないことを直視させた。
C. 親が、クライエントの強い抵抗に遭いながらも、行動管理やタイムアウトのプログラムの導入と遂行に取り組んでいることを、支持して励ました。
D. 行動変容プランが順調に作用し、対象となる前向きな行動の増加に、クライエントが好意的な反応を示していることが確認された。
E. 親は行動変容プランを定期的に使用しているが、クライエントは好意的な反応を示していない。行動変容プランを継続するよう親に促した。

26. 親同士の対立を明らかにする（26）
A. 家族セッションで、親同士の対立が明らかになった。親が協力して対立の解決に取り組むことを確約した。
B. 家族セッションで、親同士の対立を本人たちに直視させ、クライエントの反抗的な行動に、そうした対立が果たす役割を説明した。
C. 合同セッションで、親が夫婦間の根幹的な対立の解決に取り組んだ。

27. システム論的家族療法のアプローチを用いる（27）
A. 家族の長所を特定し、家庭内で機能不全に陥っている領域に長所を持って対処するために、システム論的家族療法のアプローチを用いた。
B. 機能不全はどの家族にもある通常のことと説明した後で、家族は、自身の家庭内の具体的な機能不全を特定することができ、それに対処し始めた。
C. ある程度の機能不全はどの家族にもある通常のことと説明したが、家族は、自身の家族内の具体的な機能不全を特定できなかった。

28. バークレーの方法を教示する（28）
A. バークレーのアプローチを理解するために、バークレーのビデオを観るか、Barkley／Benton『バークレー先生の反抗的な子も、8ステップでうまくいく（Your Defiant Child）』（ヴォイス）を読むよう親に指示した。
B. このアプローチを遂行する場合には、そのことを確約するよう親に指示した。
C. 家族に、バークレーの方法を導入して遂行する精神力と決意があるかどうかを調べた。

29. 家族彫刻法を用いる（29）〔訳注：家族彫刻法とは、主に子どもの頃の家族関係を図にして治療に活用する方法〕
A. 家族のありのままの姿を表す彫刻を作成し、次に、家族のなりたい姿を表す別の彫刻を作成した。
B. 家族は、自分たちのありのままの姿を表す彫刻の作成では協力的であったが、自分たちのなりたい姿の彫刻を作成することができなかった。

30. 交流パターンを調べる（30）
A. 介入を要する可能性のある個所を見つけ出すために、家族セッションで、家族の交流パターンを分析した。
B. 交流パターンの分析を用いて、この家族に最適な介入を判断した。
C. 実験的・戦略的・体系的な介入を導入したところ、家族に受け入れられた。家族が指

示されたとおり遂行することを確約した。

31. 家庭外の生活環境を検証する（31）
A. クライエントのための家庭外の生活環境の選択肢を示し、親と検証した。
B. 親がクライエントを家庭外の生活環境に移す決断を下すことを援助した。
C. 10代の子どもを家に置いておくという親の非現実的な期待を、本人たちに直視させた。

32. 法的な親権放棄の選択肢を示す（32）
A. クライエントの親権を放棄するという選択肢を検証するために、弁護士を探すよう親に指示した。
B. 弁護士から収集した情報を検討し、親がクライエントの親権を放棄するという決断を下した。
C. 親権放棄の決断を遅らせれば、親や他のきょうだいにどのような影響が及ぶことになるかを認識するよう家族に指示した。

33. クライエントの親権を放棄する決断を支持する（33）
A. クライエントの親権を放棄する決断を支持するために、クライエントのこれまでの行動や親の効果のない介入を振り返った。
B. 親権放棄の決断からくる親の罪悪感、喪失感、見捨てたという感情、落伍者であるという感情を検討した。

---

*1 （　）内の番号は、ヨングスマ／ピーターソン／マキニス『臨床現場で使える思春期心理療法の治療計画』（明石書店、2010年）の同問題の章に記載されている「行動面の定義」の項目番号を示します。
*2 （　）内の番号は、ヨングスマ／ピーターソン／マキニス『臨床現場で使える思春期心理療法の治療計画』（明石書店、2010年）の同問題の章に記載されている「治療的介入」の項目番号を示します。

第 20 章

子育てにおける問題
Parenting

クライエントの様態

1. コミュニケーション不足（1）[*1]
A. 親が、10代の子どもとのコミュニケーションの欠如について不満を述べた。
B. 10代の子どもとのコミュニケーションは、依然として表面的なものである。
C. 親が、10代の子どもとのコミュニケーションが改善した例を挙げた。
D. 10代の子どもとのコミュニケーションの量および質に満足していると親が報告した。

2. 仲間集団のための親とのつながりの喪失（2）
A. 10代の子どもが、仲間集団とつき合うようになり、家族の他のメンバーから疎外されていると親が報告した。
B. 10代の子どもが、親や家族の他のメンバーとのかかわり合いよりも、仲間集団を選んだことに、ストレスを感じると親が報告した。
C. 10代の子どもは、親や家族の他のメンバーから疎外されても、仲間集団を優先することを明らかにした。
D. 10代の子どもが、家族とのかかわり合いを増やし、仲間集団とのつき合いを減らしていると親が報告した。

3. 効果のない制限の設定（3）
A. 10代の子どもに年齢相応の効果的な制限を設定することを試みたが、効果がみられないと親が説明した（例：努力しても望ましい結果が得られない）。
B. 治療の進行に伴い、親が、制限を設定するよりも効果的な技法を考案して実践した。
C. 10代の子どもに年齢相応の効果的な制限を設定する試みの効き目が増大したと、親が説明した。

第20章 子育てにおける問題

4. 子育てを巡る対立（4）
A. 思春期の子どものさまざまな否定的な行動への対処方略を巡って、意見が一致していないと親が説明した。
B. 片方の親は厳しくしつけることを主張し、もう片方の親は放任的なアプローチを支持している。
C. 親のばらばらなしつけのパターンからは、思春期の子どもの行動に何の影響も与えていないように思われた。
D. 制限の設定について親の意見が一致していないため、思春期の子どもの行動が一層コントロール不能になっている。
E. コミュニケーションが増えるにつれ、思春期の子どものさまざまな否定的な行動への対処方略について、親の意見が一致している。

5. 甘やかす親 対 厳しくする親（5）
A. 片方の親は放任主義的な方針を主張し、もう片方の親は厳しくしつけることを支持しているように思われる。
B. 10代の子どもが、片方の親は自分を甘やかし、もう片方の親は厳しすぎると説明した。
C. それぞれの親が極端な方針をとるために、もう一方の親がその反対の方針を強めているように思われる（例：過度に甘い親は、もう片方の親が厳しすぎると考えて、子どもをさらに甘やかし、同様に逆のことも起きている）。
D. 親は、食い違った子育てパターンの影響への洞察を深めるにつれ、自分たちのアプローチのバランスをとり始めている。

6. 情け容赦なく、厳格で、屈辱的な行動（6）
A. 親は、思春期の子どもに、情け容赦のない態度で接することが多い。
B. 親は、10代の子どもの行動に対するルールや期待に極めて厳格である。
C. 親は、子どもに対して屈辱的なやり方で振る舞う。
D. 治療の進行に伴い、親が子どもを支え、励ますようになっている。

7. 身体的または心理的な虐待（7）
A. 10代の子どもが、親から身体的または心理的な虐待を受けていると報告した。
B. 身体的または心理的な虐待に関する10代の子どもの報告が、第三者からの情報によって確証されている。
C. 10代の子どもへの身体的または心理的な虐待について、親が詳しく説明した。
D. 身体的な虐待は、報告義務の法令に従って、児童相談所に通報されている。

E. 親は、身体的および心理的な虐待を一切やめている。

8. 悪事に対する感情的な反応（8）
A. 親は、子どもの悪事に対する自身の感情的な反応をうまくコントロールできないことが多い。
B. 親は、子どもの悪事に対して極端に感情的な反応を示す傾向がある。
C. 子どもの悪事に対して親が極端に感情的な反応を示すために、さらなる悪事が引き起こされる傾向にある。
D. 親が子どもの悪事に対する感情的な反応をコントロールするにつれ、子育ての方法も効果的になっている。
E. 親は、日頃から子どもの悪事に対する感情的な反応をコントロールしている。

9. 行動に対処するよう外部から求められる（9）
A. 親は、学校関係者、司法警察職員、友人などから、10代の子どもの行動に対処する必要があると言われたことがある。
B. 10代の子どもの行動に対処するよう外部から求められたことを、親は軽く考えているように思われる。
C. 10代の子どもの行動に対処するよう外部から求められたため、親はどうにかしようと考えている。
D. 10代の子どもの行動が改善していることが、外部からの情報によって明らかになっている。

10. ルールや制限の設定への反発（10）
A. 10代の子どもは、ルールや制限を設定することに強く反発している。
B. 10代の子どもは、ルールや制限を無視することが多い。
C. 親がルールや制限の設定に断固とした態度を示すようになるにつれ、10代の子どもの反抗的な態度が軟化している。
D. 10代の子どもは、ルールや制限を受け入れることに前向きである。

実施した介入

1. 親を引き込む（1）[*2]
A. 親との信頼関係の基盤を築くために、積極的傾聴の技法を用いた。
B. 親が子育てで苦悩するのは、通常のことであると説明した。

第20章　子育てにおける問題

C. 親の夫婦関係、子どもの行動に対する期待、子育ての方針について情報を収集した。
D. 親は治療関係に信頼を置いている様子であった。詳しい情報を伝えるよう親に促した。

2. 夫婦の対立を調べる（2）
A. 夫婦に対立がないか調べるために、親同士の関係および子育ての方針について親から得た情報を分析した。
B. 夫婦の間に著しい対立が生じており、子育ての問題に対処するためには、この対立を解決する必要のあることを、親に告げた。
C. 夫婦の絆が強く、親としてうまくやっていくために必要とされる変化に対処可能と思われることを、親に告げた。

3. 夫婦療法を実施または紹介する（3）
A. 親としてうまくやっていくことを妨げている対立を解決するために、夫婦療法または関係療法を親に紹介した。
B. 治療の焦点を、夫婦の問題または人間関係の問題と、親としてうまくやっていくことを妨げている対立を解決する必要性にシフトした。
C. 夫婦療法の実施により、親としてうまくやっていくことを妨げている対立を解決することができた。
D. 夫婦療法を実施したにもかかわらず、親同士に依然として対立が生じている。親としてうまくやっていくために、こうした対立を解決するよう親に強く促した。

4. 調査を実施する（4）
A. 子育て状況の客観的な調査票に記入するよう親に指示をした。
B. 「育児ストレスインデックス（Parenting Stress Index：PSI）」（日本語版あり）を親に実施した。
C. 「親子関係検査（Parent-Child Relationship Inventory：PCRI）」（日本語版はないが日本で開発されたPCR親子関係検査はあり）を親に実施した。
D. 親は、客観的な調査票に記入していなかった。記入するよう再度指示した。

5. 調査結果を通知する（5）
A. 子育ての客観的な調査結果を、親に通知した。
B. 親が、調査結果に基づいて、子育て上の結束を固めるために取り組むべき問題を特定するのを援助した。
C. 親が取り組むべき問題を特定したことを、前向きに強化した。

D. 調査結果にもかかわらず、親は、子育て上の結束を固めるために、問題に取り組む必要性を否定した。この姿勢を再考するよう強く促した。

6. 親の長所を特定する（6）
A. 子育て状況についての調査結果を基に、親の長所を特定した。
B. 親が自信を培い、効果を高められるように、それぞれの長所を親に強調した。
C. 親は、調査で得られた情報に基づいて、自信を高め、結束して、より効果的な子育てを行っている。

7. 親を思いやる環境をつくる（7）
A. 親が治療の場で落ち着けるように、共感的な傾聴、思いやり、支持を示した。
B. 親に子育て上のフラストレーションを表現するよう強く促した。
C. 親がガードを解き、子育て上のフラストレーションを表現したときに、支持して励ました。
D. 思いやりのある共感的な環境にもかかわらず、親は、子育て上のフラストレーションを表現しようとしていない。この点を再度指示した。

8. ユーモアを用いる（8）
A. バランスやものの見方を示すことを目的とした子育て全般についての親への教育を進めやすくするために、治療セッションで、適宜ユーモアを織り交ぜた。
B. それぞれの親が子育ての役目を果たすうえで抱くフラストレーション、無力感、不全感を表現しやすくするために、互いにユーモアを活用するよう促した。
C. 親の体験を通常のことと説明した。
D. 親が、適宜ユーモアを交え、自身の体験を通常のことと考えていることに、前向きなフィードバックを与えた。
E. 親は、ストレスの度合いが高く、ユーモアのある言葉をかけることが極めて難しくなっている。互いにユーモアによってストレスを発散し、感情を表現し合うよう促した。

9. 非現実的な期待を減らす（9）
A. 親が、自分たちおよび子どもに対する非現実的な期待を減らすことを援助した。
B. 親が、自分たちおよび子どもに対する非現実的な期待をいくつか特定したことを強化した。
C. 親が、自分たちおよび子どもに対する非現実的な期待を抱き続けているときに、そのことを直視させた。

第20章　子育てにおける問題

D. 親は、自分たちおよび子どもに対する非現実的な期待を特定することができなかった。この点の参考例を示した。

10. 親の未解決の問題を検証する（10）
A. 両方の親に、自身の幼少期について話してもらった。
B. それぞれの親の幼少期から思春期の話に、未解決の問題がないか確認した。
C. 親が、幼少期からの未解決の問題を特定するのを援助した。
D. 親が抱えている可能性のある未解決の問題の参考例を示した。

11. 未解決の問題の影響を特定する（11）
A. 自身の思春期からの未解決の問題が、うまく子育てをする現在の能力に、いかに影響を及ぼしているかを親が特定するのを援助した。
B. 自身の思春期からの未解決の問題が、うまく子育てをする能力に影響を及ぼしている具体的な様子を親が説明する間、積極的傾聴のスキルを用いた。
C. 親は、自身の思春期からの未解決の問題と、うまく子育てをする能力の関係を否定した。この２つの領域がいかに影響し合うかについて具体例を示した。

12. 親の問題に取り組む（12）
A. 親が、自身の幼少期からの未解決の問題に取り組むのを援助した。
B. 親が、自身の幼少期からの未解決の問題に取り組んでいることを支持した。親がより健全に機能することのメリットを強調した。
C. 親は、幼少期の問題に取り組むことを拒否した。可能であれば取り組むよう強く促した。

13. 反応の仕方を評価する（13）
A. 子どもの行動に対する親の反応の程度を評価した。
B. 親が、子どもの悪事に反応する状況を特定するのを援助した。
C. 親が、トーンを落とし、相手を思いやり、後先を考えたやり方で反応する術を身に付けるのを援助した。
D. 治療の進行に伴い、親は子どもの行動にさほど敏感に反応しなくなり、トーンを落とし、相手を思いやり、後先を考えたやり方で反応している。こうした対応のメリットを特定した。
E. 親は依然として、子どもの行動に敏感に反応している。この点を改善するフィードバックを与えた。

14. 決まって強い反応を引き起こす問題を特定する（14）
A. 子どもの行為によって、決まって即座に強い否定的な反応を引き起こす問題があることを、親が自覚するのを援助した。
B. 決まって強い反応を引き起こす問題への過剰な反応によって、親としてうまくやる能力がいかに低下するかを、親が認識するのを援助した。
C. 親が、決まって強い反応を引き起こす問題をいくつか特定した。これらの問題を検討した。
D. 治療の進行に伴い、親は、過剰に反応するパターンを減少させている。こうした変化を検討した。
E. 親は、決まって強い反応を引き起こす問題があることを否定した。この点の参考例を示した。

15. 相手を思いやった反応のロールプレイをする（15）
A. 親が、反応しやすい状況で、相手を思いやったやり方で反応する練習をするために、ロールプレイの技法を用いた。
B. 子どもの要求または否定的な行動に対する自動的な反応を、相手を思いやった反応に置き換える方法を親に指導した。
C. 親が、子どもの要求または否定的な行動に対して、相手を思いやったやり方で反応できることを示したことに、前向きなフィードバックを与えた。

16. 性格や気質を理解したうえで対応する（16）
A. 親が、思春期の子どもの性格や気質を特定するのを援助した。
B. 親が、思春期の子どもの性格や気質に対する理解を深めるのを援助した。
C. 親が、思春期の子どもの性格や気質に合わせて、効果的な子育て法を考案するのを援助した。
D. 親は、思春期の子どもの性格や気質に合わせて、子育て法を調整することを拒否した。この点の具体的なフィードバックを与えた。

17. 新たな子育て法を促進する（17）
A. 親が、思春期の子どもに対する新たな子育て法を実践するのを支持し、促し、力づけた。
B. 親が、新たな子育て法を実践していることに、フィードバックや新たな指示を与えた。
C. 親が、新たに実践している方法を挙げたことを支持した。これらの新たな方法の結果を確認して検討した。

第20章　子育てにおける問題

18. 思春期が「そもそも精神疾患」であることを教示する（18）
A. 思春期とは「そもそも精神疾患」であるという概念を、親に教示した。
B. 思春期という激流の時期を乗り切る必要性を、親に教示した。
C. Pittman『ターニングポイント［未邦訳］（*Turning Points*）』および Dobson『思春期に備えて［未邦訳］（*Preparing for Adolescence*）』の情報の抜粋を親に示した。
D. 思春期とは「そもそも精神疾患」であり、思春期という激流の時期を親と子の両方が乗り切る必要のあることを、親が認識したことを支持した。

19. 弱点を特定し、スキルを奨励する（19）
A. 親が協力して、子育て上の弱点を特定するのを援助した。
B. 親が、子育てのスキルを向上させ、自信を高めて、子育てを遂行するのを援助した。
C. 子育てのスキルが向上したことによって、弱点が改善されたことを、親に告げた。
D. 親は、協力して特定した弱点であるスキルを向上させようとしていない。この点を双方の親に再度指示した。

20. 親が互いに支え合う方法を特定する（20）
A. 親として互いに支え合う具体的な方法を、親が特定して実践するのを援助した。
B. 子育てのストレスが多い時期に互いに支え合う方法を、親がブレインストーミング〔訳注：集団でアイデアを出し合うことで、発想の誘発や連鎖、融合を期待する技法〕するのを援助した。
C. 互いに支え合う具体的な方法を、親が実践するのを援助した（例：励ます、積極的に傾聴する、子育てのストレスが多い状況で力を貸す）。
D. 親は、互いに支え合う具体的な方法を特定しなかった。この点を改善するフィードバックを与えた。

21. 子どもによる親の分断工作を特定する（21）
A. 子どもが、自分の思いどおりにするために、親同士の協力を妨害しようとするやり方を親が特定するのを援助した。
B. クライエントが、自分の思いどおりにするために、親を巧みに操って対立させるようにする具体的な状況を親が特定するのを援助した。
C. 自分たちが言い争い、子どもの行動の問題に集中していなかった状況を親が特定した。
D. クライエントが親を分断させようとしたときに、結束できる方法について、親がブレインストーミングするのを援助した。
E. 親は、子どもが自分の思いどおりにするために、親同士が協力しないよう分断させ

具体的な方法を特定できなかった。この点の参考例を示した。

22. 家族の活動の程度を評価する（22）
A. 家族全員の1週間の活動スケジュールを提出するよう親に指示した。
B. 落ち着いて子育てに集中する時間を作り出すために、親が、家族のスケジュールを評価し、価値のある活動と、排除できそうな活動を選び出すのを援助した。
C. 落ち着いて子育てに集中する時間を作り出すために、親が排除できそうな活動を特定したことを、支持して励ました。
D. 親は、最も価値のある活動と排除できそうな活動を特定するのに苦心した。この点の参考例を示した。

23. 活動を減らしてもよいことを伝える（23）
A. 子どもや親自身が取り組む活動、組織、スポーツを増やしすぎないと心に決めることで、外部からのプレッシャーを軽くするよう親に促した。
B. 活動、組織、スポーツに取り組むことで、家族のエネルギーや時間がいかに使い果たされることになるかについて、家族にフィードバックを与えた。
C. 親が、外部からのプレッシャー、要求、手を出そうとすること（例：活動、組織、スポーツ）を軽減する必要があると述べたことに、前向きなフィードバックを与えた。
D. 親が現在の活動、組織、スポーツの量を維持するという決定をしたことを受け入れた。

24. 制限に関する資料を課題にする（24）
A. 親が、子どもに対する適切な制限や期待を考案できるように、本を読むことを課題にした。
B. 制限の設定に関する本を読むことを親の課題にした（例：Ginott『子どもに言った言葉は必ず親に返ってくる——思春期の子が素直になる話し方（*Between Parent and Teenager*）』（草思社）、Wolf『10代の子のために、親ができる大切なこと（*Get Out of My Life: But First Could You Drive Me and Cheryl to the Mall?*）』（PHP研究所）、Tracy『永久に外出禁止［未邦訳］（*Grounded for Life*）』）。
C. AmesとIlg著のゲッセル研究所発達シリーズの本を読むことを親の課題にした。
D. 親は、子どもへの制限の設定に関する資料を読んでいた。主な問題を確認した。
E. 親は、子どもへの制限の設定に関する資料を読んでいなかった。読むよう再度指示した。

第 20 章　子育てにおける問題

25. 境界に関する資料を課題にする（25）
A. 10代に対する理解を深め、相互の尊重と継続的な対話の土台を築くために、境界に関する資料を読むよう親に指示した。
B. Bluestein『親とティーンエージャーと境界［未邦訳］（*Parents, Teens and Boundaries*）』を読むように親に指示をした。
C. 親は、10代および境界に関する課題の資料を読んでいた。重要なポイントを検討した。
D. 親は、10代および境界に関する課題の資料を読んでいなかった。読むよう再度指示した。

26. 行動面の現実的な期待を抱く（26）
A. 親が、行動面の適切で現実的な期待を抱くよう援助した。
B. 行動面の現実的な期待を抱くときには、思春期の子どもの年齢と成熟度を考慮するよう親に指示した。
C. 子どもを育て導くようなやり方で、行動面の現実的で適切な期待をかけるよう親に促した。

27. 理不尽な期待を特定する（27）
A. 親が、思春期の子どもの行動に対する理不尽で完璧主義的な期待を特定するのを援助した。
B. 親が、思春期の子どもの行動に対する理不尽で完璧主義的な期待を修正するのを援助した。
C. 親は、理不尽で完璧主義的な期待を特定し、より適切な程度に修正している。こうした変更のメリットを特定した。
D. 親は、理不尽で完璧主義的な期待をかける傾向を否定した。この点を引き続き検討するよう強く促した。

28. 完璧主義による否定的な結果を特定する（28）
A. 完璧主義的な期待が、思春期の子どもにもたらす否定的な成り行きや結果を親が特定するのを援助した。
B. 完璧主義的な期待によって、親と思春期の子どもの関係にどのような影響が及ぶのかを親が特定するのを援助した。
C. 親は、完璧主義的な期待による思春期の子どもへの否定的な成り行きや結果を言葉で表し、このパターンをやめると述べた。この点を支持して励ました。
D. 親は、思春期の子どもに完璧主義的な期待をかけていることを認めようとしなかった。

この点の具体例を示した。

29. 聞くことと分かち合うことのスキルを教示する (29)
A. 思春期の子どもには、話しかけるよりも、聞くようにすることを親に教示するために、モデリングやロールプレイの技法を用いた。
B. 相手が自由に回答できるような質問をして、オープンに分かち合う継続的な対話を促すよう親に教示した。
C. 話をよく聞き、思春期の子どもが心情を分かち合えるようにすることのメリットを確認した。

30. 制限を設けることと肯定することのバランスをとる (30)
A. 制限を設けることの役割と、思春期の子どもに適切な褒め言葉、賛辞、感謝を表すことのバランスをいかにとるかを検討するよう親に強く促した。
B. 親の干渉の大半を、思春期の子どもへの褒め言葉、賛辞、感謝にするよう親に促した。
C. 親が、制限を設けることの役割と、思春期の子どもを肯定することのバランスをとる健全な例を説明した。この点の前向きなフィードバックを与えた。
D. 親は、制限を設けることの役割と、褒め言葉、賛辞、感謝によって思春期の子どもを肯定することのバランスを特定できなかった。この点の具体例を示した。

31. 充実した時間について教示する (31)
A. 家で何気なく過ごしたり、ただそばにいたりする時間こそが充実した時間なのだという考えを、親に植えつけた。
B. 充実した時間というのは、子どものそばにいて、気軽に応じられるようにすることだという概念を、親が受け入れた。そばにいて、気軽に応じられるようにする方法を親が考案するのを援助した。
C. 思春期の子どもとつながりを築くうえで、家で何気なく過ごすことがいかに役立っているかの具体例を親に示した。

32. 仲間の影響を認識する (32)
A. 仲間が思春期の子どもに及ぼす影響について、バランスのとれた見方を親に示した。
B. 仲間が思春期の子どもにどのような影響を及ぼすかについての一般的な例を示した。
C. 思春期の子どもを育てるうえで、仲間の問題を自覚し理解を深めたと親が認めたことに、前向きなフィードバックを与えた。
D. 親は依然として、仲間と、仲間が思春期の子どもに与える影響の重要性を軽視してい

た。この点のフィードバックを重ねて示した。

33. 好ましくない仲間の影響への対処を援助する（33）
A. クライエントの好ましくない仲間集団および好ましくない仲間の影響に関連する情緒面の問題に、親が対処するのを援助した。
B. クライエントの好ましくない仲間集団が、クライエントにいかに重大な影響を及ぼすかを親が理解するのを援助した。
C. 好ましくない仲間集団および好ましくない仲間の影響に関する境界を親が設けるのを援助した。
D. 親が好ましくない仲間集団の役割を理解し、クライエントの行動を注視するにつれ、クライエントの遂行能力が向上している。

34.「第2の家族」について教示する（34）
A. 思春期の子どもの仲間を「第2の家族」とする概念について、親を教育した。
B. 仲間が思春期の子どもにどのような影響を及ぼすかに関する情報を、親に紹介した（例：Taffel『第2の家族［未邦訳］（*The Second Family*）』）。
C. 10代の子どもとのつながりを維持しながら、「第2の家族」の影響に対処する方法を親が考案するのを援助した。
D. 親は、「第2の家族」の概念を受け入れなかった。この点のさらなる例を示した。

35. 仲間に関する恐怖に対処する（35）
A. 親が、好ましくない仲間による、10代の子どもへの影響に関する自身の感情を明らかにするのを援助した。こうした集団のせいで、思春期の子どもに対する自分たちの影響力が失われることへの恐怖を検討した。
B. 親が、好ましくない仲間集団の影響に対する自身の情緒的な反応を特定した。親を支持して肯定した。
C. 親は、好ましくない仲間集団の影響に関する恐怖や、こうした集団のせいで自分たちの影響力が失われることへの恐怖に対して、健全な反応を示すようになっている。
D. 親は、好ましくない仲間集団のせいで、10代の子どもに対する自分たちの影響力が失われることへの恐怖を否定した。こうした恐怖を抱く参考例を示した。

36. 親離れの苦痛を和らげる（36）
A. 思春期の子どもに親離れさせることの懸念や恐怖を表現するよう親に促した。
B. 親が、思春期の子どもに親離れされることの懸念や恐怖を具体的に挙げるのを援助し

た。こうした困難はどの親も抱くものとして、親を支持した。
C. 思春期の子どもに親離れさせることの懸念や不安の表現を促すために、親自身がどのように親離れしたかの体験談を聞いて、強調した。
D. 親が、思春期の子どもの親離れに対する洞察を深めたことに、前向きなフィードバックを与えた。
E. 親は、思春期の子どもを親離れさせる方法をほとんど理解していなかった。この点のさらなるフィードバックを示した。

37. 思春期の子どもからの健全な子離れを指導する（37）
A. 思春期の子どもが健全なやり方で親離れできるようにし、その過程を支える方法を親に指導した。
B. 親が、思春期の子どもに徐々に親離れさせる建設的で肯定的な方法を特定して実践していることを支持した。
C. （健全なやり方であっても）思春期の子どもを親離れさせることに伴う困難を強調した。
D. 親が、健全で、建設的かつ肯定的な方法で、思春期の子どもを自立させていることに、前向きなフィードバックを示した。
E. 親は、思春期の子どもを健全なやり方で親離れさせていなかった。この点を改善する援助を行った。

38. ネガティブな子育て法を特定する（38）
A. 親たちが、自分の行っているネガティブな子育て法（例：情け容赦のない成り行き、屈辱的な呼び方、身体的な虐待）を特定できるよう援助した。
B. 親たちが、ネガティブな子育てをしてきたことを認め、この種の懲戒的なやり方をやめることを確約した。
C. ネガティブな子育て法が、いかに子どもに影響を及ぼすかを親が認識するのを援助した。
D. 親が新しいポジティブな子育て法を実践するのを援助した。
E. 親は、ネガティブな子育てのパターンを否定した。こうしたパターンがどのように生じるかの参考例を示した。

39. ポジティブな子育ての情報を課題にする（39）
A. 新しいポジティブな子育て法に関する資料を読むことを親に指示した。
B. Renshaw-Joslin『肯定的な子育てのすべて［未邦訳］(*Positive Parenting from A to Z*)』を読むことを親の課題にした。

C. 親は、ポジティブな子育てに関する資料を読んでいた。重要なポイントを検討した。

D. 親は、ポジティブな子育てに関する資料を読んでいなかった。読むよう再度指示した。

40. ポジティブな子育ての取り組みを支持する（40）

A. ポジティブな子育て法を導入して継続するよう親に促した。

B. 親がポジティブな子育て法を用いたことを強化した。

C. ポジティブな子育てを向上させる方法について、親に再度指示した。

D. 親が、ポジティブな子育て法が増え、ネガティブな方法が減少していると報告した。こうした増減のメリットを特定するのを援助した。

---

*1 （　）内の番号は、ヨングスマ／ピーターソン／マキニス『臨床現場で使える思春期心理療法の治療計画』（明石書店、2010年）の同問の章に記載されている「行動面の定義」の項目番号を示します。

*2 （　）内の番号は、ヨングスマ／ピーターソン／マキニス『臨床現場で使える思春期心理療法の治療計画』（明石書店、2010年）の同問の章に記載されている「治療的介入」の項目番号を示します。

第21章

仲間またはきょうだいとの葛藤
Peer/Sibling conflict

クライエントの様態

1. 怒り、緊張（1）[*1]

A. クライエントが、仲間やきょうだいと頻繁に激しく対立するパターンについて説明した。

B. クライエントは、あらゆる人やものに対して怒っている様子で、カウンセリングのプロセスでも、協力的になろうという気がさほどみられなかった。

C. クライエントは、仲間ときょうだいの両方とのあからさまな口喧嘩やつかみ合いの喧嘩の責任を否定した。

D. クライエントときょうだいが治療セッションで治療者と積極的に話し合うにつれ、クライエントときょうだいの怒りや喧嘩の程度が減少している。

2. 非難する、自分以外のせいにする（2）

A. クライエントは、自身の問題を人のせいにする傾向を示した。

B. クライエントは、仲間やきょうだいとの間で継続的に起きている口喧嘩やつかみ合いの喧嘩について、責任を負うことを拒否した。

C. すべての問題または対立について、その責任は自分ではなく相手にあるとクライエントは考えていた。

D. クライエントは徐々に、自分がかかわる対立のうちのいくつかの責任を負い始めている。

3. 親の不公平、えこひいき（3）

A. クライエントが、親はいつも自分よりきょうだいを優遇すると報告した。

B. 自身に対して親は公平ではないという本人の認識を示す事例を、クライエントが挙げた。

C. 他のきょうだいのほうが、クライエントより好意を抱きやすいと感じていることを親

が認めた。
D. 不公平やえこひいきに関するクライエントの不満が減り始め、親を以前よりも好意的に見るようになっている。

4. 挑戦的、復讐心（4）
A. クライエントは、復讐心に燃え、挑戦的な様子であった。
B. 何らかの形で自分を不当に扱った、あるいは軽んじた相手と、そうした相手にどのような仕返しをするかを記した長いリストがあると、クライエントが報告した。
C. クライエントのいじめの程度によって、仲間やきょうだいとの恒常的な不和が生じている。
D. クライエントが徐々に、いくつかの脅迫や復讐を考えなくなり、仲間やきょうだいとの対立が減少し始めている。

5. 孤立している、交友がごく限られている（5）
A. クライエントは、寂しく、孤立した人といった様子であった。
B. これまで、仲間との攻撃的な関係が生じたときに、孤立することで解決してきたとクライエントが報告した。
C. 仲間ときょうだいのどちらとも、問題を起こさず、うまくやっていくことができないため、孤立することを選んでいるとクライエントが述べた。
D. カウンセリングのプロセスを始めて以来、クライエントは徐々に、少なくとも表面的には、他者とかかわり始めている。

6. 衝動的、威嚇的（6）
A. 治療セッション中、クライエントは、自らの行為の成り行きを考えることなく、治療者に挑戦的になるという衝動的で威嚇的なパターンを示した。
B. 衝動的で威嚇的なやり方で、仲間やきょうだいとかかわるパターンをクライエントが説明した。
C. これまで、仲間に対する衝動的で威嚇的な行為によって、繰り返し社会的な問題を起こしてきたとクライエントが報告した。
D. クライエントは徐々に、自分が威嚇していることや、そうした行為が仲間やきょうだいとの対立の原因になっていることを受け入れている。

7. 攻撃的、意地悪（7）
A. クライエントは、他者とかかわるとき、攻撃的で意地悪な態度をとっているように思

われる。
B. 結果的に他者に身体的損傷を負わせることになった対決に加わったことがあると、クライエントが述べた。
C. クライエントには、相手を痛い目に遭わせたことに対する良心の呵責がみられなかった。
D. クライエントは、攻撃的で意地悪な行為の責任を、すべて他人のせいにするか、巧みに正当化している。
E. 治療の進行に伴い、クライエントは、攻撃的で意地悪な行動をさほど示さなくなっている。

8. 無神経（7）
A. クライエントは、仲間やきょうだいとの継続的な対立を気にしていない様子であった。
B. 敵対的かつ攻撃的な言葉を吐く自身の行動によって、他者に衝撃を与えて傷つけても、クライエントは動じないようである。
C. クライエントは、対立的な行動が他者に及ぼす影響や、他者を配慮する必要性を理解し始めている。

9. 親の敵意（8）
A. 否定的な行動の責任をとらされるときはいつも、厳しく虐待的な罰が与えられた幼少期の事例についてクライエントが説明した。
B. 仲間やきょうだいと比べて、自分はいつも親には好かれず、そのことが怒り、不全感、反感につながったとクライエントが説明した。
C. 親のクライエントへのかかわり方は、侮辱的で敵対的なものであった。
D. 親が対抗意識の強い家庭環境を作り出し、きょうだい同士を特定の分野で競わせ、勝ったほうが親から賞賛を得ることが多いように思われる。
E. クライエントは、他者に対する自身の態度や行動が、幼少期に親が自分を扱ったやり方といかに関連しているかを理解し始めている。
F. 親は、以前よりもクライエントを尊重し、さほど敵対的でない態度で接するようになっている。

実施した介入

1. 信頼を築く（1）[*2]
A. 無条件の肯定的関心を通して、クライエントと導入段階の信頼を築いた。

B. クライエントとの信頼関係の基盤を築くために、心からの受容や積極的傾聴の技法を用いた。
C. クライエントが、治療者と信頼に基づく関係を形成したようで、対立的な関係にまつわる感情を打ち明け始めている。
D. 積極的傾聴、心からの受容、無条件の肯定的関心を用いても、クライエントは治療者を信頼して、自身の感情や対立を打ち明けることに躊躇している様子である。

2. 人間関係を検証し、否認を調査する（2）
A. きょうだいや仲間とのかかわり方に関するクライエントの認識を検証した。
B. クライエントが、対立や、対立についての本人側の責任を認めることを強く否認していることが分かった。
C. クライエントは、きょうだい間の対立の多さを認めることにオープンであった。クライエントが、対立の自身の側の責任を認めたことを支持した。

3. 社会学習の技法を教示する（3）
A. クライエントの非攻撃的、協力的、平和的な行動で、褒めたり、前向きに強化したりすることができそうなものをすべて挙げるよう親および教師に指示した。
B. クライエントの害のない攻撃的な行動は無視し、向社会的行動を褒める方法を親および教師に示すために、ロールプレイやモデリングの技法を用いた。

4.「怒りのコントロールゲーム」を行う（4）
A. 攻撃的な感情に対処する新しい方法を紹介するために、クライエントと「怒りのコントロールゲーム（Anger Control Game）〔訳注：子どもが怒りをコントロールすることを学ぶボードゲーム。怒りのコントロールに関連した共感や人の意見を聞くといった6つの技術が学べるようになっている〕」（Berg）を行った。
B. 「怒りのコントロールゲーム」で学んだ新しい方法のうちの1つを、攻撃的な感情の対処に試してみることを確約するようクライエントに指示した。
C. 新しい怒りのコントロールの技法を実践したところ、うまくいったとクライエントが報告した。この奏功を確認した。
D. クライエントが、依然として怒りのコントロールの問題を抱えていると報告した。攻撃的な感情に対処する技法を使い続けるよう強く促した。

5.「ヘルピング・シェアリング・ケアリング・ゲーム」を行う（5）
A. 自己および他者への尊重の念を紹介するために、クライエントと「ヘルピング・シェ

アリング・ケアリング・ゲーム（The Helping, Sharing, and Caring Game）〔訳注：トーキング・フィーリング・アンド・ドゥーイング・ゲームと同じくRichard A. Gardner博士による治療的なボードゲーム。同情、感情移入、倫理、価値、個人的関係、自尊心、行儀、健康と他者への考慮などといったカードが用いられる〕」（Gardner）を行った。

B. 他者を尊重したり、他者から尊重されたりしたときに、人々がどう感じるかをクライエントが特定するのを援助した。
C. 侮辱的で無礼な態度で扱われたときに、他者がどう感じるかをクライエントに指摘した。
D. クライエントは一貫して、以前よりも他者の感情を尊重している。

6.「社会的葛藤のゲーム」を行う（6）

A. 向社会的行動のスキルを紹介するために、クライエントと「社会的葛藤のゲーム（The Social Conflict Game）〔訳注：仲間と衝突してしまう子ども達のために作られたボードゲーム。対人的な対立あるいは敵対関係を収める7つの認知行動療法的な問題解決スキルを提供する〕」（Berg）を行った。
B. 反社会的行動に起因する否定的な成り行きをすべてリストアップするようクライエントに指示した。
C. クライエントの行為が他者に与えた情緒面および身体面の苦痛を指摘した。
D. 他者を尊重し配慮することの前向きな成り行きを2つクライエントが特定するのを援助した。

7. 話し合いによる解決を紹介する（7）

A. きょうだいとの間に抱える問題を明らかにし、具体的な解決策を提案するようクライエントに強く促した。
B. 話し合いによる解決の概念を紹介するために、Jongsma／Peterson／McInnis『簡潔な思春期治療の宿題計画［未邦訳］（Brief Adolescent Therapy Homework Planner）』の中の「和平交渉を行う（Negotiating a Peace Treaty）」の課題を行うようクライエントと親に指示した。
C. 親に、クライエントとの主要な対立を、話し合いで解決し始めるよう指示した。
D. 話し合いによる解決のスキルを培うために、治療セッションで、クライエントと親が話し合いで解決するロールプレイを行った。
E. 勝ち負けによる解決と比較した、話し合いによる解決のプラス面をクライエントと特定して、強化した。

第 21 章　仲間またはきょうだいとの葛藤

8. 感情を理解することを教示する（8）
A. 感情の一覧を使って、基本的な感情を特定することをクライエントに教示した。
B. 攻撃的な行為に焦点を当て、他者がそうした行為の対象となったときにどう感じると思うかをクライエントが特定するのを援助した。
C. クライエントが他者にどう扱われたいと考えているか、そして、そのように扱われるには何をしなければならないかを検証した。

9. グループ療法を紹介する（9）
A. 社会的な配慮および行動面の柔軟性を高めるために、クライエントに同年代の治療グループを紹介した。
B. クライエントは、紹介されたとおり、グループ療法に定期的に参加している。
C. グループ療法に参加して、他者の感情に配慮することを学んでいるとクライエントが報告した。
D. クライエントは、グループ療法に抵抗を示し、定期的に参加していなかった。グループに参加するよう促した。

10.「トーキング・フィーリング・アンド・ドゥーイング・ゲーム」を行う（10）
A. 自己および他者に対する意識を高めて強化するために、クライエントと「トーキング・フィーリング・アンド・ドゥーイング・ゲーム（The Talking, Feeling, and Doing Game）〔訳注：Richard A. Gardner 博士による治療的なボードゲーム。提出された課題に子ども達がどう対応するかを見ることができる。治療面接では自分を抑えたり、拒否的だったりする子どもに有益である〕」（Gardner）を行った。
B. 「トーキング・フィーリング・アンド・ドゥーイング・ゲーム」を行った後、クライエントは以前よりも自分自身について話し、他者に配慮するようになった。

11. 行動グループを紹介する（11）
A. 好ましい仲間と前向きな交流を図ることを目的とする行動契約グループに参加するようクライエントに指示した。
B. クライエントのグループが、仲間との前向きな交流に関する目標を設定し、毎週見直した。
C. クライエントの交流の目標に関して、グループの仲間から前向きなフィードバックを受けたと本人が報告した。
D. 仲間との交流に関するクライエントの進歩を口頭で強化して褒めた。

12. 協調的な活動への参加を促す（12）

A. クライエントが協調的な活動に参加することのメリットについて、親と話し合った。
B. 親に、協調的な活動の選択肢を示し、クライエントを参加させることを確約するよう指示した。
C. スポーツ、音楽、ボーイ／ガールスカウトなど、協調的な活動への参加によるものと思われる進歩を、クライエントが特定するのを援助した。
D. 親が協調的な活動を促して以来、クライエントが仲間との協調的な活動に参加することが増えたことが確認された。

13. キャンプを紹介する（13）

A. 自尊感情を高め、前向きな仲間との関係を育むことに焦点に当てたサマーキャンプをクライエントに紹介した。
B. 自尊感情を高めるために、キャンプでできそうな具体的な事柄をクライエントがリストアップするのを助けた。
C. 自尊感情および仲間との交流における進歩で、クライエントがキャンプ体験によって得られたと報告したものを、肯定して強化した。
D. クライエントおよび親は指示に反して、自尊感情および前向きな仲間との関係を育むことに焦点を当てたサマーキャンプに申し込んでいなかった。こうしたリソースを利用するよう促した。

14. 他者と気持ちを通わせるスキルを培う（14）

A. 他者と気持ちを通わせるスキルをクライエントが構築できるようにする技法を、親が実践するのを援助した。
B. Nevick『子どもの友だち作りを援助する［未邦訳］（*Helping Your Child Make Friends*）』を読むようクライエントの親に指示した。
C. 親は、他者と気持ちを通わせる子どものスキルの構築に役立つ資料を読んでいた。この情報の重要なポイントを確認した。
D. 親は、他者と気持ちを通わせる子どものスキルの構築に役立つ具体的な技法を実践している。これらの技法の有用性を確認した。
E. クライエントの親は、課題のスキルに関する資料を読んでいなかった、またはスキルを実践していなかった。実行するよう再度指示した。

15. 褒め言葉や励ましを受け入れるよう促す（15）

A. 他者からの褒め言葉や励ましに、自身がどのように反応するかをクライエントが特定

するのを援助した。
B. 前向きなフィードバックを受け入れることに対するクライエントの障壁を特定した。
C. 褒め言葉や励ましに対して、前向きに反応する新しい方法をクライエントに教示した。
D. 褒め言葉や励ましを受け入れるという新しい反応をクライエントが練習する機会を設けるために、ロールプレイ、モデリング、行動リハーサルを行った。

16. 褒めることを親に教示する（16）
A. クライエントに対して言葉による愛情や適切な褒め言葉を示すことができそうな方法を、すべてリストアップするよう親に指示した。
B. クライエントの予想される行動に対して、愛情または褒め言葉を示すことへの親の抵抗に対処して、解決した。
C. 言葉による愛情や適切な褒め言葉を示す3通りの方法を選択し、クライエントに対してそれぞれを適宜実践するよう親に指示した。
D. 親が、言葉による愛情や褒め言葉をクライエントに示していると報告したことを、肯定して強化した。

17. 親の攻撃、拒絶、喧嘩を減らす（17）
A. 家族セッションで、親の攻撃と拒絶のパターンを特定した。
B. 親が、子育てをする際に示す攻撃的な行為や拒絶のメッセージを排除するのを援助した。
C. 毅然としながら、温かく、思いやりのあるやり方でクライエントに反応するさまざまな方法の模範を親に示した。
D. 家族セッションで、親の拒絶のメッセージを阻止して、直視させた。

18. 『子どもの話にどんな返事をしてますか？』を読むことを課題にする（18）
A. Ginott『子どもの話にどんな返事をしてますか？——親がこう答えれば、子どもは自分で考えはじめる（*Between Parent and Child*）』（草思社）の中の「ねたみと嫉妬にどう対応するか」と「子どもの不安にどう対応するか」の章を読むよう親に指示した。
B. 家族の構造で、ライバル意識を和らげるための主な領域を、親が特定して変更するのを援助した。
C. 親が家族の交流を通常なものにしようと取り組み続けるときに、家庭内のライバル意識が有害なレベルであることを指摘した。

19. きょうだいとライバル意識に関する読み物を課題にする（19）

A. きょうだいとライバル意識に関する本を読むことを親の課題にした。

B. Faber／Mazlish『憎しみの残らないきょうだいゲンカの対処法──子どもを育てる心理学（Siblings without Rivalry）』（きこ書房）を読み、治療者と検討することを親の課題にした。

C. 親は、『憎しみの残らないきょうだいゲンカの対処法──子どもを育てる心理学』を読んで、ライバル意識を低下させる2通りの方法を特定し、家庭内で実践し始めた。

D. 親が、家庭内のライバル意識を低下させるために実践している新しい方法の前向きな結果を報告した。

E. 新しい子育て法を一貫して使用していないことや、その結果にばらつきがあることについて、親が数々の言い訳をした。

F. 親は、きょうだいとライバル意識に関する資料を読んでいなかった。読むよう再度指示した。

20. 拒絶された体験を検証する（20）

A. クライエントが家族や友人から拒絶された体験を探った。

B. クライエントが、怒りの数々の原因と、それが家族や友人からの拒絶に基づくことを述べている間、積極的に傾聴した。

C. クライエントは、拒絶された体験が怒りの根源であることを否定した。この発言をそのまま受け入れた。

21. ライバル意識を1つの段階として構成し直す（21）

A. 家庭内のライバル意識を、通常の一段階で、そのうちに解消されるものとして構成し直した。

B. 家族のライバル意識を通常のこととして構成し直すことで、この問題に対する懸念が解消され、ライバル意識を抱くこと自体が減少しているように思われる。

22. 過去にライバル意識を和らげることができた時期を特定する（22）

A. きょうだい間の対立の問題が存在しなかった時期を、家族と特定して詳しく検討した。

B. ライバル意識が存在しなかったと家族が特定した時期を分析して、ライバル意識の問題の解決策を打ち出した。

C. うまくいった体験に基づく解決策を実践し続けるよう家族に促した。

D. 過去に基づく解決策を実践する指示やタイミングが不明瞭であったために、家族はこうした解決策の実施に苦心した。これらの解決策の手直しをした。

第21章　仲間またはきょうだいとの葛藤

23. 子育て講座を紹介する（23）

A. 親に子育て講座を紹介し、参加するよう促した。
B. 親が、支援グループに参加し、有益なフィードバックや励ましを受けていると報告した。
C. 親は、支援グループにまだ参加していない理由をいくつか示した。参加するよう再度指示した。

24. 行動変容プランを作成する（24）

A. きょうだい間の協調的な交流を目標とする、クライエントの行動変容プランを親と治療者が作成した。
B. きょうだい間の前向きな交流に焦点を当てた行動変容プランを、効果的に実践し続ける方法を親に教示した。
C. 行動変容プランの親の実践状況を観察し、引き続き実施するよう励ました。
D. クライエントの前向きな交流をすぐに強化しなかったことを親に直視させた。
E. きょうだい間の前向きな交流を増やし、対立を減らすうえで、こうした行動を強化する行動変容プランが功を奏している。

25. 行動変容プランを評価する（25）

A. 行動変容プランの有効性をクライエントと確認した。親が契約を実践していることに前向きなフィードバックを与えた。
B. きょうだい間の前向きな交流の強化に焦点を当てた行動変容プランについて、設定された期待が非現実的なほど高かったため、契約の一部をクライエントおよび親と修正した。
C. 行動変容プランを遂行していないことを親とクライエントに直視させ、抵抗の問題に対処して、解決した。

26. 前向きな成り行きの適用を教示する（26）

A. クライエントの行動が受け入れられない場合や無礼な場合に、前向きな成り行きを適用することを親に教示した。
B. クライエントが受け入れられない行動を示した場合に適用可能な前向きな成り行きを親がリストアップし、その実践プランを立てるのを援助した。
C. 前向きな成り行きの適用により、クライエントときょうだいの言い争いが減少していると親が報告した。適用し続けるよう促した。
D. 親が、前向きな成り行きを適用することが難しく、より簡単な当然の成り行きの適用

に逆戻りしたと述べた。

27. ライバル意識に関する寓話を読む（27）
A. 家族のセッションで、Friedman『フリードマンの寓話［未邦訳］（*Friedman's Fables*）』の中の「レイジング・カイン（Raising Cain）」と「シンデレラ（Cinderella）」を読んで検討した。
B. 寓話を読んで検討したことによって、きょうだい間のライバル意識の問題が通常のこととしてとらえられ、家族のメンバーが、こうした意識を和らげるための各自の役割を特定することができた。
C. 家族の各メンバーに、家庭内のライバル意識を和らげるために自分にできそうなことを1つ特定するよう指示した。

28. 無礼さを直視させ、対立解決のスキルを教示する（28）
A. 家族のセッションで、家族のメンバーの無礼なやりとりを強調して直視させた。
B. 親およびきょうだいに対立解決のスキルを教示した。
C. 効果的な対立解決のスキルを家族に教示し、こうした新しいスキルを各人が練習する機会を設けるために、ロールプレイ、行動リハーサル、モデリングを行った。
D. 家族は、対立解決の技法を使うことを簡単にあきらめ、言い争って暴言を吐く従来のパターンに戻ってしまうため、こうした技法を用いることに苦心している。

29. 環境の変化を特定する（29）
A. きょうだい間の対立を減少させるために、物理的な環境で、自分たちにできそうな具体策を親が特定するのを援助した。
B. 親が、きょうだいを別々の部屋に移し、年長の子どもが年少の子どもに指図するのをやめさせるというプランを実践した。このプランを実行したメリットを確認した。
C. 家庭環境で親が行った物理的な変化の有効性を観察した。親の措置を支持して励ました。

30. きょうだい間の対立への介入に関する読み物を課題にする（30）
A. きょうだい間の対立への介入に関する資料を読むことを親の課題にした。
B. 親に、Bienick『きょうだいゲンカを終わらせる方法［未邦訳］（*How to End the Sibling Wars*）』を読み、子どもに実施する介入をいくつか選ぶよう指示した。
C. 親が課題の本から選んだ技法を実践するのを援助した。親が自身のスキルを向上させ、新しい技法に対する自信を高められるように、ロールプレイを行った。

第 21 章　仲間またはきょうだいとの葛藤

D. 新しい技法を試すことへの親の抵抗に対処し、新しいアプローチを用いることの利点を親に植えつけた。
E. 親は、きょうだい間の対立への介入に関する資料を読んでいなかった。読むよう再度指示した。

31. 対立の根幹的な力動を調査する（31）
A. 家族セッションで、家庭内に存在する力動や連帯意識を調べた。
B. 家族のメンバーの間に、新しいより健全な連帯意識を生み出すために、家族の構造介入を実施した。
C. きょうだい間に対立を生じさせ、エスカレートさせる主な力動を直視させた。

32. 体験型キャンプに参加することを家族の課題にする（32）
A. 家族の信頼、協力、尊重を促進するために、週末の体験型キャンプに参加することを口頭で確約するよう家族に指示した。
B. 週末の体験型キャンプへの参加を家族と検討し、各メンバーが週末に得た主な成果を特定した。

33. きょうだいの連帯意識を育む（33）
A. 親と交渉すべき共通の問題を、きょうだいが特定するのを援助した。
B. 親ときょうだいに基本的な交渉スキルを教示し、ロールプレイの状況でそのスキルを練習した。
C. 家族セッションで、きょうだいが、自分たちの自由を増やすよう親と交渉し、きょうだい間の対立を減らすことを条件に、親を説得することができた。
D. 指導や励ましを与えたにもかかわらず、きょうだいが再び言い争いを始めたため、交渉は失敗に終わった。

34. きょうだいを正当に評価する（34）
A. きょうだいに、互いの独自の特性や能力をリストアップし、そうした特徴に対する正当な評価を言葉で表すよう指示した。
B. Jongsma ／ Peterson ／ McInnis『簡潔な思春期治療の宿題計画［未邦訳］(*Brief Adolescent Therapy Homework Planner*)』の中の「完璧なきょうだいのまねをする（Cloning the Perfect Sibling）」の課題を行うようクライエントに指示した。
C. クライエントが終えた「完璧なきょうだいのまねをする」の課題を検討し、きょうだい間の前向きな相違点を 5 つ特定した。

D. クライエントは、「完璧なきょうだいのまねをする」の課題をやり遂げたが、前向きな相違点を見つけることを拒否した。

35. 精神医学的評価または心理検査を紹介する（35）

A. クライエントおよび家族に、精神医学的評価または心理検査を受けるという選択肢について説明した。
B. クライエントに精神医学的評価を紹介した。
C. クライエントに心理検査を紹介した。
D. 親に、評価を受けることの指示に従い、結果を治療者に報告することを口頭で確約するよう指示した。

36. 評価に基づく提案事項の実施状況を観察する（36）

A. 親およびクライエントが、精神医学的評価または心理検査に基づく提案事項に従うことを援助した。
B. クライエントが検査に基づく提案事項に従うことの重要性を親に強調した。
C. 親およびクライエントが、検査に基づく提案事項に一貫して従っていないことを直視させた。
D. クライエントおよび親が、検査に基づく各提案事項に従っていると報告した。その取り組みを前向きな言葉で肯定した。

---

*1 （ ）内の番号は、ヨングスマ／ピーターソン／マキニス『臨床現場で使える思春期心理療法の治療計画』（明石書店、2010年）の同題の章に記載されている「行動面の定義」の項目番号を示します。
*2 （ ）内の番号は、ヨングスマ／ピーターソン／マキニス『臨床現場で使える思春期心理療法の治療計画』（明石書店、2010年）の同題の章に記載されている「治療的介入」の項目番号を示します。

第 22 章

身体的または心理的虐待の犠牲者
Physical/Emotional abuse victim

クライエントの様態

1. 身体的虐待の報告の大人による確証（1）*¹
A. 親から暴行を受けたというクライエントの自己報告は、児童相談所の担当者によって確証されている。
B. クライエントの親が、クライエントはもう片方の親から一度ならず暴行を受けていると報告した。
C. 親からの暴行と、それによって生じた負傷について、クライエントが詳しく説明した。
D. 報告義務の法令に従って、クライエントが述べた身体的虐待を児童相談所に通報した。

2. 虐待を受けた証拠（2）
A. クライエントの身体に、あざが確認された。
B. クライエントは、身体の負傷をごまかそうとし、傷を負わせた大人を咎めることを拒んだ。
C. 過去のあざや傷の記録から、クライエントが虐待を受けてきた程度が判明した。
D. 治療を開始して以来、クライエントは養護者からあざや傷を受けたという報告をしていない。

3. 恐れ、引きこもり（3）
A. クライエントは、ひどく恐れ、他者から引きこもっている様子で、必要な場合を除いて人々との接触を一切避けている。
B. クライエントは、他者と接触するとき、恐怖に支配されているように思われる。
C. 養護者からさらに身体的虐待を受けるのではないかという恐怖を、クライエントが言葉で表した。
D. カウンセリングで信頼を築いて以来、クライエントが恐れて、内にこもることが減り始め、自身について若干オープンになっている。

4. 心を閉ざしている、無干渉（3）
A. クライエントは、心を閉ざし、一歩引いているような様子で、他者や物事への関心がほとんどみられなかった。
B. クライエントは、カウンセリングのプロセスにほとんど関心を示さず、自身について重要なことは一切明かさないよう用心していた。
C. クライエントは、心を固く閉ざしているように思われ、他者から安全な距離を保ち、自分のことを明かさないよう意識的に努めていた。
D. 治療者との関係を築いて以来、クライエントは自身についてオープンになり、さほど恐れなくなっている。

5. 不信感、不安（3）
A. 他者とやりとりをする際、クライエントは、不信感を抱き、不安になっている様子である。
B. クライエントのしぐさや表情には、他者（特に大人）に対する強い不信感が表れているように思われた。
C. 家族の大人は、言ったことを守らないことが多く、度々傷つけられたため、これまでずっと信用できなかったとクライエントが述べた。
D. クライエントは、幼少期の苦痛と、他者を恐れて距離を置く現在の態度の一定の結びつきを言葉で表し始めている。

6. 低い自尊感情（3）
A. クライエントは、めったに視線を合わせず、頻繁に自己軽蔑的な発言をすることから、自己イメージが極めて低いものと思われた。
B. 覚えている限りずっと、自分には価値がなく、愛されていないと感じていたとクライエントが報告した。
C. カウンセリングの受容的な場面を体験することによって、クライエントの自尊感情が高まり始めている。

7. 怒り、攻撃的（4）
A. クライエントの怒った、攻撃的な態度は、ほぼ誰にでも一目瞭然であった。
B. 仲間や大人に対する、怒った攻撃的な行動の頻度および程度が増大しているとクライエントが報告した。
C. 攻撃的な行動を他人のせいにした。
D. すぐにカッとなるために、自身の所有物を多数壊してきたとクライエントが説明した。

E. クライエントが身体的および心理的に虐待されたことを打ち明け始めて以来、怒りや攻撃性が急激に軽減している。
F. クライエントは、自身の怒りや攻撃性が、子どものときに家で見たことや体験したことの結果であると認識し始めている。

8. 虐待の記憶（5）
A. 過去の心理的および身体的な虐待の悲惨な記憶に付きまとわれているような気がするとクライエントが述べた。
B. さまざまな場面で、虐待の記録が意識に侵入してくるとクライエントが報告した。
C. 継続的な心理的および身体的な虐待の被害者であった、すさんだ幼少期についてクライエントが説明した。
D. 虐待体験の侵入的な思考が生じることが著しく減少している。
E. クライエントは、幼少期の苦痛と、他者を恐れて距離を置く現在の態度の一定の結びつきを言葉で表し始めている。

9. 加害者のそばにいるときの強い感情（6）
A. 加害者と接する度に、強い怒りや憤慨を感じるとクライエントが述べた。
B. 加害者が近づくとすぐにクライエントは怖がって涙ぐむと養護者が報告している。
C. 加害者に会うと、恐怖、怒り、憤慨の入り交じった感情を抱くとクライエントが表現した。
D. 治療で話をして以来、加害者と接したときの自身の感情が以前ほど強くなく、恐れることもなくなったとクライエントが述べた。

10. 抑うつ、いらだち（7）
A. クライエントは落ち込んだ気分や態度を示す一方で、すぐにいらだった。
B. クライエントは、抑うつとそれに伴ういらだちの狭間にあり、カウンセリングのセッションで、自身について打ち明けようという気がなかった、または打ち明けることができなかった。
C. 社会的に引きこもり、感情から距離を置くパターンを、クライエントが報告した。
D. 抗うつ薬を服用し始めて以来、クライエントは、抑うつおよびいらだちが軽減し、カウンセリングのセッションで自身について打ち明け始めている。

11. 消極的、無関心（7）
A. クライエントには、ひどく消極的で、無関心なところがあり、そうした様子が、自身

や他者に何が起ころうともほとんど関心を示さないことに表れている。
B. クライエントは、無関心で消極的な態度で、カウンセリングのプロセスにもほとんど関心を示さなかった。
C. 覚えている限り、自分に何が起こるかを気にしたことはなかったとクライエントが報告した。
D. 治療に積極的に取り組むようになって以来、クライエントが無関心や消極性を示すことが減少している。

12. 睡眠障害（8）
A. なかなか寝付けず、頻繁に目が覚め、朝起きたときに疲れを感じて休んだ気がしないとクライエントが報告した。
B. 夜中に頻繁にうなされ、繰り返し悪夢を見ているとクライエントが述べた。
C. クライエントが、幼少期に体験した虐待について話し始めた。今では、夜うなされることが減り、以前よりよく眠れるようになったと報告している。
D. クライエントは、睡眠障害と、過去に虐待されたことを結びつけて考え始めている。

13. 家出（9）
A. 身体的虐待から逃れるために、何度か家出をしたとクライエントが報告した。
B. クライエントは、家庭での虐待への注意を引くために家出をしているように思われる。
C. クライエントの虐待への対処がなされるようになって以来、家出をしていない。

実施した介入

1. 信頼を築く（1）*2
A. 無条件の肯定的関心を通して、クライエントと一定の信頼を築いた。
B. クライエントが信頼関係を築いて、虐待にまつわる感情や事実を表現できるように、心からの受容や積極的傾聴の技法を用いた。
C. クライエントが信頼に基づく関係を形成し、そのために虐待についての事実や感情を表現しやすくなったことが確認された。
D. 無条件の肯定的関心、心からの受容、積極的傾聴を用いても、クライエントは依然として、虐待についての事実や感情を打ち明けることを躊躇している。

2. 虐待の事実を検証する（2）
A. クライエントが、虐待の事実を明らかにし、表現するのを援助した。

B. クライエントが、虐待の事実を一層さらけ出すよう支持して励ました。
C. 支持や励ましを与えても、クライエントは虐待の事実を表現し明確にすることがなかなかできなかった。
D. クライエントがオープンに、虐待の被害者となった最近の出来事のあらましを述べた。その勇気を褒めた。

3. 「最初の一歩を踏みだす」を課題にする（3）

A. 虐待について打ち明けるよう援助するために、Jongsma／Peterson／McInnis『簡潔な思春期治療の宿題計画［未邦訳］（*Brief Adolescent Therapy Homework Planner*）』の中の「最初の一歩を踏みだす（Take the First Step）」の課題を行うようクライエントに指示した。
B. やり終えた課題をクライエントと検討し、虐待を打ち明ける主なメリットを特定して強化した。
C. クライエントが部分的に終えた課題を検討し、虐待を打ち明ける恐怖をやんわりと直視させた。
D. 自身が体験した虐待の事実を包み隠さず打ち明ける機会が与えられたことに、クライエントが若干の安堵を示した。
E. クライエントは、打ち明ける課題をやり遂げていなかった。終わらせるよう、もう一度指示した。

4. 身体的虐待を通報する（4）

A. 身体的虐待の性質および程度を確認するために、クライエントに調査を実施した。
B. 身体的虐待を確証し記録するために、クライエントに医師の診察を受けさせた。
C. 虐待を詳しく調査する州の児童相談所に、クライエントの身体的虐待を通報した。
D. クライエントが身体的虐待を明らかにしたことと、法令に従って州の児童相談所に通報したため詳しい調査が実施されるであろうことを、親に通知した。

5. 告発の信憑性を調査する（5）

A. 身体的虐待に関するクライエントの主張の信憑性を調べるために、家族、クライエントの医師、司法警察職員と協議した。
B. 身体的虐待に関するクライエントの主張に信憑性のあることが、家族、医師、児童相談所の担当者によって確認された。
C. 家族、医師、児童相談所の担当者との協議では、虐待に関するクライエントの主張の信憑性について意見が分かれた。

6. 家庭から引き離すかどうかを調査する（6）
A. 家庭がクライエントにとって安全かどうか判断するために、家庭環境を調べた。
B. 家庭環境はクライエントにとって安全でないと判断され、クライエントを家庭外の安全な環境に一時的に移動させた。
C. 家庭環境を調べた後、加害者の一時的接近禁止命令を申請することが提案された。

7. 家庭での子どもの安全を確保する（7）
A. 加害者が、家を出ていくこと、および、親および児童相談所の担当者の承認を得ない限り家を訪れないことに同意した。
B. 虐待していない親が、加害者の接近禁止命令を申請することが提案された。
C. 虐待していない親が、接近禁止命令を取得し、遵守を徹底することを援助した。
D. 虐待していない親が、加害者と被害者の「接近禁止」の取り決めを遵守しているかどうかを観察し、一貫して守っていることを支持した。
E. 加害者をクライエントから遠ざける接近禁止命令を一貫して遵守していないことを、親に直視させた。

8. 守られていることをクライエントに伝えて安心させる（8）
A. クライエントの安全を確保し、さらなる虐待を受けることがないように、周りの人々が気をつけ、対処していることを、繰り返し本人に伝えて安心させた。
B. 親や他の人々から、クライエントの安全を守るために用心していることを聞いて、クライエントが安心した。
C. 自身の安全性についてクライエントが安心するにつれ、本人の不安の程度が和らいでいるように思われる。

9. 虐待にまつわる感情を検証する（9）
A. 加害者に対するクライエントの感情を特定して検証した。
B. クライエントが虐待の体験にまつわる感情を表現し明確にするよう援助している間、本人を励まし支持した。
C. クライエントがオープンになる練習ができるように、Jongsma／Peterson／McInnis『簡潔な思春期治療の宿題計画［未邦訳］(*Brief Adolescent Therapy Homework Planner*)』の中の「私の思考と感情（My Thoughts and Feelings）」の課題を行うよう指示した。
D. 支持や励ましを与えても、クライエントは、虐待の体験にまつわる感情をなかなか明確にして表現することができなかった。

E. クライエントは、虐待の話をする間、苦痛、怒り、怯えを表現した。

10. **家族および加害者の否認に直視させる（10）**
A. 家族セッションを実施して、クライエントの虐待についての家族の否認を直視させ、挑んだ。
B. 加害者に、虐待を正当化する事由をすべてリストアップするよう指示した。
C. 虐待を正当化するリストを加害者に直視させながら、その内容を検討した。
D. クライエントへの虐待の否認を突き崩すために、加害者に問題を直視させた。
E. 加害者の否認を突き崩すうえで、本人の正当化を直視させて挑むことが効果的であった。今では、加害者が虐待の事実とその責任を認めている。
F. 本人の正当化を直視させて挑んでも、加害者は依然として、クライエントを虐待したことを否認している。

11. **加害者の弁護に直視させる（11）**
A. クライエントに、加害者から虐待された理由をリストアップし、その内容を検討するよう指示した。
B. クライエントが加害者の虐待を弁護する度に、そのことを直視させ、クライエントに虐待を受ける理由など何もないことを念を押した。
C. たとえクライエントが完璧ではないとしても、虐待を受ける理由などないというメッセージをクライエントに伝えた。
D. クライエントが依然として加害者の虐待を弁護し、自分を非難したときに、クライエントに再度指示をした。
E. クライエントが、加害者には虐待の明確な責任があるとして、自己非難をやめたことに、前向きなフィードバックを与えた。

12. **虐待を受ける理由はないことを伝えて安心させる（12）**
A. たとえクライエントが何か間違ったことをしたとしても、本人が受けたような身体的虐待を与えられる理由など一切ないことを伝えて安心させた。
B. どんなことがあろうとも、虐待を受ける理由などないというメッセージを、一貫してクライエントに伝えた。
C. 罰を受ける状況であっても、人として尊重され、落ち着いた対応を受けるべきであることについて、クライエントを教育した。

13. 加害者に責任があることを強化する（13）
A. 虐待の責任は加害者にあるというクライエントのあらゆる発言を強化した。
B. 虐待の責任は加害者にある理由をすべてリストアップするようクライエントに指示した。
C. クライエントがどのような悪事をはたらいたとしても、虐待は加害者の過失であることをクライエントに念を押した。
D. クライエントが、虐待の責任は断じて加害者にあると一貫して発言していることに、前向きなフィードバックを与えた。

14. 加害者と向き合うことを支持する（14）
A. 家族セッションで加害者と向き合う自信をつけるために、クライエントの準備を進めた。
B. クライエントが加害者と向き合う体験ができるように、ロールプレイを行った。
C. 家族セッションを実施して、親およびクライエントが虐待の加害者と向き合った。
D. 家族セッションで、親が、虐待の加害者と向き合う模範を示した。
E. 家族セッションで、クライエントが、虐待の責任は加害者にある理由を述べた手紙を読み上げた。
F. クライエントは、家族セッションで加害者と向き合うことを拒否した。本人の決断を受け入れた。

15. 加害者の謝罪を検討する（15）
A. クライエントに、加害者の謝罪を聞いて受け入れる用意があるかどうかを判断するために、本人の状態を調べた。
B. 加害者の謝罪が、誠実なものか、どの程度正直であるかを検討した。
C. 家族セッションを実施し、加害者が虐待についてクライエントおよび家族に謝罪した。
D. 加害者の謝罪は、誠意や正直さに欠けると評価され、家族セッションにはふさわしくないとして、受け入れられなかった。

16. 加害者グループへの参加状況を観察する（16）
A. 加害者は、義務付けられた効果的な子育てと怒りのマネジメントのグループに参加して、自身の体験を分かち合った。
B. 加害者がグループで得た成果を観察して強化した。
C. 加害者に、義務付けられたグループへの参加を遵守していないことを直視させた。

17. 加害者が心理検査および治療を受けられるように手助けをする（17）

A. 加害者に心理検査を紹介した。
B. 加害者は、検査全般で協力的であった。
C. 検査に基づく治療のすべての提案事項を加害者に通知し、説明した。
D. 検査に基づく治療の各提案事項に従うことを確約するよう加害者に指示した。

18. 家族の精神作用物質乱用を評価する（18）

A. 家庭内の精神作用物質の使用および乱用の問題を調べるために、家族セッションを実施した。
B. 親に精神作用物質乱用の評価を紹介した。
C. 親は、協力的で、依頼された精神作用物質乱用の評価を受けた。
D. 家庭内の精神作用物質の使用および乱用の問題を調べようとしたが、家族が否認し抵抗した。
E. 加害者に精神作用物質乱用プログラムを紹介した。
F. 加害者は精神作用物質乱用プログラムをきちんと終了し、現在は回復後の指導を受けている。
G. 加害者に精神作用物質乱用プログラムを紹介したが、本人が指示されたプログラムを受けることを拒否した。

19. 境界について親に助言する（19）

A. 適切なしつけと、不適切なしつけの境界について親に助言した。
B. 虐待的な罰を容認する、これまでのしつけの不適切な境界に対処して、新しい適切な境界を確立した。
C. 虐待的ではない、理に適ったしつけをするための新しい適切な境界を、親が尊重して守っているかどうかを観察した。
D. 親が、虐待的ではない、理に適ったしつけの方法を実践して、うまくいっていると報告した。この健全なパターンを強化した。

20. 親の適切なしつけをリストアップする（20）

A. 適切と思われるしつけの手段をすべてリストアップするよう親に指示した。
B. 適切なしつけの手段を記した親のリストを確認し、理に適ったアプローチを奨励して強化した。
C. 親が、相手を尊重する理に適った手段や、適切な境界を強化するしつけの技法を使用しているかどうかを観察した。

D. しつけが理不尽で相手を尊重しないものであるときは、親にそのことを直視させ、再度指示を与えた。

21. 虐待を特定するジェノグラムを作成する（21）
A. 数世代にわたる家族のジェノグラム（家系図）を家族のメンバーと作成した。
B. 家族のメンバーが、数世代にわたる家族のジェノグラムから身体的虐待のパターンを特定するのを援助した。
C. 家族の身体的虐待のパターンを断ち切る方法を、家族のメンバーが特定して実践したことに、前向きなフィードバックを与えた。
D. 家族のメンバーが、自身の家庭内に、数世代にわたる身体的虐待のパターンが存在することを認め、このパターンを食い止めると断言したことを支持した。

22. 家族のストレス因子を調査する（22）
A. 虐待を助長している可能性のあるストレス因子や出来事を特定するために、家族の力動を調べた。
B. 虐待が生じる可能性を低減させるために、家族のメンバーが、ストレスの効果的な対処法を挙げるのを援助した。
C. 家族のストレス因子に効果的に対処するうえで助けとなると思われる、主な地域のリソースや専門的なリソースを家族に紹介した。
D. 暴力を助長すると思われる環境上のストレス因子を減らすために講じる措置を、家族のメンバーが特定するのを援助した。
E. 家族のメンバーに、家族のストレス因子を特定するよう指示し、この点についてもっとオープンになるよう強く促した。

23. 家族のサポートと養育を促進する（23）
A. 家族のメンバーに、クライエントを精神的に支えて育むことの重要性と、各人がクライエントをどのように支えて育むことができるかを教示した。
B. 家族のメンバーがクライエントを支えて育んだ出来事を、前向きに強化した。
C. クライエントは一刻も早く虐待を忘れて前に進むべきという家族の姿勢を直視させ、検討した。クライエントが完全に癒されるためには、継続的に支えて育んでいく必要があることを、メンバーに指摘した。

24. 加害者への手紙を課題にする（24）
A. 傷心、恐怖、怒りの感情を表現した加害者への手紙を書くようクライエントに指示し

た。
B. 書き終えた加害者への手紙を検討し、クライエントが虐待にまつわる感情を表現するのを援助して、支持した。
C. クライエントが課題の手紙を書き終えることができない理由を検証し、障害物を特定して検討した。
D. クライエントに、虐待にまつわる感情を表現した加害者への手紙を書くよう指示したが、こうした感情を二度と抱きたくないと言って、書くことを拒否した。

25. 怒りを加害者によって誘発されたものと解釈する (25)
A. クライエントの怒りや攻撃性の表出は、加害者に対する感情によって誘発されたものと解釈された。
B. 一見関係のなさそうな怒りや攻撃性の表出が、クライエントが加害者に対していかに怒っているかを表すものであることを、本人に告げた。
C. 加害者に向けた怒りの感情への洞察を深めるにつれ、クライエントの怒りや攻撃性の全般的な表出が減少していることを、本人に伝えた。
D. クライエントは、怒りや攻撃性が、加害者に対する感情によって誘発されているという考えを受け入れなかった。可能なときにこの考えを検討するよう強く促した。

26. 自己防衛力を高める (26)
A. 今後の虐待から自身を守るために、クライエントが講じるさまざまな措置を特定して強化した。
B. 可能な状況では、クライエントが身を守るために必要な措置を講じられるように、自身の能力の向上に取り組んだ。
C. クライエントに、身を守る力のあることを実感させるような言葉を浴びせた。

27. 「エンパワーメントのための手紙」を課題にする (27)
A. 虐待にまつわる思考や感情を表現することを援助するために、Jongsma ／ Peterson ／ McInnis『簡潔な思春期治療の宿題計画［未邦訳］(*Brief Adolescent Therapy Homework Planner*)』の中の「エンパワーメントのための手紙（Letter of Empowerment）」の課題を行うようクライエントに指示した。
B. クライエントが虐待にまつわる思考や感情を表現できるように、無条件の肯定的関心や積極的傾聴を用いた。
C. クライエントが虐待にまつわる思考や感情を表現するのを妨げる障壁や防御物を特定し、対処して取り除いた。

D. 虐待にまつわる思考や感情を表現するようクライエントを促す取り組みに効果がなく、クライエントは依然として虐待について心を閉ざしている。
E. クライエントは、「エンパワーメントのための手紙」の課題をやり遂げ、この課題によって、虐待にまつわる思考や感情を表現できるようになったと報告した。
F. クライエントは、エンパワーメントの課題をやり遂げていなかった。終わらせるよう、もう一度指示した。

28. 自尊感情の根拠を特定する（28）
A. 自己価値の根拠を特定するのを援助するために、クライエントの才能、他者にとっての重要性、精神的価値を本人と確認した。
B. 特定された自身の長所や前向きな特性を、それぞれ口頭で肯定するようクライエントに指示した。
C. 自身を肯定するために、クライエントの長所や特性に関する前向きなセルフトーク〔訳注：生活しているなかで、無意識に心のなかでつぶやく言葉〕で、毎日口にできそうなものを考案した。

29. 自己についての前向きな発言を強化する（29）
A. クライエントが自己についての前向きな発言をする度に、肯定して強化した。
B. クライエントが口にした自身についての否定的な発言を直視させて、構成し直した。
C. 自己についての否定的な発言よりも、前向きな発言が多いクライエントのパターンを評価して、強化した。こうした方向性を維持するよう促した。

30. 赦しの手紙を課題にする（30）
A. 赦しの重要な側面についてクライエントを教育し、とりわけ赦しがもたらす力を強調した。
B. 加害者への赦しの手紙を書くと同時に、安全の権利を主張するようクライエントに指示した。
C. 赦しの手紙を書き、次回のセッションで、書き終えた手紙を検討することをクライエントの課題にした。
D. 課題の赦しの手紙を検討し、手紙を書いたことによって、本人の力が明らかに向上したことを強調した。
E. クライエントは、赦しの手紙を書き終えていなかった。この理由を検討した。

第22章 身体的または心理的虐待の犠牲者

31. 解き放つことを課題にする（31）
A. 怒りや傷心を解き放つプロセスの潜在的なメリットをクライエントと検証した。
B. クライエントが、加害者に関する怒りのリストを葬り去ることによって、解き放つことを課題にした。
C. 解き放つ課題についてクライエントと検討し、感情を特定して表現した。
D. クライエントは、怒りや傷心の感情を解き放つことに苦心し、この目標に達することができていない。感情を解き放つ気持ちになったときに、この課題を行うよう促した。
E. クライエントが、虐待の被害者であることに関する傷心や怒りの感情を、うまく解き放っていると報告した。このことを検討し、支持した。

32. 将来の計画を立てる（32）
A. クライエントがどのような将来の計画を立てているかを判断するために、細かな質問をした。
B. 将来の計画についての考えを援助し、奨励するために、「＿＿＿ ということを想像している」「私は将来＿＿＿」「いつか＿＿＿ するのが夢である」などの文章を完成させるようクライエントに指示した。
C. 将来の計画の中に、仲間や家族との交流を含めるようクライエントに促した。
D. 援助や励ましを与えたにもかかわらず、クライエントは将来の計画を描くことに苦心した。

33. 活動への参加を促す（33）
A. 仲間集団との交流や課外活動に積極的に参加するようクライエントに促した。
B. 人々との交流を増やすことに対するクライエントの言い訳や障壁を検証して、取り除いた。
C. 社交場面での社会的スキルや自信を培うために、仲間集団や課外活動を伴う状況のロールプレイをクライエントと行った。
D. クライエントが仲間集団や課外活動への参加を増やし、社会的スキルや自信を培ったことに、前向きなフィードバックを与えた。
E. 励ましを与え、社会的スキルを構築したにもかかわらず、クライエントは依然として、仲間集団や課外活動に参加することを躊躇している。

34. 被害者の支援グループを紹介する（34）
A. クライエントが支援グループに参加するメリットを挙げて、話し合った。
B. このような経験をしたのは自分だけだという感情を和らげるために、クライエントに

虐待を受けた10代を対象とした支援グループを紹介した。
C. 同じ経験をした人々が集う支援グループに参加したクライエントの体験を検討した。
D. 自分は支援グループの他の人々とは違うように思うとクライエントが述べる間、積極的傾聴のスキルを用いた。
E. 同じような虐待の被害者の支援グループに参加した後、自身の力が向上し、理解されたような気がするとクライエントが報告した。こうした心情を強化した。

35. 大人への信頼の喪失を検証する（35）
A. 大人への信頼の喪失を表現するようクライエントに促した。
B. クライエントが、信頼の喪失と、加害者の虐待および他者が自分を守ってくれなかったことを結びつけて考えるのを援助した。
C. クライエントは、信頼の喪失を特定して表現するための援助を退け、今でも大人を信頼していると断言した。

36. 信頼の個別判断を教示する（36）
A. 人々に対する信頼を個別に判断することについて、クライエントを教育した。
B. 信頼できると人と信頼できない人を見分ける主な要因を、クライエントが特定するのを援助した。
C. クライエントが信頼を識別するスキルを練習するために、人々のさまざまなシナリオをクライエントに示した。

37. シェアチェック法を教示する（37）
A. 信頼のおける相手かどうかを評価するスキルを高めるために、シェアチェック法〔訳注：情報を共有し、その情報が敬意を持って扱われていることを確認してから、さらなる情報を共有する〕をクライエントに教示した。
B. ロールプレイの状況で、クライエントが、シェアチェック法を使用するスキルと自信を培った。
C. シェアチェック法の使用を確約し、その結果を報告するようクライエントに指示した。
D. クライエントが、他者に対する信頼を徐々に築いていくシェアチェック法の使用がうまくいっていると報告した。この技法のメリットを検討した。

38. 自身の絵を描くことを課題にする（38）
A. 自身についてどのように感じているかを絵に描き表すようクライエントに指示した。
B. クライエントが、自身についてどのように感じているかについての詳細な絵を描いた。

これらの絵を検討した。
C. クライエントは、促されて、自身についての漠然としたおおまかな絵を何枚か描いた。
D. クライエントは、自身が描いたそれぞれの絵について進んで話し、自身についての具体的な感情を特定した。これらの感情を検討した。
E. クライエントは、「子どもじみて、馬鹿げている」と言って、絵を描くことを拒んだ。こうした技法のメリットについて念を押した。

39. 自身の顔の絵を描くことを課題にする（39）
A. 虐待が起きる前、最中、後の3通りの自身の顔の絵を描くようクライエントに指示した。
B. クライエントが、3通りの顔の詳しい絵を描いた。それらの顔が表す感情を検討した。
C. クライエントは、虐待が起きる前、最中、後にどのように感じたかを表す自身の顔の絵を描こうとしたが、描けなかった。こうした努力を支持した。

40. 攻撃的な行動の感化を調査し教育する（40）
A. 家庭で体験した攻撃的な行動に、クライエントが感化されていないかどうか調査した。
B. 虐待の被害者は、治療を受けなければ、その多くが、他者（特に大切な相手）を虐待するようになることをクライエントに説明した。
C. クライエントの攻撃的な行動を、本人に指摘して対処した。
D. クライエントの攻撃的な行動が減少し、本人が攻撃的な暴力の前例に倣いたくない、または攻撃的な暴力の循環を繰り返したくないと述べていることが確認された。

41. 他者の感情への共感を促す（41）
A. 自身が怒りを向けた相手の感情を配慮するように、ロールプレイや役割逆転の技法を用いた。
B. 怒りを募らせて、コントロール不能になった場合の考えられる成り行きを特定した。
C. クライエントが、自身の攻撃によって、他者にもたらした苦痛や恐怖への共感を言葉で表したことを強化した。

42. 精神作用物質乱用を評価し治療を紹介する（42）
A. クライエントの精神作用物質乱用のパターンを評価した。
B. 精神作用物質乱用の評価結果から、クライエントには精神作用物質依存の問題があることが示されたため、精神作用物質乱用専門の治療プログラムを紹介した。
C. 精神作用物質乱用の評価からは、クライエントに精神作用物質依存の問題があるとい

う証拠は示されなかった。
D. クライエントは、精神作用物質依存の問題に対処するために、精神作用物質乱用専門の治療を開始した。
E. クライエントは、提案された精神作用物質乱用の治療を受けることを確約しようとしなかった。

43. 精神作用物質の使用を不適応な対処行動と解釈する（43）
A. 精神作用物質乱用は、虐待に関連する感情を避けるための不適応な対処行動であるという解釈をクライエントに示した。
B. 精神作用物質乱用を不適応な対処行動とする解釈を、クライエントと検討した。感情の健全な表現方法を検証して特定し、その使用を促した。
C. 苦痛や憤慨の感情から逃れるために精神作用物質を乱用していたという解釈に、クライエントが同意した。
D. クライエントは、精神作用物質乱用が、何らかの形で虐待の被害者であることに関連しているという解釈を否定した。

---

*1 （　）内の番号は、ヨングスマ／ピーターソン／マキニス『臨床現場で使える思春期心理療法の治療計画』（明石書店、2010年）の同題の章に記載されている「行動面の定義」の項目番号を示します。
*2 （　）内の番号は、ヨングスマ／ピーターソン／マキニス『臨床現場で使える思春期心理療法の治療計画』（明石書店、2010年）の同題の章に記載されている「治療的介入」の項目番号を示します。

第23章

心的外傷後ストレス障害（PTSD）
Posttraumatic stress disorder

クライエントの様態

1. 心的外傷的な出来事（1）*¹
- A. クライエントが、死の脅威にさらされた、心的外傷的な体験について説明した。
- B. クライエントが、自身または他者が重傷を負う結果となった、心的外傷的な体験について説明した。
- C. クライエントが、これまでに、身体的または性的な虐待を受けてきたと説明した。
- D. クライエントは、オープンで、心的外傷的な出来事についてよくしゃべった。
- E. クライエントは、ガードが固く、心的外傷的な出来事について話したがらなかった。

2. 苦悩をもたらす侵入的な思考（2）
- A. クライエントが、心的外傷的な出来事に関する苦悩をもたらす侵入的な思考やイメージを頻繁に体験していると報告した。
- B. クライエントは、心的外傷的な出来事に関する苦悩をもたらすイメージについて説明しているときに、見るからに動揺していた。
- C. クライエントは、心的外傷的な出来事に関する苦悩をもたらす侵入的な思考やイメージを体験していることを否定した。
- D. クライエントが心的外傷的な出来事にまつわる思考や感情に取り組むにつれ、苦悩をもたらす侵入的な思考やイメージの頻度および程度が減少し始めている。

3. 不穏な夢（3）
- A. 心的外傷的な出来事が最初に生じて以来、頻繁に悪夢や不穏な夢を見るとクライエントが報告した。
- B. クライエントは、心的外傷に関連する不穏な夢に悩まされて続けている。
- C. クライエントが不穏な夢を見る頻度がやや減少している。
- D. 前回の治療セッション以降、クライエントは、心的外傷的な出来事に関する不穏な夢

を見ていない。

4. フラッシュバック、幻覚、錯覚（4）
A. 心的外傷的な出来事が再現されるフラッシュバック、幻覚、錯覚を何度も体験しているとクライエントが報告した。
B. 今日の治療セッション中、心的外傷的な出来事について話し合っているときに、クライエントがフラッシュバックまたは幻覚を体験した。
C. クライエントが心理療法を活用するにつれ、フラッシュバック、幻覚、錯覚の頻度が減少し始めている。
D. クライエントは、最近フラッシュバック、幻覚、錯覚を体験したことを否定した。

5. 強い情緒的苦悩（5）
A. クライエントは、心的外傷的な出来事が最初に生じて以来、情緒面の著しい苦悩や混乱を体験している。
B. クライエントは、心的外傷的な出来事について話し合っているときに、見るからに苦悩し動揺していた。
C. 心的外傷的な出来事について話し合っているうちに、クライエントの情緒的苦悩の強さが和らぎ始めた。
D. クライエントは、著しい情緒的苦悩を示すことなく、心的外傷的な出来事について話すことができるようになっている。

6. 強い生理学的反応（6）
A. 心的外傷的な出来事を思い出すと、度々強い生理学的反応（例：震えや身震い、動悸、めまい、息切れ、発汗）が生じるとクライエントが報告した。
B. 今日の治療セッションで、心的外傷的な出来事について話し合っているときに、クライエントが強い生理学的反応（例：震え、動悸、めまい、息切れ、発汗）を示した。
C. 心的外傷的な出来事について話し合っているときのクライエントの否定的な生理学的反応の程度が減少し始めている。
D. クライエントは、心的外傷的な出来事について話し合っているときに、否定的な生理学的反応を体験しなかった。

7. 心的外傷について話すことの回避（7）
A. クライエントは、心的外傷について話すことを避け、心的外傷について考えないようにしている。

B. クライエントは、心的外傷にまつわる感情を避けるために、心的外傷について話すことを避けている。
C. クライエントが心的外傷の話題全般を避けることが徐々に少なくなり、多少のことなら話し合う気になっている。
D. クライエントは、押し潰されるような恐怖を覚えることがなくなり、心的外傷について考え、話し、感じることできる。

8. 心的外傷に関連した活動の回避（8）
A. クライエントは、心的外傷的な出来事に関連した、活動に参加すること、場所に行くこと、人物とかかわることを避けている。
B. 強い情緒に押し潰される恐怖のために、心的外傷的な出来事を想起させる活動、場所、人物を避けていることをクライエントが認めた。
C. クライエントは、押し潰されると感じることなく、心的外傷的な出来事を想起させる活動、場所、人物に接することに耐え始めている。
D. クライエントの機能遂行が心的外傷前のレベルに戻り、心的外傷的な出来事に関連する人物や場所を避けることがなくなっている。

9. 限定的な想起（9）
A. クライエントが、心的外傷的な出来事の一定の重要な側面を思い出せないと報告した。
B. クライエントは、情緒的苦悩が極めて大きく、心的外傷的な出来事の多くの細かな部分を思い出せない。
C. クライエントは、心的外傷的な出来事の重要な詳細の一部を思い出し始めている。
D. クライエントが、心的外傷的な出来事の重要な側面の大半を思い出した。

10. 関心の欠如（10）
A. クライエントは、心的外傷的な出来事の前は通常楽しんでいた活動に、ほとんど関心を示さなくなっている。
B. クライエントは、心的外傷的な出来事以来、社会的活動や課外活動への参加が著しく減少している。
C. 人々と交流することや課外活動に参加することに、ほとんど、または全く関心がないとクライエントが言葉に表した。
D. クライエントは、より多くの社会的活動や課外活動に参加し始めている。
E. クライエントは、習慣的に社会的活動や課外活動に参加している。

11. 人々と距離を置く（11）
A. クライエントは、心的外傷的な出来事が最初に生じて以来、引きこもるようになった。
B. 今日の治療セッションで、クライエントは、素っ気なく、距離を置いている様子であった。
C. クライエントは、幅広いの仲間と交流し始めている。
D. クライエントは、外向的になり、日頃から仲間と交流している。

12. 情緒の抑制（12）
A. 心的外傷的な出来事以来、クライエントの情緒は概して平坦で、その表出が抑えられている様子である。
B. 心的外傷的な出来事について話し合っているとき、クライエントの情動は平坦で、抑えられている様子であった。
C. 情緒のコントロールを失うことを恐れるために、心的外傷的な出来事にまつわる深層の情緒を打ち明けたがらないことをクライエントが認めた。
D. 治療セッションで、クライエントは、心的外傷的な出来事にまつわる幅広い情緒を示し始めている。
E. クライエントは、押し潰されると感じることなく、心的外傷的な出来事にまつわる真の情緒を表現できるようになっている。

13. 悲観的な見通し（13）
A. クライエントは、将来を悲観的にとらえ、絶望感や無力感に押し潰されそうになることがよくある。
B. 今日の治療セッション中、クライエントが絶望感や無力感を言葉で表した。
C. クライエントは徐々に、明るい前途を見いだし始めている。
D. 今日の治療セッションで、クライエントが、将来に対する新たな希望を表現した。
E. クライエントが新たな希望を抱いていることや、自身の力の向上を実感していることが、自己主張したり健全なリスクを負ったりすることへの前向きな気持ちに表れていた。

14. 睡眠障害（14）
A. 心的外傷的な出来事以来、クライエントの睡眠パターンが著しく乱れている。
B. クライエントが、なかなか寝付けないと報告した。
C. クライエントは、朝早く目が覚めることが多い。
D. クライエントが、最近睡眠が改善したと報告した。

E. クライエントが、通常の睡眠パターンに戻ったと報告した。

15. いらだち（15）
A. 心的外傷が生じて以来、クライエントはいらだち、不機嫌な態度を示している。
B. クライエントは、いらだっているため、些細なことで怒鳴り散らすことが多い。
C. クライエントが心的外傷に対処し、根幹にある感情を解決するにつれ、いらだちが減少している。

16. 集中力の欠如（16）
A. クライエントは、学校の課題やその他の課題で集中し続けることができない。
B. クライエントが、心的外傷的な出来事のフラッシュバックによって、集中力が途切れると述べた。
C. 心的外傷にまつわる感情が解決されるにつれ、クライエントの集中力が高まっている。

17. 過度の警戒心、不信感（17）
A. クライエントは、心的外傷的な出来事のために、他者に強い不信感を抱いている。
B. 潜在的な危害や危険のために、公共の場に行くときは過度に警戒しているとクライエントが説明した。
C. 今日の治療セッション中、クライエントは、ガードが固く、不信感を抱いている様子であった。
D. クライエントはゆっくりと、目の前にいる相手を信頼するようになり、数人に心を許して受け入れ始めている。
E. 他者への信頼が高まったことにより、クライエントの気分が安定し、心的外傷的な出来事にまつわるさまざまな思考や感情に取り組めるようになっている。

18. 過剰な驚愕反応（18）
A. クライエントは、予期せぬ突然の刺激に、過剰な驚愕反応を示すことが多い。
B. 今日の治療セッション中、クライエントが過剰な驚愕反応を示した。
C. 予期せぬ刺激を受けても、簡単にまたは大げさに驚いたりすることがなくなったとクライエントが報告した。

19. 症状が1か月以上続く（19）
A. クライエントは、心的外傷的後のストレスに伴うさまざまな症状が1か月以上生じている。

B. クライエントの症状パターンの程度が減少し始めている。
C. クライエントが、心的外傷的な出来事に伴う症状が全く生じていないと報告した。

20. 罪悪感（20）

A. クライエントは、心的外傷的な出来事が最初に生じて以来、強い罪悪感に悩まされている。
B. クライエントが、心的外傷的な出来事で生き残ったこと、出来事を引き起こしたこと、あるいは出来事を防げなかったことに対する罪悪感を表現した。
C. クライエントは、心的外傷的な出来事に対する罪悪感に取り組み、解決し始めている。
D. クライエントは、心的外傷的な出来事に対する罪悪感を抱いていることを口頭で否定した。
E. クライエントは、心的外傷的な出来事に対する罪悪感を見事に解決した。

21. 抑うつ（20）

A. クライエントが、心的外傷的な出来事が最初に生じて以来、強い抑うつと悲しみを感じていると報告した。
B. クライエントが、心的外傷的な出来事にまつわる強い悲しみや傷心の感情を表現した。
C. クライエントが心的外傷的な出来事にまつわるさまざまな思考や感情に取り組むにつれ、抑うつの程度が減少し始めている。
D. クライエントは、心的外傷的な出来事について話すとき、悲しそうでも、抑うつ的でもなかった。
E. クライエントの抑うつ気分の頻度および程度が著しく減少している。

22. 怒りの爆発、攻撃性（21）

A. クライエントが、激しい怒りを爆発させたり、攻撃的になったりする持続的なパターンを説明した。
B. クライエントが、心的外傷的な出来事にまつわる強い怒りや憤慨の感情を表現した。
C. クライエントは最近、敵対的または攻撃的な衝動のコントロールに苦心している。
D. クライエントは、さほど怒りや反感を示すことなく、心的外傷的な出来事について話せるようになった。
E. クライエントの怒りの爆発や攻撃的な行動の頻度および程度が著しく減少している。

第23章　心的外傷後ストレス障害（PTSD）

実施した介入

1. 信頼を築く（1）[*2]
A. 今日の治療セッションでは、一貫したアイコンタクト、積極的傾聴、無条件の肯定的関心、心からの受容を通して、クライエントと一定の信頼を築くことに重点を置いた。
B. クライエントが心的外傷的な出来事に関連する感情を特定して表現する能力を高められるように、無条件の肯定的関心や心からの受容を示した。
C. クライエントと一定の信頼を築くうえで、治療セッションが役に立った。
D. クライエントは依然として、心的外傷的な出来事について話すことに対してガードが固かったため、クライエントとの一定の信頼を築くうえで、治療セッションが役に立ったとはいえない。

2. 心的外傷的な出来事の事実を検証する（2）
A. 心的外傷的な出来事の全容を話すようクライエントにやんわりと促した。
B. クライエントが、心的外傷的な出来事について思い出す内容を打ち明ける機会を設けた。
C. 今日の治療セッションで、心的外傷的な出来事の前、最中、後の流れを検証した。
D. 励ましを与えたにもかかわらず、クライエントは、心的外傷的な出来事に関する情報を明らかにするのに苦心した。

3. 心的外傷の最中の情緒的反応を探る（3）
A. 今日の治療セッションで、心的外傷の最中のクライエントの情緒的反応を検証した。
B. クライエントが、心的外傷的な出来事の最中に抱いた恐怖を思い出せたことに、支持と励ましを示した。
C. クライエントが、心的外傷的な出来事の最中に抱いた傷心、怒り、悲しみの感情を思い出す間、積極的傾聴のスキルを用いた。
D. 心的外傷的な出来事の最中のクライエントの情緒的反応を検証するために、来談者中心療法〔訳注：ロジャーズによる心理療法の一つ。来談者の話を傾聴していくなかで、来談者が気づき成長変化をしていくという基本的な考えによる。肯定的関心や、共感的態度といった傾聴時の態度が重視される〕のアプローチを用いた。
E. クライエントは、心的外傷的な出来事の最中に抱いた情緒を思い出すことができなかった。この点の参考例を示した。

4. 心的外傷的な出来事の悪影響を特定する（4）

A. 心的外傷的な出来事が、クライエントの人生に、いかに悪影響を及ぼしたかを尋ねた。
B. クライエントの現在の機能遂行と、心的外傷を受ける前の機能遂行の程度を比較した。
C. 心的外傷的な出来事が、どのような形で自身の人生に悪影響を及ぼしたかをクライエントが特定するのを援助した。
D. 心的外傷的な出来事によって、相当の情緒的苦悩がいかに引き起こされているかをクライエントが打ち明ける間、積極的に傾聴した。
E. 心的外傷的な出来事が原因で、以前よりも孤立し、他者に不信感を抱くようになったとクライエントが打ち明けた。こうした心情を受け入れた。
F. クライエントは、心的外傷的な出来事による一切の悪影響を否定した。こうした姿勢は否認のパターンであることを、本人に告げた。

5. PTSDの症状の影響を検証する（5）

A. 今日の治療セッションで、PTSDの症状が、クライエントの対人関係、学校での遂行能力、社会生活や余暇の過ごし方に及ぼしている影響を検証した。
B. 自身の不安定で予測不能な気分の変調によって、対人関係に著しい緊張が生じているとクライエントが認めたことを強化した。
C. 心的外傷的な出来事が、学校での遂行能力にいかに悪影響を与えているかをクライエントが特定するのを援助した。
D. 心的外傷的な出来事以来、いかに人々と距離を置き、社会的活動や余暇活動への参加が著しく減っているかを認識したとクライエントが言葉で表したことを支持した。
E. クライエントは、PTSDの症状による影響を一切否定した。この点の具体例を示した。

6. 怒りのコントロールを調査する（6）

A. 今日の治療セッションで、これまでのクライエントの怒りのコントロールの問題を取り上げた。
B. クライエントが、怒りをうまくコントロールできなかったために、暴力を振るうと脅した事例、実際に他者に危害や損傷を負わせた事例、器物を損壊した事例を打ち明けた。こうしたパターンをまとめて、クライエントに示した。
C. 頻繁に怒りがコントロール不能になる出来事や状況をクライエントが特定するのを援助した。
D. クライエントが、コントロール不能を助長する要因に対する洞察を深められるように、怒りの対象になりやすいものを特定するよう指示した。
E. 今日の治療セッションで、多くの場合、怒りのコントロールの問題が、心的外傷的な

第23章　心的外傷後ストレス障害（PTSD）

　　出来事に関する根幹的な情緒的苦痛といかに結びついているかをクライエントが認識できるよう援助した。
F.　クライエントは、怒りのコントロールの問題を一切否定した。この点の参考例を示した。

7. 怒りのマネジメントの技法を教示する（7）

A.　クライエントが怒りのコントロールを向上させられるように、自身を落ち着かせる方略やセルフコントロールの方略を教示した（例：心を落ち着かせる時間を置く、運動する）。
B.　クライエントが怒りのコントロールを向上させられるように、誘導イメージ法〔訳注：イメージ療法の一つ。相手に特定の対象や目標などを想像させ、そこへ到達していく段階をイメージさせることで、精神的な安定をはかる治療技法〕やリラクゼーションの技法を教示した。
C.　怒りをコントロールする効果的な方法を示すために、ロールプレイやモデリングの技法を用いた。
D.　相手を尊重した落ち着いた口調で怒りを表現したり、健全な身体活動で怒りを発散したりするようクライエントに強く促した。
E.　クライエントの適切な怒りのコントロールを強化する報酬システムを考案した。

8. 深部筋肉リラクゼーションを教示する（8）

A.　心身をリラックスさせ、情緒的苦悩を軽減させるために、深呼吸や肯定的イメージと併せて深部筋肉リラクゼーションをクライエントに教示した。
B.　クライエントが、リラックスしていると感じ、苦悩を和らげるために、深部筋肉リラクゼーションの手法や肯定的イメージの技法を使用することに、前向きな反応を示した。
C.　筋肉深部のリラクゼーションや誘導イメージ法の使い方の指導を受けている間、クライエントは落ち着かず、リラックスできない様子であった。

9. 筋電図バイオフィードバックを利用する（9）

A.　クライエントのリラクゼーションの度合いを高めるために、筋電図バイオフィードバック〔訳注：リラクゼーションやメンタルトレーニングでの心の安定度を感覚では理解しにくい筋活動を測定し、分かりやすい状態で自分の安定状態を知り、さらに安定させていこうとする方法〕を利用した。
B.　クライエントは、筋電図バイオフィードバックを利用して、リラクゼーションの度合

いを高め、情緒的苦悩の程度を和らげることに、前向きな反応を示した。
C. 筋電図バイオフィードバックを利用しても、リラックスする能力がほとんど、または全く向上していないとクライエントが報告した。

10. 睡眠を誘導するリラクゼーションの技法を教示する（10）
A. 就寝前に心を落ち着かせるために、リラクゼーションの技法を用いることをクライエントに指導した。
B. 就寝前に、「10分間リラックス法（10 Minutes to Relax）」のオーディオテープを聞いて、心を落ち着かせるようクライエントに促した。
C. 心を落ち着かせるうえで、リラクゼーションのテープが役に立ち、以前よりもかなり早く眠れるようになったとクライエントが報告した。テープの利用を継続するよう促した。
D. クライエントが、リラクゼーションの技法を使い始めた後も、依然としてなかなか眠れないと報告した。この技法の効力を妨げる障壁を確認した。

11. 系統的脱感作を実践する（11）
A. クライエントが、心的外傷的な出来事に対する情緒的反応を弱められるように、肯定的な誘導イメージ法を用いた系統的脱感作プログラム〔訳注：行動療法の一つ。不安などを克服するため、低い不安刺激から段階的に徐々に暴露していく技法〕を考案した。
B. 治療セッション中に、指示に従って、イメージによる系統的脱感作プログラムを実践することにクライエントが口頭で同意した。
C. イメージによる系統的脱感作および肯定的な誘導イメージ法の使用により、心的外傷的な出来事に対する情緒的反応が著しく弱まったとクライエントが報告した。このプログラムを継続するよう援助した。
D. イメージによる系統的脱感作プログラムを用いた結果、心的外傷的な出来事に対するクライエントの情緒的反応が弱まったことが確認された。
E. イメージによる系統的脱感作を用いた後、心的外傷的な出来事に対する情緒的反応はごくわずかに弱まっただけであったとクライエントが報告した。プログラムを継続するよう促した。

12. 心的外傷的な出来事にまつわる感情を検証する（12）
A. 今日の治療セッションで、心的外傷的な出来事の前、最中、後のクライエントの感情を検証した。
B. クライエントが心的外傷的な出来事の体験談を語っているときに、本人を支持して肯

第23章 心的外傷後ストレス障害（PTSD）

定した。
C. 心的外傷的な出来事の体験談を語ることによって、クライエントの情緒的苦悩が減少したことが確認された。
D. 心的外傷的な出来事の体験談を語るときに、クライエントが依然として、著しい情緒的苦悩を示していることが確認された。

13. 否定的なセルフトークを特定する（13）
A. 今日の治療セッションで、クライエントの否定的なセルフトーク〔訳注：生活しているなかで、無意識に心のなかでつぶやく言葉〕や将来の悲観的な見通しが、心的外傷といかに関係しているかを特定した。
B. 今日の治療セッションでは、将来の悲観的な見通しや強い自己不信が、健全なリスクを負おうというクライエントの気持ちをいかに阻害しているかに重点を置いた。
C. クライエントの自滅的な思考を特定するために、認知行動療法のアプローチを用いた。
D. 心的外傷への対処として、効果のない対処方略に頼り続けるよりも、適応性の高い方法をクライエントが特定できるよう援助した。
E. クライエントは、否定的なセルフトークを特定しなかった。この点の具体例を示した。

14. 歪んだ否定的かつ自滅的な思考を置き換える（14）
A. クライエントが、歪んだ否定的かつ自滅的な思考を、現実に基づく前向きなセルフトークに置き換えられるよう援助した。
B. 自尊感情を高め、情緒的苦痛を軽減するために、自己について前向きな発言をするようクライエントに促した。
C. 毎日少なくとも1つずつ他者の前で自己について前向きな発言をすることをクライエントの宿題にした。
D. 出来事を破局視〔訳注：将来起こる可能性のある否定的な出来事を、事実以上に耐えることができない破局と見なす考え方〕し、最悪の事態を予測するパターンをクライエントが克服できるように、本人の歪んだ否定的かつ自滅的な思考に挑んだ。
E. 認知上の歪んだ自滅的な思考を、現実に基づく前向きなセルフトークに置き換えることができるようになって、随分落ち着いたとクライエントが報告した。このスキルのメリットを強調した。

15. これまで避けてきた刺激に段階的に接することを教示する（15）
A. 心的外傷にまつわる思考や感情が誘発されるために、これまで避けてきた刺激に段階的に接していく場合の情緒的反応を軽減するプランを、クライエントが作成するのを

援助した。
B. 心的外傷にまつわる思考や感情が誘発されるために、これまで避けてきた刺激に段階的に接していくために講じるステップの階層表を、クライエントが考案するのを援助した。
C. これまで避けてきた刺激に徐々に接していく前に、リラクゼーション、深呼吸、前向きなセルフトークの使い方をクライエントに訓練した。
D. リラクゼーション、深呼吸、前向きなセルフトークの使用によって、これまで避けてきた刺激に、著しい苦悩を抱くことなく、徐々に接することができているとクライエントが報告した。これらの技法を使い続けるよう促した。
E. クライエントは、情緒的苦痛に押し潰される恐怖から、リラクゼーションの技法や前向きなセルフトークの使用を練習しなかった。この点の簡単な課題を行うよう強く促した。

16. 睡眠パターンを観察する（16）
A. 毎晩どのくらい眠っているかを記録するようクライエントに促した。
B. 眠りにつきやすくするために、リラクゼーションの技法の使い方をクライエントに訓練した。
C. 眠りにつきやすくするために、肯定的イメージの使い方をクライエントに訓練した。
D. クライエントが眠るために薬が必要かどうか判断するために、服薬の評価を紹介した。

17. 眼球運動による脱感作と再処理法（EMDR）を用いる（17）
A. 心的外傷的な出来事に対する情緒的反応を弱めるために、眼球運動による脱感作と再処理法（EMDR）の技法の使い方をクライエントに訓練した。
B. 心的外傷的な出来事に対する情緒的反応を弱めるうえで、EMDRの技法が役に立っているとクライエントが報告した。この技法を使い続けるよう促した。
C. 情緒的苦悩を和らげるうえで、EMDRの技法は部分的にしか役立っていないとクライエントが報告した。この点のさらなる援助を行った。
D. EMDRの技法を用いても、心的外傷的な出来事に対する情緒的反応が、ほとんど、または全く軽減していないとクライエントが報告した。この技法の使用を再評価した。

18. グループ療法を紹介する（18）
A. 心的外傷にまつわる感情を、心的外傷的な出来事を体験した他の人々と共有して克服できるように、クライエントにグループ療法を紹介した。
B. グループ療法のセッション中に、少なくとも1回は心的外傷的な体験について自身を

第 23 章　心的外傷後ストレス障害（PTSD）

さらけ出すことをクライエントに指示した。
C. クライエントは、グループ療法に参加することで、心的外傷的な出来事にまつわる情緒的苦痛を体験しているのが自分1人ではないことを認識できるようになった。
D. クライエントが心的外傷的な出来事に関するさまざまな情緒を共有して克服するうえで、グループ療法のセッションへの積極的な参加が役に立っている。
E. クライエントは、グループ療法のセッションを活用せず、心的外傷的な出来事にまつわる自身の感情を共有したがらなかった。

19. 服薬評価を手配する（19）
A. クライエントが、気分を安定させ、怒りの感情の程度を減少させられるように、服薬評価を紹介した。
B. 服薬評価を受けることに、クライエントおよび親が同意した。
C. 気分を安定させ、情緒的苦悩を軽減するために薬を服用することに、クライエントが強く反対した。

20. 服薬の効果を観察する（20）
A. 今日の治療セッションで、服薬に対するクライエントの反応について話し合った。
B. クライエントの気分を安定させ、怒りの感情の程度を減少させるうえで、服薬が役に立っていることが確認された。
C. 服薬を開始して以来、クライエントの気分や怒りのコントロールにほとんど、または全く改善のないことが確認された。
D. クライエントが、薬を処方どおり一貫して服用していることを強化した。
E. クライエントは、薬を処方どおり服用していなかった。遵守するよう再度指示した。

21. 家族セッションを実施してサポートを促す（21）
A. クライエントが、家族のメンバーの面前で、心的外傷的な出来事にまつわる感情を表現できるように、家族セッションを実施した。
B. クライエントが大いに必要とする精神的なサポートを、家族のメンバーがクライエントに与える機会を設けるために、家族セッションを実施した。
C. 家族のメンバーが示したサポートに、クライエントが好意的に反応したことが確認された。
D. 今日の治療セッションで、家族のメンバーが、心的外傷的な出来事にまつわる各自の感情を表現できるようにした。
E. 今日の家族セッションで、クライエントを精神的にサポートして育む家族のメンバー

の能力を阻害する要因を検証した。

22. 心的外傷的な出来事について家族に説明する（22）
A. 心的外傷的な出来事が、クライエントと、本人のその後の適応にいかに影響を及ぼしたかを家族のメンバーに説明した。
B. 心的外傷的な出来事が、自身の適応および対処能力にいかに影響を及ぼしたかを、クライエントが分かち合う機会を設けた。
C. 今日の治療セッションで、家族のメンバーが心的外傷的な出来事の影響を否定していることに挑み、直視させた。
D. 心的外傷的な出来事が被害者にいかに影響を及ぼしたかについて、家族のメンバーが各自の思考や感情を表現する機会を設けた。

23. PTSDに関する本を読むことを課題にする（23）
A. PTSDおよび克服のプロセスに関する本のリストをクライエントに渡し、1冊を選んで読むよう促した。
B. クライエントがPTSDおよび克服のプロセスについて学習できるように、Matsakis『私は乗り越えられない［未邦訳］（*Can't Get Over It*)』を読むよう指導した。
C. 今日の治療セッションで、『私は乗り越えられない』を検討した。
D. クライエントは指示に従って、『私は乗り越えられない』を読んでいた。心的外傷的な出来事を克服する方法を特定するうえで、同書が役に立つことが確認された。
E. クライエントは、『私は乗り越えられない』を読み始めていなかった。PTSDに伴う克服のプロセスを理解するために、同書を読むよう促した。

---

*1　（　）内の番号は、ヨングスマ／ピーターソン／マキニス『臨床現場で使える思春期心理療法の治療計画』（明石書店、2010年）の同題の章に記載されている「行動面の定義」の項目番号を示します。
*2　（　）内の番号は、ヨングスマ／ピーターソン／マキニス『臨床現場で使える思春期心理療法の治療計画』（明石書店、2010年）の同題の章に記載されている「治療的介入」の項目番号を示します。

第24章

精神病
Psychoticism

クライエントの様態

1. 奇異な思考内容（1）*1
A. クライエントの思考内容には、数々の奇異な要素が含まれる。
B. クライエントの思考内容は、誇大妄想、被害妄想、関係妄想が支配的である。
C. 誰かの影響下にあり、コントロールされているように感じることが度々あるが、自分ではどうすることもできないとクライエントが報告した。
D. クライエントの奇異な思考内容が徐々に減少し、本人がより明確かつ合理的に考えるようになっている。

2. 非論理的な発話（2）
A. クライエントの発話には、保続、言語新作、音連合など、いくつかの奇妙さがみられた。
B. クライエントの発話には、曖昧で、抽象的で、反復的なところがある。
C. クライエントの発話は、連合弛緩が目立つ。
D. クライエントの発話がより論理的で一貫したものになり、言語新作や音連合が完全に消失した。

3. 知覚の異常（3）
A. クライエントは、幻聴に惑わされている様子であった。
B. これまで、断続的に幻聴や幻視が生じていたことを、クライエントが明らかにした。
C. クライエントの幻覚の内容や強さが、あらゆる領域の機能遂行に影響を及ぼしている。
D. クライエントは、執拗な幻聴に怯え、そのことにとらわれている様子であった。
E. 服薬計画を開始して以来、クライエントの幻覚が対処可能なものになり、本人の日々の機能遂行が大幅に向上している。

4. 情動の異常（4）
A. クライエントには感情鈍麻がみられ、情動に起伏や幅がない。
B. ほとんどの状況で、クライエントの情動は、甚だしく不適切である。
C. クライエントの情動には、鈍く、平坦なところがある。
D. クライエントは最近、多少なりとも自然に生じる適切な情動を示し始めている。
E. 定期的に服薬するようになって以来、クライエントは情動の幅を取り戻し始めている。

5. 自己感覚の喪失（5）
A. クライエントは自分を見失い、混乱している様子であった。
B. クライエントは、自我の境界や同一性が混乱し、支離滅裂になっているように思われる。
C. あたかも霧の中にいるように、自分を見失い、混乱しているように感じることが度々あると、クライエントが報告した。
D. クライエントは一貫して、自身に対する他者の言動に適切に反応している。
E. クライエントの自己意識に着実な改善がみられ、今では自身と他者の境界を特定し、人物、場所、時間を正確に説明することができる。

6. 意欲の低下（6）
A. クライエントは、気力のない様子で、何に対してもほとんど関心を示さなかった。
B. クライエントと話をした様子から、論理的な結論に至るまでの一連の行動を遂行することに絶えず困難を伴っていることが明らかである。
C. クライエントが、過去も現在も目標を抱いたことがないと報告し、たいていは今現在だけを考えて過ごしていると述べた。
D. クライエントの話や行為は、相反する心情に支配されている。
E. クライエントの活動への自発的な関心や遂行が向上している。

7. 対人関係上の引きこもり（7）
A. クライエントは内にこもり、恐れている様子であった。
B. クライエントはここ最近、他者から次第に引きこもり、恐ろしい思考や感情ばかりに注意を向けている。
C. クライエントは、他者を恐れている、または他者に距離に置いてもらいたいという明確なメッセージを送っている。
D. 人々と接触することに対するクライエントの恐怖が減少し、他者からの社交上の誘いに適切に対応している。

第24章　精神病

8. 緊張、怯え（7）
A. クライエントは緊張し、怯えている様子であった。
B. クライエントの緊張や恐怖の度合いが、他者への反応や交流に対する過度の警戒に表れている。
C. カウンセリングのセッションで、クライエントは、見るからに悲しそうなので、怖気づいている様子であった。
D. クライエントは徐々に、緊張や怯えが和らぎ、自身について以前よりもオープンに説明できるようになっている。

9. 素っ気ない、よそよそしい（8）
A. クライエントの態度は、素っ気なく、よそよそしかった。
B. クライエントの他者との関係のパターンには、よそよそしさや素っ気なさが表れており、親密になることを一切避けている。
C. これまでも親しい友人がいたことはなく、知り合いが数人いる程度でいいとクライエントが述べた。
D. クライエントは、治療者にも、カウンセリングのプロセスにも、全く関心を示さなかった。
E. クライエントは最近、わずかに温かさ、自発性、他者への関心を持って人々とかかわっている。

10. 社会的スキルの欠如（8）
A. クライエントは、社交場面でぎこちなく、社会性に欠ける。
B. 他者と接する際、クライエントは必ず適度な心理的な距離を確保する。
C. ほとんどの社交場面でぎこちなさや脅威を感じるとクライエントが報告した。
D. クライエントは常に、他者の行為や動機を誤解しているように思われる。
E. カウンセリングのセッションに取り組み始めて以来、クライエントは、進んで人々と交流するようになり、他者の行為や動機を以前ほどひどく誤解していない。

11. 衝動的な思考・感情・行為（9）
A. これまでに、主として友人や家族に向けてきた性的および攻撃的な衝動行為について、クライエントが報告した。
B. クライエントの空想は、一貫して性的または攻撃的なものである。
C. クライエントは、自身の性的および攻撃的な衝動や空想を、他人のせいにすることが多い。

D. 服薬を始めて以来、クライエントの衝動的および攻撃的な行為や空想が着実に減少している。

12. 精神運動の異常（10）
A. クライエントの態度には、多数の奇妙な癖や、しかめっ面などがはっきりとみられる。
B. クライエントの環境とのかかわり合いは、極めて限られている。
C. クライエントは、昏迷、硬直、興奮など、さまざまな強硬症的なパターンを示している。
D. クライエントの精神運動の異常が消失し、内的刺激に反応して奇妙な表情や運動を示すことがなくなっている。

実施した介入

1. 思考障害を調査する（1）[*2]
A. クライエントの思考障害の範囲を調べるために、診断面接を実施した。
B. 診断面接の間中、クライエントはガードが固かったが、協力的であった。
C. クライエントの思考障害の範囲を確定し、これに対処する適切な介入を考案して実施した。

2. 精神病の性質を判断する（2）
A. 本人の精神病が、短期的な反応的性質のものか、長期的な性質のものかを判断するために、クライエントに診断面接を実施した。
B. 精神病の性質を確証するために、クライエントに精神医学的評価を紹介した。
C. 精神病の性質が確定された。
D. クライエントの精神病は、短期的で反応的性質のものと判断された。
E. クライエントの精神病は、長期的な性質のものと判断された。

3. 支持的療法を実施する（3）
A. 不信を弱め、恐怖を和らげ、オープンな姿勢を促すために、クライエントに支持的療法を実施した。
B. 信頼を築き、安心感を育むために、クライエントに心からの思いやりや理解を示すアプローチを用いた。
C. クライエントの恐怖や不信感が減少し始めた。クライエントに心を開くよう促した。
D. 支持的なアプローチにもかかわらず、クライエントは依然として、恐れ、不信感を抱き、心を閉ざしている。

4. 心理検査を実施する（4）
A. 精神病の重症度とタイプを判断するために、心理検査を実施した。
B. 精神病の重症度とタイプを判断するために、クライエントに心理検査を紹介した。
C. クライエントが心理検査に集中できなかったため、完了できなかった。
D. クライエントが、率直な態度で評価を受け、検査者に協力的であったことを強化した。
E. 心理検査の結果を、クライエントおよび親に通知した。

5. 精神疾患の家族歴の情報を収集する（5）
A. 精神疾患、心的外傷、ストレス因子の事例を特定するために、クライエントの家族歴を検証した。
B. 家族に精神疾患の既往歴があることを確認し、家族の対処方略を特定した。
C. クライエントの家族の既往歴の検証からは、知る限りの近親者に重度の精神疾患があることは明らかにならなかった。

6. 精神病の経過を説明する（6）
A. 精神病の本質的な経過について、クライエントおよび家族に説明した。
B. 精神病の生化学的な要素や、そうした要素の影響により合理的な思考が混乱することを、クライエントおよび親に強調した。
C. クライエントおよび親に精神病の経緯に関して質問がないか尋ね、各人の質問に回答した。
D. 家族のメンバーが精神病のあるメンバーに理解やサポートを示すことの重要性を強調して強化した。
E. 精神病の経緯についての説明を試みたにもかかわらず、クライエントおよび家族のメンバーは、疾患、原因、影響について混乱していた。

7. 服薬評価を紹介する（7）
A. クライエントに抗精神病薬の服薬評価を紹介した。
B. 向精神薬の服用に対するクライエントおよび家族の抵抗を検証して、解決した。
C. 薬の処方どおりの服用を確約するようクライエントに指示した。
D. クライエントは、紹介された服薬評価のための医師の診察を受け、抗精神病薬が処方されている。
E. クライエントは、向精神薬の処方を拒否した。医学的必要性に関する自身の決断を再考するよう促した。

8. 服薬の遵守および有効性を観察する（8）
A. クライエントの処方薬の服用遵守、副作用、全般的な有効性を観察した。
B. クライエントが処方薬を一貫して服用していなかったため、再度指示した。
C. クライエントが処方どおり服用していることを、口頭で肯定して強化した。
D. 処方された抗精神病薬によって、思考障害の症状が緩和しているとクライエントが報告した。

9. 適切なレベルのケアを手配する（9）
A. クライエントには、どの程度の監督指導を伴うケアが必要かを調査した。
B. 精神病の症状によってクライエントに深刻な障害が生じているため、入院治療が提案され、手配された。
C. 現在クライエントに入院や居住型のケアは必要ないが、今後必要になるかどうかを観察する。
D. クライエントが確実に入院治療を受けるように、家族の支援やサポートを取り付けた。
E. 適切なレベルのケアに関する提案を基に、クライエントは高いレベルの監督指導を伴う施設に入所している。
F. 高いレベルの監督指導を伴うケアが提案されているにもかかわらず、クライエントはそうした環境に入所していない。

10. ストレス因子を探る（10）
A. 精神病のエピソードを引き起こしていると思われる内的および外的なストレス因子を探った。
B. クライエントが、最近の生活上の内的および外的なストレス因子を特定するのを援助した。
C. クライエントの現在の生活状況を調べたところ、日常生活上の重大な内的および外的なストレス因子が明らかになった。
D. 精神病の直近のエピソードの誘因となる重大な内的および外的なストレス因子は、特定されなかった。

11. ストレス因子にまつわる感情を検証する（11）
A. 精神病のエピソードを誘発したストレス因子にまつわるクライエントの感情を検証して、肯定した。
B. 温かく、支持的なやり方で、クライエントの感情を検討した。
C. クライエントは、生活上のストレス因子にまつわる否定的な感情を特定できなかった。

この種の感情の考えられる例を示した。

12. 脅威を特定してプランを立てる（12）
A. 精神病の発現を助長した環境上のストレス因子を、クライエントと家族が特定するのを援助した。
B. クライエントと家族が、環境上のストレス因子に対処または軽減するプランを立てられるように援助した。
C. クライエントの治療のために、他者が介入を受けたことにより、環境上のストレス因子が軽減したことが確認された。
D. 介入にもかかわらず、環境上のストレス因子は改善されていない。この点についてクライエントと家族に再度指示した。

13. 過去の喪失や心的外傷を検証する（13）
A. クライエントのこれまでの心的外傷、喪失、別離を検証した。
B. クライエントは、これまでの喪失、心的外傷、別離を特定することや話すことに抵抗を示した。こうした抵抗は通常のことであると説明した。
C. 恐怖、自己不信、情動的なもろさを助長している過去の心的外傷的な出来事を、クライエントがいくつか特定した。

14. 疾患について家族を教育する（14）
A. 家族セッションで、クライエントの疾患、その原因、症状、治療、予後について、家族のメンバーを教育した。
B. クライエントの精神疾患の性質、治療、予後に関する家族からの質問に回答した。
C. 家族のメンバーが抱いている、根拠のない非現実的な信念または態度に対処して、検討した。

15. 実践型活動をクライエントに奨励する（15）
A. クライエントが回復するうえでの実践型活動の価値と重要性を、親や家族の他のメンバーに強調した。
B. いくつかの実践型活動を特定し、クライエントに参加を促すよう親に指示した。
C. クライエントが実践型活動に参加し始めたことについて、親およびクライエントを肯定して強化した。
D. クライエントは、課外の社会的活動や余暇活動への参加に抵抗を示している。この点により直接的な注意を向けさせた。

16. 向社会的行動を褒めるよう促す（16）
A. クライエントの責任ある適応的な向社会的行動を褒め、強化する機会に目を向けるよう親に促した。
B. 褒めるという技法の模範を親に示すために、クライエントの健全な行動を奨励することを強化した。
C. 親がクライエントの責任ある適応的な向社会的行動を褒め、強化していることを、親に告げた。
D. クライエントの親は、クライエントの責任ある適応的な向社会的行動を褒めて強化していなかった。褒めて強化するのに適切と思われる具体的な機会を再度指示した。

17. 矛盾した二重メッセージについて家族に教示する（17）
A. 一貫性のない矛盾した二重メッセージ〔訳注：言っていることと、行動あるいは思いが異なるといった相矛盾するメッセージが同時に存在するとき、相手がそのメッセージをどう受け止めてよいか混乱する〕と、こうしたメッセージが家族のメンバーにいかに悪影響を及ぼすかを家族に教示した。
B. クライエントの不安、混乱、精神病症状の原因となる、家庭内の矛盾した二重メッセージを家族が認識するのを援助した。
C. 矛盾した二重メッセージの使用をやめることを確約するよう家族に指示した。
D. 家族セッションで、家族のメンバーが矛盾した二重メッセージを使用したときに、そのことを直視させた。
E. クライエントの報告や家族セッション内での観察から、矛盾した二重メッセージが使用される頻度が著しく減少したことを、家族に告げた。

18. 迂遠で支離滅裂なコミュニケーションを直視させる（18）
A. 家族セッションで、コミュニケーションを常に明確で率直なものにするよう親に指示した。
B. 家族セッションのロールプレイの状況で、明確で率直なコミュニケーションを親が練習する機会を設けた。
C. 迂遠で支離滅裂なコミュニケーションが、混乱や不安といった形でクライエントに及ぼす悪影響を、親が認識するよう援助した。
D. クライエントとのコミュニケーションが迂遠で支離滅裂になったときに、そのことを親に直視させた。こうした非機能的なやりとりの頻度が減少している。

第 24 章　精神病

19. 家族の批判や敵意の程度を減少させる（19）
A. 家族セッションを実施して、クライエントおよびその疾患にまつわる各自の感情を表現するよう各人に促した。
B. 家族セッションで、家族のメンバーが、クライエントに対する批判や敵意を発散できるようにした。
C. クライエントおよびその疾患と生活をともにすることのフラストレーションや難しさについて、家族のメンバーを支持して肯定した。
D. 家族のメンバーが、クライエントおよびその疾患を理解しているという気持ちを抱くよう援助した。
E. クライエントに対して思いやりを示す練習をし、クライエントの時として奇異な症状は、本人にはコントロール不能であることに理解を示すよう家族のメンバーに促した。

20. 不適切な行動に対して親が制限を設けるよう援助する（20）
A. 親に、クライエントの不適切な攻撃や性行動に対する自分たちの思考や感情を表現するよう促した。
B. 親が、クライエントの不適切な攻撃や性行動に対して、（クライエントに敵意を抱くことなく）確固たる制限を設けるのを援助した。
C. 親が、クライエントに対して確固たる制限を設けるよう取り組んでいることを、一貫して支持して励ました。
D. 親が確固たる制限を設けたことにクライエントは前向きな反応を示しており、この結果、不適切な攻撃や性行動が減少したことが確認された。

21. 疾患に関する感情を表現するよう家族に促す（21）
A. クライエントの疾患に関連してフラストレーション、罪悪感、恐怖、抑うつを抱くことは、家族のメンバーにとって通常のことであると説明した。
B. クライエントの疾患や行動パターンにまつわる感情を打ち明けた家族のメンバーを、励まし、支持し、理解を示した。
C. クライエントの疾患に対してマイナスの感情を抱き続けることの否定的な成り行きを、家族のメンバーに直視させ、注意を促した。

22. 学業を継続できるよう手配する（22）
A. クライエントが、治療中も、継続的に学校教育を受けられるかどうかをクライエントおよび親と検証した。
B. クライエントが継続的に学校教育を受けられるよう手配し、本人に、学業を遂行し、

スキルを構築するよう促した。
C. クライエントの精神病症状の多くが軽減したが、本人が、学業環境に戻り、そうした環境で社会的および認知的に求められる事項に対処することに抵抗を示していることが確認された。

23. クライエントについて教職員を教育する (23)
A. 治療者と学校関係者が情報交換するために、親に情報提供承諾書に署名するよう依頼した。
B. 学校関係者に、クライエントに期待すべきことを伝え、本人を支えて受け入れる環境を作り出すよう促した。
C. 教職員が、指示に好意的な反応を示し、学業環境でクライエントに必要な秩序やサポートを整えている様子を、クライエントおよび親に伝えた。
D. 教職員は、指示に好意的な反応を示さず、学業環境でクライエントに必要な秩序やサポートを整えていなかった。重ねて提言した。

24. 根幹にある欲求や感情を探る (24)
A. クライエントの内面的な葛藤や不合理な信念を助長する根幹的な欲求や感情を探った。
B. クライエントが、自身の感情や欲求と、内面的な葛藤や不合理な信念を結びつけて考えるのを援助した。
C. 非現実的な欲求とそれに伴う感情を解き放つようクライエントに促した。
D. これまでに受けた拒絶、養育放棄、虐待で、自らの自立心に消えない傷跡を残したものをクライエントが説明する間、積極的傾聴のスキルを用いた。
E. クライエントは、根幹にある欲求や感情を特定できなかった。この点の参考例を示した。

25. 非論理的な発話を直視させる (25)
A. 非論理的な発話が表れたときに、クライエントに自身の思考に注意を向け直させるために、そうした発話をクライエントにやんわりと直視させた。
B. クライエントの発話が非論理的になったときに、そのことを直視させた。
C. やんわりと直視させる度に、クライエントは協力的な態度で前向きに反応し、自身の思考に注意を向け直すよう取り組んでいる。
D. やんわりと直視させたにもかかわらず、クライエントは依然として、こうしたやり方にフラストレーションを感じ、注意を向け直すための援助として効果がないと考えて

いる。

26. 不合理な信念を再構成する（26）
A. クライエントの不合理な信念を特定し、現実に基づく現象に再構成した。
B. クライエントの不合理な信念をそれぞれ、現実に基づく証拠に基づいて再構成した。
C. 再構成した信念をクライエントに強化し、毎日使用するよう促した。
D. クライエントの不合理な信念が減少し、本人の思考が、かなり一貫した、現実に基づくものになっている。この進歩を強化した。

27. 外界の現実に意識を集中させるよう促す（27）
A. 外界の現実と歪んだ空想の違いを、クライエントにはっきりとした言葉で指摘した。
B. 外界の現実に意識を集中させるようクライエントに促し、指示した。
C. 何が現実で、何が空想かに混乱したときや確信がないときは、治療者または他者に状況を確認するようクライエントに指示した。
D. クライエントは、空想と現実を区別し、外的状況に適切に反応できるようになっている。この進歩を強化した。
E. 外界の現実に意識を集中させるよう促したにもかかわらず、クライエントは依然として、現実と空想の区別に苦心している。この点の具体的なフィードバックを示した。

28. 刺激の根源を識別できるよう援助する（28）
A. 刺激の根源が自己生成メッセージなのか、外界の現実なのかを識別するスキルをクライエントが構築するのを援助した。
B. クライエントが刺激をきちんと識別していることに、前向きなフィードバックを与え、励ました。
C. クライエントは、内面の認知的刺激と現実に基づく刺激の識別に苦心している。さらなる指示を与えた。
D. 刺激の根源に確信がないときは、他者に助言を求めるようクライエントに促した。
E. クライエントが、内面の幻覚的な刺激と、外界の現実をきちんと識別可能であることが確認された。

29. 不正確な知覚や奇異な連合を解釈する（29）
A. クライエントの不正確な知覚や奇異な連合を特定した。
B. 奇異な連合や不正確な知覚はそれぞれ、拒絶やコントロール不能に対する語られない恐怖を示すものであるという解釈を、クライエントに示した。

C. 日常生活で、不正確な知覚や奇異な連合が生じたときは、この新しい解釈を適用するようクライエントに指示した。
D. クライエントは、不正確な知覚や奇異な連合は、拒絶やコントロール不能に対する語られない恐怖を示すものであるという解釈を受け入れた。本人がこの点のさらなる例を特定するのを援助した。
E. クライエントは、不正確な知覚や奇異な連合と、拒絶やコントロール不能に対する語られない恐怖の結びつきを否定した。自分で受け入れられると感じたときに、こうした解釈を適用するよう促した。

30. 攻撃的行動や性行動に制限を設ける（30）

A. クライエントの不適切な攻撃的行動や性行動に確固たる制限が設けられ、それぞれの制限に違反した場合の具体的な成り行きも示された。
B. クライエントの適切な怒りおよび性行動を特定して強化した。
C. クライエントが、不適切な攻撃的行為や性行為に先行する誘因を特定するのを援助した。
D. 衝動性のコントロールに用いるいくつかの技法をクライエントに教示した。
E. 不適切な攻撃的行動や性行動に対する確固たる制限の設定にクライエントが反応するにつれ、こうした行動が消失している。

31. 日常的な機能遂行の程度を観察する（31）

A. 現実見当識、衛生状態、情動の適切性などの各領域において、クライエントの日常的な機能遂行の程度を観察した。
B. 各領域の日常的な機能遂行に進歩がみられることについて、クライエントにフィードバックを与えた。
C. 各領域の日常的な機能において、クライエントが期待されたとおり遂行していなかったときや、進歩がみられなかったときに、再度指示をした。
D. 日常的な機能遂行の前向きな進歩を強化し、さらなる向上に促した。
E. 日常生活の各領域におけるクライエントの機能遂行は、依然として問題があり、進歩がみられない。この点を改善する援助を行った。

32. 人々との交流の代替的な方法を教示する（32）

A. 家族や友人といるときに使用する、新しい前向きな社会的スキルをクライエントに教示した。
B. それぞれの新しい社会的スキルをクライエントが練習する機会を設けるために、ロー

ルプレイや行動リハーサルを行った。
C. 新しい社会的スキルを家族か友人に試してみることを確約するようクライエントに指示した。
D. クライエントが新しい社会的スキルを家族や友人に試してみたことに、前向きなフィードバックを与えた。こうした試行の結果を確認して検討した。
E. クライエントは、前向きな社会的スキルを家族や友人に試していなかった。試すよう再度指示した。

33. 他者への適切な反応を強化する（33）
A. 他者への適切な社会的および情緒的反応をクライエントと特定した。
B. 他者への適切な反応をクライエントが練習する機会を設け、反応を強化するために、ロールプレイや行動リハーサルを行った。
C. 他者への適切な社会的および情緒的反応を、クライエントに口頭で促し強化した。
D. 他者への反応が社会的または情緒的に適切でなかったときに、クライエントにやんわりと直視させた。

34. 家族の支援グループを紹介する（34）
A. 家族の支援グループの選択肢を検証し、支援の必要性を認めることへの抵抗に対処した。
B. 精神疾患のある人のいる家族のメンバーを対象とした支援グループを、クライエントの家族に紹介した。
C. 支援グループのプラス面を挙げ、少なくとも1回はセッションに参加するよう家族に促した。
D. 「自分たちだけで何とかなる」という信念を家族のメンバーに直視させた。
E. 励ましを与えたにもかかわらず、家族は依然として、支援グループのミーティングに参加してみることに抵抗している。

---

*1 （ ）内の番号は、ヨングスマ／ピーターソン／マキニス『臨床現場で使える思春期心理療法の治療計画』（明石書店、2010年）の同題の章に記載されている「行動面の定義」の項目番号を示します。
*2 （ ）内の番号は、ヨングスマ／ピーターソン／マキニス『臨床現場で使える思春期心理療法の治療計画』（明石書店、2010年）の同題の章に記載されている「治療的介入」の項目番号を示します。

第25章

家　出
Runaway

クライエントの様態

1. 1日以上の家出（1）[*1]

A. クライエントは1日以上家出したことが何度もあると親が報告した。

B. 自身の家出は、家庭の事態が収拾するまで、身を守るために必要なものであったとクライエントが説明した。

C. 自身の家出は心配するようなものではないとクライエントが述べた。

D. 家庭内の問題に対処し解決して以来、クライエントは家出をしていない。

2. 親権を持たない親のもとに逃げこむ（2）

A. クライエントは、親権を持つ親に腹を立てたときに、親権を持たない親の家に逃げこむパターンを示した。

B. 腹を立てたときに、親権を持たない親の家に逃げ込めば、自分の思いどおりになることをクライエントがしぶしぶ認めた。

C. 親権を持たない親のもとに逃げ込むクライエントのパターンを不快に思うが、どうしようもないと親が報告した。

D. 親権を持つ親と持たない親が子育てに協力し始めたことが分かるにつれ、クライエントは家出のパターンをみせなくなっている。

3. 州を越えた家出（3）

A. 家出して他の州まで行ったとクライエントが報告した。

B. 州を超えて家出したことがあり、次回は捕まらないようにしようと企てているとクライエントが述べた。

C. クライエントがまた州を越えて家出し、二度と戻ってこないのではないかという恐怖を親が表現した。

D. 家出せず、代わりに治療セッションで家族の問題に取り組むことにクライエントが同

意した。

4. 一晩戻らなかった家出が2回以上ある（4）
A. クライエントは、家出をして、一晩戻らなかったことが2回以上ある。
B. クライエントが自身の行動を問い詰められた後に家出をして、一晩戻らなかったことが2回以上あると親が述べた。
C. クライエントは、治療セッションで、親との対立の問題に取り組むことに合意した。

5. 48時間以上の家出（5）
A. クライエントは、48時間以上家出していたことが2回以上ある。
B. クライエントは、48時間以上家出したが、警察に保護されて家に戻らざるを得なかった。
C. クライエントが家出を企てているのを見つけたことがあるため、クライエントには家出の実行計画があるのではないかという恐怖を親が表現した。
D. クライエントは、二度と家出を企てないと断言している。

6. 低い自己イメージ（6）
A. クライエントは伏し目がちに、低い声で、多数の自己軽蔑的な発言をした。
B. 自分自身が好きでなく、自分の存在を恥ずかしく思うとクライエントが述べた。
C. クライエントが自己および人生全般について述べるコメントにはすべて、否定的で、暗く、恥に根ざしているところがあった。
D. クライエントは、どのような褒め言葉や肯定的な発言にも、すぐに否定的な形で反応する。
E. 家庭内の問題が対処され始めるにつれ、クライエントの自己価値が向上している。

7. 家庭環境（7）
A. クライエントが親の無視や心理的虐待を語り始めるにつれ、家族のうわべの温かさや信頼関係が崩れ始めている。
B. クライエントが、親への愛情を表現しながらも、親の喧嘩や飲酒に動揺していると述べた。
C. クライエントは、どちらの親からも必要とされている、あるいは受け入れられていると感じたことが一度もないことを表現し始めている。
D. クライエントが、自身の家庭について、すさんでおり、虐待的で、時として暴力的であると説明した。

E. 家族との面談で、虐待および暴力をやめさせた。

8. 親との対立（8）

A. 親が求めることに対するクライエントのそれぞれの反応には、明白な怒りや挑戦が見受けられる。
B. 親、教師、きょうだいに腹を立て、しょっちゅう衝突しているとクライエントが報告した。
C. 親の言うことは聞かない、あるいは親の「馬鹿げたルール」には従わないとクライエントが述べた。
D. 家族セッションに積極的に参加するにつれ、クライエントの親との対立の程度が減少し始めている。

9. 虐待の犠牲者（9）

A. 自身の悪事に対する処分として、厳しい虐待的な罰を与えられた事例をクライエントが説明した。
B. 報告義務の法令に従って、クライエントの虐待の主張を保護機関に通報した。
C. きょうだいの行為を自分のせいにされる、否定的で中傷的な呼び方をされる、他者の面前で辱しめを受けるなど、長い間親から心理的虐待を受けてきたとクライエントが語った。
D. 対立が生じると、両方の親が何時間あるいは何日間も家を空けるパターンをクライエントが明らかにした。
E. クライエントは、これまでに虐待を受けてきたことが、いかに家出の主要な役割を果たしているかに対する洞察を言葉に表し始めている。

10. 信頼（9）

A. クライエントは、警戒して、不信感を抱いている様子であった。
B. 肉親以外は誰も信用せず、肉親も限定的にしか信用しないとクライエントが述べた。
C. 信頼に値する人はおらず、そのため、自分のことは自分で守らなければならないとクライエントは考えている。
D. クライエントが、治療者を少し信頼し始めたが、こうしたことに違和感を覚えると述べた。

実施した介入

1. 信頼を築く（1）[*2]

A. 無条件の肯定的関心を通して、クライエントと導入段階の信頼を築いた。
B. クライエントと信頼関係の基盤を築くために、心からの受容や積極的傾聴の技法を用いた。
C. クライエントが信頼に基づく関係を形成したことが確認され、自身の感情を治療者に打ち明け始めた。
D. 積極的傾聴、心からの受容、無条件の肯定的関心を用いても、クライエントは依然として信頼して打ち明けることを躊躇している。

2. 苦痛の原因を検証する（2）

A. 情緒的苦痛のさまざまな側面と、その表れ方について、クライエントを教育した。
B. 家出をする気になるほどの情緒的および身体的な苦痛を引き起こす状況を、リストアップするようクライエントに指示した。
C. クライエントに、苦痛の閾値を10段階で示すよう指示し、どの段階で苦痛を表現し始め、どのように表現するのか尋ねた。
D. クライエントが、これまで虐待、無視、養育放棄で、家出の動機になったものを打ち明けている間、積極的傾聴のスキルを用いた。
E. 権威者との継続的な対立やコントロールで、家出の動機となったものをクライエントが説明したときに、本人を精神的にサポートした。
F. クライエントは、情緒的苦痛と、家出のパターンの結びつきを否定した。両者がいかに結びつくのかについての参考例を示した。

3. 対立を解決する前向きな方法を特定する（3）

A. 対立的な状況を解決する前向きで建設的な方法として思いつくものをすべてリストアップするようクライエントに指示した。
B. 上記の対立解決のリストから、対立的な状況に対処できそうないくつかの建設的な方法をクライエントが選定するのを援助した。
C. 新しい対立解決の手法をクライエントが実践するのを観察したところ、対立が生じたときに、これらの手法を実行しようと努力しているようであった。
D. クライエントは、対立を解決する建設的な方法を適用することに抵抗を示し、依然として、対立を他人のせいにしている。このパターンを本人に告げた。

4. 対立解決の手法を教示する（4）

A. 対立解決のさまざまな手法をクライエントに教示した。

B. クライエントが、解決の技法を2〜3つ選択し、日常生活で実践し始めるのを援助した。

C. クライエントが効果的な対立解決の手法を実践して功を奏し、家庭内で、穏やかで、相手を尊重したやりとりがなされていることに、前向きなフィードバックを与えた。

D. クライエントは、対立解決の建設的な方法を適用することに抵抗を示し、依然として、あらゆる対立を他人のせいにしている。対立解決の技法を用いるよう促した。

5. 家族の健全なコミュニケーションを促進する（5）

A. 家庭内のコミュニケーションのパターンを判断するために、家族セッションを実施した。

B. 相手を尊重した健全なコミュニケーション行動を親に指導し、すぐに使い始めるよう指示した。

C. 家族セッションで、健全なコミュニケーションスタイルの模範を家族に示し、こうしたスタイルを実践するようメンバーに促した。

D. 家族セッションで、相手を尊重しない不健全なコミュニケーションパターンを阻止して、指摘した。新しい健全なパターンに置き換えられ、試行されている。

E. 家族が、以前に用いられていた、相手を尊重しない挑発的で批判的なスタイルの代わりに、互いに尊重し、思いやり、理解して話し始めていることを、本人たちに告げた。

6. 問題解決グループを紹介する（6）

A. クライエントのスキルを向上させるために、問題解決グループに参加するよう本人に指示した。

B. クライエントのグループへの出席、話し合いへの参加、進歩状況を観察し、進歩がみられたことを口頭で肯定した。

C. クライエントは、問題解決グループに参加することを拒んでいる。拒否する理由を確認して検討した。

7. 責任を認めることを教示する（7）

A. 家族およびクライエントに、対立が生じることに対する各自の役割の割合を示すよう指示した。

B. 問題が誰の責任かという質問について、家族の総意が得られるまで話し合うよう援助した。

C. 問題に対する各自の役割を受け入れたことを確認するために、クライエントおよび親に、「私は」で始まる発言をするよう指示した。
D. 全員が、対立が生じたことに対する各自の役割をなかなか受け入れることができず、問題をすぐに他人のせいにすることを、家族のメンバーに告げた。

8. 児童虐待の証拠を検証する（8）
A. 幼少期からの暴言および心理的や身体的虐待の事例をクライエントが説明する間、積極的傾聴のスキルを用いた。
B. 家族のメンバーとジェノグラム（家系図）を作成したところ、クライエントに対するものを含め、数世代にわたる児童虐待のパターンが明らかになった。
C. 家族に生物心理社会的評価を実施する中で、クライエントの幼児期に、母親が身体的および心理的に無視する強力なパターンのあったことが明らかになった。
D. 家族がこれまでに、数年にわたって保護機関の介入を受けていたことが確認された。
E. 家族のメンバーは、過去の身体的虐待の事例を過小評価した。こうしたパターンを家族に告げた。
F. 家族のメンバーは、身体的または性的虐待に関する質問に率直に答えようとしなかった。この点の情報を提供するよう促した。

9. クライエントのレスパイト・ケアを手配する（9）
A. クライエントおよび家族に、レスパイト・ケア〔訳注：家族支援サービスの一つで、家族の休息などのために一次的にケアを代替する福祉サービス〕の選択肢を示し、検討して返事をするよう求めた。
B. クライエントを家庭外の生活環境に移すうえでの条件を、家族と取り決めた（例：訪問、家に戻る基準）。
C. クライエントが家に戻っても差し支えないと判断されるために解決すべき具体的な問題に取り組むことを目標とした、個人セッションおよび家族セッションのスケジュールを組んだ。
D. 家族の問題の解決に取り組む間、クライエントは家を離れて、一時的な保護施設に移っている。

10. 親の精神作用物質乱用を調査する（10）
A. 精神作用物質乱用の完全評価を受けさせるために、親に精神作用物質乱用の機関を紹介した。
B. 両方の親に対して精神作用物質乱用の評価が実施された。

C. 精神作用物質乱用の評価を受けるよう親に提案したが、親はその必要はないと拒否した。
D. 親に精神作用物質乱用の深刻な問題があることは明らかである。治療を紹介している。
E. クライエントの親に、精神作用物質乱用の問題は確認されなかった。

11. ジェノグラム（家系図）を作成する（11）
A. 家族のメンバー間の関係と、継続的な未解決の対立に着目した、数世代にわたるジェノグラム（家系図）を家族が作成するのを援助した。
B. 家族が、人間関係のパターンおよび未解決の家族の対立を特定するのを援助した。
C. 親は、近親者と自分たちの間の長年の対立を認めることに抵抗を示し、こうした対立の責任を負うことにも抗った。これらのパターンを親に告げた。
D. 親が、近親者との長年の対立を認め、こうした対立の解決を試みることへの真摯な関心を示したことを、支持した。

12. 近親者との対立を解決する（12）
A. 親が、自身の親との未解決の対立に意識を向けるよう援助し、こうした長年の対立の解決に着手するために必要な手段をすぐに講じるよう促した。
B. 親に、今は亡き自身の親との問題を解決できそうな、関係修復のための選択肢、儀式、行為をいくつか示した。
C. 親が、近親者との破綻した関係の修復に着手するための建設的な手段を講じたことを、奨励した。
D. 親は依然として、近親者に対して反目的な姿勢をとり、対立解決に向けた手段を講じることを拒否している。この点を再度指示した。

13. 親の拒絶を特定する（13）
A. 親が、自分たちの子育ての方針や技法に注意を払い、クライエントに拒絶を感じさせるやりとり、技法、メッセージを特定できるよう援助した。
B. クライエントに拒絶を感じさせると特定された否定的なアプローチ、技法、メッセージと置き換える、新しいものを検証した。
C. 親が、拒絶のメッセージを伝えていたことを認め、クライエントを肯定して受け入れることを伝える試みを始めていることを、支持した。
D. 親は、拒絶のメッセージによってクライエントを傷つけているという忠告に、抵抗を示している。こうした力動の参考例を示した。

第25章　家　出

14. 子育て講座を紹介する（14）
A. 親に子育て講座に参加するよう促し、この考えに対する抵抗を解決した。
B. 親が子育て講座に参加して得た収穫を、肯定して支持した。
C. 親は、効果的な子育てのスキルを習得するために講座に参加するという考えを拒否している。

15. 子育てに関する本を読むことを課題にする（15）
A. 子育てに関する本を読むことを親の課題にした。
B. 思春期についての知識や理解を深めるために、Ginott『子どもに言った言葉は必ず親に返ってくる――思春期の子が素直になる話し方（*Between Parent and Teenager*）』（草思社）、Gordon『親業――子どもの考える力をのばす親子関係のつくり方（*P.E.T.: Parent Effectiveness Training*）』（大和書房）、Glenn／Nelson『自分に甘い社会で自立した子どもを育てる［未邦訳］（*Raising Self-Reliant Children in a Self-Indulgent World*）』のいずれかを読むことを促した。
C. 親は指示に従って、子育ての技法に関する本を読んでいた。同書から学んだ主な概念を検討した。
D. 親は、効果的な子育てに関する本から学んだ新しい概念をいくつか実践し始めている。こうした子育ての方向転換のメリットを確認した。
E. 親は、効果的な子育てに関する本を読んでいなかった。読むよう再度指示した。

16. 親がクライエントを肯定し重んじるよう援助する（16）
A. 子どもが肯定され、重んじられ、家族の一員であると感じられるようなことを見つけるよう親を導いた。
B. クライエントへのかかわり合いや子育ての一環として、子どもを肯定するために取り組めそうなことを5つリストアップするよう親に指示した。
C. 子どもを肯定する技法を導入し、一貫して実施することを確約するよう親に求めた。
D. 親が、クライエントの価値を肯定する行為の実践において、顕著な進歩を示したことを強化した。

17. 満たされない欲求を特定して伝える（17）
A. 自身の欲求で、家庭内で満たされていないと思うものを1つ残さずリストアップするようクライエントに指示した。
B. クライエントは、顕著な社会面、情動面、身体面の欲求をなかなか特定できなかった。こうした欲求を特定するのを援助した。

C. クライエントが、家庭内で満たされていない身体面および情動面の深刻な欲求をいくつもリストアップし、こうした欲求を検討した。
D. 家族セッションで、クライエントが満たされない欲求のリストを親に読み上げた。親には、それを黙って聞き、聞いた内容を肯定するよう指示した。

18. 自身の欲求を充足させることを教示する（18）
A. 自身の満たされない欲求に目を向け、その中で、クライエント自身が充足させられそうなものを見極めるよう援助した。
B. でき得る限り自身で欲求を充足させることの大切さをクライエントに教示した。
C. クライエントが、自身のいくつかの情動面の欲求を充足させるために、健全で建設的な措置を講じていることに、前向きなフィードバックを与えた。
D. クライエントは依然として、自身の欲求を満たしてくれない親を責めることばかり考え、自身の欲求を充足させるために建設的な措置を講じることを拒否している。この点について再度指示した。

19. 家庭に対する感情の課題を行う（19）
A. 家族の力動をどのようにとらえているかを記述することと、そうした認識を確証または反証する出来事を日記に記すことをクライエントの課題にした。
B. 内に秘めてきた問題の外在化を援助するために、Jongsma／Peterson／McInnis『簡潔な思春期治療の宿題計画［未邦訳］（*Brief Adolescent Therapy Homework Planner*）』の中の「家を別の名前にたとえる（Home by Another Name）」または「秘密任務（Undercover Assignment）」の課題を行うようクライエントに指示した。
C. クライエントが長い間秘めてきた、家族の対立の困難な問題に目を向けるリスクを冒すことを援助するために、口頭で支持して励ました。
D. 内に秘めるクライエントのパターンを、毅然としながらも相手を尊重したやり方で本人に直視させ、こうしたパターンが、自身および家族にいかに悪印象を与えてきたかを示した。
E. クライエントが、長い間否定し、内に秘めてきた家族の対立の問題を明かしたことを支持した。
F. クライエントは、家族に関連する問題や感情を日記を記す課題をやり遂げていなかった。終わらせるよう再度指示した。

20. 不満の課題を行う（20）
A. クライエントが抱える家族との具体的な対立の問題を、本人が特定するのを援助した。

B. クライエントが、重要な個人的な問題を言葉で表し、対処できるように、Jongsma／Peterson／McInnis『簡潔な思春期治療の宿題計画［未邦訳］（*Brief Adolescent Therapy Homework Planner*）』の中の「不満を訴える（Airing Your Grievance）」の課題を行うよう指示した。
C. 本人の発達に相応しない非現実的な期待や、思春期の問題に対する非現実的な解決法を、親に直視させた。
D. 「不満を訴える」の課題をやり遂げたことにより、クライエントは重要な個人的な問題を明確にして、言葉で表せるようになっている。
E. クライエントは、「不満を訴える」の課題をやり遂げていなかった。終わらせるよう再度指示した。

21. 相手を尊重した言葉で感情を表すよう促す（21）

A. 感情についての教育の一環として、クライエントの怒りや否定的な感情は、通常のことであると説明した。
B. クライエントに否定的な感情や怒りを表現するよう促し、その際に、相手を尊重することや、「私は」で始まる発言をすることを強調した。
C. リスクを冒して否定的な感情を打ち明けることに対するクライエントの恐怖や障壁を検証し、こうした怒りの感情を表現できるようにする解決策を提案した。
D. クライエントが、これまで抑制してきた怒りや傷心の感情を表現し始めていることを支持した。
E. クライエントにとって否定的な情緒を表現することは極めて難しく、依然として怒り、傷心、フラストレーション、失望の感情を抑圧している。こうした感情を少しずつ表現していくよう強く促した。

22. 親とのコミュニケーションを教示する（22）

A. クライエントと親の間の建設的で、相手を尊重したコミュニケーションを増やす方法を特定した。こうしたコミュニケーションのスタイルを取り入れ、一貫して遂行するという確約をクライエントから取り付けた。
B. クライエントが新しいコミュニケーションを取り入れ、遂行しているかどうかを観察した。新しい技法を一貫して使用していない場合には、そのことを直視させた。
C. クライエントは、自身と親の間の建設的で、相手を尊重したコミュニケーションを増やす方法を考案している。コミュニケーションのこうした改善のメリットを確認した。

23. 自立に対する恐怖を検証する（23）

A. 自立に対するクライエントの恐怖を検証し、この問題に挑んだ。
B. クライエントと、自立と依存のメリットとデメリットのリストを書き出した。
C. クライエントが、親から独立して暮らす自信のないことを認めた。この現実的な認識を支持した。
D. クライエントは今は、家から出たいと考え、その自信があるように思われる。この決断に伴う問題を確認した。

24. 親が自立と成熟を促進できるよう援助する（24）

A. クライエントが成熟や自立の度合いを高められそうな具体的な方法を、すべてリストアップするよう親に指示した。
B. 自立や成熟を促進する最善の方法を、親が選択して実践するのを援助した。
C. クライエントが自立や成熟を高めることを親が支持し、励まし、強化していることが確認された。
D. 親が、クライエントの自立や成熟を高める方法を考案して実践していないことを直視させた。

25. 感情の特定を援助する（25）

A. 自身および他者の感情を特定して識別するクライエントの能力を高めるために、感情を表す形容詞が印刷されたリストを使用した。
B. さまざまな状況で人々がどう感じていると考えられるかをクライエントが特定できるように、多様な状況を考案してクライエントに示した。
C. 日々の感情を日記に記し、毎週治療者と分かち合うようクライエントに指示した。
D. クライエントは、困難を伴いながらも、一定の明確さとオープンさを持って、自身の感情を特定して表現し始めている。継続するよう促した。

26. 役割に対する自覚を持つまたは高める（26）

A. 家庭内の自身の役割と、その役割がいかに親に影響を及ぼすかを説明するようクライエントに指示した。
B. 自身の役割が、いかに親に影響を及ぼすかに対するクライエントの認識が、治療者の見識およびフィードバックによって広がった。
C. 自身の役割が、どのようにして親および親との関係に悪影響を及ぼすかを、クライエントに直視させた。
D. 「親の補佐」の役割から一旦降りるようクライエントに求めた。

第25章　家　出

27. 家族の内在的な対立を特定する（27）
A. 家族セッションで、今まで対処されたことのない家庭内の未解決の対立を、家族が特定するのを支持して援助した。
B. 家族のメンバーに、家庭内で変えたいと思うことを尋ね、続いて、クライエントを、家族の問題の「症状の担い手」から解放するつもりがあるかどうかを質問した。
C. クライエントが、「症状の担い手」の役割から解放されるための準備をした。この役割を、相応の責任感のある10代に置き換えるやり方を指導した。

28. 家庭内の構造を変化させる（28）
A. 構造的な変化によって、家族の健全な交流が改善するかどうかを判断するために、家族セッションで家族の構造を調べた。
B. 調査に基づいて構造的な介入を考案し、家族がその介入を実践した。
C. 実践した構造的な介入が、うまく作用していると報告された。
D. 家族の健全な交流を高めるために実践した構造的な介入が、うまく作用していないと報告された。この介入の手直しをするために、ブレインストーミングの技法〔訳注：集団でアイデアを出し合うことで、発想の誘発や連鎖、融合を期待する技法〕を用いた。

29. 戦略的な変化を考案して実践する（29）
A. 家族の問題への対処に、最適で、健全な機能遂行の度合いを高めると思われる戦略的な介入を判断するために、家族セッションで家族を調査した。
B. 戦略的な介入を家族と考案し、この介入を全面的かつ一貫して実践することに家族が合意した。
C. 戦略的な介入の実践状況を観察して、良い結果が最大になるように調整した。
D. 家族のメンバー全員が、新たに実践した戦略的な介入による前向きな影響を報告したことが確認された。
E. 戦略的な介入に、前向きな影響がみられなかった。介入を修正した。

30. 心理検査を手配または実施する（30）
A. 情動障害、精神病的な経過、ADHD、精神作用物質乱用の可能性を確定または排除するために、クライエントに詳しい精神医学的評価を紹介した。
B. 評価の提携先と情報および提案事項を交換するために、親に情報提供承諾書に署名するよう依頼した。
C. クライエントの心理的・精神医学的評価から、情緒面および行動面の顕著な問題が判明した。

D. クライエントには精神作用物質乱用の深刻な問題があり、精神作用物質依存の治療を受ける必要のあることが確証された。
E. クライエントに、治療を要する重度の精神疾患が診断された。
F. クライエントに、現在の行動面の問題を助長するADHDが診断された。

31. 評価に基づく提案事項の遂行を観察する（31）

A. 家族が、評価に基づくそれぞれの提案事項を遂行していると報告したことに、前向きなフィードバックを与えた。
B. 親が、評価に基づく提案事項を遂行していないことに対処した。
C. クライエントに向精神薬を服用させることに対する親の抵抗および懸念に対処し、服薬を試してみることを親が確約したことによって、この問題が解決した。

32. 中立的な生活環境への移行に関する契約を結ぶ（32）

A. 一時的な滞在先として、クライエントが中立的な生活環境に移るという契約を、親とクライエントが作成するのを援助した。
B. クライエントが家庭外で生活するにあたって、親との接触の頻度や接触の内容などを規定した基本的なガイドラインを設定した。
C. クライエントが家庭外で生活している間も、引き続き家族の対立に積極的に取り組むために、定期的な家族セッションの一貫したスケジュールを組んだ。

---

*1 （ ）内の番号は、ヨングスマ／ピーターソン／マキニス『臨床現場で使える思春期心理療法の治療計画』（明石書店、2010年）の同問の章に記載されている「行動面の定義」の項目番号を示します。
*2 （ ）内の番号は、ヨングスマ／ピーターソン／マキニス『臨床現場で使える思春期心理療法の治療計画』（明石書店、2010年）の同問の章に記載されている「治療的介入」の項目番号を示します。

第26章

校内暴力
School violence

クライエントの様態

1. 暴力を振るうと脅す（1）[*1]
A. 生徒、教師、学校管理者に暴力を振るうと脅すパターンをクライエントが説明した。
B. クライエントは、暴力を振るうと脅したことを、他人のせいにした。
C. クライエントは、他者を脅す自らの態度に対するコントロールを高めている。
D. クライエントは最近、適切なセルフコントロールを示し、他者を脅すような行動を起こしていない。

2. 疎外感（2）
A. 校内で、ほとんどの仲間から疎外されているように感じるとクライエントが説明した。
B. クライエントは、学校環境内で、仲間と気持ちを通わせることができない自身のパターンを報告している。
C. クライエントが、仲間とつき合いたいという願望を明らかにした。
D. クライエントは、学校環境で、仲間と気持ちを通わせているという感覚を高め始めている。

3. いじめ、脅迫（3）
A. これまでに、度々仲間から脅されたことがあるとクライエントが説明した。
B. 仲間にいじめられたいくつかの事例をクライエントが挙げた。
C. クライエントは、仲間からのいじめや脅迫を止めることはできないと感じている。
D. クライエントが、仲間からのいじめや脅迫が減少したと報告した。
E. クライエントに対するいじめや脅迫がなくなった。

4. 嘲笑、からかい、拒絶（4）
A. クライエントは、仲間からの嘲笑、からかい、拒絶の対象になっている。
B. クライエントは、仲間からの嘲笑、からかい、拒絶を受けたときに、強い情緒的反応

を示している。
C. クライエントは、仲間からの嘲笑、からかい、拒絶に対する健全な反応を習得している。
D. クライエントが、嘲笑やからかいが減少したと報告した。
E. クライエントは、以前よりも仲間に受け入れられていると感じている。

5. カッとなる（5）
A. カッとなって暴力的または攻撃的な行動を起こした状況をクライエントが説明した。
B. 動揺したときや、フラストレーションを感じたときに、攻撃的になった一連の出来事をクライエントが説明した。
C. クライエントは、自身の攻撃的な行動に対する責任を認めなかった。
D. クライエントは、自身の暴力的または攻撃的な行動をコントロールするための手段を講じるようになった。
E. クライエントは最近、適切なセルフコントロールを示し、動揺したときやフラストレーションを感じたときでも、攻撃的または破壊的な行動を起こしていない。

6. 精神作用物質の乱用（6）
A. クライエントは、相当量の精神作用物質を乱用している。
B. クライエントの精神作用物質乱用が、暴力的または攻撃的な行動をもたらす大きな要因となっている。
C. クライエントは、最近薬物またはアルコールを使用していることを口頭で否定している。
D. クライエントが薬物やアルコールを断っていることが、本人以外の情報（親、学校管理者、薬物検査）によって確証されている。
E. クライエントは、精神作用物質を断っている。

7. 武器への強い関心（7）
A. クライエントは、あらゆる種類の武器に強い関心を示している。
B. クライエントは、武器を簡単に入手できる。
C. クライエントは、武器の使い道を口にすることがよくある。
D. 治療の進行に伴い、クライエントの武器への強い関心が軽減している。
E. クライエントの武器の入手経路は断絶されている。

8. 動物を痛めつける（8）
A. クライエントがこれまでに、動物を痛めつけてきたことを明らかにした。
B. クライエントが度々動物を痛めつけることについての懸念を、クライエントの親が明

らかにした。
C. 動物を痛めつけたいという願望がなくなったとクライエントが報告した。
D. クライエントは、動物に優しい態度で接している。

9. 権威者との対立（9）
A. 今日の治療セッション中、クライエントは、否定的な態度を示し、極めて論争的であった。
B. クライエントは、家庭、学校、地域社会で、制限を試したり、権威者に挑んだりすることが多い。
C. クライエントは叱責されると、無礼な態度で権威者に口答えすることが多い。
D. クライエントは最近、権威者に協力的になっている。
E. クライエントは、日頃から権威者に対して協力的で、敬意を示している。

10. 成績不振（10）
A. これまでに、クライエントの学業成績が不振で、知能検査や標準学力検査の結果から期待されるレベルを下回ったことがあるとクライエントの親および教師が報告した。
B. 現在の学業成績が、期待されるレベルを下回っていることをクライエントが口頭で認めた。
C. クライエントが、学校の課題や宿題を責任を持って終わらせるようになった。
D. クライエントは、成績を上げるための積極的な手段を講じている（例：決まった時間に勉強する、同級生による学習支援に申し込む、授業の前後に教師に相談する）。
E. クライエントの成績が、本人の能力に見合うレベルまで向上している。

11. 見下されているという感情（11）
A. クライエントが、仲間から尊重されていないように感じることがよくあると説明した。
B. クライエントが、大人から見下されているように感じている状況を説明した。
C. クライエントは、感情を爆発させたのは、仲間や大人が自分を尊重しなかったためと、相手のせいにした。
D. 治療の進行に伴い、クライエントは、仲間や大人が自分を尊重するような方法を見つけている。

12. 親密なアタッチメントの欠如（12）
A. クライエントは、家族の他のメンバーに親密なアタッチメントを抱いていない。
B. 家族の力動のために、クライエントにとって、家族の他のメンバーにアタッチメントを抱くことは困難であった。
C. クライエントは、家族の他のメンバーにアタッチメントを抱き始めている。

D. クライエントは、家族のメンバーへの親密なアタッチメントを報告している。

実施した介入

1. 学校での体験に対する態度や感情を検証する（1）*2
A. 学校での体験に対するクライエントの態度や感情を検証した。
B. 自身の学業成績、交友関係、教職員との関係についてのクライエントの考えを尋ねた。
C. クライエントが、学校での体験に関する感情を自由に表現したことを支持した。
D. 学校での体験について尋ねたとき、クライエントはガードが固く、自己防衛的で、ほとんど情報を明らかにしなかった。

2. 心理検査を紹介する（2）
A. 抑うつ症状の可能性を中心に、クライエントの情緒面の適応を評価するために、心理検査を紹介した。
B. クライエントに心理検査を実施した（例：MMPI-A、MACI、ベック抑うつ性尺度）。
C. 心理検査の間、クライエントは非協力的で抵抗を示した。評価に前向きになるよう強く促した。
D. クライエントが、正直かつ率直な態度で心理検査を受け、あらゆる指示に協力的であったことを強化した。
E. 心理評価の結果を、クライエントおよび親と確認した。

3. 現時点の暴力の可能性を調査する（3）
A. クライエントの暴力の可能性を調べるために、怒りの激しさ、仲間や家族からの疎外の程度、精神作用物質乱用、武器への強い関心や入手経路を調べた。
B. クライエントの暴力のリスクを調べるために、直接的または間接的に脅迫をしていないか、暴力的な計画を表明していないかを検証した。
C. クライエントが過去に暴力を振るったことがないかを検証した。
D. 関連当局あるいは臨床実践の指針、または州および地方自治体の法令に従って、クライエントが示唆した暴力の危険性を適切な機関に通報した。
E. クライエントの武器の入手経路を断絶する措置を講じた。
F. 現時点でクライエントが暴力を振るうリスクは低いと評価された。

4. ソシオグラムを作成する（4）
A. 中心点にクライエント、一番内側の円に親友など、同心円状に友人やその他の仲間を

配置するソシオグラム〔訳注：集団の人間関係構造を明確にするため、構成メンバーの相互関係を図表化したもの〕を作成するようクライエントに指示した。
B. 親友その他の仲間を特定するソシオグラムを、クライエントが作成するのを援助した。
C. ソシオグラム上の各人の印象を明らかにするようクライエントに指示した。
D. クライエントは、ソシオグラムを完成させていた。出来上がった図を検討した。
E. クライエントは、ソシオグラムを作成することを拒否している。この抵抗を検討した。

5. 社交上の拒絶を検証する（5）
A. クライエントが仲間から拒絶されたつらい体験を検証した。
B. 社交上の拒絶や関係の破綻にまつわる感情を分かち合うよう促すために、無条件の肯定的関心や積極的傾聴を用いた。
C. 親しい関係の破綻にまつわる悲嘆の感情をクライエントが分かち合う機会を設けた。
D. クライエントが、社交上の拒絶に関連する傷心や怒りの感情を表現したことを支持した。
E. 仲間から拒絶されたつらい体験について尋ねたとき、クライエントは、ガードが固く、自己防衛的であった。そのため、話す気になったときに、こうした体験を分かち合うよう指示した。

6. 仲間との対立を引き起こす問題を特定する（6）
A. 仲間との対立を引き起こす問題を特定するようクライエントに指示した。
B. クライエントが、仲間との対立を引き起こす問題を特定するのを援助した。
C. クライエントが、仲間との対立を引き起こしてきた問題を特定したことを、支持して励ました。
D. クライエントは、仲間との対立を引き起こす問題を特定するのに苦心した。この点の参考例を示した。

7. 問題解決スキルを教示する（7）
A. 問題解決の基本的なスキルをクライエントに教示した。
B. 問題解決システムの実施法（例：問題を特定し、解決策をブレインストーミング〔訳注：集団でアイデアを出し合うことで、発想の誘発や連鎖、融合を期待する技法〕し、それぞれの解決策の利点と欠点を評価し、選択肢を選び、一連の行動を実践し、結果を評価する）をクライエントに教示した。
C. 自身の問題解決スキルを、仲間との対立の問題に適用するようクライエントに指示した。
D. クライエントは、問題解決スキルを適切に理解した。こうした知識を仲間との対立の

問題に適用するよう援助した。
E. クライエントが、問題解決スキルを用いて、仲間との対立の問題をいくつか解決した。こうしたスキルを使用したことに、前向きなフィードバックを与えた。
F. クライエントは、仲間との対立の問題に対する健全な解決策を考案していなかった。この点を改善する援助を行った。

8. 交友関係のスキルを教示する（8）

A. 対立する交友関係に対処し、改善させる方法をクライエントに教示した。
B. 対立する交友関係を改善する数々の方法をクライエントに教示した（例：社会的スキルの訓練、いじめへの外部介入の利用、対立解決策の訓練、新しい友人関係の摸索、学校でクライエントが傷ついたときや腹を立てたときに頼ることができる共感的な仲間または大人の特定）。
C. クライエントは、対立する交友関係の対処スキルを実践している。その結果を検討した。
D. クライエントは、対立する交友関係の対処スキルを考案して実践していなかった。その理由を確認して検討した。

9. 社交上の問題解決スキルの適用を教示する（9）

A. クライエントが社交上の問題解決スキルの適用を習得するのを援助するために、ロールプレイの技法を用いた。
B. クライエントが社交上の問題解決スキルの適用を習得するのを援助するために、モデリングや行動リハーサルの技法を用いた。
C. クライエントが、社交上の問題解決スキルを明確に理解したことを褒めた。
D. クライエントは、社交上の問題解決スキルを実践している。その結果を確認した。
E. クライエントは、社交上の問題解決スキルを実践していなかった。実践するよう再度指示した。

10. 課外活動についてブレインストーミングする（10）

A. 自身が楽しめそうな課外活動の候補を、クライエントがブレインストーミングするのを援助した。
B. 学校や仲間に対する前向きな姿勢を培うために、1～2種類の新しい課外活動に参加することを確約するようクライエントに指示した。
C. クライエントが、特定の課外活動の遂行に合意したことを、前向きに強化した。
D. クライエントは、課外活動への参加を確約することを拒んだ。抵抗の理由を検討した。

11. 人々とのつき合いの増加を検討する（11）

A. 学校環境で、クライエントの人々とのつき合いが増加したことを確認した。
B. 学校環境内で、社会的活動を増やすクライエントの試みがうまくいったことを強化した。
C. 学校環境内で社会的活動を増加させることのうち、クライエントが否定的に思っている領域について、新たな指示を与えた。

12. 家族との関係の情緒面への影響を検証する（12）

A. 今日の治療セッションで、家族関係に関連するクライエントの感情を検証した。
B. 今日の治療セッションで、クライエントが、家族関係について著しい苦悩を抱いていることが明らかになった。
C. クライエントの家族関係に関する疎外感、孤独感、情緒的無干渉、反感、不信、怒りの感情を特定した。
D. 次回の治療セッションで、家族のメンバーと同席し、家族関係にまつわる怒り、傷心、悲しみの感情を打ち明けることにクライエントが合意した。
E. クライエントは、亀裂の入った家族関係に関連する情緒面の落胆を否定した。この否定を本人に告げた。
F. クライエントが、家族のメンバーと同席して、家族の問題に関する感情を打ち明ける準備ができていないと述べた。後日打ち明けるための準備を進めるよう促した。

13. 家族セッションでコミュニケーションを促進する（13）

A. 家族の問題に関するクライエントの感情のコミュニケーションを促進するために、家族セッションを実施した。
B. クライエントの悲しみ、傷心、怒りの感情に対して、家族のメンバーが共感、サポート、理解を示したことを強化した。
C. クライエントが悲しみ、傷心、怒りの感情を打ち明け始めたとき、家族のメンバーは自己防衛的になった様子であった。サポートを示すよう再度指示した。
D. 家族の重要な問題にまつわる思考や感情をクライエントが打ち明ける機会を設けるために、毎日10～15分間話をすることをクライエントと親の宿題にした。

14. 前兆を見極めることをクライエントに訓練する（14）

A. フラストレーション、怒り、神経の高ぶりが始まる前兆をクライエントが認識するよう援助した。
B. クライエントが、フラストレーションや神経の高ぶりの前兆を特定した。こうした前

兆がみられたときには、落ち着いたまま、フラストレーションに対処する具体的な措置を講じるよう指示した。
C. クライエントには、フラストレーションや怒りの前兆がはっきりと分からなかった。参考例を示した（例：筋肉の緊張、顔のほてり、敵意のある発言）。
D. クライエントが、日頃から怒りの前兆を特定し、落ち着いたまま、フラストレーションに対処する具体的な措置を講じていることを強化した。
E. クライエントは依然として、強い怒りを抱いており、前兆が生じたときに措置を講じていない。この技法を使用するよう再度指示した。

15. 誘因となる状況を特定して解消する（15）
A. クライエントが日常的に感情の爆発や攻撃的な行動を起こす特定の状況を、養護者および学校関係者が特定するのを援助した。
B. クライエントの怒りを緩和し、攻撃的な行動を阻止する効果的な方略を、養護者および学校関係者に教示した。
C. 決まってクライエントの感情の爆発や攻撃的な行動をもたらす状況を、養護者および学校関係者が特定して解消していることに、前向きなフィードバックを与えた。

16. 怒りのマネジメントに関する読み物を課題にする（16）
A. 怒りのより効果的な対処法の習得に関する資料を読むことをクライエントの課題にした。
B. Licata『怒りについて知っておいてほしいこと［未邦訳］』(*Everything You Need to Know About Anger*)』を読むことをクライエントの課題にした。
C. クライエントは、怒りのより効果的な対処法に関する情報を読んでいた。この情報を本人と検討した。
D. クライエントは、怒りの対処法に関する情報を読んでいなかった。読むよう再度指示した。

17. 家族の力動を検証する（17）
A. クライエントの暴力的な行動の出現を助長する可能性のある家族の力動を検証するために、家族セッションを実施した。
B. 家族セッションで、親の攻撃的な行動の模倣、家族のメンバーによる暴言または性的や身体的な虐待、家庭内の精神作用物質の乱用、無視などの特定のパターンがないか調べた。
C. 家族の力動が、クライエントの暴力的な行動と結びついていた。

D. 家族の力動が改善するにつれ、クライエントの暴力的な行動が減少していることが確認された。

18. 懸念を伝え合う時間をつくる（18）
A. クライエントの懸念に耳を傾け、クライエントが怒りを適応的なやり方で表現する機会を設けるために、毎日5～10分の時間をつくることを養護者に指導した。
B. クライエントの懸念に耳を傾け、クライエントが怒りを適応的なやり方で表現する機会を設けるために、養護者が、毎日5～10分の時間を作っていることを強化した。
C. 養護者は、クライエントの懸念を聞く時間を作っているが、こうした懸念に対して、概して拒絶的または懲罰的なやり方で反応している。この時間中は、思考や感情を支持したり変えようとすることなく、ただクライエントに懸念を表現させるよう指示した。
D. 養護者は、クライエントに怒りを適応的なやり方で表現させるための時間を毎日作っていなかった。時間をつくるよう再度指示した。

19. クライエントと過ごす時間を増やすことを子どもを顧みない親の課題にする（19）
A. 子どもを顧みない親に、クライエントとの充実した時間を増やすよう指示を与えた。
B. クライエントと一緒に特定の課題を行うことを、子どもを顧みない親の宿題にした。
C. クライエントと子どもを顧みない親が、一緒に行いたいと思う課題や活動をリストアップしたことに、前向きなフィードバックを与えた。
D. かつては子どもを顧みなかった親と一緒に過ごす時間ができたため、2人の間に親密な関係を築くことができたとクライエントが報告した。こうした親密な関係のメリットを確認した。
E. 子どもを顧みない親と一緒に過ごす時間がほとんどないため、2人の間には、依然として距離があるとクライエントが報告した。子どもを顧みない親に、娯楽、学校、作業の活動を通してクライエントと過ごす時間を増やすよう再度指示した。

20. 家族の活動を特定する（20）
A. 家族が、一緒に取り組める活動をいくつか特定するのを援助した。
B. 毎週少なくとも1つの構造化された活動に一緒に取り組むことを家族の課題にした。
C. 家族は、構造化された活動に一緒に取り組んでいる。その体験を検討した。
D. クライエントと家族は、構造化された活動に一緒に取り組んでいない。取り組むよう再度指示した。

21. 怒りのコントロールの報酬システムを課題にする（21）
A. クライエントが怒りを落ち着いた口調で表現することを親が強化する報酬システムを考案した。
B. クライエントが怒りに対する適切なコントロールを示すことへの強化を徹底するために、Jongsma／Peterson／McInnis『簡潔な思春期治療の宿題計画［未邦訳］（*Brief Adolescent Therapy Homework Planner*）』の中の「怒りのコントロール（Anger Control）」をクライエントと親の課題にした。
C. 怒りの爆発または攻撃的や破壊的な行動を助長する核心的な問題をクライエントが特定できるように、怒りのコントロールの課題を実施した。
D. クライエントが怒りに対する適切なコントロールを示すことを強化するよう親を促すために、「怒りのコントロール」の課題の「肯定的出来事報告書（Positive Incident Reports）」を用いた。
E. 親は、クライエントが怒りを落ち着いた口調で表現することを強化する報酬システムを実践していなかった。実践するよう再度指示した。

22. 怒りのマネジメントの技法を教示する（22）
A. 自身の怒りにより効果的に対処するために、自身を落ち着かせる方略やセルフコントロールの方略をクライエントに教示した（例：心を落ち着かせる時間を置く、感情を日記に記す、信頼のおける大人と話す、運動をする）。
B. クライエントによる怒りのマネジメントの技法の実践を検討した。
C. クライエントが怒りをうまく対処していることを強化した。
D. 怒りの対処がうまくいっていないことについて、クライエントに再度指示した。
E. クライエントは、怒りのマネジメントの技法を習慣的に用いていなかった。これらの技法を本人と確認し、日頃から使用するよう指示した。

23. 怒りのマネジメントのグループを紹介する（23）
A. 怒りのコントロールと対人スキルを向上させるために、クライエントに怒りのマネジメントのグループを紹介した。
B. グループ療法のセッション中に、少なくとも1回は自身をさらけ出すことをクライエントに指示した。
C. グループ療法のセッション中に、他者の思考、感情、欲求への共感や気遣いを示すようクライエントに促した。
D. クライエントが、怒りのマネジメントのグループに定期的に参加していることに、前向きなフィードバックを与えた。

E. クライエントは、怒りのマネジメントのグループに参加していなかった。参加するよう再度指示した。

24. 赦しの手紙を課題にする（24）
A. 怒りを解き放つ手段として、怒りの対象に赦しの手紙を書くことをクライエントの課題にした。
B. クライエントの赦しの手紙を検討し、手紙をどうするかの選択肢を挙げた。
C. クライエントは、手紙をどうにもしないことに決めた。この決断を受け入れた。
D. クライエントは、赦しの手紙を怒りの対象に示すことに決めた。この決断の影響を検討した。
E. クライエントは、赦しの手紙を怒りの対象に示していた。この体験を検討した。
F. クライエントは、怒りの対象への赦しの手紙を書き終えていなかった。書くよう再度指示した。

25. 不合理な思考を特定する（25）
A. 不合理で歪んだ思考が、いかに怒りのコントロールの問題の発現を助長しているかをクライエントが特定できるように援助した。
B. クライエントが怒りをコントロールできるように、不合理な思考を、より適応的な考え方に置き換えることを援助した。
C. クライエントは、暴力的な行動の出現を助長する不合理な思考を特定できなかった。こうした思考の例を示した（例：からかわれたり、悪口を言われたりしたら攻撃によって対応してもよい、自身の欲求を充足させたり制約を避けたりする手段として暴力や攻撃行為は正当化される）。

26. 精神作用物質乱用の評価を手配する（26）
A. 薬物またはアルコールの摂取量を調べ、治療の必要性を判断するために、クライエントに精神作用物質乱用の評価を紹介した。
B. 精神作用物質乱用の評価の所見から、精神作用物質乱用の存在と治療の必要性が明らかになった。
C. 精神作用物質乱用の評価の所見から、精神作用物質乱用の問題があり、これがクライエントの怒りのコントロールの問題を助長しているように思われることが明らかになった。
D. 評価の所見からは、精神作用物質乱用の問題の存在や、この領域の治療の必要性は明らかにならなかった。

E. クライエントは、精神作用物質乱用の評価の提案事項に従っていなかった。提案に従うよう再度指示した。

27. 前向きな特性を特定する（27）

A. 独自の長所、関心事、前向きな特性などを5～10個特定することをクライエントの宿題にした。
B. クライエントの前向きな特性、長所、関心事のリストを確認した。こうした点を利用して、前向きな自己イメージを形成するよう促した。
C. クライエントは、自身の前向きな特性、長所、関心事を利用して、前向きな自己イメージを形成している。このメリットを確認した。
D. クライエントは、独自の長所、関心事、前向きな特性をリストアップしていなかった。リストアップするよう再度指示した。

28. 長所、関心事、達成を点検して具象化する（28）

A. クライエントが自身の長所、関心事、達成を点検するよう援助した。
B. 自身の長所や関心事を表す物やシンボルを次回の治療セッションに持参するようクライエントに指示した。
C. 関心事を利用して、自尊感情を育むようクライエントに促した。
D. Jongsma／Peterson／McInnis『簡潔な思春期治療の宿題計画［未邦訳］（*Brief Adolescent Therapy Homework Planner*）』の中の「自己価値のシンボル（Symbols of Self-Worth）」をクライエントの課題にした。
E. クライエントは、自身の長所や関心事のシンボルを決めていなかった。決めるよう再度指示した。

29. 自尊感情のビデオを課題にする（29）

A. ビデオ「低い自尊感情を高める10の方法（*10 Ways to Boost Low Self-Esteem*）」（The Guidance Channel）を観ることをクライエントの課題にした。
B. ビデオから、自尊感情を育み、自信を高める効果的な方略を特定するようクライエントに指示した。
C. クライエントは、「低い自尊感情を高める10の方法」を観ていた。このビデオの技法を確認した。
D. クライエントは、自尊感情に関するビデオを観ていなかった。観るよう再度指示した。

第26章　校内暴力

30. 自尊感情の課題を行う（30）
A. 自尊感情を育むための課題を行うようクライエントに指示した。
B. 自尊感情を高める指針を示すために、Burns『自分を愛する10日間プログラム——認知療法ワークブック（*Ten Days to Self-Esteem*）』（ダイヤモンド社）の中の「自尊心を手に入れる方法（Self-Esteem : What Is It ?　How Do I Get It ?）」をやり遂げるようクライエントに指示した。
C. クライエントは、自尊感情の課題をやり遂げていた。その内容を検討し、重要なポイントや問題を強調しながら話し合った。
D. クライエントは、『自分を愛する10日間プログラム』から学んだ、自尊感情を育む思考を実践している。これらの技法のメリットを確認した。
E. クライエントは、自尊感情の課題をやり遂げていなかった。終わらせるよう再度指示した。

31. 前向きなセルフトークを考案する（31）
A. クライエントが自信や自己イメージを高めることを援助するために、前向きなセルフトーク〔訳注：生活しているなかで、無意識に心のなかでつぶやく言葉〕の技法を教示した。
B. 前向きなセルフトークの技法を練習するために、ロールプレイを行った。
C. 前向きなセルフトークを日常的に使用するという確約をクライエントから取り付けた。
D. クライエントが、セルフトークの技法を使用して、自尊感情の向上にプラス効果を及ぼしていることを強化した。
E. 自信を高め、前向きな自己イメージを育む手段として、クライエントに前向きなセルフトークの具体例を示した（例：「私は有能だ」「僕にはこれができる」「私は親切だ」「踊りがうまい」）。

32. 前向きな発言を課題にする（32）
A. 毎日3つずつ自身について前向きな発言をすることをクライエントの課題にした。
B. 自己についての前向きな発言を日記に記すことをクライエントの課題にした。
C. 自分の自信のあるところや良いところについてのクライエントの発言を口頭で肯定して、支持した。
D. クライエントが自身について前向きな発言をする頻度が増えていることが確認され、そのことを本人に告げた。

33. 達成を褒めるよう親または養護者および教師に促す（33）
A. クライエントが行った前向きなことを、褒め、強化し、認めることができそうな機会を親または養護者および教師が特定するのを援助した。

B. クライエントの自尊感情を育むうえで、褒め、強化し、認めることの重要性を親または養護者に指摘した。
C. 家族セッションで、クライエントを褒め、強化し、認める機会を逃したことを親に指摘した。
D. クライエント、親または養護者、教師が、クライエントの達成を褒めたり認めたりする頻度が増えていると報告している。

34. 前向きな行動を記録することを親または養護者の課題にする (34)
A. 次回の治療セッションまでに、クライエントの前向きな行動や責任ある行動を観察し、3～5つを記録することを親または養護者に指導した。
B. クライエントの前向きな行動を記した親または養護者のリストを確認した。自尊感情を向上させるために、引き続きこうした行動に取り組むようクライエントに促した。
C. 親または養護者は、クライエントの前向きで責任ある行動を記録していなかった。記録するよう再度指示した。

35. 敵対的または批判的な発言を直視させ、注意を促す (35)
A. クライエントやその行動に対して過剰に敵対的または批判的な発言をしても、本人の低い自尊感情を弱めることにしかならないため、クライエントの親にこうした発言を直視させ、やめるよう喚起した。
B. クライエントに期待する、特定の前向きな行動や変化を言葉で表すよう親に促した。
C. 親または養護者が、批判的な発言を、クライエントに期待する特定の前向きな行動についての発言に変えたことに、前向きなフィードバックを与えた。
D. 親は依然として、過度に敵対的または批判的な発言をしている。この点のさらなる情報およびフィードバックを示した。

36. 効果的なコミュニケーションを教示する (36)
A. 効果的なコミュニケーションのスキルを用いることの重要性を、クライエントと親に教示した。
B. 対話を向上させ、家族の絆を深め、対立を建設的なやり方で解決するために、積極的に傾聴する、「私は」で始まるメッセージを使う、相手を責める発言をしない、家族の他のメンバーが実行可能な具体的で前向きな変化を挙げるなどの技法をクライエントおよび親に教示した。
C. 家族のメンバーが、より適切なコミュニケーションのスキルを用いたことに、前向きなフィードバックを与えた。

D. 家族は、より適切なコミュニケーションのスキルを用いていなかった。この点を改善する援助を行った。

37. 共感の欠如に気づく（37）
A. クライエントに、他者に共感することを学ぶ必要性に意識を向けさせた。
B. 他者を攻撃した場合の否定的な成り行きをクライエントに教示した（例：信頼を失う、恐怖が増大する、距離を置かれる、身体的苦痛を受ける）。
C. 他者を攻撃したことの否定的な成り行きをクライエントが特定し、そうした他者に共感を示したように思われたことに、前向きなフィードバックを与えた。
D. クライエントは、他者に対する自身の行動の否定的な成り行きについて、ほとんど何の感情も示さなかった。この点のさらなるフィードバックを示し、直視させた。

38. 攻撃の影響を教示する（38）
A. 他者に対する攻撃の影響をクライエントに言葉で表現させるために、役割逆転の技法を用いた。
B. 役割逆転の技法の使用を通して、クライエントは、他者への攻撃の影響に対する理解を深めることができた。
C. 役割逆転の技法を用いても、クライエントは、他者への攻撃の影響を言葉で的確に表現していない。

39. エンプティ・チェア法を用いる（39）
A. エンプティ・チェア法〔訳注：クライエントの前にある空の椅子に心の対象を座らせ、擬人化して対話などをする技法〕を用いて、被害者に与えた苦痛に対して謝罪することをクライエントの課題にした。
B. クライエントは、エンプティ・チェア法を活用して、被害者に与えた苦痛に対して謝罪することができた。
C. エンプティ・チェア法を使用したにもかかわらず、クライエントは、被害者に与えた苦痛に対して謝罪することができていない。この点を改善する援助を行った。

---

*1 （ ）内の番号は、ヨングスマ／ピーターソン／マキニス『臨床現場で使える思春期心理療法の治療計画』（明石書店、2010年）の問題の章に記載されている「行動面の定義」の項目番号を示します。
*2 （ ）内の番号は、ヨングスマ／ピーターソン／マキニス『臨床現場で使える思春期心理療法の治療計画』（明石書店、2010年）の問題の章に記載されている「治療的介入」の項目番号を示します。

第27章

性的虐待の加害者
Sexual abuse perpetrator

クライエントの様態

1. 性的犯罪による逮捕および有罪判決（1）*¹
- A. クライエントは、性的犯罪で起訴されて有罪判決を受け、治療を受けることを命じられた。
- B. クライエントは現在、性に関連する犯行の保護観察中である。
- C. クライエントが、これまでに、性に関連する犯行を繰り返してきたと報告した。
- D. 治療を開始して以来、クライエントが性的犯罪で起訴されたことや、取り調べを受けたことはない。

2. 年少の被害者への性的虐待（2）
- A. クライエントは、年下のきょうだいを性的に虐待して逮捕され、有罪判決を受けたことがある。
- B. クライエントは、近所の年少の子どもを性的に虐待して告発されたことがある。
- C. クライエントは、年下のきょうだいや近所の年少の子どもを性的に虐待した容疑がかけられている。
- D. 治療を開始して以来、クライエントが虐待で告訴または起訴されたことはない。

3. 性的表現を含む言葉（3）
- A. クライエントは、露骨な性的表現を交えた話をする際も、全く臆することがない様子であった。
- B. クライエントの話には性的なあてつけや表現が極めて多いと、教師その他の大人が報告した。
- C. 性的なことを話すのが好きであるとクライエントが認めた。
- D. クライエントの性的な表現が著しく減少している。

第27章　性的虐待の加害者

4. 性的な関係（4）
A. クライエントの対人関係には、明確で、一貫した性的な要素が存在する。
B. クライエントの対人関係は、すべてではないがほとんどが、すぐに性的なものになるように思われる。
C. 仲の良いほとんどの相手に、性的な感情を抱いていることをクライエントが認めた。
D. クライエントは、相手を尊重した真の関係の構築に意識的に取り組み始めている。

5. 性的なことへのとらわれ（5）
A. クライエントは、暇な時間の大半を、性的なことにとらわれているよう思われた。
B. クライエントが、性的な内容の思考、夢、空想を頻繁に抱いていると報告した。
C. ぼんやりしているといつも、性的なことを考え始めるとクライエントが述べた。
D. クライエントは、わいせつな雑誌、ビデオ、インターネットのサイトを閲覧している。
E. クライエントが、最近は性的なとらわれが減少し、他のことを考えるようになっていると報告した。

6. 利己的な性行動（5）
A. これまでに、情緒的なアタッチメントをほとんど、または全く抱いていない性交渉の相手が多数いたとクライエントが報告した。
B. クライエントが説明した性行動は、自身の欲求の充足のみを重視し、相手の欲求や懸念は全く気にしないものである。
C. 性的な満足は自分の権利であるとクライエントが述べた。
D. クライエントは、利己的な性行動の問題に関する自身の考えを改めることに取り組み始めている。

7. 近親姦の家族歴（6）
A. クライエントおよび親が、家庭内の数世代にわたる性的虐待のパターンを報告した。
B. 家族の数人が、近親姦を含む性関連の犯行で、有罪判決を受けていると親が述べた。
C. 近親姦を示す法的文書があるにもかかわらず、親がこれまでの近親姦を否定した。
D. 家族のメンバー間の近親姦的関係を含むいくつかの家族の秘密をクライエントが明かした。

8. 幼少期の性的虐待（7）
A. クライエントは、極めてガードが固く、自身の幼少期の性的虐待について心を閉ざしている。

B. クライエントが、性的に虐待された幼少期の具体的な事例を挙げた。
C. クライエントは、幼少期の苦痛を伴う出来事が、性的加害者としての自身の行為や、他者からの疎外感といかに結びついているかについて、一定の洞察や理解を言葉で表し始めている。

9. わいせつ物の使用（8）
A. 性を描写したビデオや雑誌を相当量所有していることをクライエントが認めた。
B. インターネットのアダルトサイトを閲覧しているところや、有料のアダルトサービスに電話をしているところを親に見つかったことをクライエントが認めた。
C. クライエントが、さまざまなわいせつ物に暇な時間の大半を費やしていることを認めた。
D. クライエントが、わいせつ物をすべて処分しているが、踏ん切りがつかないこともあると報告した。

実施した介入

1. 信頼を築く（1）[*2]
A. 無条件の肯定的関心を通して、クライエントと導入段階の信頼を築いた。
B. 思考や感情をオープンに共有できるような信頼関係の基盤を築くために、心からの受容や積極的傾聴の技法を用いた。
C. クライエントは、信頼に基づく関係に積極的にかかわっており、自身の思考や感情をオープンに分かち合い始めている。
D. 積極的傾聴、心からの受容、無条件の肯定的関心を用いても、クライエントは依然としてガードが固く、不信感を抱き、表面的なことしか打ち明けようとしない。

2. 自己開示を始めさせる（2）
A. クライエントが当たり障りのないトピックから話し始めるように、有名人へのインタビューの手法を用いた。
B. クライエントが自身をさらけ出したことを肯定し、励まし、強化した。
C. 非脅威的なアプローチを用いたにもかかわらず、クライエントは依然としてガードが固く、表面的な情報しか打ち明けなかった。

3. 性的接触を禁じる契約を作成する（3）
A. クライエントと他者の間の性的接触を禁じる契約を、クライエントと家族が作成する

第 27 章 性的虐待の加害者

ことを援助した。
B. 性的接触を禁じる契約を履行することに親が合意した。
C. 性的接触を禁じる契約に署名するようクライエントに指示し、本人が署名した。

4. 性的接触を禁じる契約の履行を観察する（4）
A. 性的接触を禁じる契約を親およびクライエントが履行しているかどうかを観察した。
B. 親が指示に反して、性的接触を禁じる契約を一貫して履行していないことを、親に直視させた。
C. 親が、性的接触を禁じる契約を履行して、クライエントを観察していることに、前向きなフィードバックを与えた。
D. クライエントが性的接触を禁じる契約を遵守していることに、口頭で前向きなフィードバックを与えた。
E. クライエントが、性的接触を禁じる契約の制限を曲げようとしたことを、本人に直視させた。
F. クライエントが、性的接触を禁じる契約に従わなかったため、制約の厳しい監視指導付きの治療環境を探した。
G. 思春期の性的犯罪者を対象とした24時間体制の住居型治療プログラムをクライエントに紹介した。

5. 性的な不祥事を検証する（5）
A. 自身が犯した性的な不祥事の各事例を詳述するようクライエントに指示した。
B. クライエントのこれまでの性的な不祥事について話し合い、報告していないものや正直に告げていないものがないかを検証した。
C. クライエントが性的な不祥事の責任を表現したことに、前向きなフィードバックを与えた。
D. クライエントは、自身の性的な不祥事を否定して、正当化した。本人にこのパターンを直視させた。

6. 治療の主な概念を説明する（6）
A. 犯行を繰り返すことについての教育および治療を始めるために、性的な境界に関する課題をやり遂げるようクライエントに指示した。
B. Safer Society Press シリーズ（Freeman-Longo and Bays）の性的な境界の課題をクライエントに指示した。
C. 治療の専門用語を理解できるように、Jongsma／Peterson／McInnis『簡潔な思春

期治療の宿題計画［未邦訳］（*Brief Adolescent Therapy Homework Planner*）』の中の「さあ、はじめよう（Getting Started）」の課題を行うようクライエントに指示した。
D. クライエントが、治療の主な概念の実際的な知識を習得するよう援助した。
E. 治療の各面や治療に関連する概念について、質問するようクライエントに促した。
F. クライエントは、犯行を繰り返すことの教育および治療過程を始めるための課題をやり遂げていなかった。終わらせるよう再度指示した。

7. 自他境界への自覚を高め、尊重する（7）
A. クライエントが自他境界を自覚して尊重するよう援助した。
B. 自他境界を自覚することへのクライエントの障壁を特定して対処した。
C. 自他境界について疑問を抱いたときには、質問するようクライエントに促した。
D. 適切な境界を維持する必要性の要点を明確にし、クライエントに強化した。
E. クライエントが社交場面で適切な境界を維持する練習をするために、ロールプレイの技法を用いた。
F. ロールプレイでの本人の振る舞いについて、クライエントにフィードバックを与え、適切な行動の模範を示した。
G. クライエントが適切な自他境界を尊重して確保していることに、前向きなフィードバックを与えた。

8. 言動の性的な意味合いに直視させる（8）
A. クライエントの言動にみられる性的な意味合いを本人に指摘した。
B. クライエントが、言動にみられる性的な意味合いへの自覚を高めるよう援助した。
C. 性的な意味合いの根底にあるクライエントの感情や思考を検証して話し合った。
D. クライエントは、自身の言動にみられる性的な意味合いを指摘されることに、抵抗を示した。

9. 性的な発言に対するフィードバックの収集を課題にする（9）
A. クライエントの言動で気づいた性的な意味合いについて、他者がどう思っているかのフィードバックを集めるようクライエントに指示した。
B. クライエントが他者から集めたフィードバックについて話し合い、言葉の選び方を検証した。
C. 今までとは異なる言動パターンを特定して実践するようクライエントに促した。

10. 過去の性的情報を収集する（10）

A. 過去の詳しい性的情報をクライエントおよび親から収集した。

B. クライエントおよび家族が伝えた過去の性的情報の曖昧さを、本人たちに直視させた。

C. クライエントおよび家族が、クライエントの過去の詳細な性的情報を正直に伝えたことを支持した。

11. 性的虐待を検証する（11）

A. クライエントが幼少期に性的、身体的、心理的な虐待を受けていなかったかを、やんわりと検証した。

B. 特に、子どもの頃に、他者が自身の身体的な境界をいかに尊重していた、あるいは侵害していたかについて、クライエントに質問した。

C. 虐待の被害者が加害者になる割合についてのデータをクライエントに示し、本人の反応について話し合った。

D. クライエントが性的、身体的、心理的な虐待の被害者であった可能性について、親から詳しく聞き出した。

E. クライエントおよび親が、クライエントが性的、身体的、心理的な虐待の被害者であったことを認めたことを支持した。

F. クライエントおよび親は、過去の性的虐待を否定した。この発言を受け入れた。

12. 性的虐待と犯行の結びつきを特定する（12）

A. 性的虐待の被害者であることの成り行きをリストアップするようクライエントに指示した。

B. 性的虐待の被害者であることに起因する成り行きのリストを、クライエントと検討した。

C. 自身が虐待を受けたことと、性的虐待を犯すようになった自身の現在の態度やパターンを、クライエントが結びつけて考えるよう援助した。

D. クライエントは、性的虐待の被害者であることの具体的な成り行きを特定できず、虐待は現在の行動に何ら影響を及ぼしていないと述べた。この点の参考例を示した。

13. 内面をさらし始めるゲームを行う（13）

A. クライエントが自身の感情を特定して識別し、表現できるようになるよう援助するために、さまざまな治療ツールを用いた。

B. クライエントが、自身にまつわる事柄を打ち明け、自己認識を高める機会を設けるために、「アンゲーム（The Ungame）〔訳注：勝ち負けのないゲームでアンゲーム（ゲーム

じゃないゲームという意味）と呼ばれる。カードに書かれた質問に答えていく自己表現ゲームの一つ。日本語版も発売されている］」(UnGame Company) または「トーキング・フィーリング・アンド・ドゥーイング・ゲーム（The Talking, Feeling, and Doing Game)〔訳注：Richard A. Gardner 博士による治療的なボードゲーム。提出された課題に子ども達がどう対応するかを見ることができる。治療面接では自分を抑えたり、拒否的だったりする子どもに有益である］」(Creative Therapeutics) をクライエントと行った。

C. クライエントが自己認識を高められるように、自身の好きなことと嫌いなことを特定するのを援助した。
D. 「アンゲーム」の最中に、クライエントが自身の内面をさらけ出したことを、前向きに肯定して、励ました。
E. クライエントが自身の情緒を識別して表現する新しいスキルを使ったことを強化した。
F. 治療ツールを用いたにもかかわらず、クライエントには感情を特定して識別し、表現する気がなかった。この点の参考となる解釈を示した。

14. 感情の認識を強化する（14）
A. 自身の感情を特定して識別し、表現することや、他者の感情に配慮することのメリットをクライエントに指摘した。
B. クライエントが他者の感情に対する認識を示さなかったときに、毎回フィードバックを与えた。
C. クライエントが、誰かに指示されることなく、他者の感情への認識を示したときに、毎回前向きに強化した。

15. クライエントが性的、心理的、身体的な虐待を説明することを支持する（15）
A. 性的、身体的、心理的な虐待を受けたことについて、クライエントがオープンになることを妨げている障壁や防御物に対処して、取り除いた。
B. 自身の虐待の詳細をさらけ出すことに対するクライエントの恐怖を検討して、解決した。
C. クライエントが性的、心理的、身体的な虐待を受けた自身の体験談を述べることを促し支持した。
D. 支持や励ましを与えても、クライエントは自身の虐待に関連する詳細を一切話すことができなかった。

第27章 性的虐待の加害者

16. クライエントが虐待を親に話すことを支持する（16）
A. 虐待を受けたことを親に打ち明けることに対するクライエントの恐怖を特定して検討し、解決した。
B. 虐待を受けたことを親に話す準備を進めるうえで、最悪の事態に備えるアプローチを用いた。
C. クライエントが、自身の性的、心理的、身体的な虐待を親に話すことを援助し、支持した。
D. クライエントが虐待の体験談を親に話したことを検討した。
E. クライエントは、準備をし、援助や支持を受けても、親に虐待の体験談を話すことを拒み、虐待の体験を再び否認し始めた。

17. 加害者のグループ治療を紹介する（17）
A. 性的虐待の加害者を対象としたグループ治療について、クライエントに説明した。
B. 性的犯罪者を対象としたグループ治療プログラムをクライエントに紹介した。
C. クライエントがグループ治療を受け入れたことを肯定して強化した。
D. クライエントは、性的犯罪者を対象としたグループ治療プログラムを紹介したことに、強い抵抗を示した。

18. 収奪的な信念を特定する（18）
A. 性的に虐待することを正当化する思考や信念を、クライエントが特定し検討するよう援助した。
B. 他者を尊重し、非収奪的で、社会的に認められる思考を、クライエントが特定するよう援助した。
C. クライエントが、日々のやりとりで、相手を尊重した、非収奪的で、新しい思考を使用したことを肯定して、本人に強化した。
D. クライエントが、古い信念に固執することを正当化し、相手を尊重した、非収奪的で、新しい信念に抵抗していることを直視させ、対処した。

19. 思考の誤りと犯罪行為を結びつける（19）
A. 思考の誤りが、性的な犯罪行為に多大な影響を及ぼしかねないことについて、クライエントを教育した。
B. クライエントが自身の思考の誤りを特定し、性的な犯罪行為と結びつけるのを援助した。
C. 思考の誤りを訂正するさまざまな方法をクライエントと検証した。
D. クライエントは、思考の誤りと、犯罪行為を結びつけて考えることに苦心し、援助を

受けて、ようやくかすかな結びつきを見いだした。

20. 心理検査を実施する（20）
A. 深刻な情緒面の問題や精神病理がある可能性を確定または排除するために、クライエントに心理検査を手配した。
B. 心理検査の結果から、クライエントには深刻な情緒面の問題があり、これが性的虐待の犯行の根底にあることが示された。
C. 心理検査からは、顕著または深刻な情緒面の問題は明らかにならなかった。
D. 心理検査の結果をクライエントに示して説明し、質問に答えた。
E. 検査に基づく継続的な治療の提案をクライエントに強調した。
F. 心理検査に基づくすべての提案事項に従うことを確約するようクライエントに指示した。
G. クライエントは、心理検査に基づく提案事項に関心がなく、提案事項に従うことを確約しそうになかった。

21. 服薬評価を紹介する（21）
A. 向精神薬の服用に関する医師の診察をクライエントに紹介した。
B. クライエントは提案に従って、向精神薬の服用を検討するための医師の診察を受けた。
C. クライエントに向精神薬の服用が指示され、クライエントが処方どおり服用することに同意した。

22. 服薬を観察する（22）
A. クライエントの向精神薬の有効性と、処方どおり服用しているかどうかを観察した。
B. 服薬の副作用があれば、処方医師に連絡することをクライエントおよび親に指示して、促した。
C. 薬を処方どおりに服用していないことを、クライエントに直視させた。
D. クライエントが向精神薬の服用を遵守していることと、その全般的な有効性が処方医師に報告された。

23.「怒りのコントロール」を課題にする（23）
A. 怒りへの認識を高め、効果的にコントロールする方法を向上させるために、Jongsma／Peterson／McInnis『簡潔な思春期治療の宿題計画［未邦訳］（Brief Adolescent Therapy Homework Planner）』の中の「怒りのコントロール（Anger Control）」の課題を行うようクライエントに指示した。
B. 怒りへの認識を高め、効果的にコントロールする方法を向上させるために、Blodeau

『怒りのワークブック［未邦訳］(*Anger Workbook*)』の課題を行うようクライエントに指示した。
C. 「怒りのコントロール」の課題を検討し、怒りをコントロールする方法について学んだことを特定して、肯定した。
D. クライエントは、怒りをコントロールする新しい方略を習得しており、より効率的に対処するうえで、こうした方略に効果があると報告している。
E. クライエントは、怒りのコントロールに関する課題をやり遂げていなかった。終わらせるよう再度指示した。

24. 怒りのマネジメントのグループを紹介する（24）
A. 怒りの感情を効果的にコントロールするスキルを培うために、クライエントに怒りのマネジメントのグループを紹介した。
B. 怒りのマネジメントのグループに参加するメリットおよび成果を検証して特定した。
C. クライエントは指示に従って、紹介した怒りのマネジメントのグループに参加し、前向きな成果を報告した。
D. クライエントは指示に反して、紹介した怒りのマネジメントのグループに参加していなかった。参加するよう再度指示した。

25. 仲間とのつき合いを増やすよう促す（25）
A. 仲間との好ましいつき合いを増やせそうな具体的な方法を、クライエントが特定できるよう援助した。
B. クライエントの仲間とのつき合いをとどまらせている障壁を検証して話し合い、取り除いた。
C. 社会交流を増やす方法で、試してみたいと思うものを2つ特定し、これらの方法を実践するプランを立てるようクライエントに指示した。
D. 自信を持って気楽に仲間と交流できるようにする機会をクライエントに与えるために、仲間との社交場面のロールプレイを行った。
E. 社交場面のロールプレイで体験したことを検討し、成果を強化した。
F. クライエントが、自信を持って気楽に仲間と交流できるようになったと報告した。継続するよう促した。

26. 新しい社会的活動を促進する（26）
A. 新しい社会的活動の候補をクライエントとリストアップし、実行するものを毎週1つずつ選ぶようクライエントに指示した。

B. 新しい社会的活動を毎週1つずつ試すことを、クライエントが遵守しているかどうかを観察した。
C. 1日に1回仲間と会話するようクライエントに指示した。
D. クライエントが、新しい社会的活動や会話の体験を検討し、こうした体験から得た具体的な成果を特定した。
E. クライエントが新しい社会的活動や会話を試すことができなかった理由を検証して、対処した。

27. デートに関する本を読むことを課題にする（27）

A. クライエントが、異性と交際する際の適切な行動と不適切な行動に対する自覚を高められるように、本を読むことを課題にした。
B. クライエントが、異性と交際する際の適切な行動と不適切な行動に対する自覚を高められるように、Browne『誰でもわかるデート法［未邦訳］（*Dating for Dummies*）』または Kurinsky『世界一やさしいデートガイド［未邦訳］（*TheThe Complete Idiot の Guide to Dating*）』を読むよう指示した。
C. デートの本を読んでクライエントが抱いた質問にすべて回答して検討した。
D. クライエントの対人関係のスキルおよび異性への適切な行動に対する自覚をさらに高めるために、ロールプレイを行った。
E. クライエントは、提案されたデートに関する本を読むことを丁寧な口調で断った。

28. 交際上のSAFEの原則を教示する（28）

A. 交際する際のSAFEの原則（隠しごと［Secret］のある関係、虐待的［Abusive］な関係、感情［Feelings］を避けるための関係、思いやりや真剣さに欠ける［Empty］関係は避ける）をクライエントに教示した。
B. SAFEの原則に関するクライエントのすべての質問に対処して、回答した。
C. 交際のさまざまなシナリオをクライエントに示し、それぞれがSAFEの原則にどの程度当てはまるか、当てはまらないかを質問した。
D. SAFEの原則を日常生活で実践する方法を、クライエントが特定するのを援助した。
E. クライエントがSAFEの原則を使用する様子を観察し、再度指示した。
F. クライエントが、SAFEの原則を日々一貫して実践していることに、前向きなフィードバックを与え、強化した。

29. 家族の性的虐待のパターンを検証する（29）

A. 家族とジェノグラム（家系図）を作成して、人々との交流で自他境界を侵す近親者の

パターンを示し、家族のメンバーの不適切な性行動を特定した。
B. ジェノグラムで特定された、人々との交流で自他境界を侵すパターンや性的虐待行動を、家族で検討して対処した。
C. 人々との交流の不健全なパターンや性行動を断ち切る方法を家族と検証した。

30. 家族の性的なパターン、信念、行動を検証する（30）
A. 家族セッションを実施して、家族のメンバーの性的なパターン、信念、行動を検証して特定した。
B. 改める必要のある性的なパターン、信念、行動を家族が特定するのを援助し、家族がこれらにどう取り組み始めるかについて指導した。
C. 特定した不適切な性的なパターン、信念、行動を、実践計画に従って改めていくよう家族に促した。
D. 特定した不健全な性的なパターン、信念、行動を特定して改めるよう進めていくことに対する家族のメンバーの抵抗を直視させた。

31. 構造的な介入を考案して実践する（31）
A. 家族セッションを実施して、構造的な介入を考案し、具体的な実施プランを立てて、遂行するという口頭の確約を取り付けた。
B. 構造的な介入の有効性を観察し、必要に応じて調節した。
C. 考案した構造的な介入の家族の遂行状況を観察して促した。
D. 構造的な介入を遂行していないことを、家族に直視させて対処し、解決した。

32. 子育ての教育グループを紹介する（32）
A. 子育てにおける親の長所と短所を検証した。
B. 10代の子どもを育てることの親の懸念を検証して話し合った。
C. 10代の子どもの子育てに関する教育グループを親に紹介した。
D. 親は、紹介された子育て法の教育グループを受け入れ、ミーティングに参加し始めている。
E. 親は、紹介された子育ての教育グループを受け入れることを拒否している。

33. 子育てに関する本を読むことを課題にする（33）
A. 親が思春期に対する理解を深め、子育てのスキルを培えるように、本を読むことを課題にした。
B. 親が思春期に対する理解を深め、子育てのスキルを培えるように、Ginott『子どもに

言った言葉は必ず親に返ってくる——思春期の子が素直になる話し方（Between Parent and Teenager）』（草思社）などの本を読むことを提案した。
C. 親が子育て法に関する本を読んで得た知識を検討し、主な概念を強化した。
D. 親が提案された本の一部を読み、本から得た情報を検討した。
E. 親は指示に反して、効果的な子育て法に関するいずれかの資料を読んでいなかった。資料を読むよう念を押した。

34. 家族の新しい儀式を考案する（34）
A. 家族の儀式をつくることの意義、用途、メリットについて、家族のメンバーを教育した。
B. 移行、癒し、帰属、同一性などの家族の儀式で、家族の構造、つながり、意義を強めることができそうなものを、家族が特定して確立するのを援助した。
C. 家族の新しい儀式を実践する方法を検証し、家族が合意した。
D. 家族の儀式を確立する継続的な取り組みを促し、強化した。

35. 感情に気づくことを課題にする（35）
A. 自身および他者の幅広い感情に気づくことの重要性をクライエントに教示した。
B. 幅広い感情に気づくために、Jongsma／Peterson／McInnis『簡潔な思春期治療の宿題計画［未邦訳］（Brief Adolescent Therapy Homework Planner）』の中の「自分の感情を超えて（Your Feelings and Beyond）」の課題を行うようクライエントに指示した。
C. クライエントにさまざまなシナリオを示し、それぞれの状況で自身あるいは他者がどのように感じると思うかを特定できるように援助した。
D. 他者の感情に気づいていない状況をクライエントにやんわりと直視させ、認識できるように援助した。
E. クライエントの自身の感情を認識して表現する能力や、他者の感情を認識する能力が向上していることが確認された。

36. 空想の日記を課題にする（36）
A. 毎日、性的空想を日記に記すようクライエントに指示した。
B. クライエントの性的空想の日記に記載された適切な空想と不適切な空想のパターンを確認し、それぞれフィードバック、新たな指示、強化を与えた。
C. 日記の内容を漠然としたものから具体的なものにするようクライエントと一緒に取り組んだ。
D. 日記の内容に、オープンさや正直さが欠けていることを、クライエントに直視させた。
E. クライエントの性的空想の日記の内容を確認したところ、不適切な性的衝動にとらわ

れている証拠が示された。
F. クライエントの性的空想の日記の内容を確認したところ、予想された適切な性的思考を抱いている証拠が示された。

37. 適切および不適切な性的空想を定義する（37）
A. それぞれの性的空想の主なテーマをリストアップするようクライエントに指示した。
B. 何によって適切および不適切な性的空想とされるのかについて、クライエントを教育し、指導した。
C. クライエントが適切な性的空想を思い描くよう援助した。
D. クライエントの他者への配慮を高めるために、本人の性的空想に表れる他者の感情をクライエントに告げた。
E. 苦痛や収奪を含む空想は不適切であるため認められないというフィードバックを、クライエントに示した。

38.「赦しへの扉を開く」を課題にする（38）
A. 被害者への謝罪および自身への赦しについてのクライエントの態度を検証した。
B. クライエントが被害者に謝罪し、自身を赦す準備を進めるために、Jongsma／Peterson／McInnis『簡潔な思春期治療の宿題計画［未邦訳］（*Brief Adolescent Therapy Homework Planner*）』の中の「赦しへの扉を開く（Opening the Door to Forgiveness）」の課題を行うようクライエントに指示した。
C. 虐待に対して心から謝罪できるかどうかを判断するために、クライエントの反省の誠実度を調査した。
D. 性的虐待に対するクライエントの反省の誠実度が疑問視された。
E. クライエントは真摯に反省し、性的虐待の自らの行為を悔いているように思われた。
F. 心から謝罪することに対するクライエントの障壁に対処し、解決に向けて話し合った。

39. 謝罪の手紙（39）
A. 性的虐待の被害者に謝罪の手紙を書くことの目的とメリットを検証し、クライエントと話し合った。
B. 被害者に心から謝罪する手紙を書くようクライエントに指示した。
C. クライエントが書いた謝罪の手紙を読んで検討し、謝罪の手紙が誠実で心のこもったものであるかどうかについてフィードバックを与えた。
D. 謝罪の手紙は誠実さに欠け、心がこもっていないという直接的なフィードバックをクライエントに示した。

40. 面と向かって謝罪するロールプレイをする（40）
A. 被害者に面と向かって謝罪する準備ができているかどうかを調べ、今後どのようなことに取り組む必要があるのかを評価するために、クライエントとロールプレイを行った。
B. ロールプレイにより、クライエントに被害者に謝罪する準備ができていることと、謝罪のプロセスが始まっていることが明らかになった。
C. ロールプレイにより、謝罪する段階に至るまでに取り組むべき問題が特定された。
D. 被害者の感情や反応に対する配慮をさらに高めるために、クライエントと役割逆転の技法を用いた。

41. 被害者および家族への謝罪を支持する（41）
A. 家族セッションを実施し、クライエントが自身の家族の前で、被害者とその家族に謝罪した。
B. 謝罪のセッションについてクライエントと検討し、クライエントが自身の感情を特定して表現した。
C. クライエントが誠実で心のこもった謝罪をしたことを、肯定して強化した。

42. 再発の誘因および対処方略を特定する（42）
A. 性的虐待の再発を引き起こす可能性のある誘因を特定して認識し、対処することについて、クライエントを教育した。
B. 特に性的虐待を再発させる誘因をクライエントが特定するのを援助した。
C. 性的虐待を再発させる誘因を自覚し続けることの重要性をクライエントに強調した。
D. 性的虐待を再発させる誘因に対する行動面および認知面の対処方略をクライエントに示し、その必要性を説明した。
E. クライエントが特定した性的虐待を再発させる各誘因に対して、行動面および認知面の具体的な方略を考案した。
F. 再発の誘因に対して考案した行動面および認知面の対処方略をクライエントが練習するために、ロールプレイや行動リハーサルを行った。
G. 性的虐待を再発させる誘因を自覚し続けることと、行動面および認知面の対処方略を適宜使用することの重要性をクライエントに念を押した。

43. アフターケア・プランを作成して検討する（43）
A. 性的虐待の再発を防止する効果的なアフターケア・プランの項目について、クライエントを教育した。

第 27 章　性的虐待の加害者

B. アフターケア・プランを記述した文書を作成するようクライエントに指示した。
C. 家族セッションで、クライエントが作成したアフターケア・プランを検討し、家族の意見やフィードバックを取り入れながらプランを修正した。
D. アフターケア・プランの最終版のコピーを家族の各メンバーに渡した。
E. アフターケア・プランをクライエントが実践することを援助した。
F. クライエントのアフターケア・プランの実践状況を観察し、新たに指示した。

44. 点検を行い、フィードバックを与える（44）
A. 定期的に点検のセッションを実施し、アフターケア・プランの有効性や、各項目の遂行状況を確認した。
B. 確認後、クライエントにアフターケア・プランに関するフィードバックを与え、必要な調整を提案した。
C. クライエントがアフターケア・プランを遂行していないことを突き止めて対処し、解決した。

45. 性的犯罪者のリスク評価を紹介する（45）
A. 性的犯罪者の詳しいリスク評価をクライエントに紹介した。
B. クライエントは指示に従って、紹介された性的犯罪者の評価を受けた。
C. 励ましにもかかわらず、クライエントは提案された性的犯罪者のリスク評価を受けることを拒否した。

46. 明らかになった性的犯罪を通報し、結果を検討する（46）
A. 治療者には明らかになった性的犯罪をすべて通報する法的義務があることを、クライエントに説明した。
B. クライエントが明らかにした性的犯罪を関係当局に通報した。
C. クライエントが捜査の結果を報告し、その内容について話し合った。
D. 性的虐待を起こした事件における行動の責任や自他境界の尊重の問題を検討した。
E. 性的虐待を起こした事件の責任を認めていないことを、毅然としたやり方で、クライエントに直視させた。

---

*1 （　）内の番号は、ヨングスマ／ピーターソン／マキニス『臨床現場で使える思春期心理療法の治療計画』（明石書店、2010 年）の同題の章に記載されている「行動面の定義」の項目番号を示します。
*2 （　）内の番号は、ヨングスマ／ピーターソン／マキニス『臨床現場で使える思春期心理療法の治療計画』（明石書店、2010 年）の同題の章に記載されている「治療的介入」の項目番号を示します。

第28章

性的虐待の被害者
Sexual abuse victim

クライエントの様態

1. 性的虐待の自己報告（1）*¹
A. クライエントが、性的虐待を受けたと報告した。
B. クライエントは、ガードが固く、性的虐待を受けたかどうかを尋ねたときに、はっきり答えなかった。
C. クライエントは、性的虐待を受けたことを以前は報告していたが、その後、前言を撤回している。
D. 虐待を受けたことを示唆する証拠があるにもかかわらず、クライエントは、性的虐待を受けていたことを口頭で否定している。

2. 性的虐待の身体上の形跡（2）
A. 身体検査で、身体に性的虐待を示す形跡が見つかった。
B. 身体検査で、身体に性的虐待を示す形跡は見つからなかった。

3. 性的虐待の漠然とした記憶（3）
A. 幼少期の不適切な性的接触の漠然とした記憶があると、クライエントが報告した。
B. 幼少期の不適切な性的接触についてのクライエントの漠然とした記憶が、身近な人々によって裏付けられた。
C. 幼少期の不適切な性的接触についてのクライエントの漠然とした記憶は、身近な人々によって裏付けられなかった。

4. 性的なことへの強い関心（4）
A. 性的虐待の被害に遭って以来、クライエントは、性に関することに強い関心や好奇心を示している。
B. 治療セッションで、クライエントは、性に関することに強い関心や好奇心を示した。

C. 性に関することへのクライエントの強い関心や好奇心によって、自身の性的虐待の被害にまつわる悲しみ、傷心、無力感などの深層の感情が隠されている。
D. 自身の性的虐待の問題に対処して以来、クライエントが性に関することへのとらわれを示すことが減少している。

5. 見境のない性行動、性的な関係を持つ（5）
A. 性的虐待を受けて以来、クライエントは見境のない性行動を起こしている。
B. クライエントには、他者との交流の多くで、性的な関係を持つパターンがみられる。
C. クライエントの見境のない性行動や性的な関係を持つパターンは、根幹にある悲しみ、怒り、傷心の感情や、過去の性的虐待にまつわる脆さに起因している。
D. 満たされない依存欲求を充足させるために、誘惑的な行動や見境のない性行動を頻繁に起こしていることをクライエントが認めた。
E. クライエントは、過去の性的虐待にまつわる思考や感情を見事に克服し、過度に誘惑的な行動や見境のない性行動を起こすパターンを排除している。

6. 性的虐待の反復的で侵入的な想起（6）
A. クライエントは、過去の性的虐待に関する苦悩をもたらす侵入的な想起を繰り返し体験している。
B. クライエントは、加害者と接した後や性的な話題に触れた後に、過去の性的虐待に関する苦悩をもたらす侵入的な想起を追体験している。
C. クライエントは、性的虐待に関する侵入的な想起に、今でも悩まされていることを否定した。

7. 反復的な悪夢（6）
A. クライエントは、過去の性的虐待に関する悪夢を繰り返し体験している。
B. 過去の性的虐待に関する反復的な悪夢に悩まされて続けていると、クライエントが報告した。
C. クライエントは、加害者と接した後や性的な話題に触れた後に、過去の性的虐待の悪夢を追体験している。
D. クライエントが、今では、過去の性的虐待の悪夢に悩まされていないと述べた。

8. 解離性フラッシュバック、妄想、幻覚（7）
A. 過去の性的虐待の解離性フラッシュバックを体験していると、クライエントが報告した。

B. 過去の性的虐待に関連する妄想や幻覚を体験していると、クライエントが報告した。
C. 加害者と接した後や性的な話題に触れた後に、解離性フラッシュバック、妄想、幻覚を追体験すると、クライエントが報告した。
D. 解離性フラッシュバック、妄想、幻覚が止んだと、クライエントが述べた。

9. 怒りや憤怒（8）

A. クライエントが、過去の性的虐待にまつわる強い怒りや憤怒の感情を表現した。
B. 性的虐待の発生以来、クライエントは怒りの爆発や憤慨のエピソードを頻繁に示している。
C. クライエントの安心感が増し、性的虐待にまつわる感情に取り組み始めて以来、怒りの爆発の頻度および程度が減少している。
D. 過去の性的虐待について話す度に、クライエントの怒りの程度が減少している。
E. クライエントの怒りの爆発や憤慨のエピソードの頻度および程度が減少している。

10. 気分や情動の障害（9）

A. 性的虐待が起こって以来、クライエントは頻繁かつ長期にわたる抑うつ、不安、いらだちを体験している。
B. 性的虐待について話しているとき、クライエントは見るからに抑うつ的な様子であった。
C. 性的虐待について話しているとき、クライエントは不安な様子であった。
D. 過去の性的虐待にまつわる悲しみ、不安、不安定、怒りなどの感情に取り組むにつれ、クライエントの気分は徐々に安定し始めている。
E. クライエントは、気分が安定しており、今では頻繁かつ長期にわたって抑うつ、不安、いらだちに悩まされることはないと報告している。

11. 恐怖心、不信感（10）

A. 性的虐待を受けて以来、強い恐怖心や他者に対する著しい不信感を抱いているとクライエントが述べた。
B. クライエントの恐怖感がゆっくりと減少し始め、大切な人々に対して信頼を抱き始めている。
C. 家族や家族以外の人々の強力なサポートにより、クライエントの恐怖心や不信感が軽減している。
D. クライエントは性的虐待にまつわる多くの感情を見事に克服し、大切な人々と親密な信頼関係を築いている。

12. 社会的引きこもり（10）

A. 性的虐待の発生以来、クライエントは人々から著しく引きこもるようになった。
B. 今日の治療セッションで、性的虐待について話し合っているとき、クライエントは距離を置き、内にこもった様子であった。
C. 低い自尊感情や他者への不信感のために、以前よりも内にこもっていることをクライエントが認めた。
D. クライエントは、家族のメンバー、大切な大人、仲間との交流において、自己主張をし始め、外向的になっている。

13. 罪悪感および恥辱感（11）

A. クライエントが、過去の性的虐待にまつわる強い罪悪感や恥辱感を表現した。
B. 性的虐待はクライエントのせいではないと安心させたにもかかわらず、クライエントは依然として、過去の性的虐待に対して強い罪悪感や恥辱感を抱いている。
C. 性的虐待は加害者の責任であることを認識するにつれ、クライエントの罪悪感や恥辱感が軽減し始めている。
D. クライエントは、過去の性的虐待に対する罪悪感や恥辱感に取り組み、見事に解決している。

14. 低い自尊感情（11）

A. クライエントが、過去の性的虐待にまつわる低い自尊感情や不安定な精神状態を表現した。
B. 過去の性的虐待にまつわる感情に取り組むにつれ、クライエントの自尊感情が向上し始めている。
C. 家族の強力なサポートにより、クライエントの自尊感情が高まっている。
D. 今日の治療セッション中、クライエントが自身についていくつかの前向きな発言をした。

15. 精神作用物質の乱用（12）

A. 性的虐待が始まって以来、相当量の精神作用物質を乱用しているとクライエントが報告した。
B. クライエントは、性的虐待に伴う情緒的苦痛を回避するための不適切な対処メカニズムとして、アルコールまたは薬物を頻繁に使用している。
C. クライエントは、性的虐待に伴う情緒的苦痛に対処するために、薬物またはアルコールに頼る代わりに、前向きな対処メカニズムを使い始めている。

D. クライエントは、性的虐待に伴う情緒的苦痛を回避するためにアルコールまたは薬物を使用することを止めている。

16. 不適切な性行動（13）
A. クライエントはこれまでに、年少の子どもと不適切な性行為を行ったことがある。
B. 年少の子どもとの性行動が不適切であることをクライエントが認めた。
C. 過去の性的虐待の被害にまつわるクライエントの未解決の感情が、年少の子どもとの不適切な性行為の一因となっている。
D. 最近は不適切な性行為を一切行っていないと、クライエントが報告した。
E. 過去の性的虐待の被害に関連する問題をきちんと解決したことにより、クライエントが年少の子どもに不適切な性行為を行う危険性は大幅に減少したものと思われる。

実施した介入

1. 信頼を築く（1）*2
A. 今日の治療セッションでは、一貫したアイコンタクト、積極的傾聴、無条件の肯定的関心、心からの受容を通して、クライエントと一定の信頼を築くことに重点を置いた。
B. クライエントと一定の信頼を築くうえで、治療セッションが役に立った。
C. クライエントは依然として、性的虐待について話すことに対してガードが固かったため、クライエントとの一定の信頼を築くうえで、治療セッションが役に立ったとはいえない。

2. 感情の表現を促す（2）
A. 性的虐待の全容を話し、虐待の最中およびその後に抱いた感情を表現するようクライエントを励まし支持した。
B. Jongsma／Peterson／McInnis『簡潔な思春期治療の宿題計画［未邦訳］（*Brief Adolescent Therapy Homework Planner*）』の中の「私の物語（My Story）」をクライエントの課題にした。
C. クライエントが性的虐待の出来事の前、最中、後の一連の流れを説明したことを支持したが、本人は一切感情を示さず、感情について話すこともなかった。
D. クライエントが過去の性的虐待にまつわる感情を表現することを励まし支持するために、来談者中心療法〔訳注：ロジャースによる心理療法の一つ。来談者の話を傾聴していくなかで、来談者が気づき成長変化をしていくという基本的な考えによる。肯定的関心や、共感的態度といった傾聴時の態度が重視される〕の原理を用いた。

E. 家庭でクライエントが性的虐待にまつわる思考や感情を表現する機会を設けるよう親に促した。
F. クライエントは、性的虐待の全容を話すことや、虐待の最中およびその後に抱いた感情を表現することができないでいる。打ち明けるよう再度指示した。

3. 性的虐待を通報する（3）
A. 性的虐待を適切な児童相談所に通報した。
B. 性的虐待を司法警察職員に通知した。
C. 身体に性的虐待の形跡がないかを調べ、性的虐待に起因する健康上の問題を評価するために、クライエントに医師による診察を紹介した。
D. クライエントおよび家族のメンバーは、性的虐待を適切な児童相談所や司法警察職員に通報することに支持的であった。
E. クライエントおよび家族のメンバーは、性的虐待を適切な児童相談所や司法警察職員に通報することに反対した。

4. 性的虐待の告発の信憑性を調査する（4）
A. クライエントによる性的虐待の告発の信憑性を調べるために、児童相談所の担当者および司法警察職員と協議した。
B. 性的虐待の告発の信憑性を調べるために、クライエントを診察した医師と協議した。
C. 児童相談所の担当者、司法警察職員、医師との協議で、性的虐待を受けたというクライエントの報告の強力な裏付けが示された。
D. 児童相談所の担当者、司法警察職員、医師との協議で、性的虐待を受けたというクライエントの報告の証拠が示されたが、決定的なものではなかった。
E. 児童相談所の担当者、司法警察職員、医師との協議で、性的虐待を受けたというクライエントの報告の裏付けはほとんど、または全く示されなかった。

5. 適切な治療的介入を考案する（5）
A. 適切な治療的介入の考案について、司法警察職員および児童相談所の担当者と協議した。
B. 適切な治療的介入の考案について、クライエントの医師と協議した。
C. 児童相談所の担当者、司法警察職員、医師と協議の後、クライエントに、性的虐待の問題に対処する個人療法を受けさせることが提案された。
D. 児童相談所および司法警察職員との協議により、家族療法を義務付けることが提案された。

E. 児童相談所の担当者および司法警察職員との協議の後、加害者に自身の治療を義務付けることが決定された。

6. 性的虐待を家族に打ち明ける（6）
A. 性的虐待を、家族の主要なメンバーまたは養護者に明らかにするために、合同セッションを実施した。
B. クライエントの性的虐待について隠し事をしないように、家族セッションを実施した。
C. 性的虐待の性質、頻度、期間を家族の主要なメンバーまたは養護者に明らかにするために、合同セッションを実施した。

7. 家庭内の否認を直視させる（7）
A. クライエントが健全なやり方で適応していくために必要なサポートを家族が与えられるように、性的虐待の影響に対する否認を、家族のメンバーに直視させ、この問題に挑んだ。
B. 性的虐待に対する家族のメンバーの否認に強く挑み、性的虐待の責任は加害者にあるとした。
C. 性的虐待に対する家族のメンバーの否認に取り組むうえで、治療セッションが役に立った。家族が、必要な治療に従い、サポートすることに合意した。
D. 性的虐待に対する家族のメンバーの否認に取り組むうえで、治療セッションは効果がなかった。

8. 加害者を家庭から引き離す（8）
A. 加害者を家庭から引き離すべきかどうかを判断するために、司法警察職員および児童相談所の担当者と協議した。
B. クライエントおよびきょうだいをさらなる性的虐待から守るために、加害者を家庭から引き離すことが提案された。
C. 加害者は、裁判で家を出ていくよう命じられ、クライエントおよび家族のメンバーとの一切の接触が禁じられた。
D. 加害者は、家を出ていくよう命じられたが、監視下でクライエントおよび家族のメンバーを訪問することは許された。
E. 加害者が治療を受けることへの同意を条件に、家庭にとどまることを許すことが提案された。

9. クライエントと他の子どもを守る（9）

A. クライエントと家庭内の他の子どもをさらなる性的虐待から守るために必要な措置を講じることについて、司法警察職員および児童相談所の担当者と協議した。
B. クライエントと家庭内の他の子どもをさらなる性的虐待から守るために必要な適切な措置について話し合い、特定するために、家族セッションを実施した。
C. どのような手段を講じれば安心と感じるかを、クライエントが特定する機会を設けるために、個人セッションを実施した。

10. クライエントの生活環境の変更を協議する（10）

A. クライエントが家庭にとどまっても安全か、家庭外に移すべきかを調べるために、司法警察職員および児童相談所の担当者と協議した。
B. クライエントは家庭にとどまり、加害者に家を出ていくよう命じることが決定された。
C. 虐待していない親がクライエントをさらなる性的虐待から守るために必要な措置を講じるものと思われたため、クライエントが引き続き家庭で暮らすことが決定された。
D. クライエントをさらなる性的虐待から確実に守るために、本人を養護施設に移すことが提案された。
E. クライエントをさらなる性的虐待から確実に守り、情緒面や行動面の問題への治療を実施するために、本人を住居型治療プログラムに移すことが提案された。

11. クライエントの自己防衛力を高める（11）

A. 今日の治療セッションで、自身を守るために必要な措置を強化し、クライエントの防衛力を高めるようにした。
B. 今日の治療セッションで、本人の防衛力を高めるために、性的虐待を適切な人物または機関に通報したクライエントの決断を褒めて強化した。
C. 今後性的虐待を受けるようなことがあれば、児童相談所のホットライン、警察、治療者に連絡するようクライエントに強く促した。
D. 性的虐待の危険を感じたときに身を寄せることができる安全な場所を、クライエントがリストアップできるように援助した。
E. クライエントが自身を守り、安全だと感じられるように、効果的な自己主張やコミュニケーションのスキルを教示した。

12. 家庭内の境界を確立する（12）

A. クライエントと家庭の他の子どもをさらなる性的虐待から確実に守るために、親子間の適切な境界の確立について、家族のメンバーと協議した。

B. プライバシー、身体的接触、話の内容に関して親子間に適切な境界を確立することについて、家族のメンバーと協議した。
C. 家族システムの調査により、親子間の境界が希薄で不明瞭であることが判明した。
D. 今日の治療セッションで、プライバシー、身体的接触、話の内容、親子間の境界を適切なものにするために、虐待していない親が果たすべき役割と責任の強化に努めた。
E. 家庭内に適切な境界が確立されていないことが確認された。虐待していない親に、プライバシー、身体的接触、話の内容、親子間の境界を適切なものにすることを指示した。

13. ストレス因子や誘発事象を特定する（13）

A. 今日の治療セッションで、性的虐待の発生の一因となったストレス因子や誘発事象を検証した。
B. 今日の治療セッションで、性的虐待の発生の一因となった家族の力動を検証した。
C. 性的虐待の発生の一因となったストレス因子や誘発事象を特定するうえで、今日の治療セッションが役に立った。
D. 今日の治療セッションで、性的虐待の発生の一因となった家族の力動をいくつか特定した。
E. 家族のメンバーがストレスに対処し、特定された問題を克服できるように、前向きな対処方略や効果的な問題解決アプローチを各人に教示した。

14. 家庭内で虐待が発生した場所の詳細情報を収集する（14）

A. クライエントが、性的虐待を引き起こした要因や誘発事象に対する洞察を深められるように、性的虐待が生じた際の家の図面を描き、各自がどこに寝ていたかを示すことをクライエントの課題にした。
B. クライエントが、性的虐待が生じた際の家の図面を示しながら、性的虐待について詳しく話す間、積極的傾聴のスキルを用いた。
C. 性的虐待が生じた場所を描いたクライエントの図面を確認した。この図から、性的虐待をもたらした誘発事象が特定された。
D. クライエントは、性的虐待が生じた際の家の図面を示したが、詳細や性的虐待をもたらした誘発事象について話すときは、ガードが固かった。クライエントを支持して励ました。
E. クライエントは、性的虐待が生じた場所を示す図面を描く課題をやり遂げることを拒否した。この理由を確認した。

15. 性的虐待の家族歴のジェノグラムを作成する（15）

A. 性的虐待の家族歴を特定する、数世代にわたる家族のジェノグラム（家系図）をクライエントおよび家族のメンバーが作成するのを援助した。
B. 数世代にわたる家族のジェノグラムの作成により、家族の他のメンバーも性的虐待を受けたことがあり、クライエントが自分1人ではないことを認識した。
C. 数世代にわたる家族のジェノグラムの作成により、加害者が、近親者内で繰り返される境界侵害の連鎖を認識した。
D. 数世代にわたる家族のジェノグラムの作成により、家族のメンバーが、家庭内の性的虐待の連鎖を断ち切るために必要な措置を講じることへの確約を表明した。
E. クライエントおよび家族には、家族の数世代にわたる性的虐待の問題を軽視する傾向があった。この点の詳しい情報を示すよう指示した。

16. 加害者への手紙を課題にする（16）

A. 加害者に手紙を書き、次回の治療セッションに持参して検討することをクライエントの宿題にした。
B. 加害者への手紙で、クライエントが強い悲しみ、傷心、失望の感情を表現したことを、本人に告げた。
C. 加害者への手紙で、クライエントが性的虐待にまつわる強い怒りの感情を表現したことを、本人に告げた。
D. クライエントが、手紙をそのまま加害者に見せようという気持ちを表現したことを、支持した。
E. 手紙を検討した後で、クライエントが、性的虐待にまつわる思考や感情を、そのまま加害者に見せる心の準備ができていないと述べた。

17. エンプティ・チェア法を用いる（17）

A. クライエントが、性的虐待にまつわる感情を加害者に表現できるように、エンプティ・チェア法〔訳注：クライエントの前にある空の椅子に心の対象を座らせ、擬人化して対話などをする技法〕を用いた。
B. クライエントが、虐待していない親に対する感情を表現して克服できるように、エンプティ・チェア法を用いた。
C. クライエントは、エンプティ・チェア法を活用して、性的虐待にまつわる加害者への強い悲しみ、傷心、怒りの感情を表現した。
D. クライエントは、エンプティ・チェア法を活用して、性的虐待から自分を守ってくれなかった、虐待していない親への強い悲しみ、傷心、怒りの感情を表現した。

E. クライエントは、エンプティ・チェア法に戸惑っている様子で、性的虐待にまつわる思考や感情をなかなか表現できなかった。

18. 感情の日記を課題にする（18）
A. 性的虐待に関する強い情緒を呼び起こした体験や状況を日記に記すことをクライエントに指導した。
B. クライエントは、日記に記したいくかの内容を分かち合った。日記には性的虐待にまつわる強い情緒が示されていることが確認された。
C. 過去の性的虐待にまつわる多くの思考や感情に取り組むうえで、日記が役に立っているとクライエントが報告した。日記をつけ続けるよう促した。
D. 今日の治療セッションで、クライエントが日記をつけていない理由を検証した。

19. 芸術療法を用いて加害者に対する感情を表現する（19）
A. クライエントが加害者に対する感情を表現して特定できるように、芸術療法の技法（例：素描、絵画、彫刻）を用いた。
B. クライエントは、治療セッションを活用し、作品の中で、加害者に対する強い怒りの感情を表現することができた。
C. クライエントの作品には、加害者との関係に関して本人が抱いている、悲しみ、怒り、傷心、失望の感情が反映されていることが確認された。
D. クライエントは、こうしたやり方に戸惑っている様子で、作品を通して、加害者に対する感情を表現することがなかなかできなかった。こうした感情を確認して、受け入れた。

20. 空想やイメージを誘導する技法を教示する（20）
A. クライエントが性的虐待に伴う思考や感情を特定して表現できるように、空想やイメージを誘導する技法を用いた。
B. クライエントは、空想やイメージを誘導する技法を用いて、性的虐待に伴う思考、感情、満たされない欲求を特定できるようにすることに、前向きな反応を示した。
C. 空想やイメージを誘導する技法を用いたが、クライエントは依然として、性的虐待に伴う思考、感情、満たされない欲求をなかなか特定して表現することができなかった。

21. 情緒の課題を行う（21）
A. 性的虐待に関連するクライエントの罪悪感や恥辱感を検証して解消した。
B. クライエントが、性的虐待に関連する感情を表現し、罪悪感や恥辱感を軽減できるよ

うに、Jongsma／Peterson／McInnis『簡潔な思春期治療の宿題計画［未邦訳］（*Brief Adolescent Therapy Homework Planner*）』の中の「あなたは独りではない（You Are Not Alone）」を課題にした。
C. 罪悪感、恥辱感、怒り、恐怖などの感情を軽減するうえで、「あなたは独りではない」の課題が役に立ったとクライエントが報告した。こうした感情を治療セッションでさらに検討した。
D. クライエントは、「あなたは独りではない」の課題をやり遂げていなかった。もう一度課題にした。

22. 芸術療法を用いて生活への影響を表現する（22）
A. 性的虐待が、自らの人生や、自分自身についての感情にいかに影響を及ぼしたかを表す絵を描く、または彫刻を作ることをクライエントに指導した。
B. クライエントは、芸術療法のセッションを活用して、性的虐待が自らの人生や自分自身についての感情にいかに影響を及ぼしたかを鮮明に表現することができた。
C. クライエントの作品には、性的虐待が原因で、いかに引け目を感じ、無力感を抱き、弱いと感じているかが反映されていることが確認された。
D. クライエントの作品には、性的虐待にまつわる罪悪感や恥辱感が反映されていることが確認された。
E. クライエントは、こうしたやり方に戸惑っている様子で、性的虐待が自らの人生や自分自身についての感情にいかに影響を及ぼしたかを、作品を通してうまく表現できなかった。このことを本人に告げた。

23. 家族のメンバーのサポートを引き出す（23）
A. クライエントが性的虐待に対処できるように、本人を精神的にサポートし、温かく育むよう家族のメンバーに促した。
B. 家族の他のメンバーからクライエントへのサポートや温かな育みを引き出すうえで、今日の治療セッションが功を奏した。
C. 虐待していない親が、クライエントを精神的にサポートし、温かく育むことに対する抵抗を助長する要因を検証するために、この親に個人セッションを実施した。
D. きょうだいが、クライエントを精神的にサポートして温かく育もうとしたがらない理由を検証するために、きょうだいを含めた家族セッションを実施した。
E. クライエントが自尊感情を育み、家庭で受け入れられていると感じられるように、頻繁に褒め言葉や正の強化を与えることを親に指導した。
F. 親は、クライエントが自尊感情を育み、家庭で受け入れられていると感じられるよう

に、頻繁に褒め言葉や正の強化を与えることをしていなかった。実行するよう再度指示した。

24. セックス中毒の資料および性的虐待の克服の資料を読むことを課題にする (24)
A. セックス中毒行動に関する知識を増やし、性的虐待を克服する方法を習得するための資料を読むことをクライエントの課題にした。
B. クライエントの親や大切な人々が、クライエントの性的虐待の克服をいかに援助できるかを理解できるように、Davis『もし大切な人が子どもの頃に性虐待にあっていたら——ともに眠りともに笑う(*Allies in Healing*)』(青木書店)を読むことをこれらの人々の課題にした。
C. セックス中毒的な行動に関する知識を増やすために、Carnes『セックス依存症——その理解と回復・援助(*Out of the Shadows*)』(中央法規出版)を読むことをクライエントの家族の課題にした。
D. クライエントの親や家族のメンバーは、課題の資料を読み、クライエントの性的虐待の克服を援助する方法を特定するうえで、また、セックス中毒的な行動に関する知識を増やすうえで、この資料が役に立つことを見いだした。
E. 親は、課題の資料を読んでいなかった。読むよう再度指示した。

25. 虐待していない親とクライエントが一緒に過ごす時間を増やすことを課題にする (25)
A. 虐待していないが子どもを顧みない親に、娯楽、学校、家庭の活動を通してクライエントと一緒に過ごす時間を増やすように指示をした。
B. 虐待していないが子どもを顧みない親とクライエントが、一緒に行いたいと思う活動をリストアップするのを援助した。
C. 娯楽、学校、家庭の活動を通して、虐待していないが子どもを顧みない親と過ごす時間を増やしたいという欲求を、クライエントが言葉で表した。この欲求は通常のことであると説明した。
D. 虐待していないが子どもを顧みない親が、クライエントと過ごす時間を増やすと口頭で確約した。遂行するよう促した。
E. 今日の治療セッションで、虐待していない親とクライエントの距離のある関係に助長する要因を検証した。
F. 虐待していない親は、クライエントと一緒に過ごす時間を増やしていなかった。増やすよう再度指示した。

26. 加害者と向き合わせる（26）

A. 加害者に、性的虐待の否認を直視させた。
B. クライエントが、性的虐待を加害者に直視させる準備を進めることを援助した。
C. 性的虐待が、自らの人生や、自身についての感情にいかに悪影響を及ぼしたかについて、クライエントを加害者と向き合わせた。
D. 性的虐待の重大さを過小評価していることを、加害者に直視させた。
E. 性的虐待の事実を加害者に直視させたが、加害者は依然としてクライエントを性的に虐待したことを否定した。

27. 加害者の謝罪を促進する（27）

A. 加害者が、性的虐待について、クライエントおよび家族の他のメンバーに謝罪できるように援助した。
B. 加害者が、性的虐待について、クライエントおよび家族のメンバーに謝罪して、虐待の全責任を認めたことに、前向きなフィードバックを与えた。
C. クライエントおよび家族のメンバーが性的虐待にまつわる怒り、傷心、失望を表現した際に、加害者はきちんと耳を傾け、心から謝罪をした。この取り組みの間、クライエント、家族、加害者を支持した。
D. 加害者には、クライエントおよび家族のメンバーに対して誠実な心からの謝罪をする準備ができているとは思われなかったため、謝罪のセッションの延期を決定した。

28. 性的犯罪者の治療グループを紹介する（28）

A. 加害者の不適切な性行動に対処するために、性的犯罪者の治療グループを紹介した。
B. 加害者は、法的機関から性的犯罪者の治療グループに参加するよう命じられた。
C. 加害者は一貫して性的犯罪者の治療グループに参加している。この領域で本人が習得した内容を確認した。
D. 加害者は、性的犯罪者の治療グループに積極的に参加し、不適切な性行動を助長する要因を特定するうえで、治療グループが役に立っていると述べた。
E. 加害者は、性的犯罪者の治療グループに一貫して参加していなかった。一貫して参加するよう再度指示した。

29. 赦しの手紙を課題にする（29）

A. 加害者への赦しの手紙を書き、次回の治療セッションに持参して検討することをクライエントの宿題にした。
B. Jongsma／Peterson／McInnis『簡潔な思春期治療の宿題計画［未邦訳］（*Brief*

Adolescent Therapy Homework Planner)』の中の「赦しの手紙（Letter of Forgiveness）」をクライエントの課題にした。

C. クライエントの手紙に、加害者や家族の重要なメンバーを赦す用意のあることが示されていることが確認された。
D. 今日の治療セッションで、クライエントが加害者や家族の重要なメンバーに対する赦しを言葉に表した。この成長を支持した。
E. クライエントの手紙を検討した後、クライエントは、加害者や家族の重要なメンバーを赦す準備ができていないことが明らかになった。

30. シンボルを使って解き放つことを促進する（30）

A. 次回の治療セッションに、自身の人生における性的虐待の重大さを表すシンボルを持参するようクライエントに指示した。
B. 今日の治療セッションで、クライエントは、自身の人生における性的虐待の重大さを表すシンボルを持参した。
C. 性的虐待のシンボルをどうしたいか、クライエントが特定するのを援助した。
D. クライエントは、性的虐待のシンボルを処分して、人生を前向きに歩んでいく準備ができていることを表す方法を特定した。前向きなフィードバックを与えて援助した。
E. クライエントは、自身の人生における性的虐待の重大さを示すシンボルを特定できなかった。この点の参考例を示した。

31. 被害者とサバイバーを区別する（31）

A. クライエントが、被害者であることと、サバイバーであることを区別できるように援助した。
B. 被害者であることと、サバイバーであることの肯定的な成り行きと否定的な成り行きをクライエントが特定するのを援助した。
C. 自信や自己についての前向きな感情が高まったため、性的虐待の被害者というよりも、サバイバーのように感じるとクライエントが言葉で表すのを援助した。
D. クライエントが、依然として性的虐待にまつわる未解決の感情を抱いていると報告した。本人に、自身を性的虐待のサバイバーと認識する準備ができていないことが確認された。

32. 性的虐待を克服する能力を強化する（32）

A. クライエントに、「将来、どのようなことをしていれば、あなたが幸せで人生を前向きに歩んでいることが示されると思いますか？」という質問をして、性的虐待を克服

できるという考えを紹介した。
B. 将来の自身が行っているであろう前向きな行動や課題で、自身が幸せで人生を前向きに歩んでいることが示されると思われるものを、クライエントがいくつか特定するのを援助した。
C. クライエントが、性的虐待の被害に関する問題を克服するために前向きな措置を講じていることを強化した。
D. クライエントが、幸せを掴み、人生を前向きに歩んでいくために積極的な措置を講じていることを強化した。
E. 人生を前向きに歩んでいくための積極的な措置を講じることに対する、クライエントの後ろ向きな姿勢や抵抗を助長する要因を検証した。

33. サバイバーのグループを紹介する（33）
A. 性的虐待に遭ったのは自分1人ではないことをクライエントが認識するよう援助するために、青少年を対象としたサバイバーのグループを紹介した。
B. グループ療法のセッション中に、少なくとも1回は自身をさらけ出すことをクライエントに指示した。
C. 性的虐待に遭ったのが自分1人ではないことをクライエントが認識するうえで、青少年を対象としたサバイバーのグループに参加することが役に立っている。
D. クライエントは、サバイバーのグループの治療セッションに積極的に参加しており、過去の性的虐待にまつわる多くの感情を言葉に表した。
E. サバイバーのグループの他のメンバーが性的虐待の体験にまつわる思考や感情を打ち明けたときに、クライエントはそのメンバーをサポートしている。
F. クライエントは、性的虐待のサバイバーのグループに参加していなかった。このグループに参加しない理由を検討した。

34. 仲間集団の活動への参加を促す（34）
A. 自尊感情を高め、受け入れられているという感覚を得るために、好ましい仲間集団の活動や課外活動に参加するようクライエントに促した。
B. 好ましい仲間集団の活動で、交友関係を育み、自尊感情を高める機会がもたらされるようなものをクライエントがリストアップするのを援助した。
C. 自尊感情を高め、受け入れられているという感覚を得るうえで、好ましい仲間集団の活動や課外活動への参加が役に立っているとクライエントが報告した。
D. 低い自尊感情や恥辱感が、かつての好ましい仲間集団の活動や課外活動に参加したくない気持ちの一因になっていることをクライエントが認めた。自尊感情を高める手段

として、活動に参加することを促した。

35. 信頼構築のシェアチェック法を教示する（35）
A. 相手を信頼する度合いによって、他者と共有する情報量が変化することをクライエントが認識できるように、信頼構築のシェアチェック法〔訳注：情報を共有し、その情報が敬意を持って扱われていることを確認してから、さらなる情報を共有する〕をクライエントに教示した。
B. シェアチェック法を習得したことで、特定の人々と、どの程度の情報を共有するかが判断できるようになったと、クライエントが報告した。
C. 信頼できると思う相手をクライエントがリストアップした。このリストを確認した。
D. クライエントは依然として、信頼の問題に苦心し、自身の思考や感情を信頼できる相手にもなかなか打ち明けられなかった。こうした信頼をできる限り高めるよう促した。

36. 適切な触れ方と不適切な触れ方を教示する（36）
A. 相手に触れたり愛情を表現したりする際の適切なやり方と不適切なやり方を、クライエントが特定できるように援助した。
B. 信頼する相手と適切なやり方で触れ合うことをクライエントに促した。
C. 愛情を表現し合えるようになったことで、性的虐待の苦痛に対処できるようになったと、クライエントが報告した。この進歩のメリットを確認した。
D. クライエントは依然として、他者への不信感が強く、そのために信頼できる相手とも適切な形で触れ合うことが、なかなかできないことが確認された。

37. 支えてくれる人々をリストアップする（37）
A. 家族以外で、サポート、指導、肯定を求めることが可能な、頼りにできる人々をリストアップするようクライエントに指示した。
B. 次回の治療セッションまでに、家族以外の少なくとも1人にサポートまたは指導を求めることをクライエントの宿題にした。
C. 家族以外の人からのサポート、指導、肯定が自身のためになったとクライエントが報告する間、積極的傾聴のスキルを用いた。
D. 家族以外の頼りにできる人々からクライエントが得たサポートが、性的虐待の心的外傷の対処に役に立っていることが確認された。
E. クライエントは、自らの不信感のために、家族以外の頼りにできる人々にサポート、指導、肯定を求めることに躊躇している。徐々にこうした取り組みを行っていくよう強く促した。

38. 情緒的苦痛と見境のない性行動を結びつける（38）
A. 根幹にある情緒的苦痛（例：恐怖、傷心、悲しみ、不安）が、クライエントの見境のない性行動や誘惑的な性行動の出現といかに関連しているかを特定するうえで、治療セッションが役に立った。
B. 見境のない性行動や誘惑的な性行動が、性的虐待に起因する根幹的な情緒的苦痛と関連していることをクライエントが認めたことを、支持した。
C. 根幹にある情緒的苦痛と、見境のない性行動や誘惑的な性行動をクライエントが結びつけて考えられるように、来談者中心療法のアプローチを用いた。
D. クライエントが根幹にある情緒的苦痛を表現する適切な方法を示すために、ロールプレイやモデリングの技法を用いた。
E. 見境のない性行動や誘惑的な性行動以外で、情緒的苦痛を表現して、自身の欲求を充足させる適切な方法をクライエントが特定できるように援助した。
F. クライエントは、根幹にある情緒的苦痛を表現する適切な方法を使用していなかった。この点を改善する援助を行った。

39. 性教育を実施する（39）
A. 見境のない性行動や誘惑的な性行動を起こすパターンの排除を目的に、クライエントに性教育を実施した。
B. 見境のない性行動や誘惑的な性行動に伴うリスクをクライエントが特定できるように援助した。
C. 見境のない性行動や誘惑的な性行動を助長する要因をクライエントが検証するのを援助した。

40. 精神作用物質乱用の評価を手配する（40）
A. 薬物またはアルコールの摂取量を調べ、治療の必要性を判断するために、クライエントに精神作用物質乱用の評価を紹介した。
B. 精神作用物質乱用の評価の所見から、乱用の問題の存在と治療の必要性が明らかになった。
C. 評価の所見からは、乱用の問題や、この領域の治療の必要性は明らかにならなかった。
D. 精神作用物質乱用の治療を受けるという提案に、クライエントは支持的であった。
E. クライエントは、精神作用物質乱用の治療を受けることへの反対を表明した。

41. 心理検査を手配する（41）
A. 重度の心理的障害の可能性を排除するために、クライエントに心理検査を紹介した。

B. 心理検査の結果から、深刻な情緒的問題があり、服薬評価が必要なことが明らかになった。
C. 心理検査の結果からは、重度の心理的障害の存在は裏付けられなかった。
D. クライエントは、正直かつ率直な態度で心理検査を受け、あらゆる指示に協力的であった。
E. 検査を受けている間、クライエントは非協力的で抵抗を示した。前向きに取り組むよう再度指示した。

42. 自画像の課題を行う（42）
A. 自尊感情を調べるために、クライエントに自画像を描くことを指導した。
B. 治療の初盤のクライエントの自画像には、低い自尊感情、無力感、無価値感が反映されていることが確認された。
C. 治療の中盤のクライエントの自画像には、自己価値や自己評価の高まりが反映されていることが確認された。
D. 治療の終盤のクライエントの自画像には、自尊感情の顕著な向上が反映されていることが確認された。

43. 親の精神医学的な問題や精神作用物質乱用の問題を調査する（43）
A. クライエントの親に、精神障害や精神作用物質乱用の問題がないか調べた。
B. クライエントの親が、精神作用物質乱用の治療を受けることに同意したことに、前向きなフィードバックを与えた。
C. クライエントの親は、精神作用物質乱用の治療を受けることを拒否している。この点を再度指示した。
D. 親が自身の精神障害に対処するために、精神医学的な評価および治療を紹介した。
E. 親は、精神医学的な評価および治療を受けるという提案に従うことを拒否した。

---

*1 （　）内の番号は、ヨングスマ／ピーターソン／マキニス『臨床現場で使える思春期心理療法の治療計画』（明石書店、2010年）の同題の章に記載されている「行動面の定義」の項目番号を示します。
*2 （　）内の番号は、ヨングスマ／ピーターソン／マキニス『臨床現場で使える思春期心理療法の治療計画』（明石書店、2010年）の同題の章に記載されている「治療的介入」の項目番号を示します。

第29章

性的行動化
Sexual acting out

クライエントの様態

1. 利己的な性行動（1）[*1]
A. これまでに、アタッチメントがほとんどないに等しい性交渉の相手が複数いたとクライエントが報告した。
B. こうした性交渉でのクライエントにとっての唯一の関心は、自身の性的欲求を充足させることである。
C. クライエントは自身の大胆な性行動について、臆することなく事細かに描写する。
D. カウンセリングのプロセスに参加して以来、クライエントの性行動や性に関する話に減少がみられている。

2. 避妊せずに性交を行う（2）
A. クライエントが、1年以上、避妊せずに性交を続けていると報告した。
B. クライエントは、過去1年間に中絶したことがある。
C. 極めて頻繁に性交を行っているにもかかわらず、クライエントは、妊娠を気にかけている様子がほとんどない。
D. クライエントは最近、妊娠することの懸念を示しており、家族計画推進機関に予約をした。

3. 交際の意思なく性交を行う（3）
A. 特定の相手と性的関係を続けているが、長く続くとは思っていないとクライエントが述べた。
B. 1人のパートナーと性交を行っているが、相手も自分も他の人と自由にデートができるとクライエントが述べた。
C. 1人のパートナーと性交を行っているが、だからといって相手を束縛したくないとクライエントが言葉に表した。

D. クライエントは、互いに真剣な交際をしたいという願望を表現している。

4. 安全な性行為を気にかけない（4）
A. クライエントが、安全な性行為は、自分にとって重要なことではないと言葉に表した。
B. 安全な性行為を気にすれば、「自由気ままな」でいられなくなるとクライエントが述べた。
C. クライエントが示す態度には、自身のことをほとんど顧みていないことが表れていた。
D. 安全な性行為を心掛けるという確約をクライエントが表現した。

5. 性的に挑発的な服装や行動（5）
A. クライエントの服装や行動は、性的に挑発的なものである。
B. 自身の服装や行動は、他者から、性を誇示するものと思われているとクライエントが述べた。
C. クライエントは、自身の行動や服装が性的に挑発的なものであるという認識を否定した。
D. クライエントは、服装や行為をさほど性的に挑発的ではないものにし始めている。

6. 性的な活動について臆することなく話す（6）
A. クライエントは、止められなければ、治療セッションの間中、自身の性的な体験について話し続けたものと思われる。
B. クライエントは、自身の性体験について、全く恥ずかしがることなく気軽に話した。
C. 自身の性体験について話すと、他人は嫌な顔をするとクライエントが述べた。
D. クライエントが治療に参加して以来、自身の性的な体験を自慢することが減っている。自己の内面について打ち明け始めている。

7. 精神作用物質の乱用（7）
A. 性的活動の前および最中に、アルコールや薬物を使用するパターンをクライエントが報告した。
B. クライエントは、精神作用物質乱用と性的活動を結びつけて考えていない。
C. クライエントは、精神作用物質の使用は問題であるという考えを拒んでいる。
D. クライエントは、誰もがしていることだからと言って、パーティー好きな態度を示していた。
E. クライエントが、精神作用物質乱用が逃避であること認め、その使用を断っている。

8. 低い自尊感情（8）

A. クライエントの態度は、低い自尊感情に支配されており、視線を合わせたり、前向きなことを言うことがめったにない。
B. クライエントは頻繁に自己軽蔑的な発言をし、将来に対して悲観的である。
C. いつも劣等感を抱き、他人には及ばないと感じているとクライエントが述べた。
D. 自身の感情は、治療者を煩わせるようなものではないとクライエントが表現した。
E. クライエントは、カウンセリングで話し始めるにつれ、自己軽蔑的な発言が減り、将来に対して前向きな見方をするようになっている。
F. クライエントが、自身の低い自尊感情と、見境のない性行動の結びつきを見いだした。

9. 抑うつ、いらだち（9）

A. クライエントは、抑うつ的で、いらだった様子であった。
B. クライエントの神経過敏やいらだちは、根幹にある抑うつを隠すものであるように思われる。
C. クライエントは、いらいらして、カウンセリングのプロセスになかなか身を入れることができない。
D. クライエントは、いらだちが収まるにつれ、性的行動化をやめることを話し始めている。

10. 悲しみ、寡黙（9）

A. クライエントは悲しげな様子で、寡黙であった。
B. クライエントは話すことより行動することを好み、話すことは時間の無駄と考えているように思われる。
C. クライエントには深く悲しんでいるようなところがあったが、それを特定してうまく言葉にすることができなかった。
D. クライエントは、沈黙を破り、自身ついて語り始めている。

11. 軽躁病（10）

A. クライエントは、極めて衝動的で、活気に溢れている様子で、集中できず、追い立てられるようにしゃべった。
B. クライエントは、衝動性と活力のために、家庭、学校、地域社会で問題を抱えている。
C. クライエントは、集中することができないため、治療関係を築くことに困難を伴った。
D. クライエントは、治療に取り組み始め、集中して、自身についてある程度さらけ出すことができる。

12. 友好的、外向的（10）
A. クライエントは、ほぼ誰に対しても、友好的で外向的な姿勢を示している。
B. このクライエントには、気恥ずかしさや社交不安がほとんどないように思われる。
C. クライエントは、治療者に対して、すぐに馴れ馴れしくなった。
D. クライエントは、友好的で外交的な態度を示すことで、他者と親しくなり過ぎることや、深層を探られることを避けているものと思われた。
E. 治療の進行に伴い、クライエントの態度は社交上適切なものになっている。

13. 反抗的（11）
A. クライエントは、あらゆる権威者に反抗的な態度を示した。
B. クライエントが、社会的な道徳観に従わず、親のルールを無視し、権威者を尊敬しないというパターンを説明した。
C. クライエントの内面には、「〜する必要なんてない」「誰の言うことも聞くつもりはない」という信念がある。
D. クライエントが、社会的な道徳観にとらわれない性的活動をオープンに報告した。
E. 治療の進行に伴い、クライエントの態度はさほど反抗的でなくなっている。

14. 怒り、反発（11）
A. クライエントの態度は、怒りや反発に支配されている。
B. クライエントは、怒りや反発のために、他者と支え合う前向きな関係を形成することが難しくなっている。
C. クライエントは、怒りや反発が収まり、今は自身についてよりオープンかつ正直に語り始めている。

15. 家庭内の対立（12）
A. クライエントが、自身の幼少期について、極めて不安定で、家族が絶えず対立していたと説明した。
B. 幼少期に、親が自分たちの問題や悪事を、クライエントのせいにした数々の事例をクライエントが挙げた。
C. これまでに、親が数多くのパートナーと性的な関係にあったことを、クライエントは詳しく知っていた。
D. クライエントは、幼少期の体験が、現在の性行動にいかに結びついているかに対する一定の洞察を言葉で表し始めている。

実施した介入

1. 信頼を築く（1）[*2]
A. プライベートな事柄や感情の表現を促進するために、無条件の肯定的関心を通して、クライエントと導入段階の信頼を築いた。
B. 信頼関係の基盤を築くために、心からの受容や積極的傾聴の技法を用いた。
C. クライエントが、治療者と信頼に基づく関係を形成し、プライベートな事柄や感情を表現し始めている。
D. 積極的傾聴、心からの受容、無条件の肯定的関心を用いても、クライエントは依然として、プライベートな事柄や感情を打ち明けることに心を閉ざしている。

2. 過去の性的情報を収集する（2）
A. クライエントのこれまでの性的活動、性教育、性行為に関する情報を収集した。
B. クライエントが性交渉の相手に対して抱いたアタッチメントの程度を調べるために、それぞれの相手について検証した。
C. クライエントが一定の領域の情報提供を拒んだため、過去の情報を部分的にしか収集できなかった。

3. 性的活動にまつわる感情を検証する（3）
A. 過去の性的活動や現在の性行為にまつわるクライエントの思考や感情を検証した。
B. クライエントが思考や感情を特定したことに、口頭で前向きに強化した。
C. 性的行動に結びつく感情が欠如していることをクライエントに指摘した。

4. 性的活動を行う理由をリストアップする（4）
A. 性的活動を行う理由をリストアップするようクライエントに指示した。
B. ごく若い年齢から性的活動を行うことの否定的な成り行きを、クライエントに直視させた。
C. クライエントが性的活動を行う理由を探り、誤った理屈に対処して、構成し直した。

5. 性的活動を行う理由を検討する（5）
A. クライエントが完成させた性的活動の理由のリストを検討し、それぞれの理由の良い点と悪い点を特定した。
B. 性的活動を行う理由の是非を考察した後、自身の性的活動において、変えたいと思うことを特定するようクライエントに指示した。

6. 性的虐待歴を検証する（6）
A. クライエントが性的虐待の被害者であったかどうかを判断するために、クライエントの過去を検証した。
B. クライエントが性的虐待の被害者であったかどうか親に尋ねた。
C. クライエントが性的虐待の被害者であったこと、そして、その体験が本人の性的な態度や行動に多大な影響を及ぼしていることが確証された。
D. 親とクライエントのどちらからも、クライエントが性的虐待の被害者であったという証拠が示されなかったことが確認された。

7. 性的虐待と現在の性的活動を結びつける（7）
A. 性の対象として扱われたことと、他者を性の対象として扱うことを、クライエントが結びつけて考えるのを援助した。
B. クライエントが、性的虐待がいかに自身に影響を及ぼしたかを打ち明けたことを、口頭で支持して励ました。
C. 性的虐待の被害者であることが、現在の性的行動化に及ぼした影響に対する洞察をクライエントが深めるよう援助した。
D. クライエントは、性的虐待の体験と、現在の性的活動の結びつきを否定した。この点の参考例を示した。

8. 低い自尊感情を検証する（8）
A. 自身の前向きな特徴と否定的な特徴をリストアップするようクライエントに指示した。
B. クライエントの低い自尊感情を、自覚、深刻さ、表れ方の点から検証した。
C. クライエントが特定した自身の前向きな特徴を、肯定して強化した。
D. 温かく支持的なアプローチにもかかわらず、クライエントは依然として、自身について否定的なことを口にした。
E. 前向きな特徴を特定できないことや、頻繁に自己軽蔑的な発言をすることに、クライエントの低い自尊感情がはっきりと表れていることが確認された。

9. 低い自尊感情の根拠を特定する（9）
A. 自身が受け取った否定的なメッセージと、それぞれの出所をクライエントが特定するのを援助した。
B. 自身が受け取った否定的なメッセージと、低い自尊感情の結びつきをクライエントに示した。

C. クライエントは、支持を受けて、拒絶や虐待の体験にまつわる傷心や恥の感情を特定して表現することができた。
D. クライエントは、援助を受けて、自身が受け取った否定的なメッセージを特定したが、こうしたメッセージは自身に何ら影響を及ぼしていないと主張した。

10. 過去の拒絶と現在の恐怖を結びつける（10）
A. クライエントが、拒絶の恐怖に対する自覚や、こうした恐怖が虐待、養育放棄、拒絶などの過去の人生経験とつながっていることに対する自覚を高められるように援助した。
B. 過去の拒絶や養育放棄の体験が、現在、受容や肯定を求める性的行動化に影響を及ぼしていることに対する自覚を高めるために、そうした体験をクライエントと検証した。
C. クライエントが、過去の拒絶や虐待と、現在の見境のない性行動の結びつきを認めたことを支持した。
D. クライエントは依然として、過去の拒絶や養育放棄の体験の影響を否認している。この否認をクライエントに告げた。

11. 根幹にある感情と現在の性的活動を結びつける（11）
A. 低い自尊感情、拒絶の恐怖、現在の見境のない性行動を、クライエントが結びつけて考えるよう援助した。
B. 性的活動に「ノー」と言うことによって、自尊感情を育むという考えをクライエントに植えつけた。
C. クライエントは、過去の拒絶や虐待と、現在の見境のない性行動の結びつきを認めている。この洞察を支持した。
D. 援助にもかかわらず、クライエントは依然として、低い自尊感情、拒絶の恐怖、現在の見境のない性行動をなかなか結びつけて考えることができなかった。

12. 自尊感情を育む建設的な方法を特定する（12）
A. クライエントは、自尊感情を育む手段として性的活動を利用しているが、それが自滅的な行動であることを直視させた。
B. 自尊感情を育むために性交を利用することの否定的な成り行きを、クライエントと確認した。
C. 自尊感情を育む前向きな方法をクライエントと検証した。
D. 自尊感情を前向きなやり方で育むプランをクライエントと作成し、プランの実践を確約するようクライエントに指示した。

E. クライエントが自尊感情を育むプランが実践しているかどうかを観察し、成果を認めて、強化した。
F. クライエントは、自尊感情を育む建設的な方法を特定できなかった。この点の参考例を示した。

13. 変化の課題を行う（13）

A. 自身に望む変化を絵に描くことをクライエントの宿題にした。
B. Jongsma／Peterson／McInnis『簡潔な思春期治療の宿題計画［未邦訳］（*Brief Adolescent Therapy Homework Planner*）』の中の「自分を変える3つの方法（Three Ways to Change Yourself）」の課題を使って、自身が望む3つの変化をそれぞれ絵に描くようクライエントに指示した。
C. 自己の変化についての完成した課題を検討した。自身が望む変化の詳細を肯定して、クライエントに強化した。
D. クライエントは課題をやり遂げていたが、詳細の確認については極めて大ざっぱで、突き詰めようとしなかった。
E. クライエントが望む変化を達成するための実践的なプランが立てられ、このプランをいつどのように始めるかについての確約を取り付けた。
F. クライエントは、自身に望む変化を説明する宿題をやり遂げていなかった。終わらせるよう再度指示した。

14. 家族の拒絶と肯定を検証する（14）

A. 出生家族の拒絶 対 肯定の力動をクライエントと検証した。
B. 家族からの拒絶のメッセージと特定されたものに疑問を呈し、クライエントに代替的な解釈を示した。
C. クライエントが、家族からの否定的または拒絶的なメッセージと、自身の現在の性的行動を結びつけて考え始めたことを支持して受け入れた。
D. クライエントは、援助を受けても、出生家族内の前向きなメッセージと拒絶的なメッセージを特定するのに苦心した。

15. 家族が各自の感情を表現するよう援助する（15）

A. 家族セッションを実施して、互いに対する各メンバーの感情と、交流の仕方に重点を置いた。
B. 家族のメンバーが、互いに対する感情を明らかにした結果、わだかまりが消え、新しい交流の仕方が始まった。

C. 家族セッションで、家族のメンバーは依然として、感情の表現が表面的で、交流もよそよそしかったため、各人の距離は現状のままであった。家族にこのパターンを告げた。

16. 性的活動を解釈する（16）
A. クライエントの性的活動は、家庭で得られない注意を引いたり、肯定を求めたりする非適応的な方法であるという解釈を本人に示した。
B. 「＿＿＿として肯定されることを求めている」という解釈の真実度を、クライエントが10段階（10が「紛れもない真実である」）を使って評価し、その結果を検討した。
C. 治療セッションで、クライエントの性的活動は、肯定を摸索するものであるという解釈を家族に示し、各メンバーの反応およびフィードバックを確認した。
D. クライエントは、自身の性的活動は肯定を摸索するものであるという解釈を、誰も自分の行動をコントロールできないという理由で、拒絶した。

17. 真の性的な親密さの価値を教示する（17）
A. 性的な親密さは、互いに尊重し合う真剣で長続きする関係までとっておくことの価値をクライエントに教示した。
B. 真の性的な親密さに発展する可能性のある関係の特徴を、クライエントがリストアップするのを援助した。
C. クライエントは、性的な親密さを、互いに尊重し合う真剣で長続きする関係までとっておくことのメリットを否定した。この点を改善する援助を行った。

18. 相手を尊重した性的活動の報いを教示する（18）
A. 互いに尊重する性的活動のメリットと、誰かに自分を愛してもらうため、あるいは単に快楽を得るために性交を利用することのデメリットをクライエントに教示した。
B. 成熟した愛情 対 自己中心的な動機の対比に基づいて、性的活動の良い点と悪い点をクライエントが特定するのを援助した。
C. クライエントは、自分本位の快楽以外に性交を行う理由を理解することに苦しむと述べた。この点を改善する援助を行った。

19. 抑うつ状態を調査する（19）
A. クライエントの抑うつの程度と、服薬を手配する可能性を調べた。
B. 抑うつの評価の間、クライエントは協力的であった。
C. クライエントが、抑うつや、抑うつ状態になるということをどのように認識している

かを解明するために、抑うつの概念と感情を本人と検証した。

20. 心理検査を手配する（20）
A. 性的行動化を助長している可能性のある情動的要因やパーソナリティ要因を調べるために、クライエントに心理検査を実施した。
B. クライエントは、励ましを受けて、協力的な態度で心理検査を最後まで受けた。
C. クライエントは、非協力的、反抗的な行動のために、心理検査を完了することができなかった。
D. 心理社会的評価から、クライエントの性的行動化を助長する情動的要因やパーソナリティ要因の証拠が判明した。
E. 心理社会的評価からは、根幹にある情動的要因やパーソナリティ要因は特定されなかった。

21. 性的活動を抑うつの対処方略として解釈する（21）
A. 性的活動を抑うつの対処方略とする解釈をクライエントに示した。
B. 「性的活動は抑うつの対抗手段である」という解釈の真実度を、クライエントが10段階（10が「紛れもなく真実である」）を使って評価し、その結果を検討した。
C. クライエントは、性交は自身が知っている唯一確実な快感であるという解釈を却下した。

22. 避妊および安全な性行為を教示する（22）
A. 避妊をし、安全な性行為を行うことの大切さと、見境のない性行動に伴うリスクをクライエントに教示した。
B. 避妊のリソースと見境のない性行動に付随するリスクに関する教育プログラムを利用するために、クライエントに家族計画推進団体を紹介した。
C. 家族セッションで、避妊と安全な性行為の問題に重点を置いた。
D. クライエントは、今後も性交を控える気はないと述べているが、避妊をし、安全な性行為を心掛けることを確約した。こうした確約を奨励した。

23. 向こう見ずな性的行動の根幹的な原因を検証する（23）
A. クライエントの根幹にある妊娠または死への潜在的な願望を、向こう見ずな性的行動の動機として検証した。
B. 検証するうちに、性的活動の結果何が起ころうとも構わないと考えていることを、クライエントが認めた。

C. クライエントは依然として、現実から目を背け、向こう見ずな性的行動に付随する根幹的な願望に気づかずにいた。

24. 精神作用物質乱用を検証する（24）
A. クライエントの精神作用物質乱用のパターンおよび程度を検証して評価した。
B. クライエントは、精神作用物質の使用について話すよう指示されたとき、オープンではなかった。
C. クライエントは、精神作用物質について尋ねられたとき、その実験的な使用を否定した。
D. 精神作用物質の使用を検証する中で、クライエントが、性的活動の前、最中、後に精神作用物質を使用するパターンを明らかにした。

25. 精神作用物質乱用の役割を特定する（25）
A. 見境のない性行動に伴う恐怖心や罪悪感や恥辱感を麻痺させたり、逃れたり、回避したりする際に、精神作用物質乱用が果たす役割を、クライエントが特定するのを援助した。
B. クライエントは、精神作用物質の使用と、感情の逃避や麻痺をなかなか結びつけて考えられなかった。この概念を再考するよう促した。
C. クライエントが、見境のない性行動にまつわる罪悪感や恥辱感を認め、こうした感情に対処するために精神作用物質を乱用したことに合意したことを支持した。

26. 精神作用物質を断つことを確約させる（26）
A. あらゆる精神作用物質を直ちに断つことを確約するようクライエントに指示した。
B. 精神作用物質を断つというクライエントの口頭の確約が遂行されているかどうかを観察し、必要に応じて励まし、強化し、指導した。
C. クライエントは、あらゆる精神作用物質を断つことを拒否した。治療の焦点を精神作用物質乱用の問題にシフトした。

27. 衝動性を調査する（27）
A. ADHDまたは躁病が性的活動の一因となっている可能性を確定または排除するために、クライエントの衝動性の程度を調べた。
B. 評価を受けている間、クライエントは協力的で、進行がはかどった。
C. 双極性障害の診断を確定するために、精神医学的評価を紹介した。
D. クライエントは、自分はどこもおかしくないと言って、評価に協力することを拒んだ。

28. 服薬の必要性を評価する（28）

A. クライエントの向精神薬の必要性と、その潜在的な効果を評価した。
B. 親およびクライエントと、向精神薬に対する各自の考えを協議した。
C. 向精神薬に対する親およびクライエントの抵抗に対処して、解決した。
D. 追加情報を示したにもかかわらず、親およびクライエントは依然として、クライエントに向精神薬を処方することに抵抗した。

29. 向精神薬の評価を紹介する（29）

A. 服薬に関する医師の診察をクライエントに紹介した。
B. クライエントは指示に従って、服薬の評価を受けた。
C. 親およびクライエントは処方薬を受け取り、クライエントが服用し始めている。
D. クライエントには向精神薬が処方されなかった。

30. 服薬の有効性を観察して評価する（30）

A. クライエントが薬の服用を遵守しているかどうかを観察した。
B. クライエントの薬の有効性を調べ、副作用の有無を観察した。
C. クライエントの薬の有効性を、処方医師に連絡した。
D. 処方薬を一貫して服用していないことを、クライエントに直視させた。
E. 副作用はすべて、親、治療者、医師のいずれかに連絡するようクライエントに指示した。
F. クライエントが、服薬により、標的とする症状の軽減にプラスの効果が生じていると報告した。この進歩のメリットを確認した。

---

*1（ ）内の番号は、ヤングスマ／ピーターソン／マキニス『臨床現場で使える思春期心理療法の治療計画』（明石書店、2010年）の同題の章に記載されている「行動面の定義」の項目番号を示します。

*2（ ）内の番号は、ヤングスマ／ピーターソン／マキニス『臨床現場で使える思春期心理療法の治療計画』（明石書店、2010年）の同題の章に記載されている「治療的介入」の項目番号を示します。

第30章

性同一性の混乱
Sexual identity confusion

クライエントの様態

1. 性的指向に混乱している、確信が持てない（1） *¹
A. クライエントは、自身の根本的な性的指向について確信が持てない様子であった。
B. クライエントは、自身の性的指向の問題に関して強い不安を示した。
C. クライエントは、自身の性的指向に徐々に安心感を抱き始め、さほど不安でなくなっている。

2. 同性のパートナーについての性的空想や願望（2）
A. クライエントが、同性のパートナーについての空想や願望にまつわる苦悩を表現した。
B. クライエントは、同性のパートナーを望んだからといって動揺することはないと、必死に自分に言い聞かせようとした。
C. 小児期の後期以来、これまでずっと同性のパートナーについての空想や願望を抱いてきたとクライエントが報告した。
D. 同性のパートナーについての性的空想や願望にまつわる葛藤や苦悩をクライエントが報告した。
E. クライエントは、同性のパートナーについての願望や空想に対処し始めており、今では押し潰されそうになっていない。

3. 罪悪感、恥辱感（3）
A. クライエントの気分や態度は、強い罪悪感や恥辱感に支配されている。
B. 自身が抱いている同性愛的な感情、願望、空想にまつわる罪悪感や恥辱感のパターンをクライエントが報告した。
C. 絶えず罪悪感や恥辱感を抱くために、他者といるときに居心地の悪さを感じるとクライエントが説明した。
D. 自身の性的指向を受け入れ始めて以来、クライエントの罪悪感や恥辱感が減少してい

る。

4. 無価値感（3）

A. クライエントの様子には、低い自尊感情が反映されていた。視線を合わせることを避け、絶えず自己軽蔑的な発言をしている。
B. クライエントが、自分には全く価値がないと説明した。
C. クライエントは、同性愛的な感情のために、どう考えても自身のことがよく思えなかった。
D. クライエントは、自身の同性愛的指向を認めるにつれ、自分のことをよく思える可能性について思いを巡らし始めている。

5. 抑うつ、引きこもり（4）

A. クライエントは抑うつ的で、内にこもった様子で、気力が低下し、物事への関心を失っていた。
B. 抑うつ状態になり、そのために、他者や日常の活動から引きこもるというパターンをクライエントが報告した。
C. クライエントが、10代前半からずっと抑うつ状態で、自身の同性愛的指向について疑問を抱いていたと説明した。
D. 自身の性的指向を公表して以来、クライエントは、さほど抑うつ的ではない様子で、人々と交流し始めている。

6. 性同一性を親に隠す（5）

A. 同性愛的な衝動を親に気づかれないよう必死になっていることをクライエントが認めた。
B. 自身の性的な事柄に関する親からの質問はすべて避けているとクライエントが報告した。
C. クライエントは、性同一性の苦悶について親に隠し立てしなくなっている。

7. 性的指向を試す体験（6）

A. クライエントが、自身の性的指向に疑問を抱くきっかけとなった、最近の同性愛的体験について報告した。
B. クライエントは、衝動的で向こう見ずなやり方で、自身の性的指向を試している。
C. クライエントは、同性愛的な体験から、自分は異性愛者ではないという確信を強めている。

D. 自身の性的指向について確信を得たため、性的指向を試すようなことはほとんどしていないと、クライエントが述べた。

8. クライエントが同性愛者かもしれないという親の懸念（7）
A. 親が、子どもが同性愛者であるという問題にまつわる苦悩と懸念を示した。
B. 子どもが同性愛者かもしれないという問題に関して、親が数々の疑問を呈した。
C. クライエントが自身の同性愛的指向について語ったとき、親は、クライエントに対する怒りと拒絶の感情を言葉で表した。
D. クライエントの同性愛指向の問題について包み隠さず語り合って以来、親の苦悩や懸念の程度が減少している。

9. 同性愛者であることを親に告白する（8）
A. 同性愛者であることを、最近親に告白したと、クライエントが報告した。
B. 同性愛者であるという告白に、親が思い悩んでいると、クライエントが述べた。
C. 同性愛者であることを告白したとき、親が拒絶を示したことに、クライエントは打ちひしがれていた。
D. 同性愛者であることを告白した後、親が受け入れたことに、クライエントは驚き、衝撃を受けた。

10. 親として失格であるという感情（9）
A. クライエントが同性愛者であることに、親が責任を感じ、自分たちを責めているとクライエントが報告した。
B. 子どもが同性愛者であるため親として失格であると感じると親が表現した。
C. 親は、クライエントが同性愛者であることに対する責任感や、親として失格であるという感情を一切否定した。
D. 親は、クライエントが同性愛者であるために、親として失格であるという感情に取り組み始めている。

実施した介入

1. 信頼を築く（1） *²
A. 無条件の肯定的関心や積極的傾聴を通して、クライエントとの信頼を積極的に築いた。
B. クライエントと信頼を築くために、心からの受容や積極的傾聴の技法を用いた。
C. クライエントとの導入段階の信頼が築かれ、現在はクライエントに、自らの性同一性

に関する感情を表現するよう促している。
D. 現在は、クライエントに、性同一性の混乱の問題に関して感じている恐怖、不安、苦悩を表現するよう促している。
E. 信頼や励ましにもかかわらず、クライエントは、性同一性の混乱にまつわる2～3の感情を表現することにさえ苦心した。

2. 自殺のリスク評価を実施する（2）
A. クライエントに自殺のリスク評価を実施した。クライエントは自身の感情についてオープンで正直であった。
B. 評価から、深刻な自殺のリスクが判定されたため、クライエントに入院治療を提案して、手配した。
C. 自殺のリスク評価の間中、クライエントは非協力的であった。
D. 自殺のリスク評価からは、深刻なリスクの存在は判明せず、この結果および提案事項をクライエントおよび親に通知した。
E. クライエントは自殺企図や自殺念慮を一切否定したが、性同一性の葛藤に関連する不安や抑うつの程度から、自殺の可能性を継続的に監視する必要が示唆される。

3. 自傷しないという契約を結ぶ（3）
A. 自傷しないという契約を作成し、クライエントに署名するよう促した。
B. 自傷しないという契約への遵守を口頭で確約し、署名するようクライエントに促した。
C. 自傷しないという契約に従っているかどうかを監視し、より高いレベルの監視指導を伴うケアが必要であると判断した。

4. 過去の性的情報を収集する（4）
A. これまでの性的な願望、経験、空想に関する情報を収集した。
B. クライエントが性的な経験、願望、空想に関する情報を明かすことに抵抗したため、現在の性的遂行のレベルを完全に評価できなかった。

5. 性同一性にまつわる疑問を検証する（5）
A. クライエントが、自身の性的特質（セクシュアリティ）に疑問を抱き始めた理由を検証した。
B. クライエントが、自身の性的特質について抱いている疑問と、こうした疑問の引き金となった体験を特定した。
C. クライエントは、自身の性的特質についての疑問を特定したがらなかった。こうした

第30章　性同一性の混乱

疑問を検証するよう促した。

6. 同性との性体験が珍しくないことを教示する（6）
A. 若い頃の同性との性体験は珍しくないことをクライエントに教示し、こうした経験が必ずしも同性愛者であることを示唆するものではないことを説明した。
B. 同性との性体験に関する疑問と懸念を検討して回答した。
C. 若い頃の同性との性体験は、必ずしも同性愛者であることを示唆するものではなく、性的な探索の一環としてよくあることをクライエントに指摘した。

7. 性的魅力の評価を課題にする（7）
A. 男性および女性の性的魅力を10段階で評価するようクライエントに指示した。
B. クライエントの評価を検討した。
C. クライエントが、同性の仲間の性的魅力を高く評価し、異性の仲間を低く評価したことが確認された。
D. クライエントが、異性の仲間の魅力を高く評価し、同性の仲間を比較的低く評価したことが確認された。
E. クライエントが、同性と異性の仲間の性的魅力をほぼ同じぐらいに評価したことが確認された。

8. 将来の自伝を書くことを課題にする（8）
A. 今後20年の、1つは同性愛者としての人生、もう1つは異性愛者としての人生を予測した2通りの自伝を書くようクライエントに指示した。
B. クライエントの将来の2通りの自伝を読んで、検討した。
C. 「満足が大きいのはどちらの人生で、後悔が大きいのはどちらの人生か？」という質問をして、検討した。
D. クライエントが予測する将来には、自己を同性愛者とする考えが強く示されていることが確認された。
E. クライエントが予測する将来には、自己を異性愛者とする考えが強く示されていることが確認された。

9. 性同一性の証拠を自己評価させる（9）
A. クライエントが性同一性に関する証拠を評価し、自身の混乱を解決できるように、判断を下すことのない雰囲気を生み出した。
B. クライエントは、自身の性的な経験、思考、感情を検討した結果、自らを同性愛者と

考えている。
C. クライエントは、自身の性的な経験、思考、感情を検討した結果、自らを異性愛者と考えている。
D. 受容的で判断を下すことのない雰囲気にもかかわらず、クライエントは自身の性的指向を特定できないでいる。この点のさらなる支持と励ましを与えた。

10. 判断材料となる要因をリストアップする（10）
A. 性同一性の判断に影響する要因をすべてリストアップするようクライエントに指示した。
B. 完成したリストを検討して、主な要因を確定した。
C. クライエントのリストが不完全で曖昧であったため、リストの要因を限定的にしか検討できなかった。
D. クライエントのリストは、同性愛者としての同一性を支持する要因が優勢であることが確認された。
E. クライエントのリストは、異性愛者としての同一性を支持する要因が優勢であることが確認された。
F. クライエントは、自身の性同一性の判断材料となる要因のリストを完成させていなかった。この課題を再度課題にした。

11. 同性愛者としての自己にまつわる感情を検証する（11）
A. 自己を同性愛者と考えることにまつわるクライエントの感情を検証した。
B. 自己を同性愛者として受け入れることにまつわる感情を、クライエントが特定して表現するのを援助した。
C. クライエントが自我同調的として特定した感情を、肯定して強化した。
D. クライエントがついに、自己を同性愛者として受け入れ、安堵していることを確認した。
E. クライエントが、自己を同性愛者として受け入れることにまつわる今後の強い不安や恐怖を表現する間、積極的傾聴のスキルを用いた。

12. 性同一性を隠すことにまつわる否定的な情緒を検証する（12）
A. 自身の性的指向を隠したり否定したりすることに関連するクライエントの否定的な情緒を検証した。
B. クライエントが、自身の性的指向を隠したり否定したりする具体的な理由を特定した。
C. クライエントが、自身の性的指向を隠したり否定したりする具体的な理由を探り、疑

問を呈した。
D. 自身の性同一性についてリスクを負い、オープンになるようクライエントに促すために、温かく、受容的で、判断を下すことのないアプローチを用いた。

13. 性同一性との宗教上の葛藤を検証する（13）
A. 性同一性との葛藤を引き起こすと思われるクライエントの宗教的信念を検証した。
B. 宗教的信念と性同一性にまつわる恥辱感や罪悪感を調べて検討した。
C. クライエントに、性同一性との宗教上の葛藤がないか調べたが、何も確認されなかった。

14. 親身になってくれる聖職者を紹介する（14）
A. 性同一性の葛藤に、親身になって耳を傾けてくれる聖職者をクライエントに紹介した。
B. クライエントが聖職者と話した体験を検討し、この体験のプラス面を肯定して強化した。

15. 安全な性行為を教示する（15）
A. 安全な性行為のガイドラインの詳細をクライエントに教示した。
B. 安全な性行為の詳細に関するクライエントの質問に答えた。
C. 安全な性行為のガイドラインに一貫して従うことを確約するようクライエントに指示した。
D. 安全な性行為の確約をクライエントが守っているかどうかを観察し、守っていないときにはそのことを直視させた。

16. 通説を特定して、前向きな信念に置き換える（16）
A. 同性愛に関する10通りの通説を特定し、それぞれどの程度信じるかを5段階で評価することをクライエントの課題にした。
B. 特定した通説とその評価を検討した。続いて、クライエントが、各通説を、現実的で前向きな信念に置き換えるのを援助した。
C. 同性愛に関する前向きな信念をクライエントに念を押し、本人の性同一性を強化した。
D. 同性愛に関する通説やクライエントの否定的な発言を直視させた。

17. 性同一性を告白するメリットとデメリットをリストアップする（17）
A. 家族や大切な人々に、性的指向を告白するメリットとデメリットをリストアップするようクライエントに指示した。

B. 家族や大切な人々に性的指向を告白するメリットとデメリットのリストを、クライエントが検討するのを援助した。
C. クライエントが、性同一性を告白するメリットとデメリットをリストアップできなかったことを、検証して対処した。

18. 同性愛を嫌悪する仲間との体験を検証する (18)

A. クライエントの仲間との関係を検証した。
B. クライエントが、仲間との関係で、同性愛の嫌悪を目の当たりにしたことを説明する際に、本人を援助した。
C. 仲間との関係で、同性愛に対する嫌悪や拒絶を体験した場合の反応の仕方を特定した。
D. クライエントの仲間との関係に、同性愛に対する嫌悪の体験があるかどうかを検証したが、1つも見つからなかった。

19. ゲイやレズビアンの仲間を見つける (19)

A. 学校や支援グループで、社会的活動を一緒に行えるようなレズビアンやゲイの若者を見つけるようクライエントに促した。
B. 進んで交流することに対するクライエントの恐怖に対処して、解決した。
C. 毎週1つずつ社会的活動を始めてみることを確約するようクライエントに指示した。
D. クライエントは指示に反して、ゲイやレズビアンの仲間と進んで交流していなかった。交流するよう再度指示した。

20. 支援グループを紹介する (20)

A. レズビアンやゲイの若者を対象とした支援グループに参加するメリットを、クライエントが特定するのを援助した。
B. レズビアンやゲイの若者の支援グループをクライエントに紹介した。
C. クライエントが支援グループに参加した体験を検討し、この体験のプラス面を肯定して強化した。
D. 支援グループに参加することに対するクライエントの抵抗を検証して解決した。
E. クライエントが、ゲイやレズビアンの若者を対象とした支援グループへの参加を確約したことに、前向きなフィードバックを与えた。
F. クライエントは、ゲイやレズビアンの若者を対象とした支援グループに参加していなかった。参加するよう再度指示した。

21. 性同一性を告白するプランを立てる (21)

A. 自身の性的指向を告白する詳細なプランを立てるようクライエントに指示した。
B. 自身の性同一性を告白するクライエントのプランを詳しく調べ、他者からの想定される質問や反応を特定して、対処した。
C. クライエントが自身の性的指向を告白するプランを立てられないことを検証した。
D. クライエントに、自身の性同一性を告白するプランを進める準備ができているかどうかを調べた。

22. 性的指向の告白のロールプレイをする (22)

A. クライエントが大切な人々に性的指向を告白する準備を進めるために、ロールプレイを行った。
B. ロールプレイで特定された問題に対処して、解決した。
C. ロールプレイで表れた感情を認識して表現し、検討した。

23. 性同一性の告白プランを支持して誘導する (23)

A. クライエントが作成した性同一性の告白プランを確認し、プランを実行に移すよう促した。
B. クライエントが性的指向の告白プランを実践する間、支持し、励まし、指導した。
C. 自身のプランを進めることへのクライエントの躊躇や恐怖を検証して対処した。

24. 性的指向の告白に対する反応を検討する (24)

A. 自身の告白に対する大切な人々の反応について、クライエントに詳しく質問した。
B. 反応を検討する機会を設けるために、大切な人々の反応のロールプレイを行った。
C. クライエントが性的指向を告白したことを、励まし、前向きなフィードバックを与えた。
D. 自身の性的指向を告げたときに、家族のメンバーがショック、怒り、失望、心配を顕わにしたとクライエントが報告する間、積極的傾聴のスキルを用いた。
E. 自身の性的指向を告げたときに、家族のメンバーが受け入れ、支えてくれたとクライエントが報告する間、積極的傾聴のスキルを用いた。

25. 家族セッションで親の協力を求める (25)

A. クライエントが同性愛的指向を告白するための合同セッションについて、親と予定を組んだ。
B. 家族セッションに参加するよう親に促した。

C. 子どもの性的指向についての家族セッションに参加することに対する親の抵抗に対処した。

26. クライエントの性同一性の告白に対する親の反応を検討する（26）
A. クライエントが同性愛者としての性同一性を告白したことに対する親の反応を検証した。
B. クライエントの告白に対する反応に関して、親に精神的なサポートと理解を示した。
C. 告白にまつわる各自の思考や感情を表現するよう親に促した。
D. クライエントの性同一性を支持することに、親が強い抵抗を示したことが確認された。
E. クライエントの親は、クライエントの同性愛者としての性同一性に支持的であったが、今後の適応に対する恐怖を表現したことが確認された。

27. 同性愛ついて親を教育する（27）
A. 同性愛、その考えられる原因、可逆性、ライフスタイルの選択肢などついて、親を教育した。
B. 同性愛の各面に関する親の質問を引き出し、回答した。
C. 同性愛は間違った子育てや精神障害に起因するものでないことを特に親に念を押した。
D. クライエントの性的指向を受け入れることの、親およびクライエントのメリットを検証して特定した。

28. 同性愛に関する本を読むことを課題にする（28）
A. 同性愛および同性愛者に関する本やその他の文献を親に示した。
B. 親が情報を読んで抱いた質問に答えた。
C. 同性愛の知識を広げ、理解を深めることに努めるよう親に促した。
D. 親は、指示された同性愛に関する情報を読むことを拒否している。こうした文献を読むよう念を押した。

29. 親の支援グループを紹介する（29）
A. レズビアンとゲイの親および友人を対象とした支援グループ（PFLAG）に親が参加するという選択肢を検証し、障壁を特定した。
B. 支援グループに参加することの考えられるメリットを特定して検討した。
C. レズビアンとゲイの親および友人を対象とした支援グループを親に紹介し、参加するよう促した。
D. 支援グループに参加することへの障壁を解決して、親に参加するよう促した。
E. 支援グループでの親の体験を検討し、そのメリットを特定して強化した。

F. 親は、レズビアンとゲイの親および友人を対象とした支援グループに参加していなかった。参加するよう再度指示した。

30. 同性愛についての親の宗教的信念を検討する（30）
A. 親に、同性愛に関する各自の宗教的信念をリストアップするよう指示した。
B. 親の宗教的信念を検討し、同性愛の受け入れの問題となる信念を特定した。
C. 親が、各自の宗教的信念と、クライエントの同性愛の間で一定の折り合いをつけることに、共感を示した。
D. 親の宗教的信念が、同性愛の関係や行動の受容と相容れないことが確認された。
E. 親は、同性愛的な行為に反する宗教的信念を抱いているが、こうした信念を再考する用意がある。

31. 親に聖職者を紹介する（31）
A. 親が、クライエントの同性愛に対する聖書の咎めに関する各自の信念と折り合いをつけるよう援助するために、ゲイやレズビアンに肯定的な聖職者を親に紹介した。
B. ゲイやレズビアンに肯定的な本を読んで話し合うようクライエントと親に提案した。
C. 親は、紹介された聖職者に連絡していなかった。連絡することへの抵抗を確認した。

32. 宗教と同性愛に関する本を読むことを課題にする（32）
A. Griffin／Wirth／Wirth『受容の向こうに［未邦訳］（*Beyond Acceptance*)』の第4章を読み、主な概念をクライエントと検討するよう親に指示した。
B. Gomes『聖書を読み解く［未邦訳］（*The Good Book*)』の中の「聖書と同性愛——最後の偏見（The Bible and Homosexuality: The Last Prejudice)」の章を読み、主な概念をクライエントと検討するよう親に指示した。
C. 課題の読み物を親と検討し、受容の度合いを高める機会を検証して、実行するよう促した。
D. 親は、課題の読み物を読んでいなかった。読むよう再度指示した。

---

*1（ ）内の番号は、ヨングスマ／ピーターソン／マキニス『臨床現場で使える思春期心理療法の治療計画』（明石書店、2010年）の同題の章に記載されている「行動面の定義」の項目番号を示します。
*2（ ）内の番号は、ヨングスマ／ピーターソン／マキニス『臨床現場で使える思春期心理療法の治療計画』（明石書店、2010年）の同題の章に記載されている「治療的介入」の項目番号を示します。

〔訳注：性同一性障害に関しては，GID（性同一性障害）学会という組織がある。http://www.okayama-u.ac.jp/user/jsgid/index.html〕

第31章

社交恐怖または内気
Social phobia/Shyness

クライエントの様態

1. アイコンタクトの欠如（1）[*1]
- A. クライエントは人々と交流するとき、視線を合わせることがほとんどないと、親および教師が報告した。
- B. 今日の治療セッション中、クライエントはほとんど視線を合わせなかった。
- C. クライエントは、安心できる相手といるときはある程度視線を合わせるが、よく知らない人とはほとんど視線を合わせない。
- D. 今日の治療セッション中、クライエントは適切に視線を合わせ続けた。
- E. クライエントはいつも適切に視線を交わしていると親および教師が報告した。

2. 寡黙で遠慮がち（1）
- A. これまでのほとんどの交流について、寡黙で、遠慮がちであったとクライエントが報告した。
- B. 今日の治療セッションで、クライエントは極めて寡黙で、進んで会話を始めることがほとんどなかった。
- C. クライエントは、人々からの誘いに応じないことが多い。
- D. 治療セッションで、クライエントは、進んで会話を始めることが増えたことからも明らかなように、以前よりも気楽な様子を見せ始めている。
- E. 今日の治療セッションで、クライエントははるかにオープンで、よくしゃべった。

3. 内気、社交不安（2）
- A. 自分自身について、多くの社交場面で内気で不安になるとクライエントが説明した。
- B. 今日の治療セッション中、クライエントは不安で（例：手が震える、視線を合わせない、そわそわする、落ち着かない、言葉に詰まる）、引っ込み思案な様子であった。
- C. クライエントの社交不安が徐々に和らぎ始め、他者と会話することを以前よりも気楽

に考えていると本人が報告した。
D. 最近は、大半の交流で自信を持ち、リラックスしているとクライエントが報告した。
E. クライエントは、日頃から、過剰な恐怖や不安を感じることなく仲間と交流している。

4. よく知らない人々を避ける（2）
A. クライエントは、よく知らない人々との接触を一貫して避けている。
B. よく知らない人々と接することにまつわる不安な感情をクライエントが表現した。
C. クライエントが、よく知らない人々と進んで会話を始めることが増えている。
D. クライエントは、日頃から、よく知らない人々と進んで交流している。

5. 社会的孤立、引きこもり（3）
A. クライエントが、ほとんどの社交場面で引きこもるか、孤立するという根強いパターンを説明した。
B. 社会的に引きこもっているために、交友関係を育み長続きさせる自身の能力が妨げられていることをクライエントが認めた。
C. クライエントは、徐々に仲間と交流を広げ始めている。
D. クライエントは、以前より外向的になり、日頃から仲間と交流している。

6. 孤立した活動の過多（3）
A. クライエントは、仲間と交流することなく、孤立した活動に過度の時間を費やしている。
B. 孤立した活動が過度に多いことによって、交友関係を育む機会がいかに阻まれているかを理解していると、クライエントが言葉に表した。
C. クライエントが、孤立した活動に費やす時間を減らし、仲間との交流を求め始めていると報告した。
D. クライエントは、孤立した活動に費やす時間と、人々との交流に費やす時間のバランスをうまくとっている。

7. 親しい交友関係がない（4）
A. これまでに、親しい交友関係を築いたことが、ほとんど、または全くないとクライエントが説明した。
B. 現時点でクライエントには親しい友人が1人もいない。
C. 親しい友人がいないことに関する悲しみや寂しさの感情をクライエントが表現した。
D. クライエントは、親しい交友関係を育むための手段を講じ始めている（例：他者に挨

拶する、他者を褒める、自己について前向きな発言をする)。
E. クライエントは、今では学校や地域社会で、親しい交友関係を育んでいる。

8. 緊密な家族関係 (4)
A. クライエントは、親と緊密な関係にあり、そのために仲間と交流する機会が阻害されている。
B. 親が、自分たちがいかにクライエントの過度の依存を強化し、仲間との交友関係を犠牲にさせているかを口頭で認識した。
C. 親は、自立性を高めるようクライエントに促している。
D. 親は、クライエントの前向きな社会的行動を強化し、過度に依存した行動に制限を設けている。
E. クライエントは、仲間と交流することと、家族のメンバーと一緒の時間を過ごすことのバランスをうまくとっている。

9. 批判や拒絶に対する過敏性 (5)
A. クライエントは、批判されること、認められないこと、拒絶の前兆を察知することを恐れるがために、他者とかかわり合うことに強い抵抗を示している。
B. これまでに、親のような立場の人々から過度または不当な批判、不承認、拒絶を受けてきたとクライエントが説明した。
C. 批判、突き放し、拒絶のわずかな前兆にも過剰に反応し、そうしたことがあれば、人々を避けて引きこもる傾向のあることをクライエントが認めた。
D. クライエントは、他者からの批判や拒絶に寛容になり、より効率的に対処している。
E. クライエントは、他者から批判されたり、認められなかったり、軽視を察知したりしても、他者との交流を続けている。

10. 過度の安心づけの希求 (6)
A. クライエントは、自分が好かれている、または受け入れられていることを確証する明確な表徴が得られない限り、他者とかかわり合うことに強い抵抗を示している。
B. クライエントは、自己について前向きな感情を抱くために、他者に安心づけを求めることが多い。
C. クライエントは、他者に過剰な承認や肯定を求める代わりに、前向きなセルフトーク〔訳注：生活しているなかで、無意識に心のなかでつぶやく言葉〕で自身を安心づけるようになっている。
D. クライアンは、自己を肯定することと、他者に肯定を求めることのバランスをうまく

とっている。

11. リスクを負いたがらない（7）
A. クライエントは、きまりの悪い思いや恥ずかしい思いをする可能性があるために、新しい活動に取り組んだり、果敢に立ち向かったりすることを渋っている。
B. クライエントが、自尊感情を高め、交友関係を育むことができるように、新しい活動に取り組むことや健全なリスクに立ち向かうことへの願望を言葉に表した。
C. クライエントは、楽しみを見つけ、自尊感情を培い、交友関係を育むために、健全なリスクに立ち向かい始めている。
D. クライエントは、きまりの悪い思いや恥ずかしい思いをすることを過度に恐れることなく、新しい活動に取り組み、健全なリスクに立ち向かっている。

12. 否定的な自己イメージ（8）
A. クライエントの否定的な自己イメージや自信の欠如が、交友関係を育む本人の能力を阻害している。
B. クライエントがいくつかの自己軽蔑的な発言をし、他者との比較で自己に不利な評価をした。
C. 自分は社交上魅力がないという見方をクライエントが打ち明けた。
D. クライエントは、自己に対する自信を高めたことによって、以前より外交的になっている。
E. クライエントは、他者の前で、一貫して自身について前向きな発言をしている。

13. 自己主張の欠如（9）
A. クライエントは、これまでずっと、自己主張することが求められる社交場面で、自己主張することに苦労してきた。
B. クライエントは概して、対立が予想される社交場面を避けている。
C. クライエントは、対人関係の問題や対立を避けて引きこもる代わりに、自己主張することが増えている。
D. クライエントは最近、他者との対立の最中に、効果的なやり方で自己主張している。

14. 過度の批判の家族歴（9）
A. これまで、家族のメンバーから、不当なまたは過度の批判を受けてきたとクライエントが報告した。
B. 過去に家族のメンバーから受けた批判を説明するとき、クライエントは悲しく、不安

で、動揺している様子であった。
C. 親が、自分たちの厳し過ぎる発言や批判的な発言によって、クライエントの社交不安、臆病さ、低い自尊感情が助長されていることを認めた。
D. クライエントが、親の過度に批判的な発言に対して親に自己主張をし、今後軽蔑的な発言をやめるよう依頼した。
E. 親は、クライエントへの前向きな発言の頻度を増やし、クライエントについての過度に批判的または敵対的な発言を慎んでいる。

15. 生理学的な反応（10）
A. クライエントの社交不安は、生理学的反応の亢進の形で表れている（例：心拍数の上昇、多量の発汗、口乾、筋肉の緊張、震え）。
B. クライエントは、社交上の関係について話しているとき、見るからに不安そうであった（例：震え、身震い、発汗、緊張し硬直した様子）。
C. 最近、人々と交流するときの生理学的反応が減少しているとクライエントが報告した。
D. クライエントは、さまざまな社交場面で、生理学的反応を示すことなく、一貫して人々と交流することができている。

実施した介入

1. 心理検査を手配する（1）[*2]
A. クライエントの不安の重症度を評価するため、さらに、本人が内気や社交不安の発現を助長している力動に対する洞察を深められるように、心理検査を実施した。
B. 心理検査の間、クライエントは協力的で、社交不安や内気を助長している要因に対する洞察を示した。
C. 心理検査の結果に関するフィードバックを、クライエントおよび親に通知した。
D. 心理検査の結果から、クライエントの内気や社会的引きこもりを助長する不安障害が存在することが確証された。
E. 心理検査の結果から、クライエントは深刻な抑うつを患い、それが社会的引きこもりを助長していることが示された。

2. 信頼を築く（2）
A. 今日の治療セッションでは、一貫したアイコンタクト、積極的傾聴、無条件の肯定的関心、心からの受容を通して、クライエントと一定の信頼を築くことに重点を置いた。
B. 無条件の肯定的関心や心からの受容により、クライエントが感情を特定して表現する

能力を高めている。
C. クライエントと一定の信頼を構築するうえで、治療セッションが役に立ち、クライエントは以前より心を開いて、リラックスするようになっている。
D. クライエントと一定の信頼を構築するうえで、治療セッションは役に立たず、やりとりにおいて、クライエントは依然として寡黙で、遠慮がちであった。

3. 現実場面で系統的脱感作を用いる（3）
A. クライエントが社交不安を軽減し、人々との接触の頻度および時間を増やせるように、系統的脱感作プログラム〔訳注：行動療法の一つ。不安などを克服するため、低い不安刺激から段階的に徐々に暴露していく技法〕を考案した。
B. 指示に従って系統的脱感作プログラムを実践することに、クライエントおよび親が口頭で合意した。
C. クライエントおよび親は、指示に従って、系統的脱感作プログラムを実践し、社交不安が減少したと報告した。この技法のメリットを確認した。
D. クライエントおよび親は、系統的脱感作プログラムを部分的に実施し、社交不安がわずかに減少したと報告した。この技法を日常的に使用するよう促した。
E. クライエントおよび親は、系統的脱感作プログラムを実践せず、そのために、クライエントの社交不安は軽減しなかった。このプログラムを実践するよう促した。

4. 報酬システムおよび行動契約を考案する（4）
A. クライエントが人々と進んで接触し、仲間と娯楽や余暇活動を行うことを強化する報酬をリストアップした。
B. クライエントが人々と進んで接触し、仲間と娯楽や余暇活動を行うことを強化する報酬システムを考案した。
C. 人々との接触を増やすための報酬を規定し、合意した数の人々と進んで接触しなかった場合の否定的な成り行きを定めた行動契約〔訳注：行動を管理するための約束で、標的とする行動、実行期限、約束が守れなかったときの結果を明記する〕を作成し、クライエントが署名した。
D. クライエントは最近、人々との接触を増やしており、報酬システムの目標を見事に達成した。本人に報酬を与えた。
E. クライエントは、行動契約に規定されている条件に従わず、人々との接触を増やさなかった。条件に従うよう促した。

5. 誘導イメージ法またはリラクゼーションを教示する（5）
A. クライエントが社交不安を軽減できるように、誘導イメージ法〔訳注：イメージ療法の一つ。相手に特定の対象や目標などを想像させ、そこへ到達していく段階をイメージさせることで、精神的な安定をはかる治療技法〕や深部筋肉リラクゼーションの技法をクライエントに教示した。
B. 前回の治療セッション以降、クライエントが家庭で、誘導イメージ法や深部筋肉リラクゼーションの技法を一貫して実践したことを強化した。
C. クライエントが、社交不安を軽減するために、誘導イメージ法や深部筋肉リラクゼーションの技法を使用することに前向きな反応を示した。この技法のメリットを強調した。
D. 社交不安を軽減するうえで、誘導イメージ法や深部筋肉リラクゼーションの技法は役に立っていないとクライエントが報告した。技法の使い方を確認した。

6. ロールプレイを用いて社会的スキルを教示する（6）
A. 前向きな社会的スキルや他者と会話を始める適切な方法を教示するために、行動リハーサル、モデリング、ロールプレイの技法を用いた。
B. 行動リハーサルやロールプレイの課題を行った後、クライエントは前向きな社会的スキルをいくつか特定することができた。
C. 治療セッションでロールプレイを行った後、新たに学んだ社会的スキルを日常的な場面で実践しようという気持ちをクライエントが表現した。
D. ロールプレイを通して習得した社会的スキルを最近実践したとクライエントが報告した。
E. クライエントは指示に反して、前回の治療セッションで模範を示した多くの社会的スキルを実践していなかった。

7. 前向きなセルフトークを強化する（7）
A. 社交不安や恐怖に対処する手段として、前向きなセルフトークを活用するようクライエントに促した。
B. 社交不安や恐怖を軽減する前向きなセルフトークをクライエントに教示するために、ロールプレイやモデリングの技法を用いた。
C. 前回の治療セッション以降、前向きなセルフトークを使用したことによって、社交不安が軽減したとクライエントが報告した。継続するよう促した。
D. クライエントが、前向きなセルフトークの使用を試みたが、依然として社交不安に押し潰されそうであると報告した。継続するよう促した。
E. クライエントは指示に反して、社交不安や恐怖を軽減する手段として、前向きなセルフトークを使っていなかった。この技法を実践するよう促した。

8. 人々に進んで接触することを課題にする（8）

A. 人々と進んで接触する効果的な方法を教示するために、ロールプレイやモデリングの技法を用いた。
B. クライエントに、毎日1回人々に進んで接触するという指示を与えた。
C. クライエントは、毎日1回人々に進んで接触するという指示に従った。
D. クライエントは、毎日1回人々に進んで接触するという指示に部分的に従った。
E. クライエントは、毎日1回人々に進んで接触するという指示に従わなかった。

9.「仲間に挨拶する」を課題にする（9）

A. クライエントが、社会的な孤立を減らし、仲間との交友関係を育む手段を講じられるように、Jongsma／Peterson／McInnis『簡潔な思春期治療の宿題計画［未邦訳］（*Brief Adolescent Therapy Homework Planner*）』の中の「仲間に挨拶する（Greeting Peers）」を課題にした。
B. クライエントは「仲間に挨拶する」の課題をやり遂げた。人々と進んで接触したことに強化した。
C. クライエントは「仲間に挨拶する」の課題を部分的に終え、何人かの仲間に進んで接触したが、本人にとって不安をもたらす体験であったことが確認された。
D. クライエントは、「仲間に挨拶する」の課題をやり遂げていなかった。もう一度課題にした。

10. 電話をかけることを課題にする（10）

A. 週に3回異なる相手に電話をかけることをクライエントの宿題にした。
B. 電話で会話を始める効果的な方法を教示するために、ロールプレイやモデリングの技法を用いた。
C. 前回の治療セッション以降、クライエントは宿題の指示に従い、週に3回異なる相手に電話をかけた。
D. クライエントは、週に3回異なる相手に電話をかけるという宿題の指示に部分的に従った。
E. クライエントは、週に3回異なる相手に電話をかけるという宿題に従わなかった。

11. 社会的行動を強化する（11）

A. 親に、新たにみられた前向きな社会的行動を褒めて強化するよう強く促した。
B. 今日の治療セッション中、クライエントの前向きな社会的行動を褒めた。
C. 自身が示した前向きな社会的行動をいくつかリストアップするようクライエントに指

示した。

12. 友人と一緒に泊まることを課題にする（12）
A. 友人を家に泊まりに来るよう誘うか、友人の家に泊まりに行く約束をすることをクライエントの宿題にした。
B. クライエントが、友人を家に泊まりに来るよう誘ったり、友人の家に泊まりに行く約束をしたりすることに伴う恐怖や不安を表現し、そうした感情に取り組む機会を与えた。
C. クライエントは、友人を家に泊まりに来るよう誘うという指示に従い、その結果ある程度の不安が生じたが、達成したという誇りも味わった。
D. クライエントは、友人の家に泊まりに行く約束をしなかった。この課題に意識を向けさせた。

13. 仲間との類似点をリストアップする（13）
A. クライエントが自身と仲間の類似点をリストアップするのを援助した。
B. クライエントが仲間と一緒に取り組めそうな活動をリストアップするのを援助した。
C. 似たようなことに関心のある仲間と趣味を共有するようクライエントに促した。
D. クライエントは、仲間と趣味を共有していなかった。共有するよう再度指示した。

14. 長所の課題を行う（14）
A. 人々と進んで接触し、交友関係を育むために利用できそうな自身の長所や関心事を特定することをクライエントの宿題にした。
B. クライエントが、人々と進んで接触して交友関係を育むために利用できそうな長所や関心事を特定できるように、Jongsma／Peterson／McInnis『簡潔な思春期治療の宿題計画［未邦訳］（*Brief Adolescent Therapy Homework Planner*）』の中の「自分の長所を示そう（Show Your Strengths）」を課題にした。
C. クライエントが、「自分の長所を示そう」の課題をやり遂げて、結果を仲間と共有し、仲間が好意的な反応を示したために良い気分なったことに、前向きなフィードバックを与えた。
D. クライエントは指示に反して、「自分の長所を示そう」の課題をやり遂げていなかった。課題に取り組むよう、もう一度指示した。

15. 社交上の体験の日記を課題にする（15）
A. 次回の治療セッションまでに、社交上の肯定的および否定的な体験を日記に記すようクライエントに指示した。

B. 今日の治療セッションでは、日記に記されたクライエントの社交上の肯定的および否定的な体験を検討することに重点を置いた。
C. クライエントは、社交上の肯定的および否定的な体験をリストアップする、あるいは日記を記すことをしていなかった。こうした課題を行うように指示をした。

16. 模範となるロールモデルを特定する（16）
A. クライエントがロールモデルを特定し、各人を称賛する理由をいくつかリストアップするのを援助した。
B. クライエントに、自身をロールモデルと重ね合わせることができる行動や活動に取り組み、その行動や活動を通して仲間と気持ちを通わせるよう強く促した。
C. ロールモデルが行っていることに似た行動や活動に取り組むことによって、仲間と気持ちを通わせることができたとクライエントが報告した。こうしたかかわり合いのメリットを強調した。
D. クライエントは、仲間と気持ちを通わせる方法として、ロールモデルが行っていることに似た行動や活動に取り組んでいなかった。取り組むよう再度指示した。

17. 社会的行動の強化を親や教師に指導する（17）
A. 親や教師に、治療セッション外のクライエントの前向きな行動を観察して記録することを指導した。
B. クライエントが前向きな社会的行動に取り組んだことを強化するよう親や教師に促した。
C. 長続きする交友関係を育めるように、前向きな社会的行動を継続するようクライエントに強く促した。

18. 社会的交流の推進について学校関係者に連絡する（18）
A. クライエントの社会的交流を増やす方法について（例：学校新聞に寄稿する、人気のある生徒に勉強を教える、学級の課題で人気のある生徒とペアを組む）、学校関係者に連絡した。
B. 仲間と交流させるために提案した課題や活動をクライエントに課すことに、学校関係者が同意した。
C. クライエントの仲間との社会的交流を増やすうえで、学校関係者との協議が役に立った。
D. 学校関係者は、クライエントの社会的交流を増やす方法を実践していなかった。こうした有効な技法の使用を促すために協議を重ねた。

19. 否定的な社会的行動のフィードバックを与える（19）
A. 交友関係を育み長続きさせる自身の能力を阻害する、否定的な社会的行動について、クライエントにフィードバックを与えた。
B. 否定的な社会的行動のフィードバックを与えたとき、クライエントは自己防衛的な様子であった。
C. クライエントは自身の否定的な社会的行動に対する建設的な批判に好意的な反応を示し、交友関係を育み長続きさせやすくする、より適切な社会的行動を特定した。

20. 自己主張のスキルを教示する（20）
A. クライエントが、自身の思考、感情、欲求をよりオープンかつ直接的に伝えられるように、効果的な自己主張のスキルを教示した。
B. 効果的な自己主張のスキルを教示するために、ロールプレイの技法を用いた。
C. 新たに習得した自己主張のスキルにより、社交場面での自信が高まったとクライエントが報告した。この奏功のメリットを確認した。
D. クライエントは、最近教わった自己主張のスキルを用いなかった。使用するよう再度指示した。

21. 過去に社交不安を軽減していた対処メカニズムを特定する（21）
A. 社交場面で不安を軽減するために過去に使用していた前向きな対処メカニズムをクライエントが特定するのを援助した。
B. 過去に社交不安の軽減に使って功を奏した対処方略を用いるようクライエントに強く促した。
C. 過去に功を奏した対処方略を使用することによって、社交不安が見事に軽減したとクライエントが報告した。この奏功を強化した。

22.『スキルストリーミング——青年用キット』を用いる（22）
A. クライエントに前向きな社会的スキルを教示するために、Childswork／Childsplay『スキルストリーミング——青年用キット（Skillstreaming: The Adolescent Kit）』を使用した。
B.『スキルストリーミング——青年用キット』の使用によって、クライエントは前向きな社会的スキルをいくつか特定することができた。
C.『スキルストリーミング——青年用キット』を使用して習得した前向きな社会的スキルを3つ実践することをクライエントの宿題にした。
D. クライエントは、『スキルストリーミング——青年用キット』の宿題をやり遂げてい

なかった。終わらせるよう再度指示した。

23. 「ヘルピング・シェアリング・ケアリング・ゲーム」を行う（23）
A. クライエントと親しい関係を築くために、「ヘルピング・シェアリング・ケアリング・ゲーム（The Helping, Sharing, and Caring Game）〔訳注：トーキング・フィーリング・アンド・ドゥーイング・ゲームと同じく Richard A. Gardner 博士による治療的なボードゲーム。同情、感情移入、倫理、価値、個人的関係、自尊心、行儀、健康と他者への考慮などといったカードが用いられる〕」を行った。
B. 「ヘルピング・シェアリング・ケアリング・ゲーム」を行った後、クライエントは、交友関係を育み長続きさせるために役立つ前向きな社会的スキルを特定することができた。
C. 「ヘルピング・シェアリング・ケアリング・ゲーム」の最中に話し合った、前向きな3つのスキルを練習することをクライエントの宿題にした。
D. クライエントは、「ヘルピング・シェアリング・ケアリング・ゲーム」で学んだ、前向きな3つのスキルを練習する宿題をやり遂げていなかった。この課題を終わらせるよう念を押した。

24. 過去の心的外傷を検証する（24）
A. クライエントの生い立ちに、拒絶の体験、厳しい批判、養育放棄、心的外傷で、本人の低い自尊感情や社交不安を助長しているものがないか検証した。
B. クライエントが、自身の人生で生じた顕著な出来事（肯定的と否定的の両方）を記した年表を作成するのを援助した。
C. 過去の養育放棄や心的外傷の体験で、低い自尊感情や社交不安の発現と時期を同じくするものをクライエントが特定した。この結びつきを強調した。
D. クライエントの生い立ちを検証したが、拒絶や心的外傷の顕著な体験で、社交不安の発現を助長したものは見つからなかった。

25. 心的外傷にまつわる感情を検証する（25）
A. 過去の拒絶の体験、厳しい批判、養育放棄、心的外傷にまつわる感情をクライエントが表現する機会を設けた。
B. クライエントに、過去の拒絶の体験、厳しい批判、養育放棄、心的外傷にまつわる思考や感情を日記に記すことを指導した。
C. 過去の拒絶の体験、厳しい批判、養育放棄、心的外傷にまつわる感情の表現を促進するために、エンプティ・チェア法を用いた。

D. 過去の拒絶の体験、厳しい批判、養育放棄、心的外傷にまつわる感情を絵に描き表すことをクライエントに指導した。

E. 心的外傷にまつわる感情を検証できるようにするいくつかの方法が試みたにもかかわらず、クライエントは依然として、この種の感情について自己防衛的で、ガードが固かった。自身で可能だと感じたときに、こうした感情を表現するよう促した。

26. 批判的な相手への手紙を課題にする (26)

A. 不当な批判、拒絶、嫌がらせをされたと思う相手に手紙を書ようクライエントに指示をした。

B. クライエントの手紙を確認した後、不当な批判、嘲笑、嫌がらせにまつわる感情を検討した。

C. クライエントは、批判的な相手への手紙を書き終えていなかった。終わらせるよう再度指示した。

27. 家族の力動やストレス因子を検証する (27)

A. クライエントの不安な感情や精神的な不安定さを助長する家族内の力動を検証するために、家族セッションを実施した。

B. クライエントおよび家族のメンバーに、家族に悪影響を及ぼし、クライエントの不安な感情や精神的な不安定さを助長しているストレス因子をリストアップするよう指示した。

C. クライエントおよび家族のメンバーに、家族内で変えたいと思うことを特定するよう指示した。

D. クライエントの不安な感情や精神的な不安定さを助長している家族の力動を特定するうえで、治療セッションが役に立った。

E. 治療セッションで、クライエントの不安な感情や精神的な不安定さを助長している家族の顕著なストレス因子は明らかにならなかった。

28. 家族の力動の描画を課題にする (28)

A. 社交恐怖を助長している可能性のある力動に対する洞察を得るために、家族の力動を絵に描くようクライエントに指示した。

B. クライエントの社交恐怖を助長する要因に対する洞察を得るうえで、家族の力動の描画を確認することが役に立った。

C. 家族の力動の描画には、クライエントの社交恐怖を助長する要因に対する洞察は示されなかった。

29. 親が依存を強化していないか検証する（29）

A. クライエントとの過度に緊密な関係によって、いかにクライエントの依存や社交不安が強化され、同時に、クライエントが仲間と交流する機会が阻害されているかを親に教示した。
B. 治療セッションで、過度に緊密な親が、いかにクライエントの依存や社交不安を強化し、同時にクライエントが仲間と交流する機会を阻害しているかを検証した。
C. 親に、クライエント抜きで、社会的活動を行うよう促した（例：親同士でデートに出かける）。
D. 親は、クライエント抜きで、社会的活動を行うという提案に従った。
E. 親は、クライエント抜きで、他者と社会的活動を行うという提案に従わなかった。

30. 依存した行動に対する親の制限を強化する（30）

A. 自立性を高めるためにクライエントが講じる手段を強化するよう親に強く促した。
B. クライエントの過度に依存した行動（例：子どもじみた泣き言や不平を言う、社交場面で親の後ろをついて回る）に制限を設けるよう親に喚起した。
C. クライエントに、家庭外の独自の活動に取り組み、親離れするよう促した。
D. クライエントは、家庭外の独自の活動に取り組むという提案に従った。こうした活動のメリットを確認した。
E. クライエントは、家庭外の独自の活動に取り組むという提案に従わなかった。この課題をやり遂げるよう再度指示した。

31. 反抗的な行動を無視するよう親に教示する（31）

A. 治療の初期段階では、新たに生じた自己主張行動を消滅させないために、クライエントに時折みられる軽度の反抗的または攻撃的な行動は（激しさや頻度が過剰でない限り）無視することを親に指導した。
B. 軽度の反抗的または攻撃的な行動を無視することが望ましい場合と、より激しい反抗的または攻撃的な行動に制限を適用したほうが良い場合を、親が特定できるように援助した。
C. 親は、新たに生じた自己主張行動を消滅させないために、クライエントに時折みられる軽度の反抗的または攻撃的な行動を無視するという指導を拒んだ。この点のさらなるフィードバックを与えた。

32. 副次的利益の威力を教示する（32）

A. クライエントが社交不安や引きこもりから副次的利益を得ていないか検証するため

に、家族セッションを実施した。
B. クライエントと親が、社交不安や引きこもりから得ている副次的利益を特定するのを援助した。
C. クライエントの社会的引きこもりが、いかに短期的に社交不安を軽減させ、親との親密な関係を維持させているかを示すうえで、治療セッションが役に立った。
D. 社会的引きこもりや、健全なリスクに立ち向かいたがらない姿勢によって、いかに拒絶を体験せずにすんでいるか、また同時に、交友関係を育む機会がいかに阻害されているかを、クライエントが認識できるように援助した。
E. 家族セッションで、クライエントが社交不安や引きこもりから得ている副次的利益が特定されなかった。

33. 親が厳し過ぎないか調査する（33）

A. 親が設定するルールや境界が厳し過ぎるために、クライエントが仲間と交流する機会が失われていないかどうかを検証するために、家族セッションを実施した。
B. 家の絵を描き、続いて、その家に住むことがどのようなものかを説明することをクライエントに指導した。
C. ルールや境界の適用が厳し過ぎることをクライエントが親に主張できるように、効果的な自己主張やコミュニケーションのスキルを教示した。
D. 家庭内の変えたいと思うルールを特定するようクライエントに指示した。

34. エンプティ・チェア法を用いる（34）

A. 過度に批判的な親、拒絶する親、不在がちな親に対する感情をクライエントが表現する機会を設けるために、エンプティ・チェア法を用いた。
B. クライエントは、エンプティ・チェア法を活用して、過度に批判的な親、拒絶する親、不在がちな親に対する怒り、傷心、悲しみの感情を表現した。
C. クライエントは、エンプティ・チェア法を用いて、過度に批判的な親、拒絶する親、不在がちな親に対する感情を表現することがなかなかできなかった。

35. ルールを緩めるよう親に促す（35）

A. 内気で臆病なクライエントが、仲間と交流する機会を増やせるように、ルールや境界を緩めるよう親に促し、喚起した。
B. クライエントが仲間と交流する機会を増やせるように、親がルールや境界の一部を緩めることに合意したことを支持した。
C. 親は、ルールや境界を緩めるという考えに抵抗を示した。こうした新しいやり方を試

してみるよう促した。
D. クライエントと親が、適切な門限を設定し、クライエントが仲間と一緒に取り組めそうな社会的活動をリストアップしたことを支持した。

36. 芸術療法の技法を用いる（36）
A. 治療セッションで、他者に自己主張した場合、あるいは、よく知らない人々と社会的活動に取り組んだ場合に、起こり得ることに対する恐怖を絵に描き表すことをクライエントに指示した。
B. 絵を描き終えた後、他者に自己主張した場合、あるいは、よく知らない人々と社会的活動に取り組んだ場合、起こり得ることに対する恐怖を、クライエントが口頭で特定するのを援助した。
C. クライエントの絵には、他者の前できまりの悪い思いや恥ずかしい思いをすることの恐怖が反映されていることが確認された。
D. クライエントの絵は、他者に無視または拒絶されることの恐怖を反映するものと解釈された。

37. 音楽療法の技法を用いる（37）
A. クライエントに、自身の精神的な不安定さや社交不安を表す歌を挙げるよう促した。
B. クライエントが音楽を挙げた後、その歌に自身の精神的な不安定さがいかに表されているのか、そして、精神的な不安定さや社交不安を克服するために本人に何ができるかについて話し合った。
C. 交友関係を育むために、音楽への関心を仲間と共有するようクライエントに促した。

38. グループ療法を紹介する（38）
A. 社会的スキルを向上させるために、クライエントにグループ療法を紹介した。
B. 社会的スキルを向上させるために、グループ療法に参加するという提案に、クライエントは支持的であった。
C. クライエントは、社交不安を改善するために、グループ療法を紹介されることに、反対を表明した。

39. グループセッションで自己をさらけ出すことをクライエントに指導する（39）
A. グループ療法の各セッション中に、少なくとも2回は自身をさらけ出すことをクライエントに指示した。
B. 今日のグループ療法のセッションで、クライエントは、2回は自身をさらけ出すとい

う指示に従った。
C. 今日の治療セッションで、クライエントは、少なくとも2回は自身をさらけ出すという指示に従わなかった。
D. グループ療法のセッションで、自己について前向きな発言をしたり、人生の前向きな体験を共有したりするようクライエントに促した。

40. 芸術療法のグループを紹介する（40）

A. クライエントが、作品を通して、感情を表現することや、自身の側面を他者に明かすことができるように、芸術療法のグループを紹介した。
B. 芸術療法のグループの他のメンバーに自身の作品を見せ、それについて話すことをクライエントに指示した。
C. クライエントは、芸術療法のグループの他のメンバーに自身の作品を見せ、それについて話すことに抵抗を示した。作品を共有するよう促した。

41. 服薬評価を紹介し、服薬の有効性を観察する（41）

A. 不安や情緒的苦悩を軽減させる目的で、医師による服薬評価の診察をクライエントに紹介した。
B. クライエントおよび親が、医師の服薬評価を受けるという提案に同意したことを強化した。
C. 不安や情動的な苦悩を軽減させるために、薬を服用することにクライエントが強く反対したことが確認された。
D. 服薬により、不安が軽減し、気分が安定しているとクライエントが報告した。
E. 薬を服用している間、ほとんど、または全く改善がみられないとクライエントが報告した。処方医師に相談するよう強く促した。
F. クライエントは、定期的な服薬を遵守していなかった。遵守するよう再度指示した。
G. 処方薬によって副作用が生じたとクライエントが報告した。処方医師にこのことを連絡するよう指示した。

---

*1 （　）内の番号は、ヨングスマ／ピーターソン／マキニス『臨床現場で使える思春期心理療法の治療計画』（明石書店、2010年）の同問の章に記載されている「行動面の定義」の項目番号を示します。
*2 （　）内の番号は、ヨングスマ／ピーターソン／マキニス『臨床現場で使える思春期心理療法の治療計画』（明石書店、2010年）の同問の章に記載されている「治療的介入」の項目番号を示します。

第32章

特定の恐怖症
Specific phobia

クライエントの様態

1. 執拗で理不尽な恐怖（1）[*1]
A. 恐怖刺激に遭遇する度に、クライエントは即座に不安反応を示している。
B. 過去数か月間に、恐怖反応の強さが増しているとクライエントが報告した。
C. 恐怖刺激に反応したときに体験する恐怖の度合いを、身のすくむようなものとクライエントが説明した。
D. 恐怖症が発現したのは最近であるが、たちまち執拗で理不尽なものになったとクライエントが述べた。
E. クライエントが治療に取り組むようになるにつれ、恐怖反応の強度および頻度が減少している。

2. 恐怖刺激を避けるまたは耐える（2）
A. 恐怖刺激を避けているために、普段の生活に多大な支障をきたしているとクライエントが報告した。
B. 恐怖刺激に反応したときの不安の強さによって、著しい苦悩が生じているとクライエントが述べた。
C. クライエントは、この先恐怖症を克服できることがあるのかと疑心暗鬼であった。
D. クライエントは、恐怖刺激が普段の生活に支障をきたさない、あるいは、著しい苦悩がもたらされない程度に進歩している。

3. 睡眠障害（3）
A. 恐れている刺激の夢を頻繁にみるため、睡眠が妨げられているとクライエントが報告した。
B. パターン化した睡眠障害により、日々の機能に影響が出始めているとクライエントが述べた。

C. 恐れている刺激の解決に取り組むにつれ、クライエントの睡眠が改善している。

4. 極端な恐怖反応（4）
A. 恐怖刺激についてごくわずかに言及されるだけで、極端な恐怖反応が生じるとクライエントが述べた。
B. 恐怖刺激へのクライエントの反応が余りにも極端で強烈なため、クライエントをなかなか落ち着かせることができない。
C. 恐怖刺激への自身の反応が、どんどん極端になっているとクライエントが報告した。
D. 治療セッションに取り組み始めて以来、恐怖刺激へのクライエントの極端な恐怖反応が著しく減少している。

5. 親の強化（5）
A. 親が、クライエントを恐怖から守ろうと世話を焼くことによって、恐怖が強化され、増長している。
B. 親自身の恐怖が、クライエントに投影され、クライエントの行動に表れているように思われる。
C. 親がクライエントの恐怖に反応しないよう取り組んだ結果、クライエントの恐怖の程度が著しく低下している。

実施した介入

1. 信頼を築く（1）*2
A. 無条件の肯定的関心を通して、クライエントと導入段階の信頼を築いた。
B. 信頼関係の基礎を築くために、心からの受容や積極的傾聴の技法を用いた。
C. クライエントが信頼に基づく関係を形成した。恐ろしい思考や感情を表現し始めるように強く促した。
D. 積極的傾聴、心からの受容、無条件の肯定的関心を用いても、クライエントは依然として、信頼して、思考や感情を打ち明けることに躊躇している。

2. クライエントの恐怖を調査する（2）
A. クライエントの病的な恐怖の発現パターンに関する情報を収集した。
B. クライエントに恐怖をもたらす刺激の範囲について、細かく話し合い、調査した。
C. 恐怖刺激が存在してもクライエントが恐怖を感じない場合を検証した。
D. クライエントの病的な恐怖の調査から、恐怖刺激が存在すると、クライントは押し潰

第32章 特定の恐怖症

されそうになり、ほとんど身動きがとれなくなることが明らかになった。

3. 不安の階層表を作成する（3）
A. 不安を引き起こす状況の階層表を作成するようクライエントに指示をし、援助した。
B. クライエントは、刺激を伴う状況の範囲を、引き起こされる不安の程度順に、適切に識別した。この階層表を確認した。
C. クライエントは、刺激を伴う状況の範囲を、引き起こされる不安の程度順に識別することがなかなかできなかった。この点の援助を行った。

4. 段階的リラクゼーションを教示する（4）
A. クライエントに段階的リラクゼーションの手法を教示した。
B. クライエントのリラクゼーションの手法を上達させるために、行動リハーサルを行った。
C. クライエントが、深部筋肉リラクゼーションや誘導イメージ法〔訳注：イメージ療法の一つ。相手に特定の対象や目標などを想像させ、そこへ到達していく段階をイメージさせることで、精神的な安定をはかる治療技法〕の手法を用いて、リラクゼーション法を上達させたことを強化した。
D. 深部筋肉リラクゼーションの手法を、宿題として引き続き練習することをクライエントに指導した。

5. 筋電図バイオフィードバックを利用する（5）
A. クライエントのリラクゼーションのスキルを向上させるために、筋電図バイオフィードバック〔訳注：リラクゼーションやメンタルトレーニングでの心の安定度を感覚では理解しにくい筋活動を測定し、わかりやすい状態で自分の安定状態を知り、さらに安定させていこうとする方法〕の技法を用いた。
B. 筋電図バイオフィードバックの利用により、クライエントは、より深いレベルのリラクゼーションに到達した。
C. クライエントは、筋電図バイオフィードバックを利用しても、深いリラクゼーションに達しなかった。

6. 誘導イメージ法を教示する（6）
A. リラクゼーションを高めるために、クライエントに誘導イメージ法を教示した。
B. 誘導イメージ法を使用する時と場所について、クライエントと話し合った。
C. 特定した状況でこの技法を実践するプランを作成し、その使用を確約するようクライエントに指示した。

7. 系統的脱感作を実施する（7）

A. クライエントの恐怖反応を減少させるために、系統的脱感作〔訳注：行動療法の一つ。不安などを克服するため、低い不安刺激から段階的に徐々に暴露していく技法〕の手順を用いた。
B. 脱感作の手順によって、クライエントの恐怖反応に著しい減少が生じるかどうかを観察した。
C. 系統的脱感作の手順を実践して以来、不安の程度が著しく減少しているとクライエントが報告した。

8. 現実場面の系統的脱感作を課題にする（8）

A. 現実場面の脱感作で、恐怖刺激に徐々に接していくことをクライエントの課題にした。
B. クライエントが、病的な恐怖に直接向き合う準備ができるように、Jongsma／Peterson／McInnis『簡潔な思春期治療の宿題計画［未邦訳］（*Brief Adolescent Therapy Homework Planner*）』の中の「恐怖症の恐怖と段階的に向き合う（Gradually Facing a Phobic Fear）」を課題にした。
C. クライエントが現実場面で恐怖刺激に直面してうまくいった体験を検討した。繰り返し恐怖に接するよう指示した。
D. クライエントは、現実場面で恐怖刺激に直面したがうまくいかなかった。階層表に新たな段階を追加することや、現実場面で恐怖に直面中に不安を軽減させる方法を考案することを援助した。

9. 刺激の脱感作の介入を用いる（9）

A. 治療セッションで、恐怖をもたらす状況に関連する心地よい絵や読み物、話にクライエントが囲まれるようにした。
B. 絵や情報、話に、恐怖をもたらす状況が示されていても、クライエントは落ち着き、リラックスしたままであった。
C. 病的な恐怖に向き合うクライエントの能力を肯定し、その対処能力を強化した。
D. クライエントは、恐怖をもたらす状況に関連する絵や読み物、話に極端な反応を示した。こうした不安が生じている間に、対処技法を使用したことを支持した。

10. ユーモアを交える（10）

A. 恐怖に関するクライエントの緊張や深刻さを和らげるために、状況に応じて恐怖刺激にまつわるユーモア、ジョーク、なぞなぞ、小話などを織り交ぜた。
B. 毎日、1日のはじめに恐怖刺激にまつわるジョーク、なぞなぞ、バカげた話を親にす

るようクライエントに指示した。
C. クライエントが挙げたそれぞれの問題や恐怖のユーモラスな面を指摘した。

11. わざと症状を示す戦略的介入を実施する（11）
A. 毎日決まった時間に決まったやり方で症状を行動で表すという介入の詳細な指図をクライエントに与えた。
B. 指図に従うことを確約するようクライエントに指示した。
C. クライエントの遵守を観察し、効果的に実施していることを肯定して強化した。
D. 症状を行動で表す手順により、病的な恐怖が減少しているとクライエントが報告した。
E. クライエントは、症状を行動で表す手順によって、病的な恐怖は減少していないと報告したが、この技法を使い続けるよう促した。

12. 恐怖の対象物のそばでゲームを行う（12）
A. 恐怖の対象物があるところで、クライエントの好きなゲームを行った。
B. 恐怖の対象物のそばにいた体験を検討し、この試みを達成したことを前向きに強化した。

13. 家族にサポートを求める（13）
A. 家族セッションで、クライエントが病的な恐怖を体験しているときに、本人を支えるさまざまな方法を親に教示し、クライエントがパニックに陥っているときや、恐怖に向き合っていないときはサポートをしないよう指導した。
B. 親がサポートの介入方略を実施するところを観察して、支持し、励まし、必要に応じて新たな指示を与えた。
C. クライエントが恐怖に直面することを親が強化して以来、クライエントが恐怖をもたらす状況を見事に克服していることが確認された。
D. 親は、クライエントが恐怖をもたらす状況を見事に克服したことを強化していなかった。強化するよう再度指示した。

14. 親による恐怖症の強化を特定する（14）
A. 自分たちがクライエントの恐怖症を強化するそのやり方を親が特定するのを援助した。
B. クライエントが恐怖症を見事に克服するよう家族の各メンバーが強化できそうなやり方を、家族が特定するのを援助した。
C. クライエントの恐怖を親が強化していることが観察されたときに、親にそのことを直

視させた。
D. 親は、恐怖症を強化していることを否認した。この力動を観察するよう親に促した。

15. 家族のメンバーが恐怖の見本を示していないかを調査する（15）
A. 家族のメンバーの病的な恐怖反応の中に、恐怖感を抱くようクライエントに教え込んでいるものがないか調べた。
B. 家族のメンバーの病的な恐怖反応で、クライエントの病的な恐怖を強化しているものを各人に直視させた。
C. 家族のメンバーが各自の恐怖刺激を伴う状況に反応する際に、病的な恐怖を強化することがないと思われる新しいやり方を各人に教示した。
D. 病的な恐怖を抱き続けている家族のメンバーに、こうした状態を治療する個人のカウンセリングを紹介した。

16. 恐怖をもたらす状況の象徴的な意味を検証する（16）
A. クライエントの恐怖刺激の象徴的な意味を探って話し合った。
B. 恐怖刺激の解釈をいくつか選択してクライエントに示し、それぞれ本人と検討した。

17. 現在の恐怖と過去の苦痛を明らかにして区別する（17）
A. 現在の恐怖と、情緒的苦痛を伴う過去の体験で現在の恐怖と関連している可能性のあるものをリストアップするようクライエントに指示した。
B. クライエントが、現在の不合理な恐怖と、情緒的苦痛を伴う過去の体験を特定し、両者を区別するよう援助した。
C. クライエントが情緒的苦痛を伴う過去の体験と、現在の恐怖をきちんと区別して以来、病的な恐怖の程度が減少していることが確認された。

18. 感情を表現するよう促す（18）
A. 感情を表現することの肯定的な価値をクライエントに強調した。
B. 無条件の肯定的関心や積極的傾聴を通して、苦痛を伴う過去の体験に関連する感情を表現するようクライエントに促した。
C. クライエントが過去に起因する感情を打ち明けられるように、やんわりと質問した。
D. 苦痛を伴う過去の体験に関連してクライエントが打ち明けた感情を、肯定して支持した。

19. 過去の苦痛と現在の不安を結びつける（19）

A. クライエントが見いだした過去の情緒的苦痛と現在の不安の結びつきに着目した。
B. クライエントが、現在の恐怖について話しているときに、それをどのようにして過去の情緒的苦痛と結びつけたかを指摘した。
C. クライエントが情緒的苦痛を伴う過去の体験と、現在の恐怖をきちんと区別して以来、病的な恐怖の程度が減少していることが確認された。

20. 現実の恐怖と想像上の恐怖を区別する（20）

A. あらゆる恐怖をリストアップした後、合理的で妥当な恐怖であることに疑いの余地がないと思うものの横に星印をつけるようクライエントに指示した。
B. クライエントが、現実の恐怖をもたらす状況と、想像上の恐怖をもたらす状況を区別し、一線を画すことができるように援助した。
C. 治療セッションで、クライエントが不合理な恐怖を妥当で受け入れられるもののように話したことが観察されたときに、そのことを直視させた。

21. 認知行動的な対処方略を教示する（21）

A. 認知行動的な対処方略をクライエントに教示した。
B. 気分転換、深呼吸、セルフトーク〔訳注：生活しているなかで、無意識に心のなかでつぶやく言葉〕、筋肉リラクゼーションの技法をクライエントに教示した。
C. 恐怖を体験したときに、認知行動的な対処方略を実施することをクライエントに指導した。
D. クライエントは、恐怖を体験したときに、認知行動的な対処方略を実施している。こうした方略のメリットを確認した。
E. クライエントは、恐怖を体験したときに、認知行動的な対処方略を実施していなかった。実施するよう再度指示した。

22. 『不安と恐怖のためのワークブック』を課題にして検討する（22）

A. Bourne『不安と恐怖のためのワークブック［未邦訳］（*Anxiety and Phobia Workbook*）』の中の対処スキルの課題を行うようクライエントに指示した。
B. 『不安と恐怖のためのワークブック』のやり遂げた課題を検討し、病的な恐怖に対処できそうな新しいやり方を特定した。
C. 『不安と恐怖のためのワークブック』に記載の新しい対処方略を実践するプランを作成した。プランに従って各方略を実施することを確約するようクライエントに指示した。

D. クライエントの恐怖反応を軽減するうえで、『不安と恐怖のためのワークブック』に記載の新しい対処方略が功を奏している。

23. 対処方略のロールプレイを行う（23）

A. 病的な恐怖の1つについて、クライエントとロールプレイを行った。
B. ロールプレイを検討し、クライエントの恐怖に対処する方略を特定した。
C. 新しい対処方略を用いて、クライエントとロールプレイを繰り返した。
D. 日常的な場面で恐怖が生じたときに、新しい対処方略を実施するとクライエントが確約したことを奨励した。
E. 病的な恐怖の程度を減少させるうえで、ロールプレイを基に考案した新しい対処方略が功を奏しているとクライエントが報告し、このことを強化した。

24.「緑色のドラゴン」を読む（24）

A. Wallas『第3の耳に聴かせる物語［未邦訳］（*Stories for the Third Ear*）』の中の「緑色のドラゴン（The Green Dragon）」の物語をクライエントと読み、その話に描かれている恐怖の対処法を検証した。
B. 「緑色のドラゴン」から対処方略を1つ選び、病的な恐怖が生じたときに実践するようクライエントに指示した。
C. 病的な恐怖を減少させるうえで、「緑色のドラゴン」で特定した対処方略が役に立っているとクライエントが報告した。
D. 病的な恐怖を減少させるうえで、「緑色のドラゴン」で特定した対処方略は役に立っていないとクライエントが報告した。本人がこの技法を修正するのを援助した。

25. 問題のあるスキーマや自動思考を特定する（25）

A. パニック発作の前に抱いた思考や発想をすべてリストアップするようクライエントに指示した。
B. クライエントが、不安を引き起こす思考のリストを用いて、不安反応に先行する、あるいは不安反応を助長する、歪んだスキーマや自動思考をすべて特定するのを援助した。
C. クライエントは、不安反応に先行する、あるいは不安反応を助長する、歪んだスキーマや自動思考を特定できなかった。この点の参考例を示した。

26. 中核的なスキーマを修正して、否定的なセルフトークを置き換える（26）

A. 中核的なスキーマを修正する方法をクライエントに教示するために、認知再構成法〔訳

第 32 章　特定の恐怖症

注：認知的技法の一つ。気持ちが動揺したときに、頭に浮かぶ考えが、どの程度現実的かを自らが客観的に点検する方法〕を用いた。
B. クライエントが、現実的で前向きなセルフトークを考案し、否定的で歪んだメッセージと置き換えるのを援助した。
C. 恐怖に対処する際の現実的で前向きなセルフトークをクライエントが実践する機会を設けるために、ロールプレイや行動リハーサルを行った。
D. クライエントの思考プロセスに、古いスキーマや歪んだ否定的なメッセージが垣間見えたときに、そのことを本人に直視させた。
E. クライエントの病的な恐怖反応を軽減するうえで、認知再構成が功を奏している。

27.「自信を持つ方法：どうやって不安や恐怖を克服するか？」を課題にする（27）
A. Burns『フィーリング Good ハンドブック——気分を変えてすばらしい人生を手に入れる方法（*The Feeling Good Handbook*）』（星和書店）の第 3 部「自信を持つ方法：どうやって不安や恐怖を克服するか？（How to Conquer Anxiety, Fears, and Phobias）」を読み、5 つの主な概念を特定するようクライエントに指示した。
B. 恐怖症の克服に関する読み物をクライエントと検討し、主な概念や方略を特定して強調した。
C. クライエントは、恐怖症の克服に関する本を読む課題をやり遂げていなかった。終わらせるよう再度指示した。

28. 対処方略として治療者を活用することを教示する（28）
A. Kaduson／Schaefer『101 のお薦め遊戯療法［未邦訳］（*101 Favorite Play Therapy Techniques*）』の中の Grigoryev「心の中の治療者（The Therapist on the Inside）」の方略をクライエントに説明し、実践上の注意を細かく確認した。
B. 日常生活で病的な恐怖に直面したときに、心の中の治療者の方略を実践することを確約し、その結果を報告するようクライエントに指示した。
C. 心の中の治療者の方略を観察しながら調整し、クライエントの前向きな実践を強化した。

29.「何が良かったのか、考えてみる」方略を用いる（29）
A. O'Hanlon／Beadle『可能性療法——効果的なブリーフ・セラピーのための 51 の方法（*Guide to Possibility Land*）』（誠信書房）の中の「何が良かったのか、考えてみる（Finding What Works）」アプローチをクライエントと検証し、過去に恐怖をもたらした状況に効果的に反応したときを見極めた。

481

B. 過去にクライエントが恐怖刺激に効果的に対処した解決策を特定し、今後恐怖に向き合う度に、この解決策を用いるよう指示した。
C. クライエントが恐怖を減少させる解決策を遂行しているかどうかを観察し、解決策をうまく使う度に前向きなフィードバックを与えた。

30. トランス状態で恐怖に対処する（30）

A. クライエントに軽いトランス状態を誘発して、恐怖をもたらす状況に向き合い、うまく反応するシーンを思い描くよう指示した。
B. クライエントがトランス状態から覚めた後、恐怖刺激に対処する明確な姿勢を強化した。
C. トランスの技法を用いて以来、さほど恐怖を抱くことなく、恐怖をもたらす状況に直面することができ、自信が増大したとクライエントが報告した。

31.「メリット・デメリット分析」を課題にする（31）

A. Burns『自分を愛する10日間プログラム——認知療法ワークブック』(ダイヤモンド社)の中の「メリット・デメリット分析（Cost-Benefit Analysis）」を行うようクライエントに指示した。
B. メリット・デメリット分析の課題をクライエントと検討し、特に、恐怖を抱き続けることでクライエントが得るメリットの特定を重視した。
C. 病的な恐怖や不安を解き放つという発想をクライエントと検証し、特に前向きな解放を強調した。
D. クライエントは、「メリット・デメリット分析」の課題をやり遂げていなかった。終わらせるよう再度指示した。

32. 不安の日記を課題にする（32）

A. 不安の体験、その先行事象および結果を日記に記すことをクライエントの課題にした。
B. 不安の体験を日記に記すことを援助をするために、Jongsma／Peterson／McInnis『簡潔な思春期治療の宿題計画［未邦訳］(Brief Adolescent Therapy Homework Planner)』の中の「パニック発作評定表（Panic Attack Rating Form）」を使用するようクライエントに指示した。
C. 日記の内容を確認し、不安の先行事象および結果のパターンを特定した。
D. クライエントは、不安の体験、その先行事象および結果を日記につけていなかった。記すよう再度指示した。

33. 服薬評価を紹介する（33）
A. 向精神薬を服用する可能性に関する医師の診察をクライエントに紹介した。
B. 医師の評価に基づくすべての提案事項に従うことを確約するようクライエントに指示した。
C. 評価の前後に医師と情報を伝え合った。
D. クライエントに向精神薬が処方された。
E. クライエントは、評価を受けたが、向精神薬は処方されなかった。

34. 服薬の遵守および有効性を観察する（34）
A. クライエントに、服薬の主な副作用を説明し、副作用が生じた場合は連絡するよう指示した。
B. クライエントの処方の遵守を観察し、有効性を記録した。
C. クライエントが一貫して服薬していないと報告したときに、そのことを本人に直視させ、服薬のプラス面を強調した。

---

*1 （　）内の番号は、ヨングスマ／ピーターソン／マキニス『臨床現場で使える思春期心理療法の治療計画』（明石書店、2010年）の同問の章に記載されている「行動面の定義」の項目番号を示します。
*2 （　）内の番号は、ヨングスマ／ピーターソン／マキニス『臨床現場で使える思春期心理療法の治療計画』（明石書店、2010年）の同問の章に記載されている「治療的介入」の項目番号を示します。

第33章

自殺念慮または企図
Suicidal ideation/Attempt

クライエントの様態

1. 死についての反復的な思考または死への執着（1）*¹
- A. クライエントは、死に関することへの強い執着を示し、死について頻繁に口にすると親が報告した。
- B. 今日の治療セッションで、クライエントは死について長々と話した。
- C. クライエントの音楽の好み、アート作品、詩、メモ書き、手紙には死のテーマが反映されていることが多い。
- D. 今日の治療セッションで、クライエントは、死について話さなかった。
- E. 最近は死について考えることがないとクライエントが述べた。

2. 計画を伴わない自殺念慮（2）
- A. 自殺思考を抱くことはあるが、こうした考えを実行するための具体的な計画は考えていないとクライエントが報告した。
- B. クライエントが、助けを求めるために自殺思考を表現することを認めたが、自身を傷つける具体的な計画があることは否定した。
- C. 最近は、死について考えることがないとクライエントが述べた。
- D. クライエントは、自身の抑うつを克服したり、ストレスに対処したりするための前向きな手段を講じており、その後自殺思考は抱いていない。

3. 死への受動的な願望（2）
- A. クライエントが死ねたらいいのにという願望を表現していると親が報告した。
- B. クライエントが死への受動的な願望を報告したが、具体的な自殺思考や計画は抱いていない。
- C. 最近は、受動的な死の願望を抱くことがないとクライエントが述べた。
- D. クライエントは、人生に対する新たな関心を抱きつつあり、その後受動的な死の願望

は抱いていない。

4. 計画を伴う自殺念慮（3）
A. 今日の治療セッションで、クライエントが自殺思考を表現し、命を絶つ具体的な計画を立てていることを認めた。
B. 反復的な自殺思考、具体的な計画の立案、計画を実行する手段などから、クライエントは自殺の危険性が高い。
C. 最近ちょっとの間、自殺を考えることはあるが、具体的な計画を遂行する願望や衝動は抱いていないことをクライエントが認めた。
D. クライエントは、最近自殺思考を抱いたことや、自身を傷つける計画を立てていることを口頭で否定した。
E. 治療の開始以来、クライエントの自殺の危険性は大幅に減少しており、今では自殺思考を抱いていない。

5. 最近の自殺企図（4）
A. クライエントが最近、自殺を試みたと本人および親が報告した。
B. クライエントが本気で自殺を試みたという電話を受けた。
C. 最近、かすかなまたはうわべだけの自殺の素振りを見せたことがあるとクライエントが報告した。
D. 最近は自殺を試みることがないとクライエントが述べた。
E. 治療の開始以来、クライエントの自殺の危険性は著しく減少しており、その後は自殺を試みていない。

6. これまでの自殺企図（5）
A. クライエントは、過去に自殺を試みたことがあるため、現在の自殺の危険性を注意深く観察する必要がある。
B. 過去に本気で自殺を試みたとクライエントが報告した。
C. クライエントが、自殺を試みたことを否定した。

7. 抑うつの家族歴（6）
A. 家庭環境内に、根強いうつ病の既往歴があるとクライエントおよび親が報告した。
B. 家庭環境内に、自殺の事例があるとクライエントおよび親が報告した。
C. 自殺を図った家族のメンバーの死に対する強い悲しみの感情をクライエントが表現した。

D. クライエントは、度々自殺思考を抱き、自分自身を自殺を図った家族の他のメンバーと照らし合わせている。

8. 抑うつ（6）

A. クライエントが、数か月にわたるうつ病の既往歴を報告した。
B. これまでに、1日のうちに高揚感から抑うつ感への気分の変調が生じたことがあるとクライエントが報告した。
C. 今日の治療セッション中、クライエントは見るからに抑うつ的な様子で、死にたいという願望を表現した。
D. 最近は、抑うつ的な気分になることがやや減少したとクライエントが報告した。
E. クライエントの抑うつが解消している。本人が人生や将来に対する新たな関心を示している。

9. 無力感、絶望感（7）

A. クライエントは強い無力感や絶望感に悩まされ、生きることの価値に疑問を抱いている。
B. クライエントは、人生に対して暗く、悲観的な見通しを抱き、今後人生が好転することなどないのではないかと思っている。
C. クライエントは、現在の生活上のストレス因子や問題を克服することはほとんど不可能であると考えている。
D. クライエントの無力感や絶望感が減少している。本人が将来に対する新たな希望を抱き始めている。
E. クライエントは、新たな希望や自身の向上を実感しており、今では生活上のストレス因子に対処する自身の能力に疑問を抱いていない。

10. 苦痛を伴うライフイベント（8）

A. クライエントは、親が別居または離婚して以来、自殺思考を抱いている。
B. クライエントは、家族のメンバーまたは親しい友人の死を体験して以来、自殺思考を抱いている。
C. クライエントは、心的外傷的な出来事を体験した後に、自殺思考を抱いた。
D. クライエントは、最近失敗した後に、自殺思考を抱いた。
E. クライエントは、仲間や家族のメンバーの前で恥ずかしい思いをした後に、自殺思考を抱いた。

11. 拒絶された体験、関係の破綻（8）

A. 家族のメンバーに拒絶されていると感じるとクライエントが報告した。
B. 仲間に拒絶されたと感じた後に、自殺思考を抱いたとクライエントが報告した。
C. クライエントは、関係が破綻した後に、自殺を考えた。
D. クライエントは、親しい友人と深刻な仲たがいをした後に、自殺思考を抱いた。

12. 社会的引きこもり（9）

A. クライエントの自殺思考の出現は、人々を避け、社会的に引きこもるようになった時期と一致する。
B. クライエントは、引きこもることが多くなり、人々は本当は自分のことなど気にしていないのではないかと疑問に思っている。
C. クライエントは、他者にサポート、肯定、受容を求め始めている。
D. クライエントは、人々と交流するための積極的な手段を講じている。

13. 無気力や無関心（9）

A. 今日の治療セッション中、クライエントは、無気力で、物憂げで、無関心な様子であった。
B. 人生に関心がなく、生きる楽しみや生きがいがほとんど見いだせないとクライエントが述べた。
C. 最近は、人生にある程度の楽しみや生きがいを感じているとクライエントが報告した。
D. 人生の方向性を取り戻し、自身の目標を達成しようという気になっていると、クライエントが報告した。

14. 潜在的に危険な行動（10）

A. 自身の安全をほとんど顧みることなく、向こう見ずな行動や潜在的に危険な行動を起こすパターンをクライエントが説明した。
B. スリルや興奮を求め、自身の情緒的苦痛から逃れる手段として、向こう見ずな行動や潜在的に危険な行動を起こしていることをクライエントが認めた。
C. 最近は、向こう見ずで潜在的に危険な行動を起こしていないとクライエントが報告した。
D. クライエントが、最近向こう見ずで潜在的に危険な行動を起こしたことを否定した。
E. 治療の開始以来、クライエントは、行動や気分が安定し、向こう見ずな行動や潜在的に危険な行動を起こしていない。

15. 薬物またはアルコールの危険な乱用（10）
A. これまでに、情緒的苦悩から逃れる手段として、薬物またはアルコールを危険なほど乱用をしたことがあるとクライエントが報告した。
B. これまでに、自身の安全をほとんど顧みることなく、薬物またはアルコールを危険なほど乱用をしたことがあるとクライエントが報告した。
C. クライエントは、情緒的苦悩への不適切な対処メカニズムとして、薬物またはアルコールを乱用し続けている。
D. クライエントは最近、薬物またはアルコールを乱用していない。
E. クライエントは薬物またはアルコールを危険なほど乱用するパターンをやめ、情緒的苦痛に対処する、より適応的な方法を見いだしている。

実施した介入

1. 自殺の危険性を調査する（1）*2
A. クライエントの自殺の危険性を調べるために、自殺思考の程度および深刻度を評価した。
B. クライエントの自殺の危険性を調べるために、自殺の計画と予備の計画の有無を検証した。
C. クライエントが、過去に自殺を試みたことがないかを検証した。
D. クライエントの家族が、過去に自殺を試みたことがないかを調べた。

2. 自殺の可能性を観察する（2）
A. 治療セッションで、クライエントの自殺の可能性を引き続き注意深く観察した。
B. クライエントの自殺の可能性を調べるために、クライエントの親や大切な人々と話し合った。

3. 家族や大切な人々に連絡する（3）
A. クライエントが自殺念慮を表現した後、クライエントの家族や大切な人々にその旨を連絡した。
B. クライエントの家族や大切な人々に、危機を脱するまで24時間自殺に注意するよう指導した。

4. 心理学的評価を手配する（4）
A. 抑うつの重症度や自殺の危険性を調べるために、クライエントに心理学的評価を紹介

した。
B. 心理学的評価の結果から、クライエントは強い抑うつ感情を抱き、自殺の危険性が高いことが示された。
C. 心理学的評価の結果から、クライエントは中等度の抑うつ感情を抱き、自殺の危険性があることが示された。
D. 心理学的評価の結果から、クライエントは軽度の抑うつ感情を抱き、自殺の危険性が低いことが示された。
E. クライエントは過去に自殺思考を表現したことがあるものの、心理学的検査の結果からは、抑うつ障害の存在は明らかにならなかった。
F. クライエントは、心理学的評価を終えていなかった。終わらせるよう再度指示した。

5. 抗うつ薬投与の評価を紹介する（5）
A. 抗うつ薬によって抑うつ感情や自殺の危険性が低減するかどうかを判断するために、クライエントに精神医学的評価を紹介した。
B. 精神医学的評価を受けることに、クライエントおよび親が同意した。
C. クライエントが、抑うつ感情を軽減するために服薬することへの強い反対を言葉に表した。

6. 服薬の有効性を観察する（6）
A. 抗うつ薬の服用によって、抑うつ感情が軽減したとクライエントが報告した。
B. 抗うつ薬の服用以来、気分にほとんど、または全く改善がないとクライエントが報告したが、服用を続けるよう促した。
C. クライエントが、抗うつ薬を処方どおり一貫して服用していると報告したことを強化した。
D. クライエントは、抗うつ薬を処方どおり一貫して服用していなかった。遵守するよう再度指示した。

7. 入院の必要性を評価する（7）
A. クライエントが自殺思考を表現した後、入院の必要性を調査した。
B. 自殺の危険性により、クライエントを精神科病棟に入院させた。
C. 自殺の危険性と深刻な抑うつのために、クライエントに部分入院プログラムを実施することが決定された。
D. 評価からは、入院の必要性は明らかにならなかったが、外来治療でクライエントの自殺の可能性を引き続き注意深く観察していく。

E. クライエントが自殺思考を表現したが、入院するかどうかの評価を拒否したため、強要的に精神科病棟に入院させた。

8. 治療者または電話相談に連絡することを約束させる（8）
A. 今後自身を傷つける強い衝動が生じたときに、緊急電話相談、親、大切な人々、治療者のいずれかに連絡することにクライエントが同意したことを強化した。
B. 今後自身を傷つける強い衝動が生じたときに、緊急電話相談、親、大切な人々、治療者のいずれかに連絡すると約束することをクライエントが拒否したため、本人を精神科病棟に入院させる手配をした。
C. クライエントの親が、今後クライエントの自殺の危険性が高いと感じられたときに、緊急電話相談、大切な人々、治療者のいずれかに連絡することに同意した。
D. 今後クライエントが自殺すると本気で脅したり試みたりしたときに、本人を救急外来に連れて行くことをクライエントの親に指示した。

9. 緊急電話相談の番号を教える（9）
A. 今後死にたいという強い願望を抱いたときのために、24時間利用できる緊急電話相談の番号をクライエントに教えた。
B. クライエントは、今後自殺を考えたときに、緊急電話相談に連絡することに同意しなかったため、本人を精神科病棟に入院させる手配をした。
C. 最近自殺思考を抱いたときに緊急電話相談に連絡したこと、そして、気分を解消し、自殺思考を止めるうえで、電話相談が役に立ったことをクライエントが報告した。
D. クライエントは、自殺思考を抱いたときに、緊急電話相談を利用していなかった。利用するよう再度指示した。

10. 自殺に関する契約を結ぶ（10）
A. 今後自殺思考や衝動を抱いたときに、何をして、何をしないかをクライエントが特定した自殺に関する契約書を作成した。
B. 今後強い自殺思考や衝動を抱いたときに、緊急電話相談、家族のメンバー、大切な人、治療者のいずれかに連絡することに同意する自殺に関する契約書に、クライエントが署名したことを支持した。
C. クライエントが自殺に関する契約書への署名を拒否したため、本人を精神科病棟に入院させる手配をした。
D. Jongsma／Peterson／McInnis『簡潔な思春期治療の宿題計画［未邦訳］（*Brief Adolescent Therapy Homework Planner*）』に掲載されている、自身を傷つけないことを取

り決める「自傷を禁じる契約（No-Self-Harm Contract）」にクライエントが署名した。
E. 「自傷を禁じる契約」に署名したことによって、クライエントは、自殺思考や衝動を抱いたときに頼ることができる人々や機関の支援ネットワークがあるという事実に意識を向けるようになった。
F. 必要に応じて重要な電話番号を即座に確認できるように、「自傷を禁じる契約」を人には知られないが、すぐに利用できるところに保管することをクライエントに指導した。
G. クライエントは、治療セッション外で自殺思考を抱いたときに、「自傷を禁じる契約」の条件に従って、リストに記載のいずれかの人物または機関に連絡した。本人がリソースを利用したことを支持した。

11. 治療者に電話可能であることを説明する（11）
A. 命を脅かす衝動が生じたときは、治療者に電話できることをクライエントに説明した。
B. 通常の業務時間外に命を脅かす衝動が生じたときは、緊急サービスや伝言サービスに連絡するようクライエントに促した。
C. 命を脅かす衝動が生じたときに、クライエントが、治療者または緊急サービスに連絡したことを支持した。
D. 命を脅かす衝動が生じたときに、クライエントは、治療者や緊急サービスに連絡していなかった。連絡するよう再度指示した。

12. 凶器を撤去する（12）
A. 今後クライエントが自殺思考を抱いたときに備えて、銃器やその他の凶器になりそうなものをクライエントの手の届かないところに撤去することを親に指導した。
B. 親は、銃器やその他の凶器をクライエントの手の届かないところに撤去するという提案に従った。
C. 親が、銃器や他の凶器をクライエントの手の届かないところに撤去しなかったことを直視させた。

13. クライエントの苦悩に対する親の理解を調査する（13）
A. クライエントの情緒的苦悩や自殺思考の原因に対する親の理解を調べるために、親との治療セッションを実施した。
B. クライエントの情緒的苦悩や自殺の衝動を助長する顕著な要因または原因を特定するうえで、親との治療セッションが役に立ったことが判明した。
C. 親が、クライエントの情緒的苦悩や自殺の衝動の原因にまつわる混乱や確信のなさを

表現する間、積極的傾聴のスキルを用いた。
D. 情緒的苦悩の原因についてのクライエントの認識を親に伝えた。
E. 情緒的苦悩が何によって助長されるのかについてのクライエントの認識に、サポートや共感を示すよう親に促した。

14. 家族関係に関連する絶望感を検証する（14）

A. 今日の治療セッションで、家族関係に関連するクライエントの絶望感を検証した。
B. 今日の治療セッションで、家族関係に関してクライエントが相当の苦悩を抱いていることが明らかになった。
C. クライエントは、家族関係に関連する絶望感を否認した。この発言を受け入れた。
D. 次回の治療セッションで、家族のメンバーと同席し、家族関係にまつわる怒り、傷心、悲しみの感情を打ち明けることにクライエントが合意した。本人を支えることを確信させた。
E. クライエントが、家族のメンバーと同席して、家族の問題にまつわる怒り、傷心、悲しみの感情を打ち明ける準備ができていないと報告した。準備ができたときに、打ち明けるよう促した。

15. 家族セッションでコミュニケーションを促進する（15）

A. クライエントの傷心、怒り、悲しみの感情のコミュニケーションを促進するために、家族セッションを実施した。
B. クライエントの悲しみ、傷心、怒りの感情に対して、家族のメンバーが共感、サポート、理解を示したことを強化した。
C. クライエントが悲しみ、傷心、怒りの感情を打ち明け始めたとき、家族のメンバーは自己防衛的になった様子であった。サポートを示すように促した。
D. 何らかの大切な問題にまつわる重要な思考や感情をクライエントが打ち明ける機会を設けるために、毎日10～15分間話をすることをクライエントと親の宿題にした。

16. 情緒的苦痛の根源を検証する（16）

A. 今日の治療セッションで、クライエントの自殺念慮や絶望感の根幹にある情緒的苦痛の根源を検証した。
B. 情緒的苦痛の検証により、クライエントが、過去の心的外傷的な出来事にまつわる多くの未解決の感情を抱いていることが明らかになった。
C. 情緒的苦痛の検証により、クライエントが過去の関係の破綻にまつわる多くの未解決の感情を抱いていることが明らかになった。

D. 今日の治療セッションで、対立の解決やストレスの対処に用いた過去の前向きな対処メカニズムを特定するために、クライエントが自身の力が向上したと実感したときを検証した。
E. クライエントは、情緒的苦痛と、自殺念慮を結びつけて考えることができなかった。この点の参考例を示した。

17. 絶望感や無力感を特定する（17）
A. クライエントの悲しみや抑うつは、絶望感や無力感を表すものと解釈された。
B. クライエントの自殺思考や死への願望は、助けを求める叫びと解釈された。
C. クライエントの反発的な危険行為は、根幹にある絶望感や助けを求める叫びを反映するものと解釈された。
D. クライエントが、この先も抑うつや自殺思考を抱き続けなくてもすむように、自身の欲求を充足させる、より効果的な方法を特定できるよう援助した。
E. クライエントが、感情のままに危険な行動または反発的な行動を起こす以外で、自身の欲求を充足させる、より効果的な方法を特定できるように援助した。

18. 自殺行動の原因を検証する（18）
A. 自殺行動の原因や動機に対する洞察を深めるために、こうした行動に関連する感情を表現するようクライエントに促した。
B. クライエントが、自殺行動の前に抱いた感情を特定した後に、自殺行為の原因や動機に対する洞察を深めたことが確認された。
C. クライエントは、ガードが固い様子で、最近の自殺行動に関する感情を打ち明けたがらなかった。打ち明けるよう促した。
D. クライエントが、最近の自殺行動に関連する感情に触れることができるように、来談者中心療法〔訳注：ロジャースによる心理療法の一つ。来談者の話を傾聴していくなかで、来談者が気づき成長変化をしていくという基本的な考えによる。肯定的関心や、共感的態度といった傾聴時の態度が重視される〕のアプローチを用いた。
E. クライエントの自殺行動の病因を検証するために、精神分析療法のアプローチを用いた。

19.「新たな希望」を課題にする（19）
A. 情緒的苦痛を内に秘めたり、気に病んだりする代わりに、打ち明けることのメリットをクライエントに教示した。
B. 情緒的苦痛を内に秘める代わりに打ち明けるメリットをクライエントに示すため

に、Jongsma／Peterson／McInnis『簡潔な思春期治療の宿題計画［未邦訳］(*Brief Adolescent Therapy Homework Planner*)』に記載の短い物語「新たな希望(Renewed Hope)」を読むことを指導した。

C. 自身の情緒的苦痛や自殺思考の原因や根源を特定するうえで、「新たな希望」が役に立ったとクライエントが述べた。
D. 「新たな希望」を読んだ後、情緒的苦痛を大切な人々に打ち明けることができたとクライエントが報告した。
E. 「新たな希望」を読んだが、自身の情緒的苦痛を助長する要因に対する洞察は得られなかったとクライエントが報告した。
F. クライエントは、「新たな希望」を読んでいなかった。読むよう、もう一度指示した。

20. 人生の前向きなことを特定する (20)

A. クライエントの抑うつ感情を減少させ、希望をもたらすために、人生の現在の状況の前向きなことをクライエントが特定できるように援助した。
B. 今日の治療セッションで、クライエントにまず、自身の長所や関心事を特定するよう指示し、その次の週に、これらの長所や関心事を家族のメンバーや仲間と共有するよう促した。
C. 毎日1つずつ自己についての前向きな発言を日記に記すことをクライエントに指示した。
D. 夕食時または就寝前に、その日の前向きなことを3つずつ家族のメンバーに口頭で分かち合うことをクライエントの宿題にした。
E. クライエントが他者とかかわり合い、受け入れられるように、他者の前向きなことを見つけて、その認識を言葉に表すように促した。
F. クライエントは、人生の前向きな面を特定しなかった。この点の参考例を示した。

21. 希望を述べることを強化する (21)

A. クライエントが生きることの希望や願望を表す発言をしたことを強化した。
B. クライエントが、生きることへの希望や関心を示す前向きな発言をしたときに、強化するよう親に促した。
C. クライエントが、無力感を乗り越え、自殺の衝動を抱かないようにするために、自身が講じた前向きな手段を特定できるよう援助した。
D. クライエントに新たな希望を抱かせ、自殺の衝動の消失に寄与してきた、健全または適応的な行動に取り組み続けるようクライエントに促した。
E. 新たな希望を抱き、自殺の衝動を消失させるうえで、大切な人々からのサポートが役

に立っていることをクライエントが明らかにした。この進歩を強化した。

22. 「自己価値のシンボル」を課題にする（22）
A. クライエントに、達成のシンボルや個人的意味を持つシンボルを、治療セッションに持参するよう指示した。
B. 自己価値感を高め、新たな希望を抱かせるために、Jongsma／Peterson／McInnis『簡潔な思春期治療の宿題計画［未邦訳］（*Brief Adolescent Therapy Homework Planner*）』の中の「自己価値のシンボル（Symbols of Self-Worth）」をクライエントの課題にした。
C. クライエントが「自己価値のシンボル」の課題をやり遂げ、過去の達成や個人的意味を表す物をいくつか持参した。
D. クライエントが自身の長所や関心事のシンボルである物をいくつか持参した。次の週は、これらの長所や関心事を仲間と共有するよう促した。
E. 「自己価値のシンボル」の課題をやり遂げた後、以前楽しんでいた社会的活動や課外活動への関心や情熱を取り戻したとクライエントが報告した。
F. クライエントは、「自己価値のシンボル」の課題をやり遂げなかった。課題を読み、次回の治療セッションに、自己価値のシンボルを持参するよう、もう一度指示した。

23. 対処方略を教示する（23）
A. 今後自殺を考える危険性を最小限にするために使用可能なさまざまな対処方略をクライエントが特定できるように援助した。
B. クライエントに、自身の思考や感情を、内に秘めて自殺を考えるのではなく、他者に直接表現するよう強く促した。
C. クライエントが意識を内面にさほど集中させないように、毎日3回人々に進んで接触することを宿題にした。
D. クライエントがストレスを減らし、人生の問題に思い悩むパターンを排除できるように、定期的な運動や活動に取り組むよう促した。

24. 否定的な認知メッセージを特定する（24）
A. 今日の治療セッションで、自身の否定的なセルフトークが、いかに絶望感や無力感を強化しているかについて、クライエントが自覚を高められるよう援助した。
B. 絶望感や無力感を克服するために、自身の否定的な認知メッセージを、より前向きな考え方に置き換えるようクライエントに促した。
C. 無力感や絶望感を克服するために、毎日3つずつ他者の前で前向きなことを発言することをクライエントの宿題にした。

D. 絶望感や無力感を減少させるうえで、治療セッション外で前向きなセルフトーク〔訳注：生活しているなかで、無意識に心のなかでつぶやく言葉〕を使用したことが役に立ったとクライエントが報告した。この技法を使い続けるよう促した。
E. クライエントは指示に反して、セルフトークを用いなかったため、依然として絶望感や無力感に悩まされている。この技法を使用するよう促した。

25. 破局視、未来予測、思考察知を置き換える（25）
A. 治療セッションで、苦痛を伴うライフイベントを過度に破局視〔訳注：将来起こる可能性のある否定的な出来事を、事実以上に耐えることができない破局と見なす考え方〕するクライエントの傾向によって、絶望感や無力感が強化されるため、こうした傾向がいかに自滅的なものであるかを明らかにした。
B. 苦痛を伴うライフイベントに対処する、より効果的な方法を習得するために、現実的なセルフトークの使い方をクライエントに教示した。
C. クライエントが、破局視、未来予測、思考察知の今までのパターンに後戻りするのではなく、対立を解決して、感情を直接的に伝えることができるように、効果的なコミュニケーションおよび自己主張のスキルをクライエントに教示した。
D. 治療セッションで、破局視、未来予測、思考察知が、いかに絶望感や無力感を強化することにしかならないかについて、クライエントが自覚できるよう援助した。
E. クライエントは依然として、破局視、未来予測、思考察知を行っている。この点について、新たにより具体的な指示を与えた。

26. 過去に功を奏した問題解決アプローチを用いる（26）
A. まず、過去に功を奏した問題解決アプローチを思い返すようクライエントに指示し、続いて、これと同じアプローチを用いて、人生の現在の状況にある問題を解決するよう促した。
B. 以前の問題解決の技法に頼っても、今では役に立たないだろうことをクライエントが認識できるよう援助し、人生の現在の問題を解決する新たな代替法を見つけるよう促した。
C. クライエントがストレスに対処し、人生の現在の問題を克服できるように、効果的な自己主張のスキルを教示した。
D. 大切な人々との対立を解決する、あるいは対立を終結させる手段として、妥協点を探るようクライエントに促した。
E. 人生の現在の問題を克服する方法を特定するために、友人とブレインストーミング〔訳注：集団でアイデアを出し合うことで、発想の誘発や連鎖、融合を期待する技法〕する、

あるいは相談相手と話をするようクライエントに促した。

27. 懺悔の儀式を行う（27）

A. 他者が命を落とした事件で生き残ったことにまつわる悲嘆、罪悪感、無力感をクライエントが表現する際に、共感し、支持した。
B. クライエントが致命的な事件にまつわる罪悪感を克服できるように、懺悔の儀式を考案できるように援助した。
C. 今日の治療セッションでは、懺悔の儀式を実施する時、場所、方法の検討に重点を置いた。
D. 今日のフォローアップセッションで、クライエントが懺悔の儀式の実践にまつわる思考や感情を打ち明けた。
E. 致命的な事件にまつわる感情を軽減するうえで、懺悔の儀式が役に立ったとクライエントが報告した。このことを検討した。
F. クライエントは、懺悔の儀式を行っていなかった。行うよう促した。

28. 社会的活動への参加を促す（28）

A. クライエントに、友人に連絡をとって、充実した社会的活動や学校の活動に参加するよう強く促した。
B. 毎週少なくとも1つの社会的活動に仲間と取り組むことをクライエントの宿題にした。
C. クライエントは、毎週少なくとも1回は人々に進んで連絡をとるという治療上の提案に従っており、このために人生への新たな関心や情熱を抱いていると報告した。この遵守のメリットを確認した。
D. 今日の治療セッションで、さまざまな社会的活動でのクライエントの体験を検討し、人々と進んで交流することを強化した。
E. クライエントが自尊感情を高め、人々に受け入れられるように、利他的行為を行ったり、友人や仲間に親切にしたりすることを指導した。
F. クライエントは、社会的活動への参加を増やしていなかった。この技法の使用を増やすよう再度指示した。

29. 社会的スキルのロールプレイを行う（29）

A. 前向きな社会的スキルや、仲間とかかわり合う、より効果的な方法をクライエントに教示するために、行動リハーサル、モデリング、ロールプレイの技法を用いた。
B. 行動リハーサルやロールプレイの課題に取り組んだ後で、クライエントが前向きな社会的スキルをいくつか特定できたことを支持した。

C. ロールプレイを行った後、新たに学んだ社会的スキルを日常的な場面で実践しようという気持ちをクライエントが表現した。
D. 仲間とかかわり合い、受け入れられるうえで、新たに学んだ社会的スキルが役に立っているとクライエントが報告した。これらのスキルのメリットを強調した。
E. 以前の治療セッションで模範を示した多くの社会的スキルを、指示どおり実践しなかったとクライエントが報告した。実践するよう再度指示した。

30. 社会的ネットワークを広げるよう促す（30）
A. 社会的ネットワークを広げるために、1人か2人の友人に必死にしがみつくのではなく、毎週少なくとも1回は人々に進んで連絡をするようクライエントに促した。
B. クライエントは、毎週1回人々に進んで連絡をするという指示に従っており、他者と会話する際の自信を高めるうえで、こうした取り組みが役に立っていると報告した。
C. 連絡した相手と会話を始める効果的な方法の模範を示すために、ロールプレイの技法を用いた。
D. 週に3回異なる相手に電話をかけることをクライエントの宿題にした。
E. クライエントは、精神的な不安定さや不全感のために、毎週1回人々に進んで連絡をするという指示に従わなかった。この課題を行うよう再度指示した。

31. 食欲および睡眠パターンを観察する（31）
A. クライエントが抑うつを軽減できるように、食事や睡眠を通常のパターンに戻すよう促した。
B. 次回の治療セッションまでの間、食事や睡眠のパターンを観察することをクライエントに指導した。
C. 食物摂取量を観察することにより、通常の食事のパターンに戻すことの必要性を認識したとクライエントが報告した。この洞察を強化した。
D. 服薬によって、抑うつ感情が減少し、就眠が促されるかどうか判断するために、クライエントに服薬の評価を紹介した。
E. クライエントが心を落ち着かせて、眠りにつく準備ができるように、リラクゼーションの技法を教示した。

---

*1 （ ）内の番号は、ヨングスマ／ピーターソン／マキニス『臨床現場で使える思春期心理療法の治療計画』（明石書店、2010年）の同問の章に記載されている「行動面の定義」の項目番号を示します。
*2 （ ）内の番号は、ヨングスマ／ピーターソン／マキニス『臨床現場で使える思春期心理療法の治療計画』（明石書店、2010年）の同問の章に記載されている「治療的介入」の項目番号を示します。

監修者あとがき

　本書は、アーサー・E・ヨングスマ・ジュニアが責任編集しているプラクティス　プランナーシリーズの1冊で、ディヴィッド・J・バーグハウス、ウィリアム・P・マキニス、L・マーク・ピーターソンの3名を共著者とする、『The Adolescent Psychotherapy Progress Notes Planner』の全訳です。
　2010年に明石書店から翻訳刊行された『臨床現場で使える思春期心理療法の治療計画』に対応する経過記録計画です。この2冊で、治療計画とクライエントの状態評価と介入評価ができることになりました。
　このシリーズの編集者アーサー・E・ヨングスマ・ジュニアと、このシリーズに対する僕の思いは、『臨床現場で使える思春期心理療法の治療計画』ですでに述べました。このシリーズの翻訳は、本書をいれて、あと数冊準備しています。その準備中にアメリカの診断基準がDSM-Ⅳ-TRからDSM-5に改定されましたが、これは、ひとえに監修者の怠慢により、刊行準備が遅れてしまったためです。本当に申し訳ありません。
　しかし、このシリーズは、子どもたちの状況に応じて対応するように作られているので、シリーズの特徴である、行動面の定義、長期目標、短期目的とそれに対する治療的介入の程度評価は、特に刷新される必要はないと思います。

　本書は、前著『臨床現場で使える思春期心理療法の治療計画』と一緒に使用することで、その有効性が明らかになると思います。その使用法は、本書の「はじめに」に述べられています。本書は、思春期事例を前に困惑する33の病態がどの程度の状態かを理解し、現時点の介入の過不足を把握できる仕組みになっています。とても構造的で、漏れのない構成になっていることに驚かれると思います。ただ惜しむらくは、本書の特徴である読書療法と称した参考書籍や、治療的ゲームがたくさん紹介されていますが、その多くがわが国では使えないものです。そのため現場で使えるわが国版の書籍やゲームなどを発掘していく必要があります。もし参考となる書籍やゲームなどがあれば、ぜひご教示いただければと思います。

本書は、坂本律さんがとてもわかりやすく的確に翻訳してくださいました。全体の構成や細やかな気づきは明石書店の清水聰さんがとても丁寧に迅速に行ってくださいました。僕は、なじみのない言葉には訳注をつけ、新人の一読者が読み進めたときの読みやすさを常に考え、監修の役割を果たそうとしました。訳文や内容にわかりにくさがあるとしたら、それは監修者である僕の責任です。お気づきの点があれば、ご指摘、ご助言いただければ幸いです。

　本書が『臨床現場で使える思春期心理療法の治療計画』と併せて活用されることで、思春期・青年期精神科臨床における心理治療にささやかな貢献ができるなら、幸いです。

　2015年３月

田中康雄

著 者

アーサー・E・ヨングスマ・ジュニア博士(PhD) Arthur E. Jongsma, Jr.
ベストセラーとなった「治療計画実践ガイド(Practice*Planners*®)」のシリーズ編者。ミシガン州グランドラピッズでグループ開業を行うサイコロジカル・コンサルタンツの創設者兼所長。

L・マーク・ピーターソン L. Mark Peterson
ACSW(Academy of Certified Social Worker:公認ソーシャルワーカー学会)会員
ミシガン州グランドラピッズのベサニー・クリスチャン・サーヴィスにおける居住型治療および家族カウンセリング・プログラムのプログラム・マネージャー。ベストセラーとなった『成人の心理療法の治療計画実践ガイド［未邦訳］(*The Complete Adult Psychotherapy Treatment Planner*)』の共著者。

ウィリアム・P・マキニス博士(PsyD) William P. McInnis
ミシガン州グランドラピッズのサイコロジカル・コンサルタンツにおいて診療を行う。『小児期の心理療法の治療計画実践ガイド［未邦訳］第3版(*The Child Psychotherapy Treatment Planner, Third Edition*)』の共著者。

ディヴィッド・J・バーグハウス(MP, LLP) David J. Berghuis
個人で診療を行う傍ら、11年にわたり地域の精神医療活動に従事。『深刻かつ持続的な精神疾患の治療計画実践ガイド［未邦訳］(*The Sever and Persistent Mental Illness Treatment Planner*)』の共著者。

監修者

田中康雄（たなか やすお）

1958年、栃木県生まれ。児童精神科医、精神保健指定医、臨床心理士。1983年獨協医科大学医学部卒。旭川医科大学精神科神経科をはじめ道内の精神科病院で仕事をし、2002年より国立精神・神経センター精神保健研究所、児童・思春期精神保健部児童期精神保健研究室長、2004年より北海道大学大学院教育学研究院教授、2012年より北海道大学名誉教授、こころとそだちのクリニック むすびめ院長。日本児童青年精神医学会 代議員 学会認定医、日本小児精神神経学会 代議員 学会認定医、自閉症スペクトラム学会常任理事など。

主な著書として、『ADHDの明日に向かって 増補版』（星和書店、2004年）、『軽度発達障害のある子のライフサイクルに合わせた理解と対応』（学習研究社、2006年）、『軽度発達障害――繋がりあって生きる』（金剛出版、2008年）、『支援から共生への道 発達障害の臨床から日常の連携へ』（慶應義塾大学出版会、2009年）、『つなげよう 発達障害のある子どもたちと私たちができること』（金剛出版、2010年）、『発達支援のむこうとこちら』（日本評論社、2011年）、『児童生活臨床と社会的養護』（編著、金剛出版、2012年）、『発達障害の子どもの心と行動がわかる本』（監修、西東社、2014年）、『「大人の発達障害」をうまく生きる、うまく活かす』（共著、小学館新書、2014年）などがある。

監修として、『わかってほしい！ 気になる子』（学習研究社、2004年）。また翻訳監修として、クリストファー・ギルバーグ『アスペルガー症候群がわかる本』（森田由美訳、2003年）、ダイアン・M・ケネディ『ADHDと自閉症の関連がわかる本』（海輪由香子訳、2004年）、エドナ・D・コープランド他編『教師のためのLD・ADHD教育支援マニュアル』（海輪由香子訳、2004年）、ジョージ・J・デュポール他『学校のなかのADHD』（森田由美訳、2005年）、ルース・シュミット・ネーブン他『ADHD医学モデルへの挑戦』（森田由美訳、2006年）、トム・ハートマン『なぜADHDのある人が成功するのか』（海輪由香子訳、2006年）、スティーブン・V・ファラオーネ『子どものメンタルヘルスがわかる本』（豊田英子訳、2007年）、デュポール他『診断・対応のためのADHD評価スケール ADHD-RS【DSM準拠】』（坂本律訳、2008年）、『ハンドブック 青年期における自傷行為』（東眞理子訳、2009年）が共に明石書店より刊行。

訳者

坂本 律（さかもと りつ）

カナダ、トロント在住。1966年、愛知県生まれ。米国サザン・コネチカット州立大学大学院心理学修士課程修了。心理測定や精神療法を中心とした心理学、教育学の分野の翻訳、執筆に携わる。主な訳書に、『診断・対応のためのADHD評価スケール』（明石書店、2008年）、『Conners 3 日本語版マニュアル』（金子書房、2011年）、『うつと不安のマインドフルネス・セルフヘルプブック』（明石書店、2011年）、『ヨガを科学する』（晶文社、2013年）、『不安障害の認知療法』（明石書店、2014年）、『コナーズの評価スケールの臨床適用と解釈事例』（金子書房、2014年）、『アクセプタンス＆コミットメント・セラピー実践ガイド』（明石書店、2014年）などがある。

──────── 心理治療計画実践ガイド

臨床現場で使える思春期心理療法の経過記録計画

2015年5月30日　初版第1刷発行

著　者	アーサー・E・ヨングスマ・ジュニア
	L・マーク・ピーターソン
	ウィリアム・P・マキニス
	ディヴィッド・J・バーグハウス
監修者	田　中　康　雄
訳　者	坂　本　　　律
発行者	石　井　昭　男
発行所	株式会社　明石書店

〒101-0021　東京都千代田区外神田 6-9-5
電　話　03（5818）1171
ＦＡＸ　03（5818）1174
振　替　00100-7-24505
http://www.akashi.co.jp

組版／装丁　明石書店デザイン室
印刷／製本　モリモト印刷株式会社

Japanese translation © 2015 Yasuo Tanaka, Ritsu Sakamoto
ISBN978-4-7503-4198-9
Printed in Japan
（定価はカバーに表示してあります）

心理治療計画実践ガイド

臨床現場で使える 思春期心理療法の治療計画

アーサー・E・ヨングスマ・ジュニア、L・マーク・ピーターソン、ウィリアム・P・マキニス 著　田中康雄 監修　西川美樹 訳

◎B5判／並製／380頁　◎5,500円

学業不振から精神疾患・自殺まで、思春期における幅広い問題に対処する心理治療計画の策定を簡略化・迅速化するために、症状の定義、長期目標と短期目的、治療的介入を詳説した実践ガイド。米国のベスト＆ロングセラーシリーズの邦訳。DSM-IV-TR準拠。

● 内容構成

第1章　学業不振	第18章　悪い仲間からの影響
第2章　養子に関する問題	第19章　反抗挑戦性
第3章　怒りのマネジメント	第20章　子育てにおける問題
第4章　不安	第21章　仲間またはきょうだいとの葛藤
第5章　注意欠如・多動性障害(ADHD)	第22章　身体的または心理的虐待の犠牲者
第6章　自閉症 広汎性発達障害	第23章　心的外傷後ストレス障害(PTSD)
第7章　混合家族	第24章　精神病
第8章　物質依存	第25章　家出
第9章　素行障害または非行	第26章　校内暴力
第10章　抑うつ状態	第27章　性的虐待の加害者
第11章　離婚への反応	第28章　性的虐待の犠牲者
第12章　摂食障害	第29章　性的行動化
第13章　未解決の悲嘆または喪失	第30章　性同一性の混乱
第14章　低い自尊感情	第31章　社交恐怖または内気
第15章　躁病または軽躁病	第32章　特定の恐怖症
第16章　身体疾患	第33章　自殺念慮または企図
第17章　精神遅滞	

〈価格は本体価格です〉

発達相談と新版K式発達検査 子ども・家族支援に役立つ知恵と工夫
大島剛、川畑隆、伏見真里子、笹川宏樹、梁川惠、衣斐哲臣、菅野道英、宮井研治、大谷多加志、井口絹世、長嶋宏美 著
●2400円

子ども・家族支援に役立つ面接の技とコツ 〈仕掛ける・さぐる・引き出す・支える・紡ぐ〉児童福祉臨床
宮井研治 編
●2200円

子ども・家族支援に役立つアセスメントの技とコツ よりよい臨床のための4つの視点、8つの流儀
川畑隆 編 大島剛、菅野道英、宮井研治、大谷多加志、笹川宏樹、梁川惠、伏見真里子、衣斐哲臣 著
●2200円

心理臨床を見直す"介在"療法 対人援助の新しい視点
衣斐哲臣 編
●2800円

医療・保健・福祉・心理専門職のためのアセスメント技術を深めるハンドブック 精神力動的な視点を実践に活かすために
近藤直司
●2000円

医療・保健・福祉・心理専門職のためのアセスメント技術を高めるハンドブック ケースレポートの方法からケース検討会議の技術まで
近藤直司
●2000円

コミック会話 自閉症など発達障害のある子どものためのコミュニケーション支援法
キャロル・グレイ 著 門眞一郎 訳
●800円

レベル5は違法行為! 自閉症スペクトラムの青少年が対人境界と暗黙のルールを理解するための視覚的支援法
カーリ・ダン・ブロン 著 門眞一郎 訳
●1600円

心とからだと魂の癒し トラウマから恢復するためのPTSDワークブック
メアリー・ベス・ウイリアムズ、ソイリ・ポイユラ 著 グループウィズネス 訳
●2800円

DV・虐待にさらされた子どものトラウマを癒す お母さんと支援者のためのガイド
ランディ・バンクロフト 著 白井美也子、山崎知克 監訳 阿部尚美、白倉三紀子 訳
●2800円

解離する子どもたち ちぎれた心をつなぐ治療
リンダ・シラー 著 郭麗月、岡田章 監訳 ハリス・淳子 訳
●3000円

福祉現場で役立つ 子どもと親の精神科
金井剛
●2400円

自殺で遺された人たちのサポートガイド 苦しみを分かち合う癒しやの方法
アン・スモーリン、ジョン・ガイナン 著 高橋祥友 監修 柳沢圭子 訳
●2400円

診断・対応のためのADHD評価スケール ADHD-RS[DSM準拠] チェックリスト、標準値とその臨床的解釈
ジョージ・J・デュポール 著 市川宏伸、田中康雄 監修 坂本律 訳
●3000円

アトウッド博士の自閉症スペクトラム障害の子どもの理解と支援 どうしてクリスはそんなことをするの?
トニー・アトウッド 著 内山登紀夫 監修 八木由里子 訳
●1600円

自閉症スペクトラム "ありのまま"の生活 自分らしく楽しく生きるために
小道モコ、高岡健
●1800円

〈価格は本体価格です〉

毎日が天国 自閉症だったわたしへ
ドナ・ウィリアムズ著　河野万里子訳
●2000円

アスペルガー症候群と思春期 実社会へ旅立つ準備を支援するために
テレサ・ボーリック著　田中康雄監修　丸山敬子訳
●2400円

自閉症スペクトラム障害のある人がいかす才能を 人間関係
テンプル・グランディン、ショーン・バロン著　門脇陽子訳
●2800円

発達障害がある人のための「暗黙のルール」〈場面別〉マナーと決まりがわかる本
ブレンダ・スミス・マイルズ、メリッサ・L・トラウトマン、ロンダ・L・シェルヴァン著　萩原拓監修　西川美樹訳
●1400円

10のルール ことばの発達が気になる子どものための相談室 コミュニケーションの土台をつくる関わりと支援
村上由美著
●1600円

自閉症スペクトラムの青少年のソーシャルスキル実践プログラム 社会的自立に向けた療育・支援ツール
ジャネット・マカフィー著　萩原拓監修　古賀祥子訳
●2800円

自閉症治療の臨床マニュアル
エリック・ホランダー、エヴドキア・アナグノストウ著　岡田俊監訳
●4800円

神経発達症(発達障害)と思春期・青年期
古荘純一編　古荘純一、磯崎祐介著
●2200円

子どもと青年の素行障害 診断・アセスメントから予防・治療まで
アラン・E・カズディン著　田中康雄監修　吉田ちはる訳
●2400円

子どもと青年の破壊的行動障害 ADHDと素行障害・反抗挑戦性障害のある子どもたち
ロバート・L・ヘンドレン編著　田中康雄監修　松井由佳訳
●2500円

アクセプタンス&コミットメント・セラピー実践ガイド ACT理論導入の臨床場面別アプローチ
スティーブン・C・ヘイズ、カーク・D・ストローサル編著　谷晋二監訳　坂本律訳
●5800円

うつと不安のマインドフルネス・セルフヘルプガイド
トーマス・マーラ著　伊藤義徳、石川信一、三田村仰監訳
●2800円

不安・恐れ・心配から自由になるマインドフルネス&アクセプタンス 豊かな人生を築くためのアクセプタンス&コミットメント・セラピー(ACT)
ジョン・P・フォーサイス、ゲオルグ・H・アイファート著　伊藤義徳監訳　坂本律訳
●3000円

子どもと青少年のためのマインドフルネス&アクセプタンス
ローレンス・A・グレコ、スティーブン・C・ヘイズ編著　武藤崇監修
●3600円

応用行動分析学 新時代の認知/行動療法実践ガイド
ジョン・O・クーパー、ティモシー・E・ヘロン、ウィリアム・L・ヒューワード著　中野良顯訳
●18000円

新版 児童青年精神医学
マイケル・ラター、ドロシー・ビショップほか編　長尾圭造、氏家武、小野善郎、吉田敬子監訳
●40000円

〈価格は本体価格です〉